S. Petrasch • G. Ehninger

Update Hämatologie/Onkologie 2005

D1933403

Colloquium Onkologie

Band 1

Reihenherausgeber:

S. Petrasch, Duisburg
G. Ehninger, Dresden

LUKON

LUKON-Verlagsgesellschaft mbH München

S. Petrasch • G. Ehninger
(Hrsg.)

Update Hämatologie/Onkologie 2005

13 Abbildungen
44 Tabellen

LUKON-Verlagsgesellschaft mbH München

Auslieferung:
LUKON-Verlagsgesellschaft mbH
Landsberger Str. 480a
81241 München
Tel.: 089/820737-0
Fax: 089/820737-17
Email: info@lukon.de
Internet: www.lukon.de

Bibliografische Information Der Deutschen Bibliothek

Die Deutsche Bibliothek verzeichnet diese Publikation in der Deutschen Nationalbibliografie; detaillierte bibliografische Daten sind im Internet über http://dnb.ddb.de abrufbar.

Das Werk einschließlich aller seiner Teile ist urheberrechtlich geschützt. Jede Verwertung außerhalb der Grenzen des Urheberrechts bedarf der vorherigen schriftlichen Einwilligung des Verlages.
Sind gesetzlich geschützte Warennamen ohne besondere Kennzeichnung (Warenzeichen) aufgeführt, berechtigt dies nicht zur Annahme, dass es sich um einen freien Warennahmen handelt.

ISSN: 1861-4019
ISBN: 3-933012-05-8

© LUKON-Verlagesgesellschaft mbH, Landsberger Str. 480a, 81241 München

Printed in Germany

Planung: Manfred Just, München
Redaktion: Ursula Illig, Stockdorf
Umschlaggestaltung: Charlotte Schmitz, Haan
Druck und Bindung: AZ Druck und Datentechnik, Kempten

Inhaltsverzeichnis

Geleitwort

Dies ist der erste Band einer neuen DGHO-Reihe. Wir möchten alle Kolleginnen und Kollegen anregen, wichtige Bereiche aus unseren Arbeitsgebieten aufzuarbeiten oder Fortbildungsveranstaltungen zu dokumentieren. Der DGHO-Vorstand freut sich auf Ihre Themenvorschläge, und wir werden uns gemeinsam um deren Umsetzung bemühen.

Prof. Dr. Gerhard Ehninger

Geschäftsführender Vorsitzender
DGHO Deutsche Gesellschaft für Hämatologie und Onkologie e.V.

Vorwort

Liebe Kolleginnen, liebe Kollegen,

wie gewöhnlich hat die 6. Fortbildungsserie »Update Hämatologie/Onkologie« eine exzellente Resonanz erhalten. Über 700 Teilnehmer haben in den Städten Duisburg, Dresden und Stuttgart den Veranstaltungen beigewohnt. In dem Ihnen nun vorliegenden Kompendium sind die Referate enthalten; sie stellen eine aktuelle Zusammenfassung und Kommentierung der wichtigsten Publikationen aus den letzten 12 Monaten dar.

Die Veranstaltung »Update Hämatologie/Onkologie« wurde mittlerweise von der Deutschen Gesellschaft für Hämatologie und Onkologie (DGHO) als offizielle Update-Veranstaltung anerkannt und trägt deshalb zukünftig die Bezeichnung »DGHO-Update«. Somit hat die Fortbildung einen festen Platz im jährlichen Kongresskalender gefunden. Wir hoffen deshalb, Sie auch im nächsten Jahr bei einer der drei Veranstaltungen begrüßen zu dürfen:

16. Juni/17. Juni Dresden
30. Juni/01. Juli Duisburg
14. Juli/15. Juli München

Wir wünschen Ihnen viel Freude bei der Lektüre, die Ihnen Informationen und Anregungen für Ihre tägliche Arbeit geben soll.

Prof. Dr. S. Petrasch *Prof. Dr. G. Ehninger*

Leukämien und Knochenmark-transplantation

G. EHNINGER

1 Akute lymphatische Leukämie

R. Naumann und G. Ehninger

Im Update 2004 wurde bereits die deutliche Verbesserung der Prognose durch die zusätzliche Gabe von Imatinib im Rahmen der Induktionstherapie bei erwachsenen Patienten mit Ph+-ALL vorgestellt.

Lee et al. haben nun die Ergebnisse einer Studie zur **Imatinibtherapie** vor geplanter allogener Stammzelltransplantation vorgelegt. Patienten mit Ph+-ALL erhielten im Anschluss an die Induktionstherapie 4 Wochen lang Imatinib. Patienten mit CR erhielten anschließend eine konsolidierende Chemotherapie gefolgt von einem zweiten Zyklus Imatinib, um die Zeit bis zur Stammzelltransplantation zu überbrücken, die bei 86% der eingeschlossenen Patienten auch durchgeführt werden konnte. Bei einer medianen Beobachtungszeit von 25 Monaten lag die 3-Jahres-Rate für progressionsfreies und Gesamtüberleben bei 78%, 3,8% der Patienten erlitten ein Rezidiv. In der historischen Vergleichsgruppe lag die 5-Jahres-Rate für progressionsfreies und Gesamtüberleben bei 38% bzw. 39%, 46% der Patienten rezidivierten [50].

Wassmann et al. der Deutschen ALL-Studiengruppe (GMALL) konnten zeigen, dass Patienten mit Nachweis einer minimalen Resterkrankung (MRD) nach allogener Stammzelltransplantation von der additiven Gabe von Imatinib profitierten können. Die bcr-abl-Transkripte waren bei 52% der Patienten bereits nach 1,5 Monaten nicht mehr nachweisbar. Eine nicht eintretende molekulare Remission war prädiktiv für ein Rezidiv, das bei 11/12 Patienten innerhalb von 3 Monaten auftrat. Das krankheitsfreie Überleben wurde bei den frühen Imatinib-Respondern (bcr-abl-Negativität nach 1,5 Monaten) mit 91%, bei den Non-Respondern mit 8% nach 12 Monaten angegeben [83].

Hoelzer et al. stellten bei der Jahrestagung 2004 der American Society of Hematology für die GMALL erste Ergebnisse einer randomisierten Studie bei Patienten über 55 Jahren vor, die nicht für eine allogene Transplantation in Betracht kamen. Die CR-Rate lag im kombinierten Imatinib-Chemotherapiearm bei 93% im Vergleich zu 44% im alleinigen Chemotherapiearm. Nach der Induktionstherapie erfolgten in beiden Armen die Konsolidationszyklen mit gleichzeitiger Imatinibgabe für ein Jahr. Das Gesamtüberleben nach 18 Monaten betrug 47%, bei 11% der Patienten konnte eine molekulare Remission nachgewiesen werden [31].

2 Allogene Blutstammzelltransplantation und klinischer Einsatz hämatopoetischer Stammzellen

M. Bornhäuser und G. Ehninger

Besonderes Augenmerk liegt zurzeit auf der Entwicklung der allogenen Transplantation von Nabelschnurblut bei Erwachsenen. Aus 2 von einer europäischen und einer US-amerikanischen Arbeitsgruppe veröffentlichten Arbeiten lässt sich ableiten, dass der Einsatz von Nabelschnurblut auch bei Erwachsenen mit akuter Leukämie, bei denen kein unverwandter Spender gefunden werden kann, prinzipiell in Erwägung gezogen werden kann [48, 67]. Vorteil des Nabelschnurblutes ist die schnelle Verfügbarkeit. Interessanterweise fand sich in der Analyse der amerikanischen Arbeitsgruppe eine höhere Rate von chronischer Graft-versus-Host-Erkrankung (GvHD) und therapieassoziierten Todesfällen bei Nabelschnurblut mit einer stärkeren Unverträglichkeit in den HLA-Merkmalen im Vergleich zu Transplantationen mit HLA-identischem Knochenmark von unverwandten Spendern [48].

Der Einsatz der **dosisreduzierten Konditionierung** vor allogener Blutstammzelltransplantation hat sich in den vergangenen Jahren als Standard bei älteren Patienten bzw. bei Patienten mit Begleiterkrankungen etabliert. Die Arbeitsgruppe von Rainer Storb hat aktuell nochmals die Ergebnisse von über 300 Patienten zusammengefasst, die mit hämatologischen Neoplasien behandelt wurden [3]. In dieser bisher größten Studie zu diesem Thema konnte gezeigt werden, dass Patienten mit chronischer GvHD nach Tag 100 ein geringeres Rezidivrisiko und eine höhere Überlebenswahrscheinlichkeit aufweisen. Im Gegenteil hierzu ist das Auftreten einer akuten GvHD mit einem höheren Risiko für Therapiekomplikationen mit tödlichem Ausgang vergesellschaftet. Der allogene Immuneffekt ist demnach für den Ausgang der Behandlung Ausschlag gebend. Diese Arbeit gibt den weiteren Optimierungsbedarf vor: Die akute GvHD muss weiter in ihrer Inzidenz und Stärke zurückgedrängt werden ohne dabei den langfristigen Immuneffekt der Transplantation zu unterdrücken.

Dies kann evt. durch den Einsatz **neuer immunsuppressiver Strategien** erreicht werden. Neue Pharmaka wie z.B. Rapamycin werden nun auch nach allogener Blutstammzelltransplantation überprüft. Rapamycin, nach Organtransplantation bereits zugelassen, kann in der Kombination mit Tacrolimus evtl. als Alternative zu klassischen Kombinationen mit Methotrexat entwickelt werden [13]. Rapamycin zeichnet sich hierbei durch eine geringere Schleimhauttoxizität als Methotrexat aus.

Anhaltendes Interesse im Bereich der allogenen Blutstammzelltransplantation haben in den vergangenen Jahren die so genannten **haploidentischen**

Blutstammzelltransplantationen gefunden, bei denen der Spender aus der Familie des Patienten stammt, die HLA-Merkmale jedoch nur zu 50% übereinstimmen. Die Transplantation erfolgt dann zumeist mit aufgereinigten Stammzelltransplantaten, um schwere Abstoßungsreaktionen zu vermeiden. In diesem Fall wird der antileukämische Effekt durch allogene NK-Zellen vermittelt. Diese können besonders stark aktiviert werden, wenn bei einem HLA-C-Mismatch inhibitorische NK-Zellrezeptoren nicht gebunden werden und eine starke NK-Zellaktivierung und Lyse von Tumorzellen die Folge ist. Diesen Effekt haben sich Forscher aus Minneapolis zu eigen gemacht und auch bei Patienten mit soliden Tumoren und Leukämien, die nicht zuvor transplantiert worden waren allogene NK Zellen von einem Familienspender eingesetzt [56]. Besonders erfolgreich war dies nach einer Vorbehandlung mit Fludarabin und Cyclophosphamid. Hiernach konnten die NK-Zellen des Spenders für mehr als 4 Wochen nachgewiesen werden und es konnten längerfristige Remissionen insbesondere von akuten myeloischen Leukämien beobachtet werden. Die NK-Zelltherapie wurde mit einer systemischen Gabe von Interleukin-2 kombiniert, was zusätzlich für den Effekt verantwortlich zu sein scheint. Demnach könnten haploidente NK Zellen auch nach wenig intensiver Vorbehandlung für Patienten mit Leukämien therapeutisch interessant werden.

Eine **neue Indikation** für die o.g. haploidente Blutstammzelltransplantation könnten maligne Sarkome werden. In einem sehr interessanten Fallbericht konnte Eva Koscielniak aus dem Olgahospital in Stuttgart zeigen, dass auch bei chemotherapierefraktärer Erkrankung eines Ewing-Sarkoms eine Remission von 3,5 Jahren ereicht werden kann [40]. Die Arbeitsgruppe plant eine prospektive Studie zum Einsatz der haploidenten Blutstammzelltransplantation bei Kindern mit Sarkomen.

Ein so genannter **fetomaternaler Mikrochimerismus,** der sich während der Schwangerschaft ausbildet, führt dazu, dass Patienten eine Immuntoleranz gegenüber Gewebemerkmalen aufweisen, die ihnen ihre Mutter zwar nicht vererbt hat, mit denen sie jedoch während der Schwangerschaft Kontakt hatten. Demnach war auch bei Einsatz von Spendern mit 2 oder der unterschiedlichen Gewebemarkmalen mit einer reduzierten Rate von Graft-versus-Host-Reaktion (GvHD) zu rechnen, wenn sich die entsprechenden Reaktivitäten gegen die Merkmale richteten, die nicht von der Mutter an den Patienten vererbt worden waren. Dies ermöglicht nach den Ergebnissen einer japanischen Arbeitsgruppe auch den Einsatz von T-zellhaltigen Transplantaten [34].

Das Auftreten einer schwergradigen GvHD nach allogener Blutstammzelltransplantation ist meist mit einer ungünstigen Prognose vergesellschaftet. In einer klinischen Studie konnte durch die Infusion von **allogene mesenchymalen Stammzellen,** die aus dem Knochenmark des Patienten gewonnen wurden, diese GvHD erfolgreich behandelt werden [49]. Hintergrund dieser klinischen Beobachtungen scheint ein immunsuppressiver bzw. tolerogener Effekt zu sein, der durch Mesenchymale Stammzellen vermittelt werden kann. So hemmen diese auch in vitro die Proliferation von allogenen T-Lymphozyten. Auch wenn die genauen Mechanismen nicht in allen Fällen verstanden sind, ergibt sich durch den Einsatz von Mesenchymalen Stammzellen, die einfach aus Knochenmarkaspiraten isoliert und im Labor vermehr werden können, eine Option für die Prophylaxe und Therapie der GvHD nach allogener Blutstammzelltransplantation. Mesenchymale Stammzellen werden weiterhin in präklinischen Studien zurzeit hinsichtlich ihres Potenzials für regenerative Therapien überprüft.

Eine weitere Möglichkeit die GvHD evtl. zu vermeiden stellt der Einsatz von **regulatorischen T-Lymphozyten** des Spenders ein. Diese regulatorischen Zellen sind CD4- und CD25-positiv und exprimieren stark den Transkriptionsfaktor Foxp3. Hierdurch sind sie in der Lage zum einen die Produktion von g-Interferon und Interleukin-2 zu unterdrücken und über die zusätzliche Produktion von Interleukin-10 das Entstehen von GvHD im Tiermodell zu vermeiden. In der Arbeitsgruppe von Edinger konnte eine Methode entwickelt werden, mit der diese CD4+/CD25+-regulatorischen T-Zellen angereichert und expandiert werden können [32]. Dies ist ein wichtiger Schritt in Richtung eines klinischen Einsatzes dieser neuen Zellpopulation. Erste Studienergebnisse werden im Verlauf der kommenden 24 Monate erwartet.

Häufig sind die Anwendungen hämatopoetischer Stammzellen im Rahmen regenerativen Therapien ohne ausreichende tierexperimentelle Voruntersuchungen und zellbiologischen Grundlagenuntersuchungen durchgeführt worden. Die ersten optimistischen Ergebnisse – oft aus kleinen Fallgruppen – müssen sehr kritisch betrachtet werden, da zwischenzeitlich einige Publikationen vorliegen, die grundsätzliche Fragen aufwerfen:

- Knochenmarkzellen, die Mäusen mit Herzinfarkten verabreicht wurden, fusionierten nicht mit Herzzellen und exprimierten kein ortsspezifisches Protein [2, 61];
- die Fusion mit Monozyten kann mit einer Transdifferenzierung verwechselt werden [8, 82];
- Restenosierung von Koronarstents nach G-CSF Mobilisation und Reinfusion nach Myokardinfarkt [36];
- Mikroinfarkte nach intrakoronarer Verabreichung von mesenchymalen Stammzellen [81 und
- das Risiko der G-CSF-Gabe bei Patienten mit Myokardinfarkten führte zur Beendigung einer Pilotstudie am NIH.

3 Akute myeloische Leukämie und myeloproliferative Erkrankungen

M. Schaich und G. Ehninger

3.1 Akute myeloische Leukämie

3.1.1 Pathogenese und prognostische Faktoren

Dass auch die Lokalisation eines Proteins in den Blasten für die Pathogenese und Prognose der AML eine Rolle spielt, konnte die italienische AML-Studiengruppe GIMEMA eindrucksvoll zeigen [24]. **Nucleophosmin** (NPM), das normalerweise im Zellkern nach einer Schädigung der DNA zu einer Stabilisierung und Aktivierung der Tumorsuppressorgene p53 und ARF beiträgt, wurde bei 35% der AML-Patienten im Zytoplasma nachgewiesen. Diese Patienten hatten praktisch alle eine Mutation im NPM Gen, die die zytoplasmatische Dislokation verursachte, und zu 85% einen normalen Karyotyp, was eine Rolle von NPM bei der Leukämogenese nahe legt. Erstaunlicherweise sprachen die Patienten mit NPM-Mutation besser auf die Induktionschemotherapie an, so dass NPM-Mutationen auch einen prognostischen Wert insbesondere für die große Gruppe der AML-Patienten mit normalem Karyotyp haben könnten.

Da es innerhalb der prognostisch insgesamt günstigen Gruppe der so genannten Core-Binding-Factor-(CBF-)Leukämien, also t(8;21) und inv(16), auch Patienten gibt, die einen deutlich schlechteren Verlauf der Erkrankung aufweisen, sind weitere prognostische Faktoren in dieser Patientengruppe dringend notwendig, um eventuell frühzeitig eine Therapieintensivierung bei ausgewählten Patienten durchführen zu können. Vor diesem Hintergrund ist die Meta-Analyse der deutschen AML Intergroup nicht hoch genug einzuschätzen [71]. Hierbei zeigte sich, dass für die t(8;21) ein hoher Leukozyten- und ein niedriger Thrombozytenwert, wie auch der Verlust des Y-Chromosoms unabhängige Prädiktoren für ein schlechteres Therapieergebnis waren. Dies ist umso interessanter, als nur 33% der rezidivierten Patienten mit t(8;21) eine zweite CR erreichten und das Langzeitüberleben dieser Patienten bei nur knapp über 20% lag.

Auch zu einem »alt bekannten« Prognosefaktor, dem **Multi-Drug-Resistance-Gene** (MDR1) gab es im letzten Jahr Wichtiges zu lesen. An einer großen Zahl homogen behandelter und gut charakterisierter Patienten mit einem medianen Follow-up von mehr als 5 Jahren konnte nunmehr gezeigt werden, dass die MDR1-Expression ein von Zytogenetik und FLT3-Status unabhängiger prognostischer Faktor für das Therapieansprechen und das Gesamtüberleben bei Patienten mit AML darstellt [69]. Dies gilt insbesondere für Patienten jünger als 60 Jahre. Bei älteren Patienten mit per se schon schlechter Remissionsrate tritt der Faktor MDR1-Expression hinter den Faktor Alter zurück.

Wertung: Dies bedeutet, dass gerade jüngere MDR1-positive Patienten von einer Chemotherapie kombiniert mit einem MDR-Modulator profitieren könnten. Dies käme einem Paradigmenwechsel gleich, wurden die bislang durchgeführten Modulatorstudien vor allem mit älteren AML-Patienten durchgeführt.

3.1.2 Therapie

Dass bezüglich des MDR1 tatsächlich ein Paradigmenwechsel erfolgen könnte, zeigt eine Phase-II-Studie der Amerikanischen CALGB-Studiengruppe [39]. Durch die Hinzunahme des MDR1-Modulators PSC 833 zu einer Standardinduktionstherapie mit Ara-C, Daunorubicin und Etoposid, wobei die beiden letzten Medikamente bei Hinzunahme von PSC 833 dosisreduziert verabreicht wurden, konnte in der Gruppe der sehr jungen Patienten unter 45 Jahre ein signifikant besseres Gesamt- und Rezidivfreies Überleben im Vergleich zu Patienten ohne PSC 833 konstatiert werden. Allerdings wurde in dieser Studie leider der MDR1-Status nicht überprüft, so dass hierzu keine Aussagen gemacht wurden. Generell muss das vorgestellte Konzept natürlich in einer von den Autoren angekündigten Phase-III-Studie überprüft werden.

Hochdosis-Ara-C ist in der Therapie der AML-Patienten unter 60 Jahre Standard. Es scheint jedoch keinen Unterschied zu machen, ob HD-Ara-C bereits in der Induktions- oder später in der Konsolidierungstherapie gegeben wird. Der naheliegenden Frage, ob HD-Ara-C sowohl in der Induktion als auch in der Konsolidierung die Prognose von AML-Patienten verbessert, ging die Australisch-Asiatische Studiengruppe nach [6]. Sie konnten randomisiert zeigen, dass nach einer Induktionstherapie mit 24 g/m^2 Ara-C die weitere Gabe von 24 g/m^2 Ara-C innerhalb der Konsolidierung gegenüber konventionell dosiertem Ara-C keinen Vorteil in Bezug auf das Überleben ergab. Dieser Effekt war unabhängig von der zytogenetischen Subgruppe.

Im Hinblick auf neue Substanzen ist sicherlich der **FLT3-Tyrosinkinase-Inhibitor PKC412** eine sehr interessante Substanz. Mit diesem Medikament konnte als Monosubstanz oral verabreicht bei einem hohen Anteil von Patienten mit therapierefraktärer oder rezidivierter AML eine deutliche Reduktion des Blastenanteils im peripheren Blut und Knochenmark erreicht werden. Bei 10% der Patienten wurde sogar eine 2. CR im Knochenmark erreicht [78]. Trotz der kleinen untersuchten Patientenzahl handelt es sich um vielversprechende Ergebnisse für eine Patientenpopulation mit sehr schlechter Prognose, insbesondere wenn die Substanz in folgenden Studien mit konventioneller Chemotherapie kombiniert eingesetzt wird.

3.1.3 Ältere Patienten

Während es bei den jüngeren AML-Patienten in den letzten Jahren doch den einen oder anderen therapeutischen Fortschritt zu vermelden gab, hat sich für die älteren Patienten nur sehr wenig bewegt. Das mag daran liegen, dass das Patientenkollektiv über 60 Jahre noch deutlich inhomogener ist und publizierte Studien meist einem enormen Selektions-Bias unterworfen sind. Die Frage, welcher Patient über 60 Jahre profitiert von welcher Therapiestrategie, kann so aus den üblicherweise durchgeführten Studien kaum beantwortet werden. Eine nicht hoch genug einzuschätzende Arbeit der italienischen GIMEMA hat etwas Licht in dieses Dunkel gebracht [65]. Es wurden retrospektiv die Daten von über 1000 Patienten über 60 Jahre mit AML des italienischen Krankenhausregisters ausgewertet. Es wurden also alle Patienten, die wegen einer AML in ein Krankenhaus aufgenommen wurden, erfasst, weiterverfolgt und ausgewertet, unabhängig davon, ob sie in einer Studie behandelt wurden oder nicht. So entstand zum ersten Mal eine Annäherung an die Realität der AML des älteren Menschen. Hierbei zeigte sich, dass auch ältere Patienten sich in Risikogruppen unterteilen lassen. Als unabhängige negative prognostische Faktoren für das Überleben, erwiesen sich ein Alter über 70 Jahre, ein Performance-Staus nach WHO ≥2, eine Leukozytenzahl von >10 Gpt/l und eine kardiale Vorerkrankung. Übersetzt in Therapiemodalitäten und -ergebnis bedeutete dies, dass sich das Überleben von Patienten über 70 Jahre mit palliativer Therapie nicht von dem mit Standardinduktionstherapie unterschied. Von den Patienten unter 70 Jahre profitierten insbesondere Patienten ohne kardiale Vorerkrankung mit hohen Leukozytenzahlen bei Diagnose von einer Standardinduktionstherapie. Auch bei älteren Patienten müssen also für die Therapieentscheidung prognostische Faktoren mit einbezogen werden. Dazu gehört sicherlich auch die Zytogenetik, zu der in der beschriebenen Arbeit leider keine Daten vorlagen.

Insgesamt sind die bei älteren Patienten selbst mit Standardinduktionstherapie zu erzielenden Remissionsraten sehr bescheiden, so dass der erste Schritt zu einer Prognoseverbesserung in dieser Patientengruppe die Steigerung der Remissionsrate darstellt. Hier konnte die AML-Studiengruppe aus Ulm durch die Hinzunahme von **ATRA** zu einer Standardinduktion mit Idarubicin, Ara-C und Etoposid zum ersten Mal eine signifikante Steigerung der CR-Rate nachgewiesen werden (39% vs. 52%), die sich auch in ein signifikant besseres Gesamt- und ereignisfreies Überleben übersetzte [71]. Die Rationale für den Einsatz von ATRA besteht in einer Herunterregulation des antiapoptotischen Proteins bcl-2 in den AML-Blasten. Ob sich diese Ergebnisse von anderen Studiengruppen reproduzieren lassen, bleibt abzuwarten.

3.1.4 Akute Promyelozytenleukämie

Arsentrioxid hat sich in den letzten Jahren zur Standardtherapie für die rezidivierte oder therapierefraktäre akute Promyelozytenleukämie (APL) entwickelt. Aufgrund der beeindruckenden Daten in der Rezidivsituation gibt es nun auch Bestrebungen, Arsen in die Primärtherapie der APL hineinzunehmen. Dies wird insbesondere von Gruppen aus Schwellenländern vorangetrieben, wo die deutlich niedrigeren Behandlungskosten im Vergleich zu ATRA und Anthrazyklinen die entscheidende Rolle spielen.

In einer randomisierten Studie fand eine chinesische Arbeitsgruppe, dass sich sowohl mit ATRA und Arsen als Monotherapie als auch mit der Kombination aus beiden Substanzen Remissionsraten von über 90% erzielen ließen [74]. Diese Remissionen wurden mit Arsen alleine bzw. mit der Kombinationstherapie signifikant schneller erzielt als mit ATRA alleine. Die molekulare Remission war ebenfalls in den Arsenarmen deutlich besser als im ATRA Monoarm. Dies führte zu einem krankheitsfreien Überleben von 65% im ATRA-Mono-Arm, 80% im Arsen-Mono-Arm und 100% im ATRA+Arsen-Arm.

Wertung: Mit Arsentrioxid steht also eine auch für die Primärtherapie sehr wirkungsvolle Substanz zur Verfügung, die in Kombination mit ATRA bei sehr günstigem Nebenwirkungsprofil eine echte Alternative zu Anthrazyklin-basierten Schemata darstellt.

3.2 Myeloproliferative Erkrankungen

3.2.1 Pathogenese

Myeloproliferative Erkrankungen sind klonale Erkrankungen der hämatopoetischen Stammzelle, deren molekulare Basis, mit Ausnahme der CML, bislang weitgehend unbekannt ist. Zwei Arbeitsgruppen aus Frankreich und Großbritannien fanden nun parallel, eine klonale Mutation der Janus-Kinase 2 (JAK2) in weit über 80% der untersuchten Patienten mit Polyzythaemia vera und in über 50% der Patienten mit essenzieller Thrombozythämie oder Osteomyelofibrose [4, 35]. JAK2 ist eine Tyrosinkinase mit einer Schlüsselrolle in der Signaltransduktion vieler hämatopoetischer Wachstumsfaktoren. Es konnte im Mausmodell gezeigt werden, dass die Mutation zu einer konstitutiven Aktivität von JAK2 und somit zu einer Zytokin-Hypersensitivität und Erythrozytose-Induktion führt.

Wertung: Mit diesen beiden Arbeiten konnte nunmehr ein Schlüssel in der Pathogenese der myeloproliferativen Erkrankungen gefunden werden. Dies wird in naher Zukunft zu einer neuen Klassifikation dieser Erkrankungen führen und birgt die Chance auf neue therapeutische Strategien.

3.2.2 Therapie der Osteomyelofibrose (OMF)

Nachdem im letzten Jahr die Seattler Gruppe über die Ergebnisse der allogenen Stammzelltransplantation nach Standardkonditionierung bei Patienten mit OMF berichtet hatte, wurde nunmehr die erste prospektive Pilotstudie zur dosisreduzierten Konditionierung mit anschließender allogener Stammzelltransplantation vorgestellt [42]. Es konnte gezeigt werden, dass im Gegensatz zu den Studien mit Standardkonditionierung die therapieassoziierte Mortalität (TRM) deutlich gesenkt werden kann. Dadurch wird es möglich, insbesondere auch ältere Patienten über 50 Jahre zu transplantieren. In der vorgelegten Studie betrug das mediane Alter 53 Jahre und die TRM 16% nach einem Jahr. Alle Patienten, die an den Folgen der Therapie verstarben wiesen bei Transplantationsbeginn ein hohes Risiko bezüglich des Lille-Scores auf. 95% der Patienten zeigten ein komplettes Engraftment und das 3-Jahres-Gesamtüberleben lag bei 84%. Diese Studie zeigt, wenngleich auf Grund der niedrigen Patientenzahlen noch präliminär, dass mit dosisreduzierter Konditionierung die Altersgrenze für die allogene Transplantation bei OMF Patienten nach oben gesetzt werden kann und weist noch einmal darauf hin, dass über eine allogene Transplantation frühzeitig im Krankheitsverlauf nachgedacht werden muss. Für Patienten mit Hochrisiko-Lille-Score scheint auch die dosisreduzierte Konditionierung die bislang schlechten Transplantationsergebnisse nicht zu verbessern.

Zu Verlauf und Therapie von Patienten mit weit fortgeschrittener OMF und leukämischer Transformation gab es bislang nur Fallberichte. Nun wurde über die Therapieergebnisse von 91 konsekutiven Patienten mit leukämischer Transformation nach OMF berichtet [55]. Es handelte sich ausschließlich um Leukämien myeloischen Ursprungs mit überwiegend Hochrisiko-Karyotypen. Die Prognose der Patienten war mit einem medianen Überleben von knapp 3 Monaten sehr schlecht. Mit Standard-AML-Induktionstherapie wurden keine kompletten Remissionen und eine TRM von 33% beobachtet, so dass sich keine Unterschiede zwischen AML-Standardinduktion und alleiniger supportiver Therapie bezüglich des Überlebens ergaben.

4 Chronische myeloische Leukämie

R. Naumann und G. Ehninger

Die Therapie mit einer täglichen Gabe von 400 mg **Imatinib** kann derzeit als die Standardbehandlung für Patienten mit neu diagnostizierter CML in chronischer Phase betrachtet werden.

Bueso-Ramos et al. untersuchten bei 40 Patienten in chronischer Phase, die Imatinib aufgrund eines Interferonversagen erhielten, den Grad der prognostisch bedeutsamen Knochenmarkfibrose. Sie konnten bei der Mehrzahl der Patienten eine Reduktion der Myelofibrose nach Imatinibtherapie nachweisen. Die rückläufige Fibrose korrelierte mit dem Rückgang der Megakaryozytose im Knochenmark, nicht jedoch mit dem zytogenetischen Ansprechen [7].

Bei der Jahrestagung 2004 der American Society of Hematology (ASH) wurde ein Update der IRIS-Studie vorgestellt. Diese hatte eine Überlegenheit von Imatinib im Vergleich zu einer kombiniertem Therapie mit Interferon-alpha (IF) und Ara-C bezüglich des zytogenetischen Ansprechens und der Progression in eine akzelerierte Phase oder eine Blastenkrise belegen können. In der Originalarbeit im New England Journal of Medicine lag bei einem medianen Follow-up von 19 Monaten die Rate kompletter zytogenetischer Remissionen im Imatinibarm bei 76,2%, im IF/Ara-C-Arm bei nur 14,5% [62]. Das Update auf dem letzten ASH bestätigte die hohe Rate anhaltender Remissionen unter einer Imatinib-Erstlinientherapie. Bei einer medianen Beobachtungszeit von inzwischen 30 Monaten lag die Rate kompletter zytogenetischer Remissionen bei 82% [28]. Subgruppenanalysen zeigten, dass nicht nur ein gutes Ansprechen, sondern auch die Zeit bis zum Ansprechen einer Imatinibtherapie prognostisch relevant ist. Patienten, die bereits nach 6 Monaten eine majore zytogenetische Remission (<35% Ph+-Metaphasen) erreichten, hatten eine höhere Chance, nach 30 Monaten progressionsfrei zu sein, als Patienten, die schlechter auf Imatinib ansprachen (97% vs. 89%, p<0,001). Auch die Überlebensrate war signifikant besser (97% vs. 92%, p=0,0162). Das Erreichen einer majoren molekularen Remission, d.h. eine Reduktion der bcr-abl-Transkripte um mindestens 3 Logstufen (bcr-abl/abl-Ratio ≤0,05%), nach 12 Monaten war ebenfalls mit einem verbesserten progressionsfreien Überleben assoziiert. Alle Patienten mit kompletter zytogenetischer und majorer molekularer Remission waren nach 30 Monaten progressionsfrei. Dagegen waren nur 93% der Patienten mit einer geringeren Reduktion der bcr-abl-Transkripte und 82% der Patienten mit fehlender kompletter zytogenetischer Remission nach 12 Monaten progressionsfrei (p<0,0001).

Punktmutationen in der abl-Kinasen-Domäne des **bcr-abl-Genes** wurden mit einer primären Imatinibresistenz assoziiert. Soverini et al. untersuchten Patienten mit CML in chronischer Phase, die nach 12 Monaten noch keine komplette zytogenetische Remission aufwiesen. Bei 45% dieser Patienten waren mit einer speziellen Hochleistungsflüssigkeitschromatographie (D-HPLC) Mutationen detektierbar, die wahrscheinlich zu einer späteren Progression in eine Akzeleration oder einen Blastenschub führten. Die Autoren empfahlen ein frühes Monitoring bereits nach 3 Monaten zur Erkennung von Patienten mit einer schlechteren Prognose [76].

Die Frage einer Therapiepause kompletter molekularer Remission nach Imatinib konnte bisher nicht beantwortet werden. Der Brief von Cortes im New England Journal of Medicine könnte die Vermutung unterstützen, auch bei negativer bcr-abl-Polymerasekettenreaktion die Therapie mit Imatinib fortzuführen. Die Kollegen berichteten über 3 Patienten, bei denen kurze Zeit nach Beendigung von Imatinib ein molekulares und zytogenetisches Rezidiv auftrat, das in 2 der 3 Fälle erfolgreich therapiert werden konnte [12].

Bei den meisten Patienten bleibt trotz deutlicher Reduktion der bcr-abl-Transkripte noch eine residuelle molekulare Erkrankung mit Hilfe der quantitativen PCR nachweisbar. In der Arbeit von Hughes et al. waren weniger als 5% der Patienten mit kompletter zytogenetischer Remission PCR-negativ [33]. Eine geringe Rate anhaltender molekularer Remissionen nach Imatinib-Monotherapie fanden auch Lange et al., die monozentrisch die Dauer der Imatinib-induzierten molekularen Remissionen mit derjenigen nach allogener Transplantation verglichen. Verlaufskontrollen der quantitativen PCR zeigten als Ausdruck von mehr minimaler Restkrankheit bei den Imatinib-therapierten Patienten häufiger ein molekulares Rezidiv an als bei den allogen transplantierten Patienten (p=0,005) [47].

In der Annahme, dass eine weitere Reduktion der bcr-abl-Transkripte zu einer Verbesserung der Prognose führt, wurden Studien initiiert, um die Effektivität der Imatinib-Monotherapie zu verbessern. Als Therapiestrategien kommen die Kombination mit anderen wirksamen Substanzen sowie die Dosisintensivierung von Imatinib in Betracht.

Die bereits im letzten Jahr vorgestellten Ergebnisse von Cortes et al. wurden inzwischen mit einem längeren Follow-up als Plenary Paper in Blood publiziert. Mit dem Ziel der Überwindung verschiedener Resistenzmechanismen erfolgte eine Dosiserhöhung von täglich 400 mg auf 800 mg (verteilt auf 2 Gaben) Imatinib bei Patienten in chronischer Phase. Bei 90% der Patienten wurde eine komplette zytogenetische Remission, bei 63% eine majore molekulare Remission erzielt, die bei 28% komplett war [37]. Als Schlussfolgerung aus dieser Arbeit kann jedoch noch keine optimale Dosierung für Imatinib abgeleitet werden, diese ist weiter nicht bekannt. Die Studie zeigte jedoch, dass 800 mg deutlich schlechter toleriert werden als 400 mg. Eine Dosisreduktion war bei mehr als einem Drittel der Patienten erforderlich, meist aufgrund der Hämatotoxizität (15%). Es ist derzeit nicht bekannt, ob eine Verbesserung des molekularen Ansprechens für eine bessere Prognose erforderlich ist. Publizierte Ergebnisse von Studien, die verschiedene Dosierungen von Imatinib vergleichen, liegen noch nicht vor.

Während die Dosiserhöhung von Imatinib vermutlich bei Mutanten mit geringer oder mäßiger Imatinibresistenz wirksam ist, sind für die Überwindung von sehr resistenten Mutanten andere Strategien erforderlich. Eine Option stellt dabei die Kombination mit konventionellen Zytostatika dar.

Cornelissen et al. berichteten über eine dosiseskalierte Therapie von **Ara-C und Imatinib** bei Patienten in chronischer Phase. Die Patienten erhielten Imatinib in Dosierungen von 200 mg, 400 mg, 600 mg oder 800 mg in Kombination mit 2 zusätzlichen Zyklen Ara-C (Tag 1–7) in einer Dosierung von 200 $mg/m^2/24$ h oder 1000 $mg/m^2/24$ h i.v. Die Rate einer majoren oder kompletten molekularen Remission betrug 51% bzw. 18% nach 18 Monaten. Die kombinierte Therapie war jedoch ausgesprochen toxisch [10].

Bei Patienten in akzelerierter Phase wird derzeit eine Tagesdosis von 600 mg Imatinib empfohlen. Katarjjian et al. verglichen das Ansprechen auf Imatinib mit einer historischen Kontrollgruppe. Unter 600 mg Imatinib erreichten 82% der Patienten eine komplette hämatologische Remission (im Vergleich zu ≤50%) und 43% eine komplette zytogenetische Remission (im Vergleich zu 0–6%). Eine Multivariatanalyse zeigte die Imatinibtherapie als unabhängigen prognostischen Parameter für das Überleben auf. Patienten, die nach 3 Monaten ein zytogenetisches Ansprechen zeigten und nicht anämisch waren (Hb >10 g/d oder >6,3 mmol/l), hatten eine Überlebensrate von 88% nach 4 Jahren im Vergleich zu Patienten mit Anämie und fehlendem zytogenetischen Ansprechen (Überlebensrate ≤60%) [38].

Zahlreiche neue Substanzen befinden sich derzeit in der frühen klinischen Prüfung bei Patienten mit imatinibresistenter fortgeschrittener CML. Über erste ermutigende Daten einer Phase-I-Studie mit dem **abl-Inhibitor BMS-354825** berichtete Talpaz [80]. Als weitere Optionen kommen Kombinationen mit Substanzen in Betracht, die in resistenten Zelllinien mit Überexpression von bcr-abl synergistische Wirkungen mit Imatinib gezeigt haben, z.B. Farnesyltransferaseinhibitoren wie **Lonafarnib.** Einen guten Überblick gibt die kürzlich in Blood publizierte Zusammenfassung von Deininger [17].

5 Myelodysplastische Syndrome

U. Platzbecker und G. Ehninger

In der Behandlung der myelodysplastischen Syndrome (MDS) zeichnet sich ein Paradigmenwechsel in den nächsten Jahren ab, da neue Substanzen wie Azacytidin (Vidaza®) bzw. Decitabine nachhaltig ihre Wirksamkeit gezeigt haben. Eine weitere vielversprechende Substanz ist **Lenalidomid,** ein weiter entwickeltes Thalidomid-Analogon. Obwohl Thalidomid bei einigen Patienten mit MDS zu sehr guten Ansprechraten führen kann, ist der Einsatz jedoch aus bekannten Gründen limitiert durch die sehr aufwendigen regulativen Aspekte in der Bereitstellung der Substanz wie auch dem z.T. erheblichen Nebenwirkungspotenzial (z.B. Neuropathie). Mit der Weiterentwicklung von Thalidomid wurde eine neue Substanzklasse, die »immunmodulatorischen Derivative« (ImiDs) geschaffen, zu der Lenalidomid gehört. In einer Pilotstudie [53] wurde die Substanz in 2 verschiedenen Dosisstärken (10 oder 25 mg täglich) bei einer heterogenen Gruppe von 43 MDS-Patienten zumeist mit transfusionspflichtiger Anämie eingesetzt. Besonders erwähnenswert ist, dass 30% der Patienten bereits vorher Thalidomid jedoch ohne jegliches Ansprechen erhalten hatten. Neutropenie und Thrombozytopenie waren die häufigsten Nebenwirkungen, die bei über 60% der Patienten und abhängig von der Medikamentendosis auftraten. Bei 63% der Patienten mit transfusionspflichtiger Anämie kam es zu einem Ansprechen mit dem Ergebnis einer kompletten erythrozytären Transfusionsunabhängigkeit, wobei die mediane Zeit bis zum Ansprechen 10 Wochen betrug. Ein Anstieg der neutrophilen Granulozyten und der Thromboyzten wurde nur bei einer Minorität der Patienten beobachtet und vor allem bei Patienten mit niedrigem IPSS dokumentiert. Dies betraf vor allem die Gruppe der Patienten mit einem 5q-Syndrom, bei denen es in 83% der Fälle zu einem hämatologischen als auch zytogenetischen Ansprechen kam, wobei 75% der Patienten ein komplettes zytogenetisches Ansprechen erreichten. Bemerkenswert ist jedoch auch, dass bei 4 Patienten unter Lenalidomid zusätzliche chromosomale Aberrationen auftraten im Sinne eines klonalen Progress, was sicher einige Bedenken aufwirft, da einer dieser Patienten auch einen hämatologischen Progress erlitt.

Wertung: Diese Studie stellt sicher einen Meilenstein auf dem Gebiet der MDS dar, jedoch sind weitere Studien insbesondere mit geringeren Dosierungen notwendig, um die Subgruppe von Patienten besser zu definieren, die von der Behandlung mit Lenalidomid profitieren. Insbesondere die hämatologische Toxizität sollten in den therapeutischen Überlegungen erwogen werden. Lenalidomid, das auch beim multiplen Myelom wirksam ist, wird möglicherweise noch in diesem Jahr in den USA unter dem Handelsnamen Revlimid® auf den Markt kommen.

Eine interessante Arbeit zum Einsatz von **Valproinsäure (VPA) und All-trans Retinsäure (ATRA)** wurde von Kündgen et al. aus Düsseldorf publiziert [46]. Den Hintergrund dieser Studie bilden In-vitro-Daten, die belegen, dass die in der Neurologie antikonvulsiv eingesetzte VPA ebenso in der Lage ist, die Histondeacetylase zu hemmen. Diese wiederum spielt eine Schlüsselrolle in der Aktivierung bzw. Stilllegung von Genabschnitten innerhalb der DNA. Eine verminderte Histonacetylierung und damit eine Inaktivierung von Tumorsuppressorgenen ist ein häufiges Phänomen von malignen Zellen. Es konnte gezeigt werden, dass VPA in leukämischen Zellen eine Differenzierung als auch eine direkte pro-apoptotische Wirkung erzielen kann, wobei Synergismen mit ATRA bestehen. Dies bildete die Rationale, VPA allein bzw. in Kombination mit ATRA bei Patienten mit MDS und AML einzusetzen. Es ist bemerkenswert, dass es bei 44% der Patienten zu einem hämatologischen Ansprechen mit einer VPA-Monotherapie kam. Bei einem Patienten mit RAEB-II wurde sogar eine Reduktion der Blasten im Knochenmark beobachtet. Bei 4 Patienten mit Verlust des Ansprechens auf VPA erfolgte eine anschließende Kombinationsbehandlung mit ATRA, die zu einer Verbesserung der hämatologischen Parameter bei 2 Patienten führte. Die Autoren ziehen den Schluss, dass dieser sequenzielle Ansatz zu bevorzugen ist, da alle Patienten, die von Beginn an mit dieser Kombination behandelt wurden, nicht ansprachen. Interessant ist sicher die Resultate derzeit laufender klinischer Studien mit noch wirksameren Histondeacetylase-Inhibitoren abzuwarten.

Mit der Erweiterung des therapeutischen Spektrums auf radiokonjugierte monoklonale Antikörper haben sich die therapeutischen Alternativen für Patienten mit follikulärem NHL deutlich verbessert. Demgegenüber steht die Gefahr einer nachhaltigen Beeinträchtigung der Hämatopoese. Nach konventioneller Chemotherapie und insbesondere jedoch nach Hochdosistherapie werden gehäuft sekundäre **MDS bzw. AML** beobachtet. Dies war der Hintergrund dieser ersten retrospektiven Analyse [5] bei über 1000 mit Jod131/Tositumomab (BEXXAR®) behandelten NHL-Patienten. Die Autoren fanden eine kumulative Inzidenz von 0,8% und 5% nach 2 bzw. 5 Jahren, ein MDS zu entwickeln. Dies ist vergleichbar mit anderen Therapieformen des follikulären NHL. Damit stellt diese Therapieform im Vergleich zu anderen Standardtherapien eine sichere Alternative dar ohne ein signifikant erhöhtes Risiko für die Entwicklung eines MDS.

Die Ätiologie der MDS ist nach wie vor nicht klar definiert, jedoch scheint die Pathophysiologie der Niedrigrisiko-MDS ohne signifikante Blastenvermehrung Ähnlichkeiten mit einer Autoimmunerkrankung des Knochenmarks zu haben. Ein Mechanismus ist offenbar eine T-Zellen vermittelte Zerstörung hämatopoetischer Progenitoren in dessen Folge Zytopenien auftreten. Einige kleinere Studien konnten den Nutzen einer **immunsuppressiven Behandlung mit ATG** zeigen. Die Autoren um A. Ganser und Mitarbeiter legten jetzt die Daten einer deutschen multizentrischen Studie vor, in der 2 verschiedene ATG-Präparate randomisiert verglichen wurden [77]. Es handelte sich dabei um ein aus Hasen (rATG) bzw. Pferden (hATG) hergestelltes ATG, welches in einer Dosis von 3,75 mg/kg/d bzw. 15 mg/kg/d für 5 Tage angewendet wurde. Insgesamt wurden 35 Patienten behandelt und die Ansprechrate lag bei 42%, wobei 4 Patienten ein komplettes hämatologisches Ansprechen zeigten. Beide ATG-Präparate zeigten hierbei eine vergleichbare Wirksamkeit bzw. Nebenwirkungsrate. Dabei kam es bei der Mehrzahl der Patienten zu ATG-assoziierten Nebenwirkungen, wobei 13 Patienten eine Serumkrankheit entwickelten. Ein Patient verstarb an den Folgen einer Infektion durch Mukor. Fast alle Patienten mit einem guten Ansprechen hatten eine refraktäre Anämie (RA), so dass diese Therapieform bei Niedrigrisiko-MDS unter Beachtung des Nebenwirkungspotenzials eine echte therapeutische Alternative darstellt.

Der optimale Zeitpunkt zur Durchführung einer allogenen Stammzelltransplantation bei Patienten mit MDS entsprechend des IPSS ist bisher nicht gut definiert. Cutler et al. [14] führten eine retrospektive Analyse an 260 Patienten mit einem Alter <60 Jahre und unterschiedlichem IPSS durch, die eine allogene Knochenmarktransplantation von einem verwandten Spender erhalten hatten. Verglichen wurde das Gesamtüberleben dieses Kollektivs mit einer passenden Gruppe von MDS-Patienten, die keine Transplantation erhalten hatten. Dabei wurden 3 Zeitpunkte einer Transplantation berücksichtigt:

- bei Diagnosestellung,
- im Verlauf der Erkrankung,
- vor dem Übergang in eine AML.

Für Patienten mit IPSS low und INT-1 zeigte sich eine deutliche Verlängerung an Lebensjahren, wenn die Transplantation erst vor dem Übergang in eine AML durchgeführt wurde. Dieser Effekt war insbesondere für jüngere Patienten hoch signifikant. Im Gegensatz dazu profitierten Patienten mit INT-2 und High deutlich von einer unmittelbaren Transplantation bei Diagnosestellung. Diese Daten stellen deshalb eine wichtige Grundlage in der therapeutischen Beratung von MDS-Patienten dar.

6 Autologe und allogene Blutstammzelltransplantation bei Plasmozytom und chronischer lymphatischer Leukämie

J. Schetelig und G. Ehninger

6.1 Hochdosistherapie und autologe Transplantation bei Plasmozytom

Bei Patienten mit einem behandlungspflichtigem Plasmozytom und einem Alter unter 65 Jahren ist die Hochdosistherapie mit Melphalan und autologe Transplantation (autoPBSCT) nach vorangegangener Induktionschemotherapie Standard [1] Die Empfehlung zu einer **2. Hochdosistherapie und autoPBSCT** – insbesondere für Patienten, die keine sehr gute partielle Remission erreicht haben – kann mittlerweile durch eine zweite randomisierte Studie untermauert werden, die einen signifikanten Überlebensvorteil für Patienten im Tandemtransplantations-Arm zeigte [9] In der Bologna-96-Studie wurde 228 Patienten in einen konventionellen Therapiearm, der eine einmalige Hochdosistherapie mit Melphalan 200 mg/m^2 umfasste oder einen experimentellen Therapiearm, in dem auf die ersten Hochdosistherapie mit Melphalan 200 mg/m^2 ein zweite Hochdosistherapie mit Melphalan 140 mg/m^2 in Kombination mit Busulfan 12 mg/kg randomisiert. Wenngleich in der Gesamtgruppe der Überlebensvorteil für Patienten nach Tandemtransplantation (6-Jahres-Gesamtüberleben 63% vs. 44%, p=0,1) das Signifikanzniveau nicht erreichte, so konnte auch (vergleiche Ergebnisse der InterGroupe Francophone du Myelome IFM 94 [1]) in dieser Studie gezeigt werden, dass Patienten, die vor der zweiten Transplantation nicht in sehr guter partieller Remission sind, einen Überlebensvorteil durch die zweite Transplantation erreichen. Hinsichtlich des ereignisfreien und progressionsfreien Überlebens bringt die Tandemtransplantation in beiden Studien (IFM 94 und Bologna 96) einen signifikanten Vorteil gegenüber einer einmaligen Hochdosistherapie mit autoPBSCT.

In einer zweiten italienischen Studie zur Behandlung des multiplen Myeloms wurde ein Überlebensvorteil für eine zweimalige intermediär-hochdosierte Melphalanbehandlung (100 mg/m^2) mit autologem Stammzellsupport gegenüber einer konventionellen Melphalanbehandlung in der Altersgruppe zwischen 50 und 70 Jahren gezeigt [63]. Besondere Bedeutung erhält die randomisierte Studie durch den hohen Anteil älterer Patienten. So waren 46% der Patienten im intermediär-hochdosierten Studienarm zwischen 65 und 70 Jahren. Der Überlebensvorteil durch eine intermediär-hochdosierte Melphalanbehandlung zeigte sich auch in der Altersgruppe über 65 Jahren. In einigen Zentren wurden die Patienten nach Konditionierung mit Melphalan 100 mg/m^2 und Stammzellrückgabe entlassen und ambulant geführt, so dass in diesen Zentren die Zahl der Krankenhaustage auf im median 5 Tage (range 0–6 Tage) reduziert war. Die frühe Mortalität in der Altersgruppe zwischen 65 und 70 Jahren betrug 7%. Bei Patienten, die aufgrund von Kontraindikationen nicht für eine volle Hochdosistherapie mit Melphalan 200 mg/m^2 qualifizieren, kann auf der Basis dieser Studie deshalb eine intermediäre Melphalandosis (>100 mg/m^2) mit autologer Stammzellrückgabe als Tandemtherapie erwogen werden.

Bei ungefähr 10% der unvorbehandelten Patienten mit Plasmozytom lassen sich auch nach Stammzellmobilisation mittels Chemotherapie nur unzureichende Mengen CD34-positiver Zellen sammeln. Außerdem ist der Mobilisierungszyklus mit zum Teil erheblicher Morbidität verknüpft. Durch die Verfügbarkeit eines Medikamentes **(AMD3100)**, das das Homing von Stammzellen beeinflusst, ist eine neue Art der Stammzellmobilisierung zu einer therapeutischen Option geworden. AMD3100 ist ein CXCR4-Rezeptorantagonist, der ursprünglich zur Behandlung von HIV-Patienten entwickelt wurde, da das HI-Virus über diesen Rezeptor an Zellen bindet. Unter dieser Indikation konnte die Verträglichkeit und Sicherheit des Medikamentes gezeigt werden. AMD3100 blockiert auch die Bindung von Stammzellen an den Stromafaktor (SDF-1). Die Gabe des Medikamentes bewirkt eine Ausschwemmung CD34-positiver Zellen in das periphere Blut [18]. In laufenden Phase-II-Studien konnte die Machbarkeit einer Stammzellmobilisation durch Kombination von G-CSF und AMD3100 und das Anwachsen der so gewonnenen Stammzellen nach Hochdosistherapie bereits gezeigt werden [22].

6.2 Allogene Transplantation bei Patienten mit Plasmozytom

Der Einsatz einer dosisreduzierten Konditionierung kombiniert mit einer allogenen Blutstammzelltransplantation bei Patienten mit Plasmozytom wird derzeit in vielen Studiengruppen mit der Standardtherapie, einer Hochdosistherapie mit autologer Stammzellrückgabe, verglichen. Bisher konnte übereinstimmend in mehreren Studiengruppen gezeigt werden, dass nach allogener Transplantation molekulare Remissionen erreicht werden können und diejenigen Patienten, die eine molekulare Remission erreichen, ein sehr geringes Rezidivrisiko besitzen [43, 54]. Diese positiven Ergebnisse der allogenen Transplantation nach dosisreduzierter Konditionierung dürfen jedoch nicht darüber hinwegtäuschen, dass in der bislang größten retrospektiven Analyse bei Patienten mit dem prognostisch ungünstigen zytogenetischen Befund einer Deletion 13q die 2-Jahres-Rezidivrate 77% betrug und für Patienten ohne Deletion 13q immerhin noch bei 44% lag [42]. Ergebnis der zitierten Analyse ist, dass Patienten mit einem Hochrisiko-Karyotyp verglichen mit Patienten ohne dieses zytogenetische Risikomerkmal auch ein signifikant schlechteres Überleben nach allogener Transplantation aufweisen. Interessant mit Blick auf die hohen Rezidivraten sind deshalb präventive Strategien. Besonders vielversprechend erscheint der Einsatz von Thalidomid in Kombination mit steigenden Dosen von Spenderlymphozyten [44]. Bei diesem Ansatz wird ausgenutzt, dass Thalidomid einen antineoplastische Aktivität beim Plasmozytom besitzt und zusätzlich immunmodulatorische Effekte besitzt, die auch in der Therapie speziell chronischer Graft-versus-Host-Erkrankungen ausgenutzt wurden. Kröger et al erzielten mit dieser Immuntherapie bei 18 Patienten mit residueller oder fortschreitender Plasmozytom-Erkrankung nach allogener Transplantation eine Rate kompletter Remissionen von 22% bei minimaler GVHD und ein Gesamtüberleben von 100% nach im Median 12 Monaten Nachbeobachtung.

6.3 Autologe Transplantation bei chronischer lymphatischer Leukämie

Der Stellenwert der autologen Transplantation in der Erstlinien-Therapie von Patienten mit CLL kann nach wie vor schwer abgeschätzt werden. Eine 2004 publizierte Matched-pair-Analyse zeigt einen Überlebensvorteil für Patienten, die eine autologe Transplantation erhalten haben gegenüber Patienten, die konventionell chemotherapiert wurden [20]. In der Studie wurden Behandlungsergebnisse von 66 Patienten, die im Rahmen der CLL3 Studie der Deutschen CLL-Studiengruppe eine autologe Transplantation erhalten hatten, mit 291 konventionell behandelten Patienten verglichen. Match-Variablen waren Alter, IgV(H)-Mutationsstatus, Binet-Stadium und Lymphozytenzahl bei Erstdiagnose. Die Hochdosistherapie bestand aus einer Ganzkörperbestrahlung mit 12 Gray und Cyclophosphamid 120 mg/kg. Dies ist die erste Studie, die einen Überlebensvorteil für Patienten mit CLL nach autologer Transplantation im Rahmen der Erstlinientherapie zeigte, wenngleich das Evidenz-Niveau als gering eingeschätzt werden muss und die autologe Transplantation keine kurative Option bedeutet.

Vergleichbar gute Behandlungsdaten wurden von der Pilotstudie des UK Medical Research Council (MRC) zur autologen Transplantation im Rahmen der Erstlinientherapie bei jungen Patienten mit CLL publiziert [57]. In dieser Studie wurde Diagnostik auf minimale Resterkrankung (MRD) mit einer Konsensus-Primer PCR durchgeführt, deren Sensitivität ca. 1:10.000 beträgt. Nach autologer Transplantation erreichten 18 von 65 Patienten (28%) eine molekulare Remission. Nach einer medianen Nachbeobachtungszeit von 33 Monaten (Bereich 15–66 Monate) befanden sich noch 13 Patienten in molekularer Remission. Besorgniserregend ist die hohe Rate sekundärer myelodysplastischer Syndrome in der MRC-Studie, die bei 5 Patienten auftraten (8%).

Ein hochinteressanter Vergleich der Effekte einer autologen und der allogenen Transplantation ergibt sich durch eine Gegenüberstellung der minimalen Resterkrankung im Verlauf nach Transplantation [66]. Ritgen et al. konnten zeigen, dass nach Hochdosistherapie und autologer Transplantation eine Reduktion des MRD-Niveaus um den Faktor 10 erreicht werden kann. Von diesem Niveau aus steigt die Resterkrankung im weiteren Verlauf wieder an. Nach dosisreduzierter Konditionierung und allogener Transplantation hingegen kommt es zu einem weiteren Abfall der Resterkrankung zwischen Tag +100 und Tag +200. In diesem Zeitraum reduziert sich das Niveau an Resterkrankung – vermutlich durch den immunologischen Effekt der Spenderzellen – um den Faktor 100, ohne dass es zu einem erneuten Wiederanstieg kommt. Zieht man die Beobachtung aus der MRC-Studie in Betracht, dass einem molekularen Rezidiv ca. 24 Monate später ein klinisches Rezidiv folgt, so kann anhand des Verlaufes der Resterkrankung nach autologer Transplantation bereits jetzt die Rezidivrate antizipiert werden [57]. Von klinischer Seite gibt es mittlerweile eine erste Studie, die für Patienten mit unmutiertem IgV(H)-Mutationsstatus eine signifikant höhere 5-Jahres-Rezidivrate nach autologer (66%) verglichen mit allogener Transplantation (17%) zeigt [58].

6.4 Allogene Transplantation bei chronischer lymphatischer Leukämie

Die positive Einschätzung der allogenen Transplantation als kurative Therapieoption für Patienten mit CLL, die von unserer Arbeitsgruppe vor einigen Jahren im Journal of Clinical Oncology abgegeben wurde, wird durch weitere Publikationen bestätigt. In einer vom Fred Hutchinson Cancer Center initiierten Studie zur allogenen Transplantation von einem verwandten (n=44) oder unverwandten (n=20) Spender nach Konditionierung mit 2 Gray TBI und 3×30 mg/m^2 **Fludarabin** zeigt sich eine Rate von 50% kompletten Remissionen bei Patienten mit Fludarabin-refraktärer CLL [75]. In dieser Patientengruppe werden mit konventioneller Therapie nur sehr selten komplette Remissionen erreicht und das mediane Überleben beträgt circa 12 Monate. Das 2-Jahre-krankheitsfreie-Überleben nach allogener Transplantation betrug in dieser Studie hingegen 52%. Die Rezidivrate im selben Zeitraum betrug 26%. Von den lebenden 39 Patienten waren nach einer medianen Beobachtungszeit von 24 Monaten 25 Patienten in kompletter Remission. Unter den 11 getesteten Patienten mit molekularer Remission – d.h. kein Nachweis von Resterkrankung in einer klonspezifischen PCR mit einer Sensitivität von 1:100.000 – ist bislang nur ein Rezidiv aufgetreten. Hervorzuheben ist, dass nach unverwandter Transplantation eine höhere Remissionsrate und geringere Rezidivrate beobachtet wurde.

Zur Frage der Konditionierung vor allogener Transplantation zeigt eine Matched-pair-Analyse basierend auf Daten des Registers der EBMT eine signifikant geringere therapiebedingte Mortalität nach dosisreduzierter Konditionierung verglichen mit myeloablativer Konditionierung, wenngleich sich dies aufgrund einer höheren Rezidivrate nicht in einem besseren ereignisfreien- oder Gesamtüberleben niederschlägt [19]. Einschränkend muss für diese Publikation konstatiert werden, dass keine Informationen zu biologischen Risikofaktoren (IgV(H)-Mutationsstatus, Zytogenetik, Expression von CD38 oder ZAP70) vorlagen. Die Aussagen dieser Analyse zum Rezidivverhalten sind deshalb nur eingeschränkt verwertbar.

Wertung: Bei der derzeitigen Datenlage stellt die Hauptindikation zur allogenen Transplantation für Patienten mit CLL die klinische Beobachtung einer Fludarabin-refraktären Erkrankung dar. Es gibt derzeit keine Hinweise, dass die Ergebnisse nach unverwandter Transplantation in dieser Indikation schlechter sind als nach Transplantation vom verwandten Spender.

7 Stammzelltransplantation bei malignen Lymphomen

F. Kroschinsky und G. Ehninger

7.1 Autologe Stammzelltransplantation bei aggressiven Non-Hodgkin-Lymphomen

Vor nunmehr 10 Jahren begründete die PARMA-Studie [64] den Stellenwert der autologen Stammzelltransplantation (SZT) für die Behandlung von rezidivierten Non-Hodgkin-Lymphomen. Mitte der 1990er Jahre hatten Daten der französischen GELA-Lymphomstudiengruppe [29] auch auf eine bessere Krankheitskontrolle und längeres Überleben von NHL-Patienten mit Risikofaktoren hingewiesen, die unter konventioneller Chemotherapie eine **komplette Remission** erzielt hatten, und anschließend eine konsolidierende Hochdosistherapie erhielten. Eine weitere Analyse der GELA-Studien LNH87 und LNH93 untersuchte jetzt Prognosefaktoren dieser Patienten [60]. Dabei fand sich, dass nach Autotransplantation die Risikofaktoren des altersadjustierten IPI keine prognostische Relevanz mehr aufwiesen. Die Quelle der verwendeten Stammzellen (Knochenmark oder peripheres Blut) und das eingesetzte Konditionierungsregime (CBV oder BEAM) hatten ebenfalls keinen Einfluss auf Gesamtüberleben und Krankheitskontrolle. Demgegenüber bestätigte sich in der multivariaten Analyse die prognostische Bedeutung eines Extranodalbefalles, einer Knochenmarkinfiltration sowie der Histologie. Während Patienten mit anaplastischen T-Zell-Lymphomen vergleichbare Überlebensraten aufwiesen wie Patienten mit B-DLCL oder Burkitt-Lymphomen, waren die Ergebnisse für die Gruppe der nicht-anaplastischen T-NHL signifikant schlechter (5-Jahres-OS 54% vs. 75%; DFS 44% vs. 67%). Insgesamt, so die Aussage einer ebenfalls durchgeführten Matched-pair-Analyse, profitierten Patienten mit nicht-anaplastischen T-NHL nicht von einer konsolidierenden Hochdosistherapie [59].

Die spanische Lymphomstudiengruppe berichtete ihre Erfahrungen von 114 Patienten mit B-DLCL, welche durch konventionelle Induktionschemotherapie **keine komplette Remission** erzielten und deswegen eine Intensivierung mit autologer SZT erhielten [68]. Eine Teilremission wiesen 68% der Patienten auf, während 32% gar nicht auf die Chemotherapie angesprochen hatten. Durch die Hochdosistherapie (BEAM, BEAC, TBI/CY, CVB u.a.) wurde bei 57 von 105 (54%) transplantierten Patienten eine komplette Remission erreicht, bei weiteren 16 (15%) waren die Kriterien einer Teilremission erfüllt, und bei 32% (30%) versagte die Therapie. Die therapiebezogene Mortalität war mit 8% vergleichsweise hoch. Bei einer medianen Nachbeobachtung von 29 Monaten liegt nach 5 Jahren das Gesamtüberleben bei 43%, 63% der Patienten mit Komplettremission sind anhaltend krankheitsfrei.

Wertung: Patienten mit anderen als anaplastischen peripheren T-Zell-Lymphomen scheinen von einer konsolidierenden Hochdosistherapie nicht zu profitieren. Der IPI-Score hat für Patienten in CR nach einer konsolidierenden Hochdosistherapie im Hinblick auf das Überleben keinen prognostischen Einfluss mehr. Etwa ein Drittel der Patienten mit B-DLCL, die nur ungenügend auf eine konventionelle Chemotherapie angesprochen haben können durch eine autologe Stammzelltransplantation geheilt werden.

7.2 Autologe Stammzelltransplantation bei Hodgkin-Lymphomen

Die HD-R1-Studie [72] hatte randomisiert die Überlegenheit einer autologen Stammzelltransplantation im Hinblick auf die Krankheitskontrolle bei rezidivierten Hodgkin-Lymphomen gegenüber einer Standardchemotherapie gezeigt. Zwei Arbeiten aus Spanien bzw. Polen unterstrichen die Ergebnisse der HD-R1-Studie an retrospektiven Analysen großer Patientenkohorten.

Die spanische GEL/TAMO-Gruppe berichtete über 357 Patienten, die wegen eines ersten Hodgkin-Rezidivs (Mindestabstand zur Primärbehandlung 3 Monate) autolog transplantiert wurden [79]. Die aktuarischen Daten für 5-Jahres-TTF und 5-Jahres-OS lagen bei 49% bzw. 57%. Von negativem Einfluss auf die Krankheitskontrolle waren ein fortgeschrittenes Stadium bei Diagnose, ergänzende Strahlentherapie vor SZT, kurze Dauer der Erstremission und nachweisbare Krankheitsaktivität vor Transplantation. Das Gesamtüberleben war schlechter bei Transplantation vor oder in 1995, Bulk-Manifestation bei Diagnose, kurze Dauer der Erstremission, Krankheitsaktivität vor SZT und mehr als einem Extranodalbefall. Interessanterweise lag die nicht durch Rezidiv verursachte Mortalität, also die Frequenz der überwiegend therapiebedingten Todesfälle, bei Behandlung vor 1995 bei 15%, später nur noch bei 3%.

Aus Polen wurden die Ergebnisse von 341 Patienten mitgeteilt, die wegen einer fortgeschrittenen Hodgkin-Erkrankung (PR nach Primärtherapie, primär refraktäre Erkrankungen, Früh- und Spät-, sowie Mehrfachrezidive) eine Hochdosistherapie erhalten hatten [15]. Hier lagen das Gesamtüberleben nach 5-Jahren bei 64% und die Ereignisfreiheit bei 45%. Als negative Prognosefaktoren wurden das Nicht-Erreichen einer Teilremission vor Transplantation und eine Vorbehandlung mit 3 oder mehr Chemotherapie-Regimen ermittelt. Zum Vergleich: In der Population der HD-R1-Studie lag die Freiheit vom Therapieversagen nach 3 Jahren bei 55% in der Hochdosisgruppe, gegenüber 34% der mit DexaBEAM behandelten Patienten. Das Gesamtüberleben der Patienten war in beiden Gruppen nicht signifikant unterschiedlich (71% bzw. 65%) [72]. Eine ebenfalls von der polnischen Studiengruppe veröffentlichte Matched-pair-Analyse [16] von Patienten mit primär refraktärer Hodgkin-Erkrankung zeigte demgegenüber keinen Vorteil einer Hochdosistherapie gegenüber einer Standardchemotherapie.

Wertung: Im Gegensatz zur primär refraktären Situation stellt die Durchführung einer autologen Stammzelltransplantation für Patienten mit chemosensitiven Hodgkin-Rezidiv eine sinnvolle Therapieoption dar.

7.3 Autologe Stammzelltransplantation bei indolenten Non-Hodgkin-Lymphomen

Die wichtigste Arbeit des zurückliegenden Jahres zu diesem Thema stellt aus unserer Sicht die Mitteilung der Ergebnisse der klinischen Phase-III-Studie zum Einfluss einer **konsolidierenden Hochdosistherapie** bei Patienten mit behandlungspflichtigem Stadium III oder IV eines follikulären (G1 oder G2), lymphoplasmozytischen oder Mantelzell-Lymphoms dar [52]. Zwischen 1996 und 2000 wurden von den Zentren der Deutschen Studiengruppe für indolente Non-Hodgkin-Lymphome insgesamt 375 Patienten rekrutiert. Nach einer Zwischenanalyse 1998 war die ursprüngliche Randomisation der initialen zytoreduktiven Therapie zwischen MCP und CHOP aufgegeben, und die nachfolgenden Patienten grundsätzlich mit CHOP behandelt worden. Grund hierfür war eine signifikant schlechtere Mobilisierbarkeit nach MCP-Behandlung. Nach Erreichen einer partiellen oder vollständigen Remission wurden die Patienten später randomisiert einer Erhaltungs- bzw. Konsolidierungstherapie mit autologer Stammzelltransplantation nach Konditionierung mit Ganzkörperbestrahlung (12 Gy) und Cyclophosphamid (120 mg/kg), bzw. einer kontinuierlichen subkutanen Interferon-Behandlung (3×5 Mio IU/Woche) zugeführt. Nach einem medianen Follow-up von 4,2 Jahren zeigt sich eine signifikante Überlegenheit des Transplantationsarmes im progressionsfreien Überleben (nach 5 Jahren 64,7% vs. 33,3% unter Interferon, $p<0{,}0001$). Zur Beurteilung des Gesamtüberlebens wird die bisherige Nachbeobachtungszeit als noch zu kurz angesehen. Erwartungsgemäss waren die akuten Nebenwirkungen der Behandlung im Hochdosisarm ausgeprägter als unter Interferon. Bei 85,6% der transplantierten Patienten traten Infektionen auf, davon 23,1% vom WHO-Grad 3 und 4. Die infektionsbezogene Mortalität war mit 1,8% jedoch gering. Die Hauptnebenwirkungen unter Interferontherapie waren Muskel- und Knochenschmerzen (53,2%), Übelkeit und Erbrechen (37,2%), sowie Depressionen (24,5%). Im Median nach 303 (Spanne 163–513) Tagen musste die Interferondosis reduziert werden.

Im gleichen Studiendesign wurde im Rahmen des Europäischen MCL-Netzwerkes die Bedeutung der **myeloablativen Radiochemotherapie** mit autologer Stammzelltransplantation im Vergleich zu einer Interferon-Erhaltungstherapie für Patienten mit Mantelzell-Lymphomen geprüft [21]. Zwischen 1996 und 2004 wurden insgesamt 122 Patienten eingebracht. Auch hier zeigt sich ein signifikanter Vorteil für das progressionsfreie Überleben nach 3 Jahren gegenüber der Interferongruppe (54% vs. 25%, $p=0{,}0108$), bei vergleichbarem Gesamtüberleben (83% vs. 77%, $p=0{,}18$). Die mediane Nachbeobachtung war mit 25 Monaten noch kurz. Im Vergleich zu den Ergebnissen der autologen Stammzelltransplantation bei follikulären und lymphoplasmozytischen NHL scheint jedoch die erreichte Krankheitskontrolle schlechter zu sein. Das 2-Jahres-PFS lag in der oben zitierten Arbeit [51] bei 79,1%.

Basierend auf den Daten der zitierten Studien wurde ebenfalls eine Analyse zur Inzidenz von sekundären hämatologischen Zweitneoplasien nach autologer Stammzelltransplantation wegen eines indolenten NHL vorgelegt [52]. Bei 198 Patienten mit einem medianen Follow-up von 44 Monaten betrug die Frequenz von Myelodysplasien und akuten Leukämien nach myeloablativer Radiochemotherapie 3,8%, und war damit gegenüber 242 Patienten mit einer Interferon-Erhaltungstherapie signifikant erhöht (p=0,0248).

Wertung: Zumindest für junge Patienten mit behandlungspflichtigen indolenten NHL kann die konsolidierende autologe Stammzelltransplantation in 1. Teil- oder Vollremission derzeit als wirksamste Maßnahme zur Induktion langfristiger krankheits-, und damit behandlungsfreier Phasen gelten. Allerdings kann der Einfluss auf das Gesamtüberleben nach wie vor nicht beurteilt werden. Vorläufige Daten weisen außerdem auf eine vergleichbare Verbesserung des krankheitsfreien Überlebens durch eine Immunchemotherapie (Rituximab + CHOP) hin [30].

7.4 Allogene Stammzelltransplantation bei Lymphomen

Patienten mit primär refraktären Lymphomen, Mehrfachrezidiven bzw. Rezidiven nach stammzellunterstützter Hochdosistherapie weisen eine besonders ungünstige Prognose auf. Als potenziell kuratives Behandlungskonzept wird seit längerem die allogene Stammzelltransplantation bei dieser Gruppe in klinischen Studien untersucht. Hintergrund hierfür ist die Tumorzellfreiheit des Transplantats und der zumindest mutmaßlich vorhandene Transplantat-gegen-Lymphom-Effekt.

Eine Serie von 114 Lymphom-Patienten (low-grade NHL 20%, intermediate-grade NHL 56%, high-grade NHL 10%, andere NHL 14%, Hodgkin 31%), die zwischen 1990 und 1999 nach einem myeloablativen Konditionierungsprotokoll ein allogenes Transplantat erhielten wurde vom IBMTR berichtet [25]. Alle Patienten waren im Rezidiv nach einer vorangegangenen autologen Transplantation, die bei 38% der Patienten weniger als 12 Monate zurück lag. Bei 39% der Patienten war eine Ganzkörperbestrahlung Bestandteil der Konditionierung. Die Transplantate stammten zu 75% von HLA-identen, bzw. -haploidenten Familienspendern, 25% waren unverwandte Transplantationen. Während nach 3 Jahren die Raten für Gesamtüberleben und Krankheitsfreiheit mit 33% und 25% noch für einzelne Patienten einen kurativen Anspruch erkennen ließen, haben im weiteren Verlauf nahezu alle Patienten einen Krankheitsrückfall erlitten, mit resultierenden 5-Jahres-Wahrscheinlichkeiten für OS und PFS von 24% und 5%. Demgegenüber war die behandlungsbezogene Mortalität mit 22% niedriger als erwartet. Am meisten profitierten Patienten mit HLA-identen Geschwisterspendern, geringer Tumormasse und gutem Allgemeinzustand.

Optimistischere Ergebnisse werden in einer monozentrischen Studie aus Houston berichtet [23]. 20 Patienten (DLCL, n=10; MCL, n=5; FCL-G3, n=2; FCL-G1/2, n=3), ebenfalls im Rezidiv nach autologer Transplantation, erhielten ein Allograft nach dosisreduzierter Konditionierung. Diese bestand entweder aus Fludarabin (30 mg/m^2) und Cyclophosphamid (750 mg/m^2) über jeweils 3 Tage in Kombination mit Rituximab, oder Cisplatin (25 mg/m^2) als kontinuierliche i.v.-Infusion über 4 Tage, Fludarabin (30 mg/m^2) und Cytarabin (1000 mg/m^2) für je 2 Tage. Lediglich ein Patient erlitt bislang einen Krankheitsrückfall, der mit Spenderlymphozyten beherrscht werden konnte. Alle anderen sind anhaltend in Remission. Bei einem medianen Follow-up von 25 Monaten beträgt damit das geschätzte krankheitsfreie 3-Jahres-Überleben 95%.

Ermutigend sind auch die Ergebnisse einen kleinen Serie von 17 Patienten mit refraktären (n=2) oder rezidivierten (n=15) peripheren T-Zell-Lymphomen (AILD, n=4; ALCL-ALK negativ, n=4; PTCL unspezifiziert, n=9) [11]. Eine Salvagechemotherapie bestehend aus 4 bis 6 Serien DHAP konnte bei 14 Patienten vor Transplantation eine Remission induzieren. Die Konditionierungsbehandlung war intensitätsreduziert, bestehend aus Thiotepa (10 mg/kg, Tag -6), Fludarabin (30 mg/m^2, Tag -4 und -3) und Cyclophosphamid (30 mg/kg, Tag -4 und -3). Zur GvHD-Prophylaxe erhielten die Patienten Cyclosporin und Methotrexat. Nach einem medianen Follow-up von 28 Monaten sind 14 von 17 Patienten am Leben (CR, n=12; PR, n=1; SD, n=1). Das 3-Jahres-Überleben wird auf 81% geschätzt, davon 64% krankheitsfrei. Die nicht durch Rezidiv bedingte Mortalität war mit 6% ebenfalls gering.

Einen Beleg für die Effektivität alloreaktiver T-Lymphozyten lieferte eine sequenzielle Untersuchung aus Göttingen [27]. Insgesamt 21 Patienten mit primär refraktären, früh nach Primärtherapie oder nach Hochdosistherapie rezidivierten aggressiven Lymphomen wurden von HLA-identen Familien- oder Fremdspendern allogen transplantiert. Zur Gewährleistung der Krankheitskontrolle bis zum erwarteten Immuneffekt wurde eine intermediär-intensive Konditionierung eingesetzt, bestehend aus Busulfan, Fludarabin und Cyclophosphamid. In einer ersten Gruppe (I) von 10 Patienten wurden CD34+-selektionierte Transplantate eingesetzt, die Patienten erhielten keine medikamentöse Immunsuppression. Bei weiteren 11 Patienten (Gruppe II) wurden unmanipulierte Produkte verwendet, die Patienten jedoch mit Cyclosporin und Mycophenolat behandelt. Bei keinem Patienten aus Gruppe I trat eine GvHD auf, während in Gruppe II 6 Patienten Symptome einer behandlungspflichtigen (Grad II bis IV) akuten Transplantat-gegen-Wirt-Reaktion zeigten. Demgegenüber rezidivierten in Gruppe I alle Patienten innerhalb von 9 Monaten, wohingegen in Gruppe II 8 von 9 Patienten nach einer medianen Nachbeobachtung von 10,5 Monaten in Remission sind. Das Überleben unterschied sich hochsignifikant zwischen beiden Gruppen (p=0,004).

Wertung: Der Stellenwert der allogenen Stammzelltransplantation muss weiter in Studien definiert werden. Ausgewählte Patienten mit prognostisch ungünstigen Erkrankungen können von dieser Therapieform profitieren. Zur Induktion eines Transplantat-gegen-Lymphom-Effektes ist die Anwesenheit alloreaktiver T-Lymphozyten erforderlich.

7.5 Autologe Stammzelltransplantation bei HIV-Lymphomen

Die Behandlung von HIV-assoziierten Lymphomerkrankungen war lange Zeit durch eine hohe Mortalität infolge von opportunistischen Infektionen limitiert. Die Durchführung einer Hochdosistherapie in der Rezidivsituation oder bei Hochrisikosituationen erschien somit obsolet. Die Etablierung der hochaktiven antiretroviralen Therapie (HAART) hat den Verlauf der HIV-Infektion durch eine Verbesserung der Immundefizienz und eine Stabilisierung der Hämatopoese positiv beeinflusst.

Über die Erfahrungen mit **stammzellunterstützter Hochdosistherapie** bei 20 Patienten mit HIV-Lymphomen wurden aus Duarte (City of Hope) berichtet [41]. Die Indikation zur intensiven Behandlung ergab sich bei den Patienten im Alter zwischen 11 und 68 Jahren (Median 44 Jahre) im Rahmen eines aggressiven NHL (n=18) bzw. Hodgkin-Lymphoms (n=2) aufgrund ungenügendem Ansprechens auf eine Primärtherapie, einem Rezidiv oder einer primären Hochrisikosituation nach IPI-Score. Die mediane CD4-Zahl bei Lymphomdiagnose war 174/µl, die Viruslast 26.120 cp/ml (Spanne 500–1,3 Mio). Bei Studieneinschluss lagen die CD4-Zellen ebenfalls bei 175/µl, bei 17 Patienten war jedoch keine Virus-RNA nachweisbar, die übrigen 3 Patienten lagen zwischen 700 und 6500 cp/ml. Autologe Stammzellen wurden im Rahmen der erforderlichen Salvagetherapie gewonnen, bzw. durch hochdosiertes Cyclophosphamid mobilisiert. Das Konditionierungsregime war bei 17 Patienten ausschließlich Chemotherapie-basiert, 3 Patienten erhielten eine fraktionierte Ganzkörperbestrahlung. Die antiretrovirale Therapie sollte während der Transplantationsphase fortgeführt werden, jedoch tolerierten nur 9 Patienten diese Medikation durchgehend. Bei allen Patienten konnte ein Engraftment beobachtet werden (Median Tag 11, Spanne 9–23 Tage). Lebertoxizität stellte ein häufiges Problem dar. Dabei handelte es sich bei 16 Patienten um eine Toxizität Grad 1 bis 2. Drei Patienten hatten eine Lebertoxizität Grad 3 bis 4. Bei 7 Patienten traten nach Transplantation opportunistische Infektionen auf. Die CD4-Zellzahl erreichte etwa 6 Monate nach Transplantation ihren Nadir, während nach einem Jahr der Status vor Hochdosistherapie wieder erreicht war. Bei einer medianen Nachbeobachtung von 32 Monaten sind 17 der 20 Patienten am Leben. Neben einem Patienten, welcher infolge therapieassoziierter Toxizität verstarb, erlagen 2 weitere Patienten einer progredienten Grunderkrankung. Gesamtüberleben und progressionsfreies Überleben wurden für die Gesamtgruppe jeweils mit 85% angegeben.

Mit der Problematik einer autologen Transplantation bei AIDS-assoziierten Lymphomen beschäftigten sich auch 2 weitere Arbeiten mit jeweils 14 Patienten aus Frankreich [26], bzw. Spanien [73]. Als Konditionierung wurden zumeist BEAM-basierte Protokolle verwendet bzw. Ganzkörperbestrahlung angewendet. Die antiretrovirale Therapie wurde, soweit toleriert, fortgesetzt. Beide Studien zeigten neben einem zeitgerechten Engraftment eine erfreulich geringe Inzidenz opportunistischer Infektionen. Eine nachhaltige Verschlechterung von Immunstatus und HIV-Infektion wurden ebenfalls nicht beobachtet. Nach 30 Monaten liegt das ereignis- bzw. progressionsfreie Überleben bei 65% [73] bzw. 30% [26].

Wertung: Eine autologe Stammzelltransplantation bei Patienten mit HIV-assoziierten Lymphomen ist durchführbar und von einer vertretbaren Toxizität begleitet. Während Transplantation sollte nach Möglichkeit die HAART fortgesetzt werden.

8 Literatur

[1] Attal M, Harousseau JL, Facon T, Guilhot F, Doyen C, Fuzibet JG, Monconduit M, Hulin C, Caillot D, Bouabdallah R, Voillat L, Sotto JJ, Grosbois B, Bataille R (2003) Single versus double autologous stem-cell transplantation for multiple myeloma. N Engl J Med 349:2495–2502

[2] Balsam LB, Wagers AJ, Christensen JL, Kofidis T, Weissman IL, Robbins RC (2004) Haematopoietic stem cells adopt mature haematopoietic fates in ischaemic myocardium. Nature 428:668–673

[3] Baron F, Maris MB, Sandmaier BM et al (2005) Graft-versus-tumor effects after allogeneic hematopoietic cell transplantation with nonmyeloablative conditioning. J Clin Oncol 23:1993–2003

[4] Baxter EJ, Scott LM, Campbell PJ et al (2005) Acquired mutation of the tyrosine kinase JAK2 in human myeloproliferative disorders. Lancet 365:1054–1061

[5] Bennett JM, Kaminski MS, Leonard JP, Vose JM, Zelenetz AD, Knox SJ, Horning S, Press OW, Radford JA, Kroll SM, Capizzi RL (2005) Assessment of treatment-related myelodysplastic syndromes and acute myeloid leukemia in patients with non-Hodgkin's lymphoma treated with Tositumomab and Iodine I 131 Tositumomab (BEXXAR(R)). Blood Feb 24

[6] Bradstock KF, Matthews JP, Lowenthal RM et al (2005) A randomized trial of high-versus conventional-dose cytarabine in consolidation chemotherapy for adult de novo acute myeloid leukemia in first remission after induction therapy containing high-dose cytarabine. Blood 105:481–488

[7] Bueso-Ramos CE, Cortes J, Talpaz M et al (2004) Imatinib mesylate therapy reduces bone marrow fibrosis in patients with chronic myelogenous leukemia. Cancer 101:332–336

[8] Camargo FD, Green R, Capetenaki Y, Jackson KA, Goodell MA (2003) Single hematopoietic stem cells generate skeletal muscle through myeloid intermediates. Nature Medicine 9:1520–1527

[9] Cavo M, Cellini C, Zamagni E (2005) Superiority of double over single autologous stem cell transplantation as first-line therapy for multiple myeloma. EBMT 2005, Prague. Bone Marrow Transplant 536a

[10] Cornelissen JJ, Valk P, Verhoef G et al (2004) High rates of molecular response and low incidence of mutations in patients treated with newly diagnosed chronic meloid leukemia (CML) treated with a dose-escalated combination of Imatinib and Cytarabin [abstract]. Blood 104:10a
[11] Corradini P, Dodero A, Zallio F, Caracciolo D, Casini M, Bregni M, Narni F, Patriarca F, Boccadoro M, Benedetti F, Rambaldi A, Gianni AM, Tarella C (2004) Graft-versus-lymphoma effect in relapsed peripheral T-cell non-Hodgkin's lymphomas after reduced-intensity conditioning followed by allogeneic transplantation of hematopoietic cells. J Clin Oncol 22 (11): 2172–6
[12] Cortes J, O'brien S, Kantarjian H (2004) Discontinuation of imatinib therapy after achieving a molecular response. Blood 104:2204–2205
[13] Cutler C, Kim HT, Hochberg E et al (2004) Sirolimus and tacrolimus without methotrexate as graft-versus-host disease prophylaxis after matched related donor peripheral blood stem cell transplantation. Biol Blood Marrow Transplant10:328–336
[14] Cutler CS, Lee SJ, Greenberg P, Deeg HJ, Perez WS, Anasetti C, Bolwell BJ, Cairo MS, Gale RP, Klein JP, Lazarus HM, Liesveld JL, McCarthy PL, Milone GA, Rizzo JD, Schultz KR, Trigg ME, Keating A, Weisdorf DJ, Antin JH, Horowitz MM (2004) A decision analysis of allogeneic bone marrow transplantation for the myelodysplastic syndromes: delayed transplantation for low–risk myelodysplasia is associated with improved outcome. Blood 104(2):579–85
[15] Czyz J, Dziadziuszko R, Knopinska-Postuszuy W, Hellmann A, Kachel L, Holowiecki J, Gozdzik J, Hansz J, Avigdor A, Nagler A, Osowiecki M, Walewski J, Mensah P, Jurczak W, Skotnicki A, Sedzimirska M, Lange A, Sawicki W, Sulek K, Wach M, Dmoszynska A, Kus A, Robak T, Warzocha K (2004) Outcome and prognostic factors in advanced Hodgkin's disease treated with high-dose chemotherapy and autologous stem cell transplantation: a study of 341 patients. Ann Oncol 15(8):1222–30
[16] Czyz J, Szydlo R, Knopinska-Posluszny W, Hellmann A, Gozdzik J, Hansz J, Smolewski P, Robak T, Osowiecki M, Walewski J, Avigdor A, Nagler A, Zemelka T, Pawlicki M, Sawicki Z, Wojtukiewicz M, Kachel L, Holowiecki J, Charlinski G, Jedrzejczak WW (2004) Treatment for primary refractory Hodgkin's disease: a comparison of high-dose chemotherapy followed by ASCT with conventional therapy. Bone Marrow Transplant 33(12):1225–9
[17] Deininger M, Buchdunger E, Druker BJ (2050) The development of imatinib as a therapeutic agent for chronic myeloid leukemia. Blood 105 (7):2640–53
[18] Devine SM, Flomenberg N, Vesole DH, Liesveld J, Weisdorf D, Badel K, Calandra G, DiPersio JF (2004) Rapid mobilization of CD34+ cells following administration of the CXCR4 antagonist AMD3100 to patients with multiple myeloma and non-Hodgkin's lymphoma. J Clin Oncol 22:1095–1102
[19] Dreger P, Brand R, Milligan D, Corradini P, Finke J, Lambertenghi Deliliers G, Martino R, Russell N, van Biezen A, Michallet M, Niederwieser D (2005) Reduced-intensity conditioning lowers treatment-related mortality of allogeneic stem cell transplantation for chronic lymphocytic leukemia: a population-matched analysis. Leukemia
[20] Dreger P, Stilgenbauer S, Benner A, Ritgen M, Krober A, Kneba M, Schmitz N, Dohner H (2004) The prognostic impact of autologous stem cell transplantation in patients with chronic lymphocytic leukemia: a risk-matched analysis based on the VH gene mutational status. Blood 103:2850–2858
[21] Dreyling M, Lenz G, Hoster E, Van Hoof A, Gisselbrecht C, Schmits R, Metzner B, Truemper L, Reiser M, Steinhauer H, Boiron JM, Boogaerts MA, Aldaoud A, Silingardi V, Kluin-Nelemans HC, Hasford J, Parwaresch R, Unterhalt M, Hiddemann W (2005) Early consolidation by myeloablative radiochemotherapy followed by autologous stem cell transplantation in first remission significantly prolongs progression-free survival in mantle-cell lymphoma: results of a prospective randomized trial of the European MCL Network. Blood 105 (7):2677–84
[22] Dugan M, Akard L, Thompson J, Nademanee A, Maziarz R, Bensinger W, Liesveld J, Badel K, Dehner C, Gibney C, Calandra G, Jansen J (2005) Treatment with AMD3100 in multiple myeloma or non-Hodgkin lymphoma patients to increase the number of peripheral blood stem cells when given with a mobilising regimen of chemotherapy and G-CSF. Bone Marrow Transplant

[23] Escalon MP, Champlin RE, Saliba RM, Acholonu SA, Hosing C, Fayad L, Giralt S, Ueno NT, Maadani F, Pro B, Donato M, McLaughlin P, Khouri IF (2004) Nonmyeloablative allogeneic hematopoietic transplantation: a promising salvage therapy for patients with non-Hodgkin's lymphoma whose disease has failed a prior autologous transplantation. J Clin Oncol 22 (12):2419–23

[24] Falini B, Mecucci C, Tiacci E et al (2005) Cytoplasmic nucleophosmin in acute myelogenous leukemia with a normal karyotype. N Engl J Med 352:254–266

[25] Freytes CO, Loberiza FR, Rizzo JD, Bashey A, Bredeson CN, Cairo MS, Gale RP, Horowitz MM, Klumpp TR, Martino R, McCarthy PL, Molina A, Pavlovsky S, Pecora AL, Serna DS, Tsai T, Zhang MJ, Vose JM, Lazarus HM, van Besien K and the Lymphoma Working Committee of the International Bone Marrow Transplant Registry (2004) Myeloablative allogeneic hematopoietic stem cell transplantation in patients who experience relapse after autologous stem cell transplantation for lymphoma: a report of the International Bone Marrow Transplant Registry. Blood 104 (12):3797–803

[26] Gabarre J, Marcelin AG, Azar N, Choquet S, Levy V, Levy Y, Tubiana R, Charlotte F, Norol F, Calvez V, Spina M, Vernant JP, Autran B, Leblond V (2004) High-dose therapy plus autologous hematopoietic stem cell transplantation for human immunodeficiency virus (HIV)-related lymphoma: results and impact on HIVdisease. Haematologica 89 (9):1100–8

[27] Glass B, Nickelsen M, Dreger P, Claviez A, Hasenkamp J, Wulf G, Trumper L, Schmitz N (2004) Reduced-intensity conditioning prior to allogeneic transplantation of hematopoietic stem cells: the need for T cells early after transplantation to induce a graft-versus-lymphoma effect. Bone Marrow Transplant 34(5):391–7

[28] Guilhot F (2004) Sustained durability of responses plus high rates of cytogenetic responses result in long-term benefit for newly diagnosed chronic-phase chronic myeloid leukemia (CML-CP) treated with Imatinib (IM) therapy: Update from the IRIS study [abstract]. Blood 104:10a

[29] Haioun C, Lepage E, Gisselbrecht C et al (1997) Benefit of autologous bone marrow transplantation over sequential chemotherapy in poor-risk aggressive non-Hodgkin's lymphoma: updated results of the prospective study LNH87-2. Groupe d'Etude des Lymphomes de l'Adulte. J Clin Oncol 15 (3):1131–7

[30] Hiddemann W, Forstpointner R, Kneba M, Schmitz N, Schmits R, Metzner B, Reiser M, Lengfelder E, Woermann B, Harder H, Hegewisch-Becker S, Berdel W, Hess G, Eimermacher H, Aldaoud A, Planker M, Parwaresch R, Dreyling M, Unterhalt M (2004) The addition of rituximab to combination chemotherapy with CHOP has a long lasting impact on subsequent treatment in remission in follicular lymphoma but not in mantle cell lymphoma: results of two prospective randomized studies of the German Low Grade Lymphoma Study Group (GLSG). Blood 104 (11): abstract 161

[31] Hoelzer D, Goekbuget N, Beck J et al (2004) Subtype adjusted therapy improves outcome of elderly patients with acute lymphoblastic leukemia (ALL) [abstract]. Blood 104:747a

[32] Hoffmann P, Eder R, Kunz-Schughart LA, Andreesen R, Edinger M (2004) Large-scale in vitro expansion of polyclonal human CD4(+)CD25high regulatory T cells. Blood 104:895–903

[33] Hughes TP, Kaeda J, Branford S et al (2003) Frequency of major molecular responses to imatinib or interferon alfa plus cytarabine in newly diagnosed chronic myeloid leukemia. N Engl J Med 349 (15):1423–1432

[34] Ichinohe T, Uchiyama T, Shimazaki C et al (2004) Feasibility of HLA-haploidentical hematopoietic stem cell transplantation between noninherited maternal antigen (NIMA)-mismatched family members linked with long-term fetomaternal microchimerism. Blood 104:3821–3828

[35] James C, Ugo V, Le Couedic JP et al (2005) A unique clonal JAK2 mutation leading to constitutive signalling causes polycythaemia vera. Nature 434:1144–1148

[36] Kang HJ, Kim HS, Zhang SY, Park KW, Cho HJ, Koo BK, Kim YJ, Lee DS, Sohn DW, Han KS, Oh BH, Lee MM, Park YB (2004) Effects of intracoronary infusion of peripheral blood stem-cells mobilised with granulocyte-colony stimulating factor on left ventricular systolic function and restenosis after coronary stenting in myocardial infarction: the MAGIC cell randomised clinical trial. Lancet 363:751–756

[37] Kantarjian H, Talpaz M, O'brien S et al (2004) High-dose imatinib mesylate therapy in newly diagnosed Philadelphia chromosome-positive chronic phase chronic myeloid leukemia. Blood 103 (8):2873–2878
[38] Kantarjian H, Talpaz M, O'brien S et al (2005) Survival benefit with imatinib mesylate therapy in patients with accelerated-phase chronic myelogenous leukemia-Comparison with historic experience. Cancer 103 (10):2099–2108
[39] Kolitz JE, George SL, Dodge RK et al (2004) Dose escalation studies of cytarabine, daunorubicin, and etoposide with and without multidrug resistance modulation with PSC-833 in untreated adults with acute myeloid leukemia younger than 60 years: final induction results of Cancer and Leukemia Group B Study 9621. J Clin Oncol 22:4290–4301
[40] Koscielniak E, Gross-Wieltsch U, Treuner J et al (2005) Graft-versus-Ewing sarcoma effect and long-term remission induced by haploidentical stem-cell transplantation in a patient with relapse of metastatic disease. J Clin Oncol 23:242–244
[41] Krishnan A, Molina A, Zaia J, Smith D, Vasquez D, Kogut N, Falk PM, Rosenthal J, Alvarnas J, Forman SJ (2005) Durable remissions with autologous stem cell transplantation for high-risk HIV-associated lymphomas. Blood 105 (2):874–8
[42] Kroger N, Schilling G, Einsele H, Liebisch P, Shimoni A, Nagler A, Perez-Simon JA, San Miguel JF, Kiehl M, Fauser A, Schwerdtfeger R, Wandt H, Sayer HG, Myint H, Klingemann H, Zabelina T, Dierlamm J, Hinke A, Zander AR (2004) Deletion of chromosome band 13q14 as detected by fluorescence in situ hybridization is a prognostic factor in patients with multiple myeloma who are receiving allogeneic dose-reduced stem cell transplantation. Blood 103:4056–4061
[43] Kroger N, Schwerdtfeger R, Kiehl M, Sayer HG, Renges H, Zabelina T, Fehse B, Togel F, Wittkowsky G, Kuse R, Zander AR (2002) Autologous stem cell transplantation followed by a dose-reduced allograft induces high complete remission rate in multiple myeloma. Blood 100:755–760
[44] Kroger N, Shimoni A, Zagrivnaja M, Ayuk F, Lioznov M, Schieder H, Renges H, Fehse B, Zabelina T, Nagler A, Zander AR (2004) Low-dose thalidomide and donor lymphocyte infusion as adoptive immunotherapy after allogeneic stem cell transplantation in patients with multiple myeloma. Blood 104:3361–3363
[45] Kroger N, Zabelina T, Schieder H et al (2005) Pilot study of reduced-intensity conditioning followed by allogeneic stem cell transplantation from related and unrelated donors in patients with myelofibrosis. Br J Haematol 128:690–697
[46] Kuendgen A, Strupp C, Aivado M, Bernhardt A, Hildebrandt B, Haas R, Germing U, Gattermann N (2004) Treatment of myelodysplastic syndromes with valproic acid alone or in combination with all-trans retinoic acid. Blood 104(5):1266–9
[47] Lange T, Bumm T, Mueller M et al (2005) Durability of molecular remission in chronic myeloid leukemia patients treated with imatinib vs allogeneic stem cell transplantation. Leukemia Apr 28
[48] Laughlin MJ, Eapen M, Rubinstein P et al (2004) Outcomes after transplantation of cord blood or bone marrow from unrelated donors in adults with leukemia. N Engl J Med 351:2265–2275
[49] Le Blanc K, Rasmusson I, Sundberg B et al (2004) Treatment of severe acute graft-versus-host disease with third party haploidentical mesenchymal stem cells. Lancet 363:1439–1441
[50] Lee S, Kim YJ, Min CK et al (2005) The effect of first-line imatinib interim therapy on the outcome of allogeneic stem cell transplantation in adults with newly diagnosed Philadelphia chromosome-positive acute lymphoblastic leukemia. Blood 105 (9):3449–3457
[51] Lenz G, Dreyling M, Schiegnitz E, Forstpointner R, Wandt H, Freund M, Hess G, Truemper L, Diehl V, Kropff M, Kneba M, Schmitz N, Metzner B, Pfirrmann M, Unterhalt M, Hiddemann W and the German Low-Grade Lymphoma Study Group (2004) Myeloablative radiochemotherapy followed by autologous stem cell transplantation in first remission prolongs progression-free survival in follicular lymphoma: results of a prospective, randomized trial of the German Low-Grade Lymphoma Study Group. Blood 104 (9):2667–74

[52] Lenz G, Dreyling M, Schiegnitz E, Haferlach T, Hasford J, Unterhalt M, Hiddemann W (2004)Moderate increase of secondary hematologic malignancies after myeloablative radiochemotherapy and autologous stem-cell transplantation in patients with indolent lymphoma: results of a prospective randomized trial of the German Low Grade Lymphoma Study Group. J Clin Oncol 22(24):4926–33
[53] List A, Kurtin S, Roe DJ, Buresh A, Mahadevan D, Fuchs D, Rimsza L, Heaton R, Knight R, Zeldis JB (2005) Efficacy of lenalidomide in myelodysplastic syndromes. N Engl J Med 352(6):549–57
[54] Maloney DG, Molina AJ, Sahebi F, Stockerl-Goldstein KE, Sandmaier BM, Bensinger W, Storer B, Hegenbart U, Somlo G, Chauncey T, Bruno B, Appelbaum FR, Blume KG, Forman SJ, McSweeney P, Storb R (2003) Allografting with nonmyeloablative conditioning following cytoreductive autografts for the treatment of patients with multiple myeloma. Blood 102:3447–3454
[55] Mesa RA, Li CY, Ketterling RP et al (2005) Leukemic transformation in myelofibrosis with myeloid metaplasia: a single-institution experience with 91 cases. Blood 105:973–977
[56] Miller JS, Soignier Y, Panoskaltsis-Mortari A et al (2005) Successful adoptive transfer and in vivo expansion of human haploidentical NK cells in patients with cancer. Blood 105:3051–3057
[57] Milligan DW, Fernandes S, Dasgupta R, Davies FE, Matutes E, Fegan CD, McConkey C, Child JA, Cunningham D, Morgan GJ, Catovsky D (2005) Results of the MRC pilot study show autografting for younger patients with chronic lymphocytic leukemia is safe and achieves a high percentage of molecular responses. Blood 105:397–404
[58] Moreno C, Villamor N, Colomer D, Esteve J, Martino R, Nomdedeu J, Bosch F, Lopez-Guillermo A, Campo E, Sierra J, Montserrat E (2005) Allogeneic stem-cell transplantation may overcome the adverse prognosis of unmutated vh gene in patients with chronic lymphocytic leukemia. J Clin Oncol
[59] Mounier N, Gisselbrecht C, Briere J, Haioun C, Feugier P, Offner F, Recher C, Stamatoullas A, Morschhauser F, Macro M, Thieblemont C, Sonet A, Fabiani B, Reyes F and the Groupe d'Etude des Lymphomes de l'Adulte (2004) All aggressive lymphoma subtypes do not share similar outcome after front-line autotransplantation: a matched-control analysis by the Groupe d'Etude des Lymphomes de l'Adulte (GELA). Ann Oncol 15 (12):1790–7
[60] Mounier N, Gisselbrecht C, Briere J, Haioun C, Feugier P, Offner F, Recher C, Stamatoullas A, Morschhauser F, Macro M, Thieblemont C, Sonet A, Fabiani B, Reyes F and the Groupe d'Etude des Lymphomes de l'Adulte (2004) Prognostic factors in patients with aggressive non-Hodgkin's lymphoma treated by front-line autotransplantation after complete remission: a cohort study by the Groupe d'Etude des Lymphomes de l'Adulte. J Clin Oncol 22(14):2826–34
[61] Murry CE, Soonpaa MH, Reinecke H, Nakajima H, Nakajima HO, Rubart M, Pasumarthi KBS, Virag JI, Bartelmez SH, Poppa V, Bradford G, Dowell JD, Williams DA, Field LJ (2004) Haematopoietic stem cells do not transdifferentiate into cardiac myocytes in myocardial infarcts. Nature 428:664–668
[62] O'Brien SG, Guilhot F, Larson RA et al (2003) Imatinib compared with interferon and low-dose cytarabine for newly diagnosed chronic-phase chronic myeloid leukemia. N Engl J Med 348 (11):994–1004
[63] Palumbo A, Bringhen S, Petrucci MT, Musto P, Rossini F, Nunzi M, Lauta VM, Bergonzi C, Barbui A, Caravita T, Capaldi A, Pregno P, Guglielmelli T, Grasso M, Callea V, Bertola A, Cavallo F, Falco P, Rus C, Massaia M, Mandelli F, Carella AM, Pogliani E, Liberati AM, Dammacco F, Ciccone G, Boccadoro M (2004) Intermediate-dose melphalan improves survival of myeloma patients aged 50 to 70: results of a randomized controlled trial. Blood 104:3052–3057
[64] Philip T, Guglielmi C, Hagenbeek A, Somers R, Van der Lelie H, Bron D, Sonneveld P, Gisselbrecht C, Cahn JY, Harousseau JL, et al (1995) Autologous bone marrow transplantation as compared with salvage chemotherapy in relapses of chemotherapy–sensitive non-Hodgkin's lymphoma. N Engl J Med 333 (23):1540–5
[65] Pulsoni A, Pagano L, Latagliata R et al (2004) Survival of elderly patients with acute myeloid leukemia. Haematologica 89:296–302

[66] Ritgen M, Stilgenbauer S, Von Neuhoff N, Humpe A, Bruggemann M, Pott C, Raff T, Krober A, Bunjes D, Schlenk R, Schmitz N, Dohner H, Kneba M, Dreger P (2004) Graft-versus-leukemia activity may overcome therapeutic resistance of chronic lymphocytic leukemia with unmutated immunoglobulin variable heavy chain gene status: implications of minimal residual disease measurement with quantitative PCR. Blood 104:2600–2602

[67] Rocha V, Labopin M, Sanz G et al (2004) Transplants of umbilical-cord blood or bone marrow from unrelated donors in adults with acute leukemia. N Engl J Med 351:2276–2285

[68] Rodriguez J, Caballero MD, Gutierrez A, Solano C, Arranz R, Lahuerta JJ, Sierra J, Gandarillas M, Perez-Simon JA, Zuazu J, Lopez-Guillermo A, Sureda A, Carreras E, Garcia-Larana J, Marin J, Garcia JC, Fernandez De Sevilla A, Rifon J, Varela R, Jarque I, Albo C, Leon A, SanMiguel J, Conde E (2004) Autologous stem-cell transplantation in diffuse large B-cell non-Hodgkin's lymphoma not achieving complete response after induction chemotherapy: the GEL/TAMO experience. Ann Oncol 15 (10): 1504–9

[69] Schaich M, Soucek S, Thiede C, Ehninger G, Illmer T (2005) MDR1 and MRP1 gene expression are independent predictors for treatment outcome in adult acute myeloid leukaemia. Br J Haematol 128:324–332

[70] Schlenk RF, Benner A, Krauter J et al (2004) Individual patient data-based meta-analysis of patients aged 16 to 60 years with core binding factor acute myeloid leukemia: a survey of the German Acute Myeloid Leukemia Intergroup. J Clin Oncol 22:3741–3750

[71] Schlenk RF, Frohling S, Hartmann F et al (2004) Phase III study of all-trans retinoic acid in previously untreated patients 61 years or older with acute myeloid leukemia. Leukemia 18:1798–1803

[72] Schmitz N, Pfistner B, Sextro M, Sieber M, Carella AM, Haenel M, Boissevain F, Zschaber R, Muller P, Kirchner H, Lohri A, Decker S, Koch B, Hasenclever D, Goldstone AH, Diehl V and the German Hodgkin's Lymphoma Study Group (2002) Lymphoma Working Party of the European Group for Blood and Marrow Transplantation. Aggressive conventional chemotherapy compared with high-dose chemotherapy with autologous haemopoietic stem-cell transplantation for relapsed chemosensitive Hodgkin's disease: a randomised trial. Lancet 359 (9323):2065–71

[73] Serrano D, Carrion R, Balsalobre P, Miralles P, Berenguer J, Buno I, Gomez-Pineda A, Ribera JM, Conde E, Diez-Martin JL and the Spanish Cooperative Groups GELTAMO and GESIDA (2005) HIV-associated lymphoma successfully treated with peripheral blood stem cell transplantation. Exp Hematol 33 (4):487–94

[74] Shen ZX, Shi ZZ, Fang J et al (2004) All-trans retinoic acid/As2O3 combination yields a high quality remission and survival in newly diagnosed acute promyelocytic leukemia. Proc Natl Acad Sci USA 101:5328–5335

[75] Sorror ML, Maris MB, Sandmaier BM, Storer BE, Stuart MJ, Hegenbart U, Agura E, Chauncey TR, Leis J, Pulsipher M, McSweeney P, Radich JP, Bredeson C, Bruno B, Langston A, Loken MR, Al-Ali H, Blume KG, Storb R, Maloney DG (2005) Hematopoietic cell transplantation after nonmyeloablative conditioning for advanced chronic lymphocytic leukemia. J Clin Oncol

[76] Soverini S, Martinelli G, Rosti G et al (2005) ABL mutations in late chronic phase chronic myeloid leukemia patients with up-front cytogenetic resistance to imatinib are associated with a greater likelihood of progression to blast crisis and shorter survival: a study by the GIMEMA Working Party on Chronic Myeloid Leukemia. J Clin Oncol May 2

[77] Stadler M, Germing U, Kliche KO, Josten KM, Kuse R, Hofmann WK, Schrezenmeier H, Novotny J, Anders O, Eimermacher H, Verbeek W, Kreipe HH, Heimpel H, Aul C, Ganser A (2004) A prospective, randomised, phase II study of horse antithymocyte globulin vs rabbit antithymocyte globulin as immune-modulating therapy in patients with low-risk myelodysplastic syndromes. Leukemia 18(3):460–5

[78] Stone RM, DeAngelo DJ, Klimek V et al (2005) Patients with acute myeloid leukemia and an activating mutation in FLT3 respond to a small-molecule FLT3 tyrosine kinase inhibitor, PKC412. Blood 105:54–60

[79] Sureda A, Constans M, Iriondo A, Arranz R, Caballero MD, Vidal MJ, Petit J, Lopez A, Lahuerta JJ, Carreras E, Garcia-Conde J, Garcia-Larana J, Cabrera R, Jarque I, Carrera

D, Garcia-Ruiz JC, Pascual MJ, Rifon J, Moraleda JM, Perez-Equiza K, Albo C, Diaz-Mediavilla J, Torres A, Torres P, Besalduch J, Marin J, Mateos MV, Fernandez-Ranada JM, Sierra J, Conde E and the Grupo Espanol de Linfomas/Trasplante Autologo de Medula Osea Cooperative Group (2005) Prognostic factors affecting long-term outcome after stem cell transplantation in Hodgkin's lymphoma autografted after a first relapse. Ann Oncol 16 (4):625–633

[80] Talpaz M, Kantarjian H, Shah NP et al (2005) Hematologic and cytogenetic responses in Imatinib-resistent accelerated and blast phase chronic myeloid leukemia (CML) patients treated with the dual SRC/ABL kinase inhibitor BMS-354825: results from a phase I dose escalation study [abstract]. Blood 104:10a

[81] Vulliet PR, Greeley M, Halloran SM, MacDonald KA, Kittleson MD (2004) Intra-coronary arterial injection of mesenchymal stromal cells and microinfarction in dogs. Lancet 363:783–784

[82] Wagers AJ, Weissman IL (2004) Plasticity of adult stem cells. Cell 116:639–648

[83] Wassmann B, Pfeifer H, Stadler M et al (2005) Early molecular response to post-transplant imatinib determines outcome in MRD-positive Philadelphia-positive acute lymphoblastic leukemia (Ph+ALL). Blood Apr 7

Lymphome

U. Dührsen

1 Allgemeine Aspekte

1.1 Epidemiologie

Krebserkrankungen entstehen durch ein Zusammenspiel hereditärer und umweltabhängiger Faktoren. Durch Migrationsstudien lässt sich die relative Bedeutung der beiden ätiologischen Komponenten abschätzen. Vor diesem Hintergrund untersuchten Au et al. [12] die Häufigkeit von Non-Hodgkin-Lymphomen bei Chinesen, die aus ihrem Heimatland an die kanadische Westküste auswanderten, im Vergleich zur Lymphominzidenz unter den Chinesen in Hongkong bzw. der Inzidenz in der Gesamtbevölkerung von Westkanada. Da Chinesen in Hongkong und Westkanada eine nahezu identische Non-Hodgkin-Lymphomindizenz aufwiesen (7,9 bzw. 7,1 Fälle pro 100.000 Einwohner pro Jahr) und diese deutlich niedriger lag als die Lymphominzidenz in der kanadischen Gesamtbevölkerung (11,9 Fälle pro 100.000 Einwohner pro Jahr), ist davon auszugehen, dass genetische Faktoren bei der Entstehung von Non-Hodgkin-Lymphomen eine größere Bedeutung besitzen als Umweltfaktoren. Dies gilt allerdings nicht für alle Lymphom-Entitäten. So wurde ein deutlicher Rückgang der Inzidenz von nasalen NK/T-Zell-Lymphomen und Magenlymphomen nach Auswanderung der Chinesen nach Kanada beobachtet. Offensichtlich spielen in der Pathogenese dieser Erkrankungen Umweltfaktoren eine wichtige Rolle.

Über eine überzufällige Häufung des gemeinsamen Auftretens von Non-Hodgkin-Lymphomen und malignen Melanomen wurde in der Literatur wiederholt bericht. Lens et al. [159] bestätigten diesen Zusammenhang bei einer Untersuchung von je etwa 100.000 Patienten mit primären Non-Hodgkin-Lymphomen bzw. primären Melanomen. Die Wahrscheinlichkeit, nach einem malignen Melanom als Zweittumor ein Non-Hodgkin-Lymphom zu entwickeln, war gegenüber der nicht von einem Melanom befallenen Bevölkerung verdoppelt. Nach Manifestation eines Non-Hodgkin-Lymphoms war das Melanom-Risiko gegenüber der Normalbevölkerung 1,4-fach erhöht. Offensichtlich existieren für die beiden Malignomarten gemeinsame Risikofaktoren.

1.2 Ätiologie

Genetische Prädisposition. Die Individualität eines Menschen wird in entscheidendem Maße von seinem Genom bestimmt, das ihn – trotz insgesamt ähnlicher genetischer Ausstattung – in zahlreichen Details von seinen Mitmenschen unterscheidet. Die Desoxyribonukleinsäure enthält bei etwa jedem tausendsten Basenpaar einen Polymorphismus (single nucleotide polymorphism – SNP), der in der entsprechenden Ausprägung von Generation zu Generation weiter vererbt wird. Die Korrelation polymorpher DNA-Bereiche mit dem Auftreten, dem Verlauf und der Behandelbarkeit von Krankheiten stellt ein rasch expandierendes Forschungsgebiet dar. In diesem Rahmen untersuchten Skibola et al. [243] die Bedeutung von Polymorphismen Folsäure-metabolisierender Enzyme für das Auftreten von Non-Hodgkin-Lymphomen. Gewisse Veränderungen im Gen des Enzyms Thymidylatsynthase gingen mit einer deutlichen Reduktion des Non-Hodgkin-Lymphomrisikos einher, wovon insbesondere das diffuse großzellige B-Zell-Lymphom betroffen war. Ein bestimmtes Allel des Enzyms 5,10-Methylentetrahydrofolatreduktase führte dagegen zu einer Steigerung des Non-Hodgkin-Lymphomrisikos, insbesondere für follikuläre Lymphome. In dieser Untersuchung blieben Veränderungen in den Genen für das Enzym Methioninsynthase oder das Transportprotein für reduzierte Folsäure ohne Krankheitsassoziation. In einer ähnlichen Studie untersuchten Chiu et al. [46] die Bedeutung von Varianten der Gene der detoxifizierenden Enzyme N-Acetyltransferase 1 und 2 und Gluthation-S-Transferase M1, T1 und P1 für die Entstehung von Non-Hodgkin-Lymphomen. Ein überzeugender Zusammenhang zwischen Veränderungen in diesen Enzymsystemen und dem Auftreten von Lymphomen ließ sich nicht aufzeigen.

1.3 Pathogenese

1.3.1 Genetik

B-Zell-Lymphome sind etwa zehnmal so häufig wie T-Zell-Lymphome. Dies könnte darauf zurückzuführen sein, dass das Genom von B-Zellen – im Gegensatz zu T-Zellen – auf 3 verschiedenen Entwicklungsstufen durch enzymatische Prozesse verändert (Abb. 1) und dadurch für pathogene Translokationen anfällig wird, durch die wachstums- und überlebenssteuernde Gene fehlreguliert werden. Unter Hinzutreten weiterer genetischer Ereignisse entsteht ein Lymphom.

Der gegenwärtige Kenntnisstand der Entwicklung von B-Zellen und ihrer Transformation zu Lymphomzellen wurde von Küppers [151] in einer Übersichtsarbeit zusammengefasst. Nach Komplettierung ihrer Immunglobulin-Gen-Rearrangements im Knochenmark (erste physiologische Veränderung des B-Zell-Genoms) zirkulieren reife B-Zellen zunächst als naive, Antigen-unerfahrene Zellen in Blut und Lymphe. Kommt es im Lymphfollikel zum Kontakt mit einem Antigen, das vom Immunglobulinrezeptor auf der Zellmembran erkannt wird, so werden die variablen Abschnitte der Immunglobulin-Gene mit dem Ziel mutiert, eine noch höhere Affinität für das betreffende Antigen zu erreichen. Gelingt dies nicht, sterben die Zellen ab. Wird durch eine Mutation jedoch eine höhere Affinität erreicht, so kann die B-Zelle weitere Mutationen im variablen Anteil der Immunglobulin-Gene durchmachen, die letztendlich zu hochaffinen Rezeptoren führen. Dieser Vorgang wird

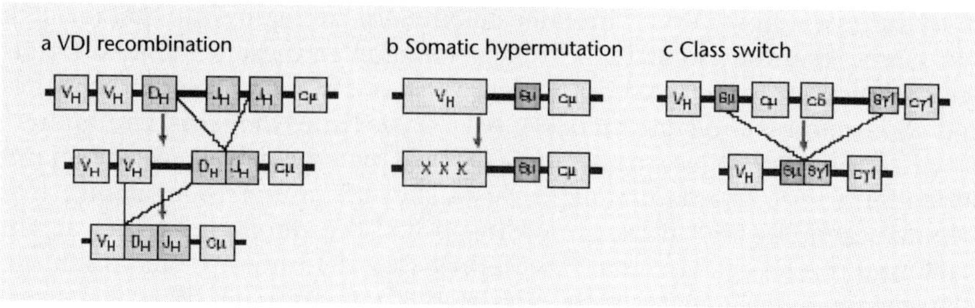

Abb. 1. *Physiologische Veränderungen der Immunglobulin-Gene im Zuge der B-Zell-Entwicklung [151].* ***a*** *Rekombination der »variable«, »diversity« und »joining« Gene.* ***b*** *Somatische Hypermutation der variablen Schwerketten-Gene.* ***c*** *Schwerketten-Klassenwechsel.*

als somatische Hypermutation bezeichnet (zweite physiologische Veränderung des Genoms von B-Zellen). Anschließend erfolgt im Zuge einer genetischen Rekombination die Umstellung der Immunglobulin-Schwerkette von m auf g, a oder e. Dieser Prozess wird als Klassenwechselrekombination (»class switch recombination«) bezeichnet (dritte physiologische Veränderung des Genoms von B-Zellen). Eine gegenüber der Keimbahn-Konfiguration unveränderte Immunglobulin-Gen-Sequenz spricht dafür, dass die Zellen noch keinen Antigenkontakt hatten, also »naiv« sind. Liegen dagegen Mutationen vor, so hat ein Antigenkontakt im Keimzentrum stattgefunden. Der Nachweis eines Klassenwechsels der Immunglobulin-Schwerkette wird als Hinweis auf eine abgeschlossene Keimzentrumspassage angesehen. Zellen mit abgeschlossenem Schwerkettenklassenwechsel verlassen als Immunglobulin-produzierende Plasmazellen oder als Gedächtnis-B-Zellen das Keimzentrum. T-Zellen machen im Rahmen ihrer Entwicklung nur eine einzige physiologische Veränderung ihres Genoms durch, das dem Immunglobulin-Gen-Rearrangement entsprechende T-Zell-Rezeptor-Gen-Rearrangement. Dies könnte ihre geringere Transformierbarkeit erklären.

Die meisten reifen B-Zell-Neoplasien gehen von Keimzentrumszellen aus [151]. Hierzu gehören follikuläre Lymphome, Burkitt-Lymphome, der »germinal center like«-(GC)-Typ diffuser großzelliger B-Zell-Lymphome, Posttransplantations-Lymphome sowie Lymphozyten-prädominante und klassische Hodgkin-Lymphome. Von naiven B-Zellen gehen Mantelzell-Lymphome, unmutierte Formen der chronischen lymphatischen Leukämie und manche Formen splenischer Marginalzonen-Lymphome aus. Postkeimzentrumsneoplasien stellen multiple Myelome, lymphoplasmozytische und plasmoblastische Lymphome, mutierte Formen der chronischen lymphatischen Leukämie, Haarzell-Leukämien, primäre Körperhöhlen-Lymphome, mediastinale B-Zell-Lymphome und der »Activated B-cell like«-(ABC)-Typ des diffusen großzelligen B-Zell-Lymphoms dar.

Im Zuge der somatischen Hypermutation werden nicht nur Immunglobulin-Gen-Abschnitte, sondern auch verschiedene andere Gene, u.a. Onkogene, hypermutiert [70, 144, 151]. Dieser der Karzinogenese Vorschub leistende Prozess wird als aberrante somatische Hypermutation bezeichnet. Die Mechanismen der somatischen Hypermutation sind noch nicht vollständig aufgeklärt. Eine wichtige Rolle scheint das Enzym »aktivierungsinduzierte Cytidindeaminase« zu spielen, welches unter physiologischen Bedingungen ausschließlich in Keimzentrumszellen exprimiert wird [72, 144]. Mit Hilfe spezifischer Antikörper ließ sich dieses Enzym im Zytoplasma normaler Keimzentrums-Zellen und diffuser großzelliger B-Zell- und Burkitt-Lymphomzellen, nicht jedoch in den Zellen der chronischen lymphatischen Leukämie oder des multiplen Myeloms nachweisen [208]. Möglicherweise wird das Enzym aktiv aus dem Kern, in dem es seine mutierende Wirkung ausübt, ins Zytoplasma transportiert, um das Genom vor übermäßiger mutagener Aktivität zu schützen.

1.3.2 Biologisches Verhalten

Die Chromosomenenden (Telomere) besitzen repetitive DNA-Sequenzen, die die Anheftung der Polymerasen für die Replikation des Genoms ermöglichen. Bei jeder Zellteilung werden die Telomere um eine Einheit ihrer repetitiven Sequenzen gekürzt. Die Länge der Telomere lässt daher Rückschlüsse auf die Anzahl durchgemachter Zellteilungen, aber auch auf die Aktivität des Enzyms Telomerase zu, das in Tumorzellen den Neuaufbau der repetitiven Sequenzen katalysiert. Ladetto et al. [153] fanden bei Lymphomen, die von Keimzentrumszellen ausgehen (diffuses großzelliges B-Zell-Lymphom, Burkitt-Lymphom, follikuläres Lymphom), sehr viel längere Telomere als bei Lymphomen »naiver« B-Zellen (Mantelzell-Lymphom, chronische lymphatische Leukämie). Möglicherweise könnte das Wachstum der letztgenannten Lymphomtypen durch Inhibitoren der Telomerase besonders nachhaltig aufgehalten werden.

Oberhalb einer Größe von etwa 0,5 mm Durchmesser benötigen Tumoren eine eigene Gefäßversorgung. Mit Hilfe zytogenetischer Techniken zeigten Streubel et al. [257] bei 27 B-Zell-Lymphomen, dass bis zu 85% der im Tumor gelegenen Endothelzellen die gleichen genetischen Veränderungen aufwiesen wie die umgebenden Lymphomzellen. Dieser Befund könnte darauf hinweisen, dass Lymphomzellen und Endothelzellen eine gemeinsame Vorläuferzelle besitzen oder die Lymphomzellen im Zuge des Tumorwachstums zu Endothelzellen »transdifferenzieren«. Weniger spektakuläre Erklärungsversuche beinhalten die Fusion von Lymphom- und Endothelzellen oder die Phagozytose von Lymphomzellkernen durch genetisch nicht verwandte Endothelzellen [83].

1.4 Diagnostik

1.4.1 Gewebegewinnung

Zur Diagnose eines malignen Lymphoms ist die histologische Untersuchung einer ausreichend großen Biopsie erforderlich. Hehn et al. [112] gingen der Frage nach, ob eine ausreichende Lymphom-charakterisierung auch durch eine Feinnadelaspiration erreicht werden kann. Die Feinnadelaspiration erlaubte bei der Primärmanifestation nur in 29% und bei Rezidiven nur in 41% der Fälle eine den gängigen Klassifikationen entsprechende Diagnose. Bei Patienten, die neben der Feinnadelaspiration auch einer Biopsie unterzogen wurden, ergab sich nur in 12% der Fälle ein übereinstimmendes Ergebnis. Bei Verzicht auf immunologische Untersuchungsverfahren bestand sogar nur in 2% der Fälle eine Übereinstimmung mit der histologischen Diagnose.

Wertung: Die Feinnadelaspiration führt bei der Diagnose maligner Lymphome in der Regel zu einem falschen Ergebnis. Sie ist daher ein ungeeignetes diagnostisches Instrument.

Picardi et al. [212] untersuchten die Frage, ob die Treffsicherheit der Lymphknotenresektion durch den Einsatz der »Power-Doppler-Ultraschall«-Technologie verbessert werden kann. Mit dieser Methode lassen sich vergrößerte Lymphknoten nicht nur genau lokalisieren, sondern auch in ihrer Struktur und ihrer Gefäßversorgung charakterisieren. In einer randomisierten Untersuchung an 152 Patienten ließ sich mit dem Standardvorgehen der Lymphknotenentfernung in 64% und unter Einsatz der »Power-Doppler-Ultraschall«-Methode in 87% der Fälle ein Malignom im Lymphknoten nachweisen. In der Standardgruppe musste die Hälfte der Patienten ohne Malignomnachweis in der Folge wegen progredienten Lymphknotenwachstums erneut biopsiert werden, was in allen Fällen zu einer definitiven Malignomdiagnose führte. In der »Power-Doppler-Ultraschall«-Gruppe waren Nachbiopsien dagegen in keinem Fall erforderlich. Die Autoren folgern, dass die »Power-Doppler-Ultraschall«-Methode eine diagnostisch befriedigende Lymphknotenbiopsie mit Vermeidung von Re-Biopsien ermöglicht.

1.4.2 Bildgebende Verfahren

Die Positronenemissionstomographie erlaubt bei zahlreichen Lymphom-Entitäten eine präzisere Aussage über die Lokalisation und die Aktivität der Erkrankung als herkömmliche bildgebende Untersuchungsverfahren [68, 69, 70, 71, 72]. Der aktuelle Kenntnisstand über den Wert der Methode beim Primär-, Zwischen- und Abschluss-Staging und bei der Erkennung von Rezidiven wurde von Burton et al. [33] in einer Übersichtsarbeit zusammengestellt. Hart et al. [109] setzten die Positronenemissionstomographie bei 15 Patienten mit Hodgkin- oder Non-Hodgkin-Lymphomen ein, um nach einer allogenen Stammzelltransplantation den Einsatz von Donorlymphozyten zur Behandlung eines vermuteten Rezidivs zu steuern. Bei 9 Patienten ergab sich aus dem Befund eine therapeutische Konsequenz.

1.4.3 Prognosefaktoren

Das **Epstein-Barr-Virus** (EBV) spielt als persistierendes Virus eine pathogenetische Rolle beim Burkitt-Lymphom, Morbus Hodgkin, Immundefizienz-assoziierten B-Zell-Lymphom und nasalen NK/T-Zell-Lymphom. Die EBV-DNA wird aus den Tumorzellen ins Plasma freigesetzt, wo sie mit Hilfe der Polymerasekettenreaktion quantifiziert werden kann. Au et al. [14] fanden Epstein-Barr-Virus-DNA im Plasma ausschließlich bei EBV-assoziierten, nicht dagegen bei andersartigen Lymphomen. Nach Erreichen einer Remission verschwand die EBV-DNA aus dem Plasma. Patienten mit hoher Ausgangs-Konzentration oder fehlendem Verschwinden der EBV-DNA während der Therapie zeigten ein verkürztes Überleben.

1.5 Therapie

1.5.1 Radioimmuntherapie

Der mit Yttrium-90 markierte Anti-CD20-Antikörper **Ibritumomab-Tiuxetan** ist in Deutschland zur Behandlung rezidivierter follikulärer Lymphome nach vorangegangener Rituximab-Therapie zugelassen. Gordon et al. [100] beschrieben die Langzeitergebnisse der mit diesem Radioimmuntherapeutikum durchgeführten Therapiestudien der Phasen I und II. Insgesamt erreichten 51% der Patienten eine Voll- und 22% eine Teilremission. Die mediane Remissionsdauer lag für die Gesamtgruppe bei einem Jahr. Bei Einsatz der heutzutage zur Therapie empfohlenen, maximal tolerierten Dosis von 0,4 mCi/kg stieg die mediane Remissionsdauer auf über 2 Jahre. Bei einem Viertel der Patienten betrug die Ansprechdauer mehr als 3, bei einigen Patienten sogar mehr als 5 Jahre.

Neben dem Yttrium-90-gekoppelten Anti-CD20-Antikörper ist in den Vereinigten Staaten von Amerika auch der Jod-131-gekoppelte Antikörper **Tositumomab** zur Behandlung CD20-positiver Lymphome verfügbar. Vose et al. [283] untersuchten in einer Phase I-Studie bei 23 Patienten mit therapierefaktären Non-Hodgkin-Lymphomen die Kombinierbarkeit der Radioimmuntherapie mit einer Hochdosistherapie nach dem BEAM-Protokoll (Carmustin, Etoposid, Cytosinarabinosid, Melphalan). Bis zu einer Gesamtkörperdosis von 0,75 Gray zeigten sich keine Toxizitäten, die über die üblicherweise mit dem BEAM-Protokoll beobachteten Nebenwirkungen hinausgingen. Das Behandlungsergebnis in der prognostisch sehr ungünstigen Patientengruppe war mit einer Vollremissionsrate von 57%, einem ereignisfreien Überleben nach 3 Jahren von 39% und einem 3-Jahres-Gesamtüberleben von 55% beeindruckend.

1.5.2 Autologe Blutstammzelltransplantation

Hoerr et al. [117] gingen in einer retrospektiven Untersuchung der Frage nach, welche Auswirkungen der Einsatz von Rituximab auf die Durchführbarkeit und die Ergebnisse der Hochdosistherapie mit autologer Blutstammzelltransplantation hat. Bei einem Vergleich von 127 ohne und 146 mit Rituximab behandelten Patienten zeigten sich keine Beeinflussung der Mobilisierbarkeit von Stammzellen und keine Zunahme der Komplikationsrate. Die Erholung der Thrombozyten nach der autologen Transplantation war in der Rituximab-Gruppe gegenüber der historischen Kontrollgruppe signifikant verlängert (39 vs. 27 Tage). Das Überleben von Patienten mit niedrigmalignen Non-Hodgkin-Lymphomen wurde durch den Zusatz von Rituximab zum Behandlungsregime nicht verändert. Demgegenüber kam es in der Gruppe der Patienten mit hochmalignen Non-Hodgkin-Lymphomen durch den Einsatz von Rituximab zu einer deutlichen Verbesserung des Überlebens (s. Abschn. 10.3).

1.5.3 Allogene Blutstammzelltransplantation

Allogene Transplantationen kommen bei malignen Lymphomen in der Regel erst dann zum Einsatz, wenn andere Therapieverfahren versagt haben. Gründe hierfür sind die gute Beeinflussbarkeit maligner Lymphome mit konventionellen Verfahren, die recht hohe Transplantations-assoziierte Mortalität und die ebenfalls recht hohe Rezidivrate nach einer allogenen Transplantation. Freytes et al. [88] stellten die Erfahrungen der »International Bone Marrow Transplant Registry« vor. Bei 114 Patienten mit unterschiedlichen niedrigmalignen oder hochmalignen Lymphomen, die nach einer autologen Stammzelltransplantation rückfällig geworden waren, lagen die mit der allogenen Transplantation assoziierte Mortalität bei 22%, das progressionsfreie Überleben nach 3 Jahren bei 25% und das Gesamtüberleben nach 3 Jahren bei 33%. Nach 5 Jahren sanken diese Überlebensraten auf 5% bzw. 24%. Diese Langzeitbeobachtung bestätigt, dass die allogene Transplantation bei Patienten mit malignen Lymphomen nur selten kurativ ist. Über wesentlich günstigere Daten berichteten Escalon et al. [76], die 20 Lymphompatienten mit chemosensitivem Rezidiv nach autologer Transplantation einer nicht-myeloablativen allogenen Transplantation unterzogen. Die Transplantations-assoziierte Mortalität lag bei 5%, das progressionsfreie Überleben nach 3 Jahren bei 95%. Bei einem Patienten ließ sich ein Rezidiv erfolgreich durch eine Donorlymphozyten-Infusion behandeln, was auf einen Transplantat-gegen-Lymphom-Effekt hindeutet. Die Unterschiede zwischen den beiden Berichten dürften auf unterschiedlichen Selektionskriterien, unterschiedlichen Behandlungsprotokollen und unterschiedlichen Datenquellen (Register- vs. monozentrische Daten) beruhen.

Tabelle 1. Allogene Stammzelltransplantation bei Patienten mit rezidivierten oder refraktären Non-Hodgkin-Lymphomen nach nicht-myeloablativer Konditionierung mit Alemtuzumab, Fludarabin und Melphalan [192].

Lymphomart	Non-Relapse-Mortalität 100 Tage	3 Jahre	Progressions-freies Überleben nach 3 Jahren	Gesamt-überleben nach 3 Jahren
Niedrigmaligne NHL (n=41)	2%	11%	65%	73%
Mantelzell-Lymphom (n=10)	20%	20%	50%	60%
Hochmaligne NHL (n=37)	27%	38%	34%	34%

Morris et al. [192] unterzogen 88 Patienten mit rezidivierten oder refraktären Non-Hodgkin-Lymphomen einer allogenen Stammzelltransplantation nach nicht-myeloablativer Konditionierung mit Alemtuzumab, Fludarabin und Melphalan. Die Ergebnisse zeigten deutliche Unterschiede zwischen niedrigmalignen, hochmalignen und Mantelzell-Lymphomen (Tabelle 1). Patienten mit niedrigmalignen Lymphomen (inkl. chronischen lymphatischen Leukämien) zeigten eine sehr niedrige Transplantations-assoziierte Mortalität und ein sehr günstiges progressionsfreies Überleben und Gesamtüberleben. Demgegenüber war die Transplantations-assoziierte Mortalität bei hochmalignen Lymphomen erschreckend hoch, und nach 3 Jahren waren zwei Drittel der Patienten an den Folgen der Erkrankung oder ihrer Behandlung verstorben. Auch in dieser Studie erreichten Patienten mit Posttransplantationsrezidiven nach Transfusion von Donorlymphozyten erneute Remissionen.

1.5.4 Experimentelle Therapie

Der Proteasom-Inhibitor **Bortezomib** ist in Deutschland zur Behandlung des mehrfach rezidivierten multiplen Myeloms zugelassen. Zwei Arbeitsgruppen berichteten über ihre Erfahrungen mit dieser Substanz (1,5 mg/m^2 an den Tagen 1, 4, 8 und 11 eines dreiwöchigen Behandlungszyklus, maximal 6 Zyklen) bei anderen Lymphom-Entitäten und kamen übereinstimmend zu dem Schluss, das Bortezomib insbesondere bei Patienten mit Mantelzell-Lymphomen eine hohe Wirksamkeit besitzt. Bei der Behandlung von 29 Patienten mit Mantelzell-Lymphomen beobachteten Goy et al. [101] eine Vollremissionsrate von 18% und eine Teilremissionsrate von 23% mit einem medianen progressionsfreien Intervall von über 9 Monaten. Ähnliche Ergebnisse berichteten O'Connor et al. [202] bei der Behandlung von 11 Mantelzell-Lymphom-Patienten (9% Vollremissionen, 36% Teilremissionen, 36% Krankheitsstabilisierungen). Auch bei der Behandlung von 10 Patienten mit follikulärem

Lymphom beobachteten diese Autoren in 2 Fällen komplette und in 4 Fällen partielle Remissionen. In Einzelfällen sprachen auch lymphozytische oder immunozytische Lymphome, Marginalzonen-Lymphome und diffuse großzellige B-Zell-Lymphome auf Bortezomib an.

Wertung: Der Einsatz des Proteasom-Inhibitors Bortezomib ist nicht nur bei Patienten mit rezidivierten multiplen Myelomen, sondern auch bei Patienten mit anderen malignen Lymphomen erfolgversprechend. Besonders gute Ergebnisse werden beim Mantelzell-Lymphom erzielt.

Orlowski et al. [205] kombinierten in einer Phase-I-Studie Bortezomib (Tag 1, 4, 8 und 11) mit pegyliertem liposomalen Doxorubicin (Tag 4). Bei der Behandlung von 42 Patienten mit verschiedenen hämatologischen Neoplasien ergab sich eine maximal tolerierte Bortezomib-Dosis von 1,3 mg/m^2 bei einer Doxorubicin-Dosis von 30 mg/m^2. Besonders erfolgreich war diese Therapie bei Patienten mit multiplem Myelom, die in je 36% Voll- bzw. Teilremissionen erreichten. In Einzelfällen sprachen auch andere hämatologische Neoplasien auf die Substanzkombination an.

Das Präparat Denileukin-Diftitox ist ein Fusionsprotein aus Diphtherietoxin und Interleukin-2 (IL-2), das IL-2-Rezeptor-tragende Tumorzellen gezielt vernichten soll. Nach früheren Berichten über die Wirksamkeit der Substanz bei T-Zell-Lymphomen [69] legten Dang et al. [55] jetzt auch Hinweise auf eine Wirksamkeit bei B-Zell-Lymphomen vor. Von 45 Patienten mit rezidivierten oder refraktären B-Zell-Neoplasien erreichten 7% eine Vollremission, 18% eine Teilremission und 20% eine Krankheitsstabilisierung. Die mediane Ansprechdauer betrug 7 Monate. Überraschenderweise war das Ansprechen bei B-Zell-Lymphomen, die den IL-2-Rezeptor exprimierten (Ansprechrate 22%), nicht höher als bei IL-2-Rezeptor-negativen B-Zell-Lymphomen (Ansprechrate 29%).

1.5.5 Therapienebenwirkungen

Die Kardiotoxizität von Anthrazyklinen manifestiert sich klinisch in der Regel erst oberhalb einer kumulativen Doxorubicin-Schwellendosis von 550 mg/m^2. Hequet et al. [113] suchten bei 141 Lymphompatienten 5 Jahre nach Abschluss der Behandlung mit Hilfe der Echokardiographie nach subklinischen Hinweisen auf eine kardiale Schädigung. Bei einer medianen Doxorubicin-Dosis von 300 mg/m^2 fanden sich bei 28% der Patienten derartige Hinweise. Risikofaktoren für eine subklinische Anthrazyklin-Kardiomyopathie waren eine höhere kumulative Doxorubicin-Dosis, eine Radiotherapie des Mediastinums, männliches Geschlecht, Alter und Übergewicht.

Neben kardiovaskulären Störungen sind auch Zweitneoplasien gefürchtete Langzeitnebenwirkungen erfolgreicher Lymphomtherapien. Brown et al. [31] fanden bei 605 Patienten, die zwischen 1982 und 1997 nach Behandlung mit

Cyclophosphamid und Ganzkörperbestrahlung eine autologe Blutstammzelltransplantation erhalten hatten, in 68 Fällen Myelodysplasien oder akute myeloische Leukämien, in 6 Fällen anderweitige hämatologische Neoplasien, in 42 Fällen solide Tumoren und in 39 Fällen nicht-melanomatöse Hauttumoren. Die errechnete Zweittumorrate lag nach 10 Jahren mit 21% und nach 15 Jahren mit 29% in einem erschreckend hohen Bereich. Die Autoren gehen davon aus, dass die Zahl Therapie-induzierter solider Tumoren in den kommenden Jahren weiter steigen wird.

1.6 Besondere Manifestationsformen

Die X-chromosomal vererbte Störung »X-linked-lymphoproliferative disease« (XLP), auch Duncan's Syndrom genannt, ist ein kongenitales Immundefizienzsyndrom, das mit einer mangelnden Beherrschung primärer Epstein-Barr-Virus-Infektionen einhergeht. Die Patienten entwickeln fulminante infektiöse Mononukleosen, an die sich intraktable maligne Lymphome anschließen können. Milone et al. [183] behandelten 2 XLP-Patienten unmittelbar nach primärer EBV-Infektion mit Rituximab und erreichten hierunter eine vollständige Elimination EBV-DNA-tragender Lymphozyten. In einem Beobachtungszeitraum von 2 Jahren traten weder infektiöse Mononukleose noch maligne Lymphome auf.

Wertung: Nach eigenen Erfahrungen werden XLP-Patienten zum Teil erst im Erwachsenenalter durch eine unbeherrschbare EBV-assoziierte Lymphoproliferation manifest. Möglicherweise lässt sich durch den frühzeitigen Einsatz von Rituximab das Schicksal dieser Patienten verbessern.

2 Chronische lymphatische Leukämie

2.1 Ätiologie

Genetische Prädisposition. Die chronische lymphatische Leukämie tritt in der Regel sporadisch, in seltenen Fällen allerdings auch familiär auf [70, 71]. Goldin et al. [98] untersuchten die Indzidenz lymphoproliferativer Erkrankungen bei den Verwandten von fast 6.000 schwedischen CLL-Patienten und fanden ein 8-fach erhöhtes Risiko für eine chronische lymphatische Leukämie und ein zweifach erhöhtes Risiko für einen Morbus Hodgkin oder ein Non-Hodgkin-Lymphom. Das Risiko war für Eltern, Geschwister und Kinder von CLL-Patienten gleich groß und wurde weder durch das Geschlecht der Patienten oder Verwandten noch durch den Zeitpunkt des Auftretens der Leukämie beeinflusst.

Ebenso wie eine Reihe anderer Neoplasien ist auch die chronische lymphatische Leukämie in vielen Fällen durch eine Deletion der Chromosomenregion 13q14 gekennzeichnet, in der möglicherweise mehrere Tumorsuppressor-Gene liegen. Calin et al. [35] entdeckten in diesem Bereich das ARLTS1-Gen und in diesem einen Nonsense-Polymorphismus, der zum vorzeitigen Kettenabbruch des entsprechenden Proteins führt. Das Nonsense-Allel wurde bei Patienten aus Krebsfamilien 6-mal so häufig angetroffen wie bei gesunden Kontrollen oder Patienten mit sporadischen Tumoren. Im Tierversuch erwies sich das nicht-mutierte ARLTS1-Protein in geeigneten Indikatorzellen als Tumorsuppressor. Diese Eigenschaft fehlte dem durch die Nonsense-Mutation trunkierten Protein. Patienten mit einer Nonsense-Mutation im ARLTS1-Gen besitzen offensichtlich eine hereditäre Prädisposition zur Entwicklung von Krebserkrankungen. Welche Bedeutung das ARLTS1-Gen für die Pathogenese der chronischen lymphatischen Leukämie und des ebenfalls mit einer 13q14-Deletion einhergehenden multiplen Myeloms besitzt, bleibt abzuwarten.

Hereditäre Faktoren können nicht nur die Entwicklung, sondern auch den Verlauf von Krebserkrankungen beeinflussen. In Untersuchungen von Nückel et al. [200] und Starczynski et al. [251] wurde ein Zusammenhang zwischen genetischen Polymorphismen des Methylentetrahydrofolatreduktase-Gens bzw. des proapoptotischen BAX-Gens und dem Auftreten einer chronischen lymphatischen Leukämie vermisst. Patienten mit bestimmten Allelen dieser Gene zeigten jedoch signifikant unterschiedliche Krankheitsverläufe. Bei den Polymorphismen des Methylentetrahydrofolatreduktase-Gens korrelierte ein günstiger Krankheitsverlauf mit einer vermehrten Spontan-Apoptose der CLL-Zellen in vitro [200]. Patienten mit einer verminderten Expression des BAX-Proteins zeigten ein kürzeres Überleben als Patienten mit höherer BAX-Expression [251]. Die verminderte Expression von BAX führt zu verminderter Apoptosefähigkeit mit schlechterem Ansprechen auf Chemotherapie.

2.2 Pathogenese

2.2.1 Genetik

Zahlreiche Untersuchungen weisen darauf hin, dass die Zellen der chronischen lymphatischen Leukämie durch Antigene stimuliert werden und die Art des Antigens einen Einfluss auf den klinischen Verlauf nimmt. Diese Hinweise ergeben sich aus der überzufällig häufigen Nutzung bestimmter Immunglobulin-Gene (variable/diversity/joining-Gene der Schwerketten, variable Gene der Leichtketten; siehe Abb. 1) für den Aufbau eines funktionsfähigen B-Zell-Rezeptors und die Ähnlichkeit somatischer Hypermutationen, die der B-Zell-Rezeptor im Zuge seiner Affinitätsreifung durchmacht. Tobin et al. [265] definierten in einer 346 Patienten umfassenden Gruppe schwedischer

CLL-Patienten 6 jeweils 3–22 Fälle umfassende Untergruppen, die sich durch große Ähnlichkeiten im Aufbau des B-Zell-Rezeptors auszeichneten. Besonders häufig wurden die variablen Schwerketten-Gen-Familien VH1, VH3 und VH4 verwendet [176, 265, 287]. In einer Untersuchung von 1.220 Patienten fanden Widhopf et al. [287] bei 1,3% der Patienten identische B-Zell-Rezeptoren, die sich durch Verwendung des variablen Schwerketten-Gens VH1-69, des diversity-Gens D3-16, des Schwerketten-Joining-Gens JH3 und des Kappa-Leichtketten-Gens A27 auszeichneten. Capello et al. [37] beschränkten ihre Analyse auf Patienten mit besonders stabiler Leukämie und beobachteten, dass 24% der Patienten zum Aufbau des B-Zell-Rezeptors das variable Schwerketten-Gen VH3-72 verwendeten, welches bei ungünstig verlaufenden chronischen lymphatischen Leukämien und anderen Non-Hodgkin-Lymphomen in weniger als 1% der Fälle benutzt wird. Möglicherweise bedingt das entsprechende Antigen einen besonders günstigen Verlauf.

Interessanterweise werden die unterschiedlichen Immunglobulin-Gene in verschiedenen Teilen Europas bei der chronischen lymphatischen Leukämie mit unterschiedlicher Häufigkeit angetroffen. Ein auf dem variablen Schwerketten-Gen VH3-21 aufbauender B-Zell-Rezeptor wird in Schweden bei etwa 6%, im Mittelmeerraum dagegen nur bei etwa 1% der CLL-Patienten gefunden [91]. Dieser Befund lässt vermuten, dass das zu dem Rezeptor gehörige Antigen in Schweden verbreiteter ist als im Mittelmeerraum.

Die gegenwärtigen Vorstellungen zur Bedeutung des B-Zell-Rezeptors in der Pathogenese der chronischen lymphatischen Leukämie wurden von Stevenson und Caligaris-Cappio [253] in einer Übersichtsarbeit zusammengestellt. Die chronische lymphatische Leukämie zerfällt in 2 prognostisch unterschiedliche Gruppen, die sich durch das Ausmaß der Affinitätsreifung des B-Zell-Rezeptors durch somatische Hypermutation unterscheiden. Sind mehr als 2% der Basen im variablen Immunglobulin-Schwerketten-Gen mutiert, spricht man von einer (prognostisch günstigen) mutierten Form der CLL, sind weniger als 2% mutiert, von einer (prognostisch ungünstigen) unmutierten Form. Auch bei den unmutierten Formen lassen sich in manchen Fällen – allerdings in geringem Ausmaß – somatische Hypermutationen und eine Aktivierung der Hypermutationsmaschinerie nachweisen [59]. Sowohl die mutierten als auch die unmutierten Formen scheinen durch Antigen stimuliert zu werden. Bei den mutierten Formen führt die Dauerstimulation zu Anergie, geringer Proliferation und günstiger Prognose. Unmutierte Formen werden dagegen zu kontinuierlicher Zellteilung angeregt, was sich klinisch in einer raschen Progression ausdrückt. Beide Formen sezernieren immunsuppressive Zytokine, die evtl. den begleitenden Immundefekt verursachen [253].

2.2.2 Genexpression

Mit Hilfe der Fluoreszenz-in-situ-Hybridisierung lassen sich bei der chronischen lymphatischen Leukämie prognostisch bedeutsame chromosomale

Anomalien nachweisen. Eine isolierte Deletion von 13q14 lässt einen günstigen, Deletionen von 11q22-q23 oder 17p13 (p53-Gen) einen ungünstigen Krankheitsverlauf vorausahnen. Haslinger et al. [110] korrelierten die chromosomalen Befunde mit den globalen Genexpressionsprofilen der entsprechenden Zellen. Die differentiell exprimierten Gene lagen bevorzugt in denjenigen Chromosomenregionen, die im Zuge der Krankheitsentwicklung deletiert oder dupliziert wurden. Daher könnten Gendosis-Effekte in der Pathogenese der chronischen lymphatischen Leukämie von besonderer Bedeutung sein. Dickinson et al. [62] beschränkten ihre Genexpressionsanalysen auf eine kleine Gruppe an der Signalübertragung und Apoptoseregulation beteiligter Gene. Eine Fehlexpression dieser Gene fand sich insbesondere bei Patienten mit einer Deletion 11q23.

2.2.3 Biologisches Verhalten

Chronische lymphatische Leukämien mit unmutierten Immunglobulin-Genen exprimieren meist das **ZAP-70-Protein,** eine Signaltransduktionskomponente des T-Zell-Rezeptorkomplexes. Offensichtlich besitzt das ZAP-70-Protein auch eine Bedeutung bei der Signaltransduktion des B-Zell-Rezeptors. Chen et al. [44] zeigten, dass die Stimulierung des B-Zell-Rezeptors von ZAP-70-positiven chronischen lymphatischen Leukämien stärkere intrazelluläre Signale hervorrief als die Stimulierung des Rezeptors ZAP-70-negativer Fälle. Wurde in diesen Zellen das ZAP-70-Protein mit gentechnologischen Methoden überexprimiert, so kam es zu einer deutlichen Steigerung der Signaltransduktion. Die stärkere Stimulierbarkeit ZAP-70-positiver Fälle durch die die Krankheit unterhaltenden Antigene dürfte zu ausgeprägterer Proliferation mit aggressiverem Krankheitsverlauf führen.

Ähnlich wie das ZAP-70-Protein besitzt auch die Expression des **CD38-Moleküls** bei der chronischen lymphatischen Leukämie eine prognostische Bedeutung: CD38-positive Fälle zeigen einen rascheren Verlauf als CD38-negative Fälle [70]. Der natürliche Ligand von CD38 ist das CD31-Molekül, das vor allem auf Endothelzellen exprimiert wird. Deaglio et al. [57] zeigten, dass die Bindung von CD38 an CD31 zu einer Re-Lokalisation des B-Zell-Antigen-Rezeptors in die Kontaktzone führt und gleichzeitig der Überlebensrezeptor CD100 auf der Membran exprimiert wird. CD100 wird seinerseits durch das von Stroma- und T-Zellen exprimierte Molekül Plexin-B1 stimuliert [71]. Diese Ergebnisse lassen vermuten, dass über die Stimulation von CD38 verschiedene Signaltransduktionswege in Gang gesetzt werden, die den Leukämiezellen Proliferations- und Überlebensimpulse vermitteln.

Zytogenetische Anomalien sind bei der chronischen lymphatischen Leukämie von großer prognostischer Bedeutung [69]. Jahrsdorfer et al. [130] korrelierten die Chromosomenanomalien mit dem Verhalten der Leukämiezellen in vitro. Mit einer günstigen Prognose einhergehende Veränderungen gingen zwar mit einer verminderten Spontan-Apoptose, jedoch auch mit einer vermehrten Expression von Adhäsions-, antigenpräsentierenden und kostimulatorischen Molekülen einher. Dies führte in der gemischten Lymphozytenkultur zu einer vermehrten Stimulation von T-Zellen. Offensicht besitzen prognostisch günstige Formen der chronischen lymphatischen Leukämie eine höhere Immunogenität als prognostisch ungünstige, was zu einer effizienteren immunologischen Kontrolle der Erkrankung beitragen könnte.

Die Erkennung von Tumoren durch das Immunsystem erfolgt u.a. über tumorassoziierte Antigene. Mayr et al. [177] identifizierten das Molekül **Fibromodulin** als spezifisches Antigen der chronischen lymphatischen Leukämie. Das Molekül wird von den Leukämiezellen überexprimiert und nach Prozessierung auf dem MHC-Komplex präsentiert, was zur Stimulation autologer T-Zellen führt. Ob sich aus dieser In-vitro-Beobachtung ein therapeutischer Ansatz ergibt, bleibt abzuwarten.

Etwa 10% der Patienten mit CLL entwickeln als Komplikation eine **autoimmunhämolytische Anämie,** die in der Regel durch Antikörper gegen Komponenten des Rhesus-Systems verursacht wird. Nach Untersuchungen von Hall et al. [107] präsentieren die Leukämiezellen das Rhesus-Antigen nach entsprechender Prozessierung auf ihrem eigenen MHC-Komplex. Dies führt zur Stimulation autoreaktiver T-Helfer-Zellen.

Die chronische lymphatische Leukämie geht mit einem humoralen Immundefekt und Anomalien im T-Zell-System einher. Die Folge ist eine vermehrte Infektanfälligkeit. Die Ursache für den sekundären Immundefekt ist nicht klar. Nach einer Untersuchung von Nückel et al. [201] könnte er auf der Expression des HLA-G-Moleküls auf der Leukämiezellmembran beruhen. Das HLA-G-Molekül ist ein nicht-polymorphes HLA-Protein, das zu einer Suppression des Immunsystems führt. Die Expression von HLA-G durch Trophoblastzellen wird dafür verantwortlich gemacht, dass die Frucht während der Schwangerschaft nicht abgestoßen wird. In den Untersuchungen von Nückel et al. korrelierte das Ausmaß der aberranten HLA-G-Expression auf den CLL-Zellen mit dem Ausmaß des humoralen und zellulären Immundefekts. Außerdem erwies sich die HLA-G-Expression als aussagefähigerer Prognoseparameter als die etablierten Parameter ZAP-70 und CD38. Patienten, in denen weniger als 23% der CLL-Zellen HLA-G exprimierten, hatten ein wesentlich längeres progressionsfreies Überleben (120 Monate) als Patienten mit höherer HLA-G-Expression (23 Monate).

2.3 Diagnostik

2.3.1 Zell- und Gewebecharakterisierung

Submikroskopische Tumorreste nach Chemotherapie lassen sich mit molekularbiologischen und durchflusszytometrischen Methoden nachweisen. Bei B-Zell-Lymphomen lässt sich molekularbiologisch das für jedes Lymphom spezifische Immunglobulin-Gen-Rearrangement mit Hilfe der Polymerasekettenreaktion amplifizieren, durchflusszytometrisch macht man sich charakteristische Oberflächenmarkerkonstellationen, z.T. in Verbindung mit einer Leichtkettenrestriktion (k- oder l-Leichtkette auf sämtlichen Lymphomzellen), zunutze. Böttcher et al. [28] verglichen bei 74 Patienten mit chronischer lymphatischer Leukämie nach autologer oder allogener Stammzelltransplantation die Polymerasekettenreaktion mit Konsensus- oder Allel-spezifischen Schwerkettenprimern mit der Durchflusszytometrie. Die Durchflusszytometrie war der Polymerasekettenreaktion mit Konsensus-Schwerketten-Primern überlegen. Insbesondere bei autolog transplantierten Patienten war die Polymerasekettenreaktion mit Allel-spezifischen Primern aussagekräftiger als die Durchflusszytometrie. Diese ist allerdings kostengünstiger und methodisch weniger aufwendig.

2.3.2 Prognosefaktoren

Häufig verwendete Prognosefaktoren der chronischen lymphatischen Leukämie umfassen zytogenetische Veränderungen, den Mutationsstatus der Immungobulin-Gene und die Expression von ZAP-70 und CD38. Rassenti et al. [221] verglichen bei 307 Patienten mit chronischer lymphatischer Leukämie die Wertigkeit des Immunglobulin-Gen-Mutationsstatus mit der Aussagekraft der ZAP-70-Expression (Tabelle 2). Je etwa die Hälfte der Patienten hatte mutierte bzw. unmutierte Immunglobulin-Gene. 83% der Fälle mit mutierten Immunglobulin-Genen waren ZAP-70-negativ, 71% der Fälle mit unmutierten Immunglobulin-Genen ZAP-70 positiv. Bei 23% der Patienten lagen diskordante Ergebnisse vor. Wie Tabelle 2 zeigt, war die ZAP-70-Expression besser mit der Dauer des therapiefreien Intervalls korreliert als der Mutationsstatus der Immunglobulin-Gene. Eine Verfeinerung der prognostischen Aussage ergab sich bei einer Kombination der beiden Parameter. Patienten mit ZAP-70-negativer, mutierter CLL hatten die beste, Patienten mit ZAP-70-positiver, unmutierter CLL die schlechteste Prognose. Die diskordanten Gruppen (ZAP-70-negativ, unmutiert bzw. ZAP-70-positiv, mutiert) lagen in einem intermediären Bereich.

Tabelle 2. *Therapiefreies Intervall (Monate) bei Patienten mit chronischer lymphatischer Leukämie in Abhängigkeit vom Immunglobulin-Gen-Mutationsstatus und der ZAP-70-Expression [221].*

	ZAP-70-negativ*	ZAP-70-positiv
Mutierte** Immunglobulin-Gene	132	50
Nicht mutierte Immunglobulin-Gene	85	34

* ZAP-70-negativ: <20% ZAP-70-exprimierende Leukämiezellen
** Mutiert: >2% Nukleotidaustausche gegenüber der Keimbahnsequenz

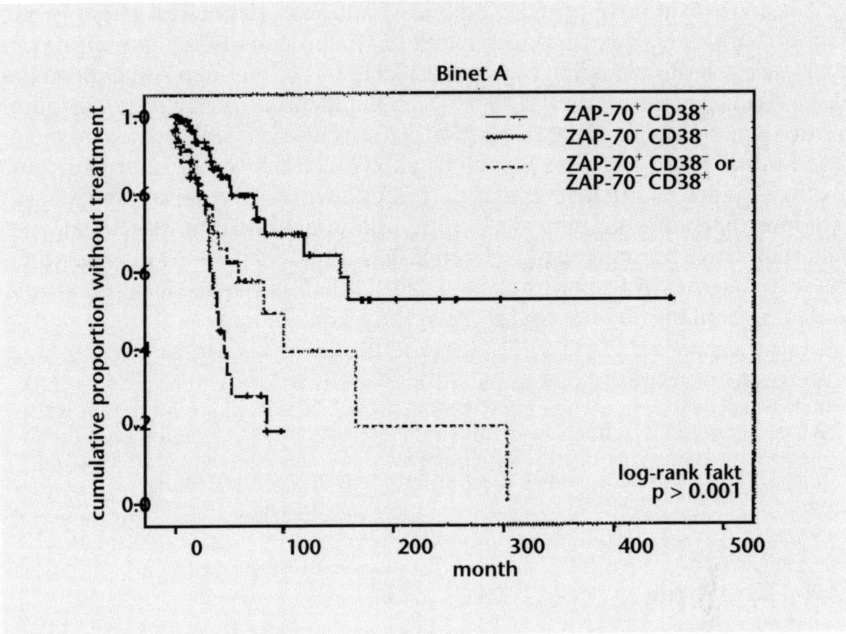

Abb. 2. *Therapiefreies Überleben von Patienten mit chronischer lymphatischer Leukämie im Stadium Binet A in Abhängigkeit von der Expression der Marker ZAP-70 und CD38: Gute Prognose der konkordant-negativen, schlechte Prognose der konkordant-positiven, intermediäre Prognose der diskordanten Fälle [240].*

Die Bestimmung des Mutationsstatus der Immunglobulin-Gene ist aufwendig und unter den Bedingungen der Krankenversorgung kaum durchführbar. Schroers et al. [240] untersuchten daher bei 252 Patienten mit chronischer lymphatischer Leukämie anstelle des Immunglobulin-Gen-Mutationsstatus die **CD38-Expression** gemeinsam mit der **ZAP-70-Expression.** 48% der Patienten zeigten eine konkordant ZAP-70-negative, CD38-negative chronische lymphatische Leukämie, 23% eine konkordant ZAP-70-positive, CD38-positive Leukämie und 29% eine Leukämie, die für die beiden Marker diskordant war. Ähnlich wie in der Untersuchung von Rassenti et al. [221] ergab die Kombination der beiden Marker auch hier komplementäre Informationen (Abb. 2). Das mediane therapiefreie Intervall lag bei der konkordant negativen Gruppe bei 130 Monaten, bei der konkordant positiven Gruppe bei 30 Monaten und bei der diskordanten Gruppe bei 43 Monaten. Die methodisch einfache durchflusszytometrische CD38-Bestimmung besitzt im Zusammenhang mit der ZAP-70-Expression offensichtlich eine ähnliche Aussagekraft wie die aufwendige Bestimmung des Immunglobulin-Gen-Mutationsstatus (Tabelle 2).

Die Identifikation neuer CLL-Prognosefaktoren hielt auch im vergangenen Jahr an. Tchirkov et al. [261] untersuchten die prognostische Bedeutung der Expression des Enzyms **Telomerase,** das bei proliferierenden Zellen den Wiederaufbau der im Rahmen der DNA-Replikation verkürzten Chromosomenenden bewirkt. Bei 90 Patienten mit chronischer lymphatischer Leukämie fand sich mit Hilfe der Polymerasekettenreaktion in 59% der Fälle eine Expression der Telomerase. Die Höhe der Telomerase-Expression verhielt sich proportional zum Krankheitsstadium und umgekehrt proportional zum Überleben. Nicht unerwartet zeigten 89% der Fälle mit nachweisbarer Telomerase-Aktivität einen unmutierten Immunglobulin-Gen-Mutationsstatus, welcher ebenfalls mit einer schlechten Prognose einhergeht.

Wertung: Molekulare Prognoseparameter besitzen bei der chronischen lymphatischen Leukämie bisher nur geringe therapeutische Relevanz. Einige der identifizierten Marker könnten sich jedoch als therapeutische Zielstrukturen erweisen. Es ist durchaus vorstellbar, dass die pharmakologische Blockade ZAP-70- oder CD38-assoziierter Signale zu einer Verlangsamung der Progression der Erkrankung führt.

2.4 Therapie

2.4.1 Konventionelle Therapie

Die Standardmedikamente zur Primärtherapie der chronischen lymphatischen Leukämie umfassen Alkylanzien und Purinanaloga. Tsimberidou et al. [274] untersuchten eine Kombination aus Fludarabin (30 mg/m^2 Tag 1 bis 3) und Mitoxantron (10 mg/m^2 Tag 1) bei 88 Patienten, die entweder unbehandelt, mit Alkylanzien vorbehandelt, mit Alkylanzien und Fludarabin vorbehandelt oder bereits gegen eine Monotherapie mit Fludarabin resistent waren. Die Gesamtansprechrate war bei Fludarabin-vorbehandelten Patienten schlechter (25% bei nachgewiesener Resistenz) als bei unbehandelten Patienten (83%). Die Vollremissionsrate lag bei unbehandelten Patienten mit 20% in der gleichen Größenordnung wie unter einer Fludarabin-Monotherapie. Die Autoren schließen, dass die Kombination aus Fludarabin und Mitoxantron in der Primärtherapie keine höhere Wirksamkeit aufweist als die Fludarabin-Monotherapie. Beunruhigend war in dieser Studie eine 5-Jahres-Zweitmalignomrate von 13%.

Mit Hilfe der Microarray-Technologie untersuchten Rosenwald et al. [229] die Auswirkungen der Fludarabin-Therapie auf die Genexpression in den Leukämie-Zellen. Die »Fludarabin-Signatur« umfasste zahlreiche Ziel-Gene des p53-Tumorsuppressorproteins. Fludarabin scheint seine Wirkungen zumindest z.T. über p53 auszuüben. Da das p53-Gen im Zuge der Karzinogenese oft mutiert, könnte es unter Fludarabin zur Selektion Fludarabin-resistenter, p53-mutierter Leukämiezellen kommen. Diese Vermutung wurde von Valganon et al. [276] bestätigt, die bei einer Untersuchung von 54 Patienten mit chronischer lymphatischer Leukämie eine Korrelation zwischen einem Versagen der Fludarabin-Therapie und Aberrationen der p53-Expression aufzeigten. Diese Korrelation war allerdings nicht sehr streng, denn 64% der Patienten mit nachgewiesenen Aberrationen im p53-Gen sprachen trotz dieser Anomalien auf die Fludarabin-Therapie an.

2.4.2 Antikörpertherapie

Der Anti-CD20-Antikörper **Rituximab** besitzt in der Monotherapie bei der chronischen lymphatischen Leukämie nur eine geringe Aktivität [70]. In Kombination mit Fludarabin könnte er jedoch zu einer deutlichen Verbesserung der Behandlungsergebnisse führen. In einer retrospektiven Studie verglichen Byrd et al. [34] die Ergebnisse der Fludarabin-Monotherapie mit den Ergebnissen einer Behandlung mit Fludarabin und Rituximab. Bei gleicher Toxizität war die Rituximab-Fludarabin-Kombination der Fludarabin-Monotherapie in Bezug auf das progressionsfreie Überleben nach 2 Jahren (67% vs. 45%) und das Gesamtüberleben nach 2 Jahren (93% vs. 81%) überlegen.

Wertung: Die vorliegende retrospektive Untersuchung ist unzureichend, um den Wert von Rituximab bei der Behandlung der chronischen lymphatischen Leukämie zu beweisen. Die Stellung des Antikörpers im Behandlungskonzept wird durch die z.Zt. in Deutschland laufende randomisierte Studie (CLL8-Studie der Deutschen CLL-Studiengruppe) genauer definiert werden.

Der Anti-CD52-Antikörper **Alemtuzumab** ist zur Behandlung der rezidivierten chronischen lymphatischen Leukämie zugelassen. Moreton et al. [189] erreichten bei 91 vorbehandelten Patienten nach 9-wöchiger Therapie in 36% Vollremissionen und in 19% Teilremissionen. Bei über der Hälfte der Vollremissionen war die Leukämie mit molekularen Methoden nicht mehr nachweisbar. Die Autoren fanden eine Korrelation zwischen dem Ausmaß der Eradikation der Leukämie und der Dauer des anschließenden therapiefreien Intervalls. Bei Vorliegen einer molekularen Vollremission lag das Gesamtüberleben nach 5 Jahren bei 84%.

Ausführlicher wurden die Vor- und Nachteile der Alemtuzumab-Therapie von Wendtner et al. [285] dargestellt, die 11 Patienten nach erfolgreicher Fludarabin- bzw. Fludarabin-/Cyclophosphamid-Therapie 12 Wochen lang mit Alemtuzumab (3×30 mg iv. pro Woche) nachbehandelten. Die mit Alemtuzumab behandelten Patienten wurden mit 10 Kontrollen verglichen, die nach Abschluss der Fludarabin-haltigen Therapie ohne weitere Behandlung beobachtet wurden. Im Alemtuzumab-Arm wurden 5 molekulare Vollremissionen erreicht, während eines 2-jährigen Nachbeobachtungszeitraumes traten keine Krankheitsprogressionen auf. Demgegenüber schritt die Erkrankung im

Beobachtungsarm bei mehreren Patienten nach Abschluss der Therapie voran, das mediane progressionsfreie Überleben lag bei 2 Jahren. Überschattet wurden diese Ergebnisse durch 7 schwere Infektionen im Alemtuzumab-Arm, die zu einem vorzeitigen Abbruch der Studie führten (CMV-Reaktivierungen, pulmonale Aspergillose, Tuberkulose, Gürtelrose).

Wertung: Die Behandlung mit Alemtuzumab stellt eine außerordentlich wirksame, aber auch sehr nebenwirkungsreiche Therapieform der chronischen lymphatischen Leukämie dar. Die empfohlenen Sicherheitsmaßnahmen (antivirale und Pneumocystis carinii-Prophylaxe, CMV-Monitoring) müssen während und nach der Therapie konsequent durchgeführt werden.

Die Wirkmechanismen von Rituximab umfassen u.a. Apoptoseinduktion über den CD20-Rezeptor, komplementabhängige Zell-Lyse und antikörperabhängige zelluläre Zytotoxizität [39]. Offensichtlich kommen diese Mechanismen bei verschiedenen Krankheiten in unterschiedlichem Maße zum Tragen, da die Wirksamkeit von Rituximab beim follikulären Lymphom [70], nicht jedoch bei der chronischen lymphatischen Leukämie durch genetische Polymorphismen zellständiger Fc-Rezeptoren beeinflusst wird [72]. Der Antikörper bindet über sein Fc-Stück an den auf den Effektorzellen exprimierten Fc-Rezeptor und ermöglicht diesen die Abtötung der von der Antigenbindungsstelle des Antikörpers erkannten Tumorzelle. Lin et al. [165] untersuchten den Einfluss genetischer Fc-Rezeptor-Polymorphismen auf die Wirkung von Alemtuzumab. Auch in ihrer Analyse war ein Einfluss der verschiedenen Rezeptorformen auf die Wirksamkeit des Antikörpers bei der chronischen lymphatischen Leukämie nicht zu erkennen.

Mit Hilfe verschiedener immunologischer Verfahren zeigten Albitar et al. [5], dass das CD52-Antigen auch in löslicher Form im Plasma vorkommt. Bei der chronischen lymphatischen Leukämie korrelierte seine Menge mit der Masse und der Aggressivität der Erkrankung. Eine hohe Konzentration von löslichem CD52 erwies sich als ungünstiger Prognoseparameter. Unter therapeutischen Gesichtspunkten war die Beobachtung bedeutsam, dass bei einer Anti-CD52-Antikörpertherapie die Alemtuzumab-Konzentration im Plasma mit zunehmender Konzentration von löslichem CD52 sank. Offensichtlich wird der Antikörper durch lösliches CD52 in Form von Immunkomplexen abgefangen.

2.4.3 Autologe Blutstammzelltransplantation

Die Hochdosistherapie mit autologer Blutstammzelltransplantation stellt ein experimentelles Verfahren dar, welches insbesondere bei jungen Patienten mit ungünstigen Prognosefaktoren Anwendung findet. Milligan et al. [182] stellten die Ergebnisse von 115 Patienten vor, die im Anschluss an eine Fludarabin-Primärbehandlung einer Hochdosistherapie mit Cyclophosphamid und Ganzkörperbestrahlung mit autologer Blutstammzelltransplantation unterzogen wurden. Da ein Teil der Patienten auf die Primärtherapie nicht adäquat ansprach und bei einem Drittel keine ausreichenden Leukapheresate gewonnen werden konnten, wurden letztendlich nur 65 Patienten transplantiert. Bei einer Transplantations-assoziierten Mortalität von 1,5% und einer Vollremissionsrate von 74% lagen nach 5 Jahren das krankheitsfreie Überleben bei 52% und das Gesamtüberleben bei 78%. Diese günstigen Ergebnisse wurden durch die Tatsache überschattet, dass 8% der Patienten im Anschluss an die Behandlung eine Therapie-induzierte Myelodysplasie oder akute myeloische Leukämie entwickelten.

2.4.4 Allogene Blutstammzelltransplantation

Mit Hilfe einer Allel-spezifischen Polymerasekettenreaktion untersuchten Ritgen et al. [225] die Eradikation der chronischen lymphatischen Leukämie nach autologer vs. allogener Stammzelltransplantation. Alle Leukämien wiesen unmutierte Immunglobulin-Schwerketten-Gene auf. Bei autolog transplantierten Patienten kam es nur in 23% der Fälle zu einem vorübergehenden Verschwinden der Leukämiezellen. Demgegenüber stellte sich bei 78% der allogen transplantierten Patienten im Verlauf mehrerer Monate (und manchmal erst nach Donorlymphozyten-Infusion) eine molekulare Vollremission ein. Im Gegensatz zu den autolog transplantierten war dieser Zustand bei den allogen transplantierten Patienten während einer medianen Beobachtungszeit von 2 Jahren stabil.

2.4.5 Experimentelle Therapie

Der Phosphodiesterase-Hemmstoff **Theophyllin** führt zur intrazellulären Akkumulation von zyklischem AMP. In vitro löst er in CLL-Zellen Apoptose aus. Wiernik et al. [288] behandelten 25 Patienten mit 2×200 mg Theophyllin per os und erreichten nach fast zweijähriger Behandlungsdauer bei einem Patienten eine Vollremission und bei 18 Patienten Krankheitsstabilisierungen. Das Ansprechen der Leukämiezellen auf Theophyllin in vitro korrelierte mit dem Ansprechen auf die Therapie in vivo.

2.4.6 Therapienebenwirkungen

Laurenti et al. [156] berichteten über die Veränderungen im Immunsystem nach 10-wöchiger, niedrigdosierter Alemtuzumab-Therapie (3×10 mg pro Woche). Die CD4-positiven Helfer-Lymphozyten erreichten 60 Tage nach Abschluss der Therapie einen medianen Nadir-Wert von 117/µl, die CD8-positiven Suppressor-Lymphozyten erholten sich bis zum Tag 180 auf einen Wert von 366/µl. Demgegenüber lagen die CD16-/CD56-positiven natürlichen Killerzellen bis zum Tag 120 oberhalb des Normbereiches, um sich anschließend zu normalisieren. Veränderungen der Immunglobulinkonzentrationen wurden nicht beobachtet. Die Autoren spekulieren, dass die Vermehrung der natürlichen Killerzellen den Defekt im T-Zell-System ausgleicht und schwerwiegende Infektionen verhindern hilft.

2.5 Besondere Manifestationsformen

Richter-Syndrom. In einer Übersichtsarbeit stellten Tsimberidou et al. [273] die Besonderheiten des Richter-Syndroms dar, welches sich bei etwa 5% der Patienten mit chronischer lymphatischer Leukämie nach unterschiedlicher Laufzeit einstellen kann. Definitionsgemäß versteht man unter einem Richter-Syndrom nicht nur das Auftreten eines hochmalignen Non-Hodgkin-Lymphoms oder einer Prolymphozytenleukämie, sondern auch die Entwicklung eines Morbus Hodgkin oder einer akuten Leukämie auf dem Boden einer chronischen lymphatischen Leukämie. In einigen Fällen liegt der Erkrankung eine Transformation der chronischen lymphatischen Leukämie, in anderen eine Zweiterkrankung zugrunde. Manchmal lässt sich in den malignen Zellen das Epstein-Barr-Virus nachweisen. Die Therapieergebnisse mit den üblichen in der Lymphomtherapie zum Zuge kommenden Maßnahmen sind mit Remissionsraten von 5–43% und einem medianen Gesamtüberleben von 5–8 Monaten schlecht. Vor diesem Hintergrund behandelten die gleichen Autoren 7 Patienten mit Richter-Syndrom mit dem Yttrium-90-gekoppelten Antikörper Ibritumomab-Tiuxetan [275]. Die in der Regel stark vorbehandelten Patienten litten unter ausgeprägter Hämatotoxizität, keiner sprach auf das Radioimmuntherapeutikum an.

Die Besonderheiten eines Morbus Hodgkin als Variante des Richter-Syndroms wurden von Fong et al. [84] in einer Serie von 4 Patienten herausgearbeitet. Bei 3 der Patienten lag eine Epstein-Barr-Virus-Assoziation vor, in 2 Fällen konnte eine klonale Verwandtschaft zur chronischen lymphatischen Leukämie aufgezeigt werden. Klinische Hinweise auf das Vorliegen eines Zweitmalignoms ergaben sich aus Tumorallgemeinsymptomen und therapierefraktären Lymphadenopathien.

3 Immunozytom

3.1 Pathogenese

3.1.1 Genetik

Anhand einer Untersuchung von 15 Patienten mit Morbus Waldenström kamen Kriangkum et al. [145] zu dem Schluss, dass der Morbus Waldenström von B-Zellen ausgehen könnte, die das Lymphknotenkeimzentrum umgangen haben und zum Immunglobulin-Schwerketten-Klassenwechsel nicht in der Lage sind. Ähnlich wie bei der chronischen lymphatischen Leukämie beobachteten sie eine bevorzugte Benutzung bestimmter variabler Schwerketten-Gene (insbesondere VH3). Trotz ausgeprägter somatischer Hypermutationen sprach die Art der Mutationen gegen eine Affinitätsreifung des B-Zell-Rezeptors.

3.1.2 Biologisches Verhalten

Einem Morbus Waldenström geht manchmal eine asymptomatische monoklonale Gammopathie unbestimmter Signifikanz vom IgM-Typ oder eine andersartige IgM-assoziierte Erkrankung, z.B. eine Kryoglobulinämie, Kälteagglutininkrankheit oder Gammopathie-assoziierte Polyneuropathie, voraus. Morra et al. [191] untersuchten das Schicksal von 384 Patienten mit asymptomatischer monoklonaler IgM-Gammopathie und 74 Patienten mit anderweitigen IgM-assoziierten Erkrankungen. Asymptomatische monoklonale IgM-Gammopathien zeigten nach 5 bzw. 10 Jahren in 8% bzw. 29% einen Übergang in ein malignes Lymphom, IgM-assoziierte Erkrankungen in 9% bzw. 16%. Am häufigsten entwickelte sich ein symptomatischer Morbus Waldenström, nur selten wurden andere Non-Hodgkin-Lymphome, multiple Myelome vom IgM-Typ oder primäre Amyloidosen beobachtet. Risikofaktoren für den Übergang in ein malignes Lymphom waren die Höhe der IgM-Konzentration und die Lymphozytenzahl im Blut.

3.2 Therapie

3.2.1 Konventionelle Therapie

In einer Übersichtsarbeit stellten Dimopoulos et al. [63] das diagnostische Vorgehen und die therapeutischen Möglichkeiten beim Morbus Waldenström zusammen. Für die Primärtherapie kommen Alkylanzien, Purinanaloga und der monoklonale Antikörper Rituximab in Frage. Vor diesem Hintergrund ist eine Arbeit von Annibali et al. [10] von Interesse, die 71 Patienten mit therapiebedürftigem Morbus Waldenström mit einer oral verabreichbaren Kombination aus **Melphalan, Cyclophosphamid und Prednison** behandelten und die Behandlungskosten den Kosten therapeutischer Alternativen gegenüberstellten. Die Gesamtansprechrate lag bei 77%, das mediane progressionsfreie Überleben bei 65 Monaten und das mediane Gesamtüberleben bei 66 Monaten. Schwerwiegende Toxizitäten wurden nicht beobachtet. Die Kosten pro Behandlungszyklus beliefen sich auf 16 US $. Aggressivere oder modernere Therapieverfahren verursachten dagegen Kosten zwischen 91 und 11.091 US $.

3.2.2 Antikörpertherapie

Mit Hilfe des monoklonalen Antikörpers **Rituximab** lassen sich bei etwa 30% der Patienten mit Morbus Waldenström Remissionen erzielen. Treon et al. [269] versuchten diese Therapieergebnisse zu verbessern, indem sie im Abstand von 3 Monaten einen zweiten Rituximab-Block à 4 Gaben anschlossen. Sie beobachteten 48% partielle Remissionen, insbesondere bei Patienten mit IgM-Konzentrationen unter 60 g/l. Patienten mit höheren IgM-Werten sprachen dagegen nur selten auf die Therapie an. Das Intervall zwischen Therapiebeginn und maximalem Ansprechen war mit 17 Monaten sehr lang. Nach Untersuchungen der gleichen Autoren [268] und der Arbeitsgruppe von Ghobrial et al. [94] kommt es innerhalb der ersten 4–8 Wochen nach Rituximab-Gabe bei mehr als der Hälfte der Patienten zu einem vorübergehenden Ansteigen der IgM-Konzentration, das manchmal von Komplikationen (Kopfschmerzen, Nasenbluten, subdurales Hämatom) begleitet ist. Ein Abfall der IgM-Konzentration unter den Ausgangswert ist bei den meisten Patienten erst nach 4 Monaten zu beobachten [94]. Die Autoren spekulieren, dass der IgM-Anstieg über eine Aktivierung des CD20-Rezeptors ausgelöst werden könnte [268]. Ähnlich wie beim follikulären Lymphom [70] wird die Effizienz der Rituximab-Therapie beim Morbus Waldenström durch genetische Varianten der Fc-Rezeptoren auf den Effektorzellen des Immunsystems mitbestimmt [270]. Derartige Varianten gehen mit unterschiedlichen Bindungsaffinitäten für das Fc-Stück des monoklonalen Antikörpers einher, was sich klinisch in unterschiedlichen Behandlungserfolgen ausdrückt. Durch eine Bestimmung der Fc-Rezeptor-Allele könnte in Zukunft der Behandlungserfolg vorhergesagt werden.

3.2.3 Experimentelle Therapie

Chettle und Baker [45] beobachteten bei einer 71 Jahre alten Patientin mit Morbus Waldenström, die wegen eines Mammakarzinoms Anastrozol einnahm, innerhalb eines Jahres ein vollständiges Verschwinden des Paraproteins und der Knochenmarkinfiltration. Abgesehen von der Operation und Bestrahlung der Brust waren andere therapeutische Maßnahmen nicht erfolgt.

4 Haarzell-Leukämie

4.1 Pathogenese

Die Immunglobulin-Gene der Haarzell-Leukämie sind häufig, aber nicht immer hypermutiert, und die Zellen enthalten nebeneinander Transkripte für m, d, g und a-Schwerketten. Aufgrund dieses Befundes gehen Forconi et al. [85] davon aus, dass die Ursprungszelle der Haarzell-Leukämie in einem Entwicklungsstadium der B-Zelle anzusiedeln ist, in dem der Schwerkettenklassenwechsel unmittelbar bevorsteht. Aufgrund der Art der verwendeten Immunglobulin-Gene, der Eigenschaften der Hypermutationen und der an Milzzellen erinnernden Genexpressionsprofile stellten Vanhentenrijk et al. [279,

280] die Hypothese auf, dass Haarzellen von Marginalzonen-B-Zellen abstammen.

4.2 Diagnostik

Zell- und Gewebecharakterisierung. Bei der Analyse von Genexpressionsprofilen der Haarzell-Leukämie fiel Falini et al. [78] eine sehr starke Expression des Annexin A1-Gens auf. Mit Hilfe immunzytochemischer Methoden ließ sich das Annexin A1-Protein bei Haarzell-Leukämien in jedem Fall, bei anderen lymphoproliferativen Erkrankungen dagegen nie nachweisen. Annexin A1 könnte daher einen hochspezifischen Marker für die Haarzell-Leukämie darstellen.

4.3 Therapie

Konventionelle Therapie. Jehn et al. [131] stellten die Langzeitdaten einer Therapie mit **Cladribin** vor. Von 44 behandelten Patienten erreichten 43 eine Vollremission und einer eine Teilremission. Etwa ein Drittel der Patienten zeigte unter der Therapie keine Nebenwirkungen, bei den übrigen waren diese milde. Nach 12-jähriger Beobachtungsdauer lagen das krankheitsfreie Überleben bei 36% und das Gesamtüberleben bei 79%. Das mediane krankheitsfreie Überleben betrug 8 Jahre. Neun Patienten wurden im Rezidiv erneut mit Cladribin behandelt, in 8 Fällen wurde eine zweite Vollremission erreicht.

Wertung: Die Behandlungsergebnisse der Haarzell-Leukämie sind nicht zu schlagen.

5 Monoklonale Gammopathie unbestimmter Signifikanz

5.1 Pathogenese

5.1.1 Genetik

Die molekularen Vorgänge beim Übergang einer monoklonalen Gammopathie unbestimmter Signifikanz (MGUS) in ein multiples Myelom sind unbekannt. Hieran konnten auch Kaufmann et al. [136] nichts ändern, als sie 11 Patienten sequentiell in verschiedenen Krankheitsphasen mit Hilfe der Fluoreszenz-in-situ-Hybridisierung untersuchten. Schon im MGUS-Stadium zeigten diese Patienten myelomspezifische Translokationen des Immunglobulin-Schwerketten-Locus, Deletionen des Chromosoms 13 oder einen –

ebenfalls beim Myelom häufig beobachteten – hyperdiploiden Chromosomensatz.

Mit gleicher Intention untersuchten Rasmussen et al. [220] 20 Patienten mit MGUS, 58 Patienten mit multiplem Myelom und 13 Patienten mit extramedullären Plasmazelltumoren im Hinblick auf Mutationen im K- oder N-RAS-Onkogen. Da derartige Mutationen nur bei 5% der MGUS-, jedoch bei 31% der Myelompatienten gefunden wurden, spekulieren die Autoren, dass RAS-Mutationen beim Übergang der Erkrankungen eine Rolle spielen könnten. Auch für extramedulläre Myelommanifestationen könnten RAS-Mutationen von Bedeutung sein. Bei Patienten, bei denen gleichzeitig medulläre und extramedulläre Myelommanifestationen untersucht wurden, fanden sich nur in den extramedullären Tumoren RAS-Mutationen.

5.1.2 Biologisches Verhalten

Das multiple Myelom ist durch areaktive Osteolysen gekennzeichnet, die von fehlgesteuerten Osteoklasten hervorgerufen werden. Bei dieser Fehlsteuerung spielen verschiedene Zytokine, u.a. der RANK-Ligand, der RANK-Ligand-Antagonist Osteoprotegerin und das Chemokin Macrophage Inflammatory Protein-1a (MIP-1a) eine große Rolle. Politou et al. [213] gingen der Frage nach, ob entsprechende Veränderungen des Knochenstoffwechsels auch schon im Stadium der monoklonalen Gammopathie unbestimmter Signifikanz nachweisbar sind. Hierzu bestimmten sie die Serumkonzentrationen der genannten Moleküle und untersuchten darüber hinaus eine Reihe weiterer Marker des Knochenauf- und -abbaus. Bei Patienten mit monoklonaler Gammopathie unbestimmter Signifikanz lag bereits ein deutlich erhöhter Knochenabbau vor, dieser wurde jedoch durch einen osteoblastären Knochenneuaufbau kompensiert. Bei Patienten mit multiplem Myelom fehlte diese Kompensation, was zum Auftreten von Osteolysen führte.

5.2 Diagnostik

Die Bestimmung freier Leichtketten im Serum ist insbesondere bei Patienten mit Leichtketten- oder asekretorischen Myelomen für die Therapiesteuerung von großer Bedeutung. Die Verschiebung des Verhältnisses von k- zu l-Leichtketten ist ein außerordentlich sensitiver Hinweis auf das Vorliegen einer monoklonalen Gammopathie, selbst wenn diese mit Hilfe der Immunfixation nicht nachgewiesen werden kann. Nach Untersuchungen von Rajkumar et al. [218] eignet sich der k-/l-Quotient auch zur Risikoabschätzung des Übergangs einer monoklonalen Gammopathie unbestimmter Signifikanz in ein multiples Myelom. Bei Vorliegen eines pathologischen Quotienten verdoppelt sich das Myelomrisiko.

5.3 Besondere Manifestationsformen

Thromboembolien. Bei einer Kombination von Thalidomid und Chemotherapie erleiden etwa ein Viertel der Myelompatienten Thromboembolien [71]. Aber auch ohne Thalidomid sind thromboembolische Komplikationen bei Myelompatienten häufig. Zwei Arbeitsgruppen untersuchten das Thromboembolie-Risiko bei Patienten mit monoklonaler Gammopathie unbestimmter Signifikanz. In der Untersuchung von Sallah et al. [234] an 310 MGUS-Patienten lag die Thromboserate bei einem medianen Follow-up von 4 Jahren bei 6%. Als Risikofaktor wurde insbesondere ein Paraproteinanteil über 16 g/l identifiziert. In der Untersuchung von Srkalovic et al. [250] zeigten Patienten mit IgG-Paraproteinämien eine geringere Thromboserate als Patienten mit anderen Paraproteinen. Immobilität und eine positive Familienanamnese begünstigten das Auftreten von Thrombosen.

Erworbenes Fanconi-Syndrom. Dem Fanconi-Syndrom liegt ein Schaden der proximalen Nierentubuli zugrunde, der zu Aminoazidurie, Hyperphosphaturie, renaler Glukosurie und anderen Störungen führt. In seltenen Fällen wird ein Fanconi-Syndrom durch eine monoklonale Gammopathie ausgelöst. Ma et al. [170] beschrieben 32 Patienten mit Paraprotein-assoziiertem Fanconi-Syndrom. Die meisten litten an einer monoklonalen Gammopathie unbestimmter Signifikanz oder einem »smoldering« Myelom. Nur 5 Patienten entwickelten während eines medianen Beobachtungszeitraumes von 5 Jahren eine terminale Niereninsuffizienz. Der Übergang in ein manifestes multiples Myelom war selten. Versuche, die Erkrankung durch eine Chemotherapie aufzuhalten, blieben in der Regel erfolglos.

Leichtkettenamyloidose. Mit Hilfe der Microarray-Technologie untersuchten Abraham et al. [2] die Genexpressionsprofile von Plasmazellen von 24 Patienten mit Leichtkettenamyloidose im Vergleich zu 28 Patienten mit multiplem Myelom. Die Autoren identifizierten 12 Gene mit differentieller Expression, durch die die beiden Patientengruppen mit großer Sicherheit voneinander unterschieden werden konnten.

Zur Behandlung der Leichtkettenamyloidose werden in erster Linie Alkylanzien in konventioneller oder hoher Dosierung eingesetzt. Im Rezidiv setzten Palladini et al. [206] bei 130 Patienten eine Kombination aus Thalidomid (100–400 mg täglich) und Dexamethason (Tag 1 bis 4, Wiederholung alle 3 Wochen) ein und erreichten in 19% Voll- und in 29% Teilremissionen. Die mediane Zeit bis zum Ansprechen auf die Therapie betrug 4 Monate. Aufgrund der recht guten Therapieergebnisse empfehlen die Autoren die Kombination von Thalidomid und Dexamethason zur Behandlung von Amyloidose-Rezidiven, warnen jedoch vor den Nebenwirkungen der Behandlung, die sich in diesem Patientenkollektiv insbesondere in Bradykardien äußerten.

6 Multiples Myelom

6.1 Epidemiologie

Kyle et al. [152] untersuchten die Myelominzidenz im US-Bundesstaat Minnesota über 6 Jahrzehnte. Die Inzidenz beträgt 4,3 Fälle pro 100.000 Einwohner pro Jahr und ist seit 60 Jahren konstant. Etwa die Hälfte der Patienten hatte vor der Diagnose eines multiplen Myeloms eine monoklonale Gammopathie unbestimmter Signifikanz, ein »smoldering« Myelom oder ein solitäres Plasmozytom. Ähnliche epidemiologische Daten lieferten Phekoo et al. [211] aus Südengland. Hier betrug die Myelominzidenz 4,8 Fälle pro 100.000 Einwohner pro Jahr, das mediane Alter der Myelompatienten lag bei Diagnose bei 73 Jahren. Die in dieser Studie berichteten Überlebensdaten sind bedrückend. Bei einem medianen Überleben der Gesamtgruppe von 24 Monaten lag das Überleben der unter 65 Jahre alten Patienten bei 42, das der über 65 Jahre alten Patienten dagegen nur bei 18 Monaten. Da das Myelom im Wesentlichen eine Erkrankung des alten Menschen ist, ist eine Optimierung der Behandlung in der hohen Altersgruppe dringend erforderlich.

6.2 Ätiologie

Genetische Prädisposition. Das Zytokin Tumornekrosefaktor ist ein wichtiger Entzündungsmediator und gleichzeitig ein Wachstumsfaktor für Myelomzellen. Das Tumornekrosefaktor-Gen enthält zahlreiche genetische Varianten, die mit einer unterschiedlichen Proteinproduktion einhergehen. Individuen mit genetisch determinierter hoher Tumornekrosefaktor-Produktion könnten daher ein größeres Risiko für die Entwicklung eines multiplen Myeloms haben als Patienten mit niedriger Tumornekrosefaktor-Produktion. Diese Vorstellung wurden von Morgan et al. [190] in einer Untersuchung an 181 Myelompatienten und 233 Kontrollen widerlegt.

6.3 Pathogenese

6.3.1 Genetik

Mehrere Arbeiten des vergangenen Jahres deuten darauf hin, dass multiple Myelome unter genetischen Gesichtspunkten in 2 große Gruppen unterteilt werden können: Die eine Gruppe enthält Erkrankungen mit Translokationen des Immunglobulin-Schwerketten-Locus, die zur Translokation von Cyclin D1 [t(11;14)] Cyclin D3 [t(6;14)], Fibroblasten-Wachstumsfaktor-Rezeptor 3 [t(4;14)], c-maf [t(14;16)] oder mafB [t(14;20] führen. Die andere Gruppe ist durch einen polyploiden Chromosomensatz mit Polysomien zahlreicher Chromosomen gekennzeichnet [116]. Die beiden Gruppen zeigen nur selten

Überlappungen [293]. Bei beiden Gruppen stellt die Deregulation der den Zellzyklus antreibenden Cycline ein frühes Ereignis in der Transformation dar [116]. Das auf Chromosom 11 liegende Cyclin D1 kann entweder durch die Translokation t(11;14) oder durch eine Trisomie des Chromosoms 11 vermehrt exprimiert werden [247]. Einige Fälle zeigen auch ohne Translokation oder Polysomie eine Überexpression. Daher gibt es vermutlich weitere Mechanismen der Cyclin-D1-Überexpression. Die neuen Erkenntnisse der molekularen Pathogenese des multiplen Myeloms führten zu einem neuen Klassifikationsvorschlag [116]. Die TC-Klassifikation unterteilt die Myelome in Abhängigkeit von der An- oder Abwesenheit pathogener Translokationen (T) und der Überexpression verschiedener Cycline (C) (Cyclin D1, D2 oder D3) in 5 Gruppen (TC1–TC5). Die prognostisch ungünstige Deletion 13q14 wird häufiger bei den Myelom-Formen mit Translokationen des Immunglobulin-Schwerketten-Gen-Locus (66%) als bei Myelomen mit hyperdiploidem Chromosomensatz angetroffen (48%) [293].

Nach Einführung des sehr sensitiven freien Leichtketten-Assays erwiesen sich viele vermeintlich asekretorische als wahre Leichtketten-Myelome. In seltenen Fällen werden allerdings echte asekretorische Myelome angetroffen. Coriu et al. [49] konnten für einen derartigen Fall eine Mutation im Leichtketten-Gen nachweisen, die zu einer abnormen Arminosäuresequenz mit der Unfähigkeit zur Ausbildung von Disulfid-Brücken führte.

6.3.2 Biologisches Verhalten

Mehr als bei anderen Krebserkrankungen wird beim multiplen Myelom der Interaktion der Tumorzellen mit den nicht-neoplastischen Zellen ihrer Umgebung eine wichtige pathogenetische Bedeutung zugeschrieben. Myelomzellen interagieren mit Osteoklasten, Knochenmarkstromazellen und Endothelzellen, was letztendlich zur Proliferation der Myelomzellen und Zerstörung des Knochens Anlass gibt. Abe et al. [1] zeigten, dass bei der Interaktion von Myelomzellen mit Osteoklasten in erster Linie direkter Zellkontakt von Bedeutung ist. Obwohl bei der Interaktion auch lösliche Substanzen, wie Interleukin 6 und Osteopontin, eine Rolle spielen, ließ sich die Stimulation der Myelomzellen durch Osteoklasten durch entsprechende Antikörper nicht vollständig unterdrücken. Durch Kontakt mit Knochenmarkstromazellen werden in den Myelomzellen antiapoptotische Mechanismen in Gang gesetzt, die die Wirksamkeit therapeutischer Maßnahmen einschränken.

Chatterjee et al. [43] wiesen in einem In-vitro-Modell neben einem Interleukin 6-abhängigen Signaltransduktionsweg einen weiteren anti-apoptotischen Weg nach. Zur Auslösung von Apoptose war die Unterbrechung beider Übertragungswege erforderlich. Myelome induzieren eine tumoreigene Gefäßversorgung, deren Unterdrückung seit einigen Jahren therapeutisch genutzt wird. Bei der Regulation der Gefäßneubildung im Knochenmark scheinen neben stimulatorischen Einflüssen auch inhibitorische Einflüsse von

Bedeutung zu sein. Kumar et al. [149] fanden bei der Untersuchung von Patienten mit monoklonalen Gammopathien unbestimmter Signifikanz, »smoldering« Myelomen oder klinisch manifesten Myelomen keine Unterschiede in der Expression pro-angiogenetischer Zytokine. Dagegen fanden sie im Knochenmark von Patienten mit monoklonalen Gammopathien unbestimmter Signifikanz oder »smoldering« Myelomen nicht näher identifizierte anti-angiogenetische Substanzen, die bei manifesten Myelomen nur noch in Spuren nachweisbar waren. Offensichtlich gehen im Zuge der Tumorzellexpansion inhibierende Einflüsse verloren, was zu einem Überwiegen pro-angiogenetischer Mechanismen führt.

6.4 Diagnostik

6.4.1 Zell- und Gewebecharakterisierung

Die Bestimmung der freien Leichtketten im Serum mit dem seit wenigen Jahren verfügbaren »Free Light Chain Assay« ist insbesondere bei Patienten mit Leichtketten-Myelomen oder asekretorischen Myelomen ein willkommenes Instrument der Therapiesteuerung. In einer weiteren Studie untersuchten Mead et al. [178] den Wert der freien Leichtkettenbestimmung bei multiplen Myelomen, die intakte Immunglobuline sezernieren. In 96% der Fälle fand sich ein abnormer freier Leichtkettenbefund. Da die freien Leichtketten eine kürzere Halbwertszeit haben als intaktes IgG, lässt sich ein Ansprechen auf die Therapie unter Zuhilfenahme des freien Leichtketten-Assays früher erkennen als mit den herkömmlichen Immunglobulinbestimmungen. Die Übereinstimmung der Ergebnisse des freien Leichtketten-Assays mit der b2-Mikroglobulinkonzentraton ist besser als die Übereinstimmung der herkömmlichen Immunglobulin-Assays mit diesem Parameter. Die Autoren folgern, dass das freie Leichtketten-Assay bei fast allen Myelompatienten zur Verlaufsbeurteilung herangezogen werden kann.

Wertung: Die Benutzung des freien Leichtketten-Assays hat Vor- und Nachteile. Vorteile sind die Verminderung des Anteils asekretorischer Myelome, die Verfügbarkeit eines einfachen Verlaufsparameters bei Leichtketten-Myelomen inklusive zahlreicher »asekretorischer« Myelome und die raschere Beurteilbarkeit des Therapieerfolges bei Myelomen mit Produktion kompletter Immunglobuline. Ein wesentlicher Nachteil ist die Tatsache, dass die gängigen Kriterien der Behandlungsbedürftigkeit (z.B. Staging nach Durie und Salmon) das Leichtketten-Assay nicht berücksichtigen. Außerdem stimmt die mit dem Leichtketten-Assay gemessene Bence-Jones-Proteinausscheidung im Urin nicht mit der mit anderen Methoden gemessenen Ausscheidung überein. In eigener Erfahrung sind die mit dem Leichtketten-Assay gemessenen Wert etwa 10-mal (!!) so hoch wie mit den früheren Bestimmungsmethoden. Würde man sich nach den Werten des Leichtketten-Assays richten, wäre fast jeder Patient mit Leichtketten-Myelom behandlungsbedürftig. Trotz maximaler Therapie würde so mancher

→

Patient die Therapiebedürftigkeit nie verlieren. Da in der Einteilung von Durie und Salmon nicht definiert ist, mit welcher Methode die Leichtkettenausscheidung im Urin zu messen ist und das Messergebnis in entscheidendem Maße von der Meßmethode abhängt, sollte die Indikation zur Therapie allein aufgrund einer hohen Eiweißausscheidung im Urin mit großer Zurückhaltung gestellt werden.

6.4.2 Prognosefaktoren

Bei den meisten Tumorerkrankungen wird das Überleben der Patienten in entscheidendem Maße vom Ansprechen auf die Therapie beeinflusst. Zwei Arbeitsgruppen untersuchten, welchen Einfluss das Ansprechen auf eine konventionell dosierte Myelom-Therapie auf die Überlebenszeit hat. In der Untersuchung von Schaar et al. [237] wurde das Ansprechen auf den ersten Zyklus einer Behandlung mit Melphalan und Prednison bei 242 Patienten mit IgG- oder IgA-Myelomen mit dem Überleben korreliert. Der mediane Immunglobulin-Abfall nach dem ersten Zyklus betrug für IgG-Myelome 21% und für IgA-Myelome 27%. Nach 4 Zyklen betrug der weitere Paraproteinabfall je Zyklus im Median weniger als 5% des Ausgangswertes. Patienten, die bereits nach dem ersten Zyklus einen mehr als 40%-igen Abfall der Paraproteinkonzentration aufwiesen, zeigten ein signifikant längeres Überleben als Patienten, bei denen die Therapie einen geringeren Abfall bewirkte. Bei Verwendung eines anderen Nachuntersuchungszeitpunktes kamen Durie et al. [73] in ihrer Analyse von 1.555 Myelompatienten zu einem anderen Ergebnis. Sie überprüften das Ansprechen nicht nach dem ersten Therapiezyklus, sondern erst nach 6 oder 12 Monaten. Patienten, die nach 6 Monaten einen mehr als 50%-igen oder nach 12 Monaten einen mehr als 75%-igen Rückgang des Paraproteins gegenüber dem Ausgangsbefund aufwiesen, zeigten kein längeres Überleben als Patienten, bei denen sich das Paraprotein im Verlauf trotz Therapie stabil verhielt. Von prognostischer Bedeutung war dagegen eine Tumorprogredienz unter laufender Therapie. Während die zuvor genannten Patientengruppen ein medianes Gesamtüberleben von 34 Monaten aufwiesen, verkürzte sich dieses bei Patienten mit therapierefraktärer progredienter Erkrankung auf 13 Monate.

Wertung: Eine Reduktion des Paraproteins um mehr als 40% nach dem ersten Therapiezyklus geht mit einem günstigen Krankheitsverlauf einher. Ein zu späteren Zeitpunkten dokumentiertes Ansprechen auf die Therapie besitzt keine prognostische Bedeutung. Progredienz unter laufender Therapie bedeutet eine schlechte Prognose.

Durch eine Hochdosistherapie mit autologer Blutstammzelltransplantation kann bei vielen Patienten das Myelom vollständig oder fast vollständig zurückgedrängt werden. Bakkus et al. [16] untersuchten die prognostische Bedeutung residueller Tumorzellen, die sie mit Hilfe der Allel-spezifischen Polymerasekettenreaktion 3–6 Monate nach erfolgter Hochdosistherapie in Knochenmarkaspiraten nachwiesen. Bei einer Grenze von 0,015% Tumorzellen ließen sich 2 prognostisch unterschiedliche Patientengruppen identifizieren: Patienten mit einer geringeren Menge residueller Tumorzellen zeigten ein medianes progressionsfreies Überleben von 64 Monaten, Patienten mit einer größeren Menge von nur 16 Monaten.

Die Deletion des **p53-Gens** auf dem Chromosom 17p ist bei vielen Tumorerkrankungen, so auch beim multiplen Myelom, von ungünstiger prognostischer Bedeutung. Chang et al. [41] zeigten, dass hieran auch die Durchführung einer Hochdosistherapie mit autologer Blutstammzelltransplantation nichts zu ändern vermag. In einer Gruppe von 105 Patienten wiesen sie in 10% der Fälle mit Hilfe der Fluoreszenz-in-situ-Hybridisierung eine Deletion von p53 nach. Patienten ohne p53-Deletion zeigten nach der Transplantation ein medianes Gesamtüberleben von 48 Monaten, Patienten mit p53-Deletion von nur 15 Monaten.

Auch nach einer allogenen Transplantation scheinen ungünstige biologische Prognoseparameter ihrer Wertigkeit zu behalten. Kröger et al. [147] untersuchten die Bedeutung der prognostisch ungünstigen **Deletion 13q14** bei 68 Patienten, die einer allogenen Stammzelltransplantation mit dosisreduzierter Konditionierung unterzogen wurden. Zwei Jahre nach der Transplantation zeigten Patienten mit 13q14-Deletion ein geringeres ereignisfreies Überleben (18% vs. 42%), ein geringeres Gesamtüberleben (18% vs. 67%) und eine höhere Rückfallrate (77% vs. 44%). Eine erhöhte Transplantations-assoziierte Mortalität ließ sich dagegen für Patienten mit 13q14-Deletion nicht nachweisen (24% vs. 18%).

Wertung: Die Ergebnisse bestätigen die allgemeine onkologische Erfahrung, dass Prognosefaktoren in der Regel auch bei Veränderung der therapeutischen Maßnahmen ihre Wertigkeit behalten.

6.5 Therapie

6.5.1 Konventionelle Therapie

Die Behandlung mit **Melphalan** und **Prednison** stellt die Standardbehandlung für Patienten mit multiplem Myelom dar, die für eine Hochdosistherapie mit autologer Blutstammzelltransplantation nicht in Frage kommen und einer Anthracyclin-haltigen Therapie mit rascherem Wirkungseintritt nicht bedürfen. Hernandez et al. [115] untersuchten in einer randomisierten Studie an 201 Patienten jenseits des 70. Lebensjahres die Frage, ob die Wirksamkeit des Melphalan-Prednison-Regimes durch den Ersatz von Prednison durch Dexamethason gesteigert werden kann. Die Patienten erhielten 12 Therapiezyklen, wobei Prednison in einer Dosierung von 60 mg/m^2 (Tag 1 bis 4) und Dexamethason in einer Dosierung von 20 mg/m^2 (Tag 1 bis 4 und Tag 9 bis 12) verabreicht wurden. Die Dexamethason-Gruppe erhielt somit eine 5-mal so hohe Glukokortikosteroid-Dosis wie die Prednison-Gruppe. Die Ergebnisse waren dennoch in beiden Gruppen fast identisch (Ansprechrate nach 12 Zyklen 49% vs. 46%, komplette Remissionsrate 9% vs. 22% zugunsten des Dexamethason-Armes; medianes ereignisfreies Überleben 16 Monate vs. 23 Monate, medianes Gesamtüberleben 29 Monate vs. 27 Monate). Die nicht-hämatologische Toxizität war im Dexamethason-Arm sehr viel ausgeprägter. Die Autoren fol-gern, dass Melphalan und Prednison weiterhin das Standard-Regime darstellen.

Das Präparat Melphalan wird z.T. renal eliminiert und kumuliert daher bei Niereninsuffizienz. Carlson et al. [38] bearbeiteten in einer retrospektiven Untersuchung von 252 mit oralem Melphalan behandelten Patienten die Frage, welchen Einfluss die Nierenfunktion auf die Hämatotoxizität und die Infektionsrate besitzt. Oberhalb einer Kreatinin-Clearance von 50 ml/Minute lag die Hämatotoxizität (WHO-Grad 3 bis 4) bei 18%, bei einer Clearance zwischen 30–50 ml/Minute bei 28% und bei einer Clearance unter 30 ml/Minute bei 36%. Die Infektionsrate (6%) zeigte allerdings keine Korrelation zur Nierenfunktion. Aufgrund ihrer Erfahrungen empfehlen die Autoren eine Reduktion der Melphalan-Dosis um 25% bei einer Clearance unter 30 ml/Minute. Empfehlungen für die Melphalan-Dosierung bei einer Clearance unter 10 ml/Minute konnten aufgrund fehlender Daten nicht abgegeben werden.

Das intravenös verabreichte VAD-Protokoll (Vincristin, Doxorubicin, Dexamethason) gilt als Standardinduktionstherapie für Patienten, bei denen die Myelomzellmasse rasch reduziert werden muss oder langfristig eine Hochdosistherapie mit autologer Blutstammzelltransplantation geplant ist. Cook et al. [48] untersuchten an 106 neu diagnostizierten Myelompatienten die Frage, ob das VAD-Protokoll (Doxorubicin 9 mg/m^2 Tag 1 bis 4 als kontinuierliche Infusion) durch das oral applizierbare Z-Dex-Protokoll (orales Idarubicin 10 mg/m^2 Tag 1 bis 4) ersetzt werden kann. Nach 4 bis 6 Therapiezyklen lagen die Gesamtansprechrate (74% vs. 58%) und die unerwartet hohe Frühmortalität (15% vs. 12%) in beiden Armen im gleichen Bereich. In beiden Gruppen wurden etwa 60% der Patienten im weiteren Verlauf einer Hochdosistherapie unterzogen. Die VAD-Therapie war erwartungsgemäß durch häufigere Katheter-Komplikationen gekennzeichnet, im Z-Dex-Arm wurden mehr Neutropenien beobachtet. Die Autoren folgern, dass die beiden Protokolle gleich gut sind. Das Z-Dex-Regime ist allerdings wesentlich einfacher applizierbar.

Bei Patienten mit VAD-resistenten Myelomen kann oft durch eine hochdosierte Alkylanzientherapie mit oder ohne autologe Blutstammzelltransplantation ein zumindest vorübergehend befriedigendes Ansprechen erreicht werden. D'Sa et al. [54] zeigten an 42 Patienten, dass dies auch mit dem in der Lymphomtherapie etablierten **ESHAP-Protokoll** möglich ist (Etoposid, Methylprednisolon, Cytosinarabinosid, Cisplatin). Die Gesamtansprechrate in einer prognostisch ungünstigen Patientengruppe belief sich auf 67%, bei 87% der Patienten war eine erfolgreiche Stammzellmobilisierung möglich. 90% der Patienten wurden anschließend einer Hochdosistherapie mit autologer Blutstammzelltransplantation zugeführt. Die wichtigste Nebenwirkung der platinhaltigen Therapie war eine Verschlechterung der Nierenfunktion, die bei einem Drittel der Patienten auftrat.

Der seit kurzem in Deutschland zur Behandlung des rezidivierten Myeloms zugelassene Proteasom-Inhibitor **Bortezomib** wurde von Jagannath et al. [126] in einer Dosierung von 1,0 mg/m^2 oder 1,3 mg/m^2 mit oder ohne Dexamethason an 54 Patienten mit rezidiviertem oder refraktärem Myelom untersucht. Ohne Dexamethason wurde bei niedriger Dosierung eine Ansprechrate von 30% und bei höherer Dosierung von 38% erreicht. Durch Hinzugabe von Dexamethason stiegen die Ansprechraten auf 37% bzw. 50%. Der Nachweis höherer Wirksamkeit bei höherer Dosierung rechtfertigt die z.Zt. gegebene Empfehlung, Bortezomib in einer Dosierung von 1,3 mg/m^2 einzusetzen. Die gleiche Autorengruppe untersuchte anhand der Daten der abgeschlossenen Bortezomib-Studien die Auswirkungen einer Niereninsuffizienz auf die Wirkungen und Nebenwirkungen des Präparates [127]. Von 256 mit Bortezomib behandelten Patienten (meist 1,3 mg/m^2) wurden 7 Patienten bei einer Kreatinin-Clearance unter 30 ml/Minute behandelt. Drei Patienten sprachen auf die Therapie an. Patienten mit einer Kreatinin-Clearance unter 50 ml/Minute zeigten das gleiche Ansprechen, die gleiche Abbruchrate und das gleiche Nebenwirkungsprofil wie Patienten mit einer Kreatinin-Clearance über 80 ml/Minute.

Wertung: Die vorliegenden Daten sprechen dafür, dass Bortezomib auch bei Patienten mit Niereninsuffizienz eingesetzt werden kann. Genauere Aufschlüsse werden sich aus klinischen Studien ergeben, die zu dieser Thematik gegenwärtig durchgeführt werden.

Zur Erhaltung des Therapieerfolgs wird eine Dauertherapie mit **Interferon a** empfohlen. Schaar et al. [236] führten an 90 Patienten nach 10-monatiger Melphalan-Prednison-Therapie eine randomisierte Studie durch, im Rahmen derer die Interferon a-Erhaltungstherapie mit einem therapiefreien Zuwarten verglichen wurde. Das progressionsfreie Überleben war im Interferon-Arm gegenüber dem Beobachtungs-Arm signifikant verlängert (14 Monate vs. 8 Monate). Auswirkungen auf das Gesamtüberleben ergaben sich jedoch hieraus nicht (41 Monate vs. 38 Monate). Ein Drittel der Patienten brach die Interferon-Therapie wegen Unverträglichkeitserscheinungen ab.

> **Wertung:** Ähnlich wie frühere Untersuchungen deutet auch diese Studie darauf hin, dass die Lebensverlängerung durch eine Interferon-Erhaltungstherapie gering ist. Angesichts dieser Tatsache erscheint eine solche Behandlung nur dann sinnvoll, wenn sie vom Patienten gut toleriert wird.

6.5.2 Thalidomid

Unvorbehandelte Patienten sprechen zu etwa einem Drittel auf eine Thalidomid-Monotherapie und zu etwa 2 Dritteln auf eine Kombination aus Thalidomid und Dexamethason an. Zervas et al. [296] kombinierten in der Primärtherapie Thalidomid (200 mg per os täglich) mit einer VAD-Variante, in welcher konventionelles durch liposomal verkapseltes Doxorubicin ersetzt wurde. Nach 4 Therapiezyklen wurden bei 10% der Patienten Vollremissionen und bei 64% Teilremissionen beobachtet. 10% der Patienten entwickelten tiefe Beinvenenthrombosen und 5% Polyneuropathien. Ein Vorteil der VAD-Thalidomid-Kombination gegenüber dem ursprünglichen VAD-Protokoll ist aus dieser Studie nicht abzuleiten.

Kasper et al. [135] kombinierten bei 15 stark vorbehandelten Myelompatienten Thalidomid (100–400 mg täglich) mit pegyliertem Interferon (20–50 µg wöchentlich). Wegen Unverträglichkeit musste die Hälfte der Patienten 3–9 Monate nach Therapiebeginn die Interferon-Therapie beenden. Ein Patient zeigte eine Teilremission, 5 Patienten einen »minor response« (Reduktion des Paraproteins um 25–50%). Ob die bescheidenen Erfolge der Therapie die z.T. recht ausgeprägten Nebenwirkungen (Mundtrockenheit, Schwäche, Tremor, psychische Veränderungen) rechtfertigen, ist fraglich.

Bei einer Kombination von Thalidomid und Chemotherapie kommt es bei etwa einem Viertel der Patienten zu venösen Thrombosen [71]. Nach Mitteilungen zweier Arbeitsgruppen lassen sich diese durch eine Thromboseprophylaxe mit niedermolekularem Heparin (z.B. Enoxaparin 40 mg subkutan täglich) weitgehend verhindern. In einer retrospektiven Untersuchung von Zangari et al. [294] lag das Thromboserisiko bei Patienten, die zusätzlich zur Chemotherapie Thalidomid erhielten, bei 34%, bei Patienten mit ausschließlicher Chemotherapie dagegen nur bei 14%. Während eine niedrigdosierte orale Antikoagulanzientherapie keinen Einfluss auf die Thromboserate zeigte, sank diese unter Enoxaparin in den Bereich der ausschließlich chemotherapierten Patienten (15%). Während eine niedrigdosierte orale Antikoagulanzientherapie keinen Einfluss auf die Thromboserate zeigte, sank diese unter Enoxaparin in den Bereich der ausschließlich chemotherapierten Patienten. Wurden Patienten mit Thalidomid-induzierten Thrombosen unter Heparin-Prophylaxe erneut mit Thalidomid behandelt, lag die Thromboserate lediglich bei 11%. Minnema et al. [184] behandelten 400 Patienten in einer randomisierten Studie mit VAD vs. TAD (Ersatz von Vincristin durch 200–400 mg

Thalidomid täglich). Im VAD-Arm lag die Thromboserate bei 5%, im TAD-Arm bei gleichzeitiger Prophylaxe mit niedermolekularem Heparin bei 9%.

Wertung: Während einer Kombinationstherapie mit Thalidomid und Zytostatika sollte bei Patienten mit multiplem Myelom eine konsequente Thromboseprophylaxe mit niedermolekularem Heparin durchgeführt werden.

Die Behandlung mit Thalidomid wird durch Sedierung, Obstipation und Polyneuropathien kompliziert. Daher wurden Thalidomid-Analoga entwickelt, denen diese Nebenwirkungen fehlen. Schey et al. [238] behandelten 24 Patienten mit rezidivierten oder refraktären Myelomen mit dem Thalidomid-Analogon CC-4047 (Actimid) und erreichten in 17% eine Vollremission und in 38% eine Teilremission. Die maximal tolerierte Dosis der oral applizierten Substanz lag bei 2 mg pro Tag, dosislimitierend waren Neutropenien. 17% der Patienten entwickelten unter der Therapie eine tiefe Beinvenenthrombose.

6.5.3 Autologe Blutstammzelltransplantation

Für behandlungsbedürftige Patienten mit multiplem Myelom unterhalb des 65. Lebensjahres stellt die Hochdosistherapie mit autologer Blutstammzelltransplantation die Therapie der Wahl dar. Im Vergleich zu einer konventionell dosierten Chemotherapie wird durch die Hochdosistherapie eine mediane Lebensverlängerung von etwa einem Jahr erreicht [71]. Bei einer epidemiologischen Untersuchung in Großbritannien stellten Morris et al. [193] fest, dass nur 43% der unter 65-jährigen Patienten eine Hochdosistherapie erhielten. Die wesentlichen Gründe hierfür waren Komorbiditäten, unzureichende Stammzellmobilisierung und Refraktärität gegenüber der konventionell dosierten Chemotherapie. Die Autoren kritisieren, dass Patienten mit refraktären Myelomen die Hochdosistherapie vorenthalten wurde. Selbst bei erfolgloser konventionell dosierter Therapie kommt es unter einer hochdosierten Alkylanzientherapie oft zu einer eindrucksvollen Reduktion der Myelomzellmasse, die sich vermutlich günstig auf die Lebensdauer der Patienten auswirkt.

Ob die Hochdosistherapie mit autologer Blutstammzelltransplantation auch für Patienten jenseits des 65. Lebensjahres einen Überlebensvorteil nach sich zieht, ist unbekannt. Palumbo et al. [207] versuchten diese Frage zu beantworten, indem sie 194 Patienten im Alter von 50–70 Jahren in einer randomisierten Studie entweder mit 6 Zyklen Melphalan und Prednison oder mit 2 Zyklen DAV, einem Zyklus mittelhoch dosiertem Cyclophosphamid (3 g/m^2) mit anschließender Stammzellapherese und 2 aufeinander folgenden Hochdosistherapiezyklen mit Melphalan in einer gegenüber dem üblichen Vorgehen reduzierten Dosierung von 100 mg/m^2 mit anschließender autologer Blutstammzelltransplantation unterzogen. Sowohl für die Gesamtgruppe als auch für die Gruppe der 65- bis 70-jährigen Patienten ergab sich ein deutlicher

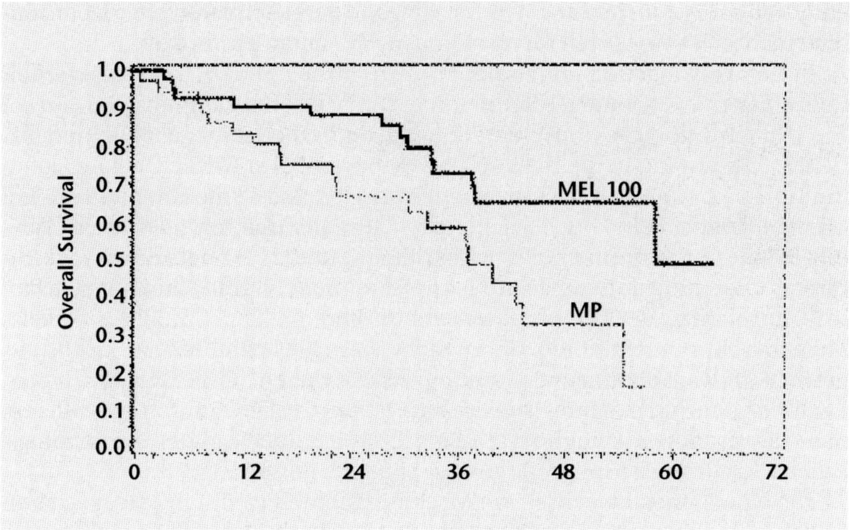

Abb. 3. *Gesamtüberleben von Patienten mit multiplem Myelom im Alter von 65–70 Jahren nach konventioneller Behandlung mit Melphalan und Prednison (MP) versus Doppel-Hochdosistherapie mit Melphalan (100 mg/m², MEL100) [207].*

Vorteil für das Hochdosiskonzept. In der Gruppe der 65- bis 70-jährigen Patienten betrugen die Vollremissionsrate 25% vs. 8%, das ereignisfreie Überleben nach 3 Jahren 31% vs. 18% und das Gesamtüberleben nach 3 Jahren 73% vs. 58%. Das mediane Überleben wurde in dieser Gruppe durch die Hochdosistherapie um 21 Monate verlängert (58 Monate vs. 37 Monate) (Abb. 3). Eine Häufung lebensbedrohlicher Komplikationen wurde im Hochdosis-Arm nicht beobachtet.

> **Wertung:** Die Hochdosistherapie mit autologer Blutstammzelltransplantation ist bei Patienten bis zum 70. Lebensjahr der konventionellen Chemotherapie überlegen. Die beeindruckende Lebensverlängerung und die hervorragende Verträglichkeit der Doppelhochdosistherapie mit Melphalan in einer Dosierung von 100 mg/m² werfen die Frage auf, ob die übliche, weniger gut tolerierte Dosierung von 200 mg/m² bei jüngeren Patienten tatsächlich erforderlich ist.

Die Hochdosistherapie mit Melphalan in einer Dosierung von 200 mg/m² erwies sich in einer randomisierten Studie gegenüber einer Kombination aus Melphalan und Ganzkörperbestrahlung als überlegen [70]. Anagnostopoulos et al. [9] verglichen in einer retrospektiven Untersuchung die Ergebnisse der Melphalan-Therapie mit einer intensiveren Behandlung mit Thiotepa, Busulfan und Cyclophosphamid. Mit einer Vollremissionsrate von 28% vs. 17%, einer Teilremissionsrate von 41% vs. 49% und vergleichbaren Überlebensdaten ergab sich kein Vorteil für das intensivere Therapieprotokoll.

In den vergangenen Jahren berichteten Porrata et al. [70, 71] wiederholt über einen unerwarteten Zusammenhang zwischen der Lymphozytenzahl am Tag 15 nach autologer Transplantation und dem Überleben der Patienten. Patienten, die am Tag 15 mehr als 500 Lymphozyten/µl aufwiesen, zeigten beim multiplen Myelom, bei hochmalignen Non-Hodgkin-Lymphomen und beim Morbus Hodgkin ein längeres Überleben als Patienten mit niedrigeren Werten. In einer jetzt veröffentlichten Anschlussstudie [215] zeigte die gleiche Autorengruppe eine gute Korrelation zwischen der Gesamt-Lymphozytenzahl im Transplantat, der Lymphozytenzahl im Blut am Tag 15 und der Lebensdauer der Myelompatienten. Waren mehr als 5×108 Lymphozyten/kg Körpergewicht im Transplantat enthalten, lag das Überleben bei 58 Monaten, lag die Lymphozytenzahl darunter, sank es auf 30 Monate. Die Autoren spekulieren, dass die autologen Lymphozyten eine wichtige Rolle bei der immunologischen Kontrolle der Tumorerkrankung spielen könnten.

Der Knochenstoffwechsel von Myelompatienten ist durch osteoklastären Abbau ohne osteoblastären Wiederaufbau gekennzeichnet. Unter Verwendung moderner Serum-Marker des Knochenauf- und -abbaus zeigten Terpos et al. [262], dass es 2 Monate nach einer Hochdosistherapie zu einer deutlichen Reduktion des Knochenabbaus kommt. Neun Monate nach der Transplantation wird ein Anstieg der Serumparameter des Knochenaufbaus beobachtet.

Behandlungsassoziierte Todesfälle werden bei der Hochdosistherapie mit autologer Blutstammzelltransplantation in erster Linie durch Infektionen hervorgerufen. Das Risiko einer Infektion scheint von der Reagibilität des unspezifischen Immunsystems abzuhängen. Straka et al. [254] zeigten in einem originellen Ansatz eine Korrelation zwischen dem Ausmaß der Leukozytose nach einmaliger G-CSF-Injektion und dem Auftreten von Infektionen im Posttransplantationsverlauf. Patienten mit hohen Leukozytenwerten hatten seltener infektiöse Komplikationen als Patienten mit niedrigen Werten. Das Ansprechen auf G-CSF korrelierte besser mit dem Auftreten von Infektionen als die Dauer der Neutropenie. Da das Ergebnis der G-CSF-Antwort bereits vor Einsetzen der Neutropenie vorliegt, könnten sich hieraus Konsequenzen für die medikamentöse Prävention von Infektionen ergeben.

6.5.4 Allogene Blutstammzelltransplantation

Zur myeloablativen Konditionierung vor allogener Stammzelltransplantation können verschiedene Therapieprotokolle angewendet werden. Hunter et al. [123] verglichen in einer retrospektiven, 139 Patienten umfassenden Studie die Konditionierung mit Melphalan und Ganzkörperbestrahlung mit der Konditionierung mit Cyclophosphamid und Ganzkörperbestrahlung. Bei gleicher Transplantations-assoziierter Mortalität von 38% war Melphalan der Konditionierung mit Cyclophosphamid in Bezug auf die Vollremissionsrate (65% vs. 47%), die Rezidivrate nach 5 Jahren (37% vs. 81%) und das Gesamtüberleben nach 5 Jahren (44% vs. 28%) überlegen. Kennedy et al. [139] verglichen 2 verschiedene Arten der Bestrahlung, die mit einer Cyclophosphamid-Konditionierung kombiniert wurden. Das neuartige Verfahren der Knochenmarkbestrahlung mit Hilfe des radioaktiven Isotops Samarium erwies sich in einer retrospektiven Untersuchung an 9 Patienten der üblichen Konditionierung mit externer Ganzkörperbestrahlung als deutlich unterlegen (komplette Remissionsrate 25% vs. 74%, medianes progressionsfreies Überleben 12 Monate vs. 66 Monate).

Rezidive nach allogener Stammzelltransplantation können durch Donorlymphozyten-Infusionen behandelt werden, durch die in manchen Fällen über immunologische Mechanismen erneute Remissionen erzielt werden. Donorlymphozyten-Infusionen bergen allerdings auch die Gefahr der Auslösung einer Transplantat-gegen-Wirt-Reaktion. Nach Lokhorst et al. [166] kann der Erfolg der Donorlymphozyten-Infusion durch das Ausmaß der gleichzeitig ausgelösten Transplantat-gegen-Wirt-Reaktion vorhergesagt werden. Offensichtlich sind die Zielantigene der unerwünschten Transplantat-gegen-Wirt- und der erwünschten Transplantat-gegen-Myelom-Reaktion identisch. Nach einer Veröffentlichung von Kröger et al. [148] kann die Wirkung der Donorlymphozyten-Infusion durch die gleichzeitige Verabreichung von Thalidomid verstärkt werden. Die Autoren behandelten 18 Patienten nach erfolgloser erster Donorlymphozyten-Infusion mit einer zweiten Infusion in Verbindung mit niedrigdosiertem Thalidomid. 22% der Patienten erreichten eine Vollremission und 45% eine Teilremission. Nur bei 2 Patienten wurde eine milde akute Transplantat-gegen-Wirt-Reaktion beobachtet.

6.5.5 Experimentelle Therapie

Mit dem Ziel, Toxizitäten zu vermeiden, behandelten Aviles et al. [15] 36 Patienten mit neu diagnostiziertem multiplen Myelom mit einer Kombination aus **Dexamethason** (30 mg/m^2 Tag 1 bis 4), **all-trans-Retinsäure** (45 mg/m^2 Tag 5 bis 14) und **Interferon** a (4,5 Mio. Einheiten Tag 5 bis 14; Wiederholung Tag 29). Nach Applikation von 6 Zyklen erreichten 53% der Patienten eine Vollremission und 28% eine Teilremission. Die meisten Patienten erhielten anschließend eine Hochdosistherapie mit autologer Blutstammzelltransplantation. Nach einer medianen Beobachtungszeit von $2^1/_2$ Jahren waren die Erkrankungen bei allen Patienten stabil. Nach 3 Jahren lagen das ereignisfreie Überleben bei 86% und das Gesamtüberleben bei 94%.

Wertung: Die Daten dieser Studie muten unwahrscheinlich gut an. Eine Bestätigung der Ergebnisse ist wünschenswert.

Die Substanz **Arsentrioxid** wird u.a. bei der akuten Promyelozytenleukämie therapeutisch eingesetzt. Zwei Arbeitsgruppen berichteten über ihre Erfahrungen bei Patienten mit rezidivierten oder refraktären multiplen Myelomen. In der 10 Patienten umfassenden Studie von Rousselot et al. [230] erreichten 3 Patienten nach einer Behandlungsdauer von 9–54 Tagen einen »minor response« und 4 Patienten eine Stabilisierung der Erkrankung. Nach Absetzen der Therapie kam es zu rascher Krankheitsprogression. Ähnliche Daten ergaben sich in einer Untersuchung von Hussein et al. [124], in der 54 Patienten intermittierend mit Arsentrioxid behandelt wurden. »Minor responses« wurden bei 33%, Krankheitsstabilisierungen bei 25% der Patienten gesehen. Die mediane Zeit bis zum Therapieansprechen betrug 68 Tage.

Borad et al. [26] kombinierten Arsentrioxid mit Ascorbinsäure und niedrigdosiertem Melphalan und erreichten mit diesem Schema bei jedem von 10 behandelten Patienten eine partielle Remission oder einen »minor response«. Bei einigen Patienten wurde die Behandlung über Monate fortgeführt. Bemerkenswert war eine beträchtliche Verbesserung des Kreatinin-Wertes bei 5 Patienten (Rückgang von 5 mg/dl auf 2 mg/dl), eine Beobachtung, die auch von Hussein et al. [124] bei einigen Patienten gemacht wurde.

Die Expression des Anti-Apoptose-Proteins BCL-2 führt zu Chemotherapieresistenz. Van de Donk et al. [278] behandelten 10 Patienten mit refraktärem multiplen Myelom mit einer Kombination aus einem **BCL-2-Antisense-Oligodesoxynukleotid** und dem VAD-Protokoll und erreichten bei 4 Patienten eine Teilremission und bei 3 Patienten einen »minor response«.

Das Enzym **Farnesyltransferase** katalysiert die Anheftung eines Farnesylrestes an intrazelluläre Signaltransduktionsmoleküle. Hierdurch werden diese an der Plasmamembran verankert, was sie in einen funktionsfähigen Zustand versetzt. Da einige derartige Signaltransduktionskomponenten, wie das RAS-Onkogen, eine wichtige Rolle bei der Entstehung maligner Tumoren spielen, gilt die Hemmung von Farnesyltransferasen als erfolgversprechende Strategie der medikamentösen Tumortherapie. Alsina et al. [7] behandelten 43 Patienten mit mehrfach rezidiviertem multiplen Myelom mit dem Farnesyltransferasehemmstoff Tipifarnib und erreichten bei 64% der Patienten eine Krankheitsstabilisierung. Das wissenschaftliche Begleitprogramm zeigte, dass es unter der Therapie tatsächlich zu einer Hemmung der Signaltransduktion kam.

Etwa 50% der multiplen Myelome sind durch die prognostisch ungünstige Translokation t(4;14) gekennzeichnet, durch die der **Fibroblasten-Wachstumsfaktor-Rezeptor 3** konstitutiv exprimiert wird. Als weiteres onkogenes Ereignis treten bei manchen Patienten aktivierende Mutationen im Rezeptorprotein auf, die zu Liganden-unabhängiger Stimulation führen. In einer Reihe präklinischer Studien ergaben sich Hinweise darauf, dass die pharmakologische Blockade der Tyrosinkinasedomäne des Rezeptors zum Wachstumsstillstand und zur Apoptose führt [102, 271, 272]. Im Nacktmausmodell wurde eine verminderte Tumorprogression mit verlängertem Überleben beobachtet [271, 272]. Die vorliegenden Publikationen beziehen sich auf 3 verschiedene Substanzen.

Wertung: Werden die gegen den Fibroblasten-Wachstumsfaktor-Rezeptor 3 gerichteten Substanzen beim multiplen Myelom ähnliche therapeutische Erfolge zeitigen wie Imatinib bei der chronischen myeloischen Leukämie?

6.5.6 Therapienebenwirkungen

Onozawa et al. [204] beobachteten bei einer Patientin mit multiplem Myelom eine Woche nach dem Beginn einer Thalidomid-Therapie eine interstitielle Pneumonitis, die sie als allergische Reaktion auf das Medikament deuteten. Engelhardt et al. [75] beschrieben einen Patienten mit irreversiblem Hörverlust nach 4 Therapiezyklen mit dem Proteasom-Inhibitor Bortezomib. Vannucchi et al. [281] beobachteten eine schmerzhafte Knochennekrose des Unterkiefers bei einem Myelompatienten, der über längere Zeit mit Zoledronat behandelt wurde. Osteonekrosen des Kiefers wurden wiederholt unter einer Bisphosphonat-Therapie beschrieben. Meist entstehen sie nach kieferchirurgischen Eingriffen (z.B. Zahnextraktionen).

Wertung: Vor Beginn einer längerfristigen Bisphosphonat-Therapie sollte eine gründliche Zahnsanierung erfolgen. Zahnärztliche Maßnahmen unter laufender Bisphosphonat-Therapie sollten möglichst ohne Manipulationen am Kieferknochen durchgeführt werden. Außerhalb klinischer Studien sollten Bisphosphonat-Therapien von unzureichend gesichertem klinischen Nutzen (z.B. im Stadium I des multiplen Myeloms) mit größter Zurückhaltung verordnet werden.

6.6 Besondere Manifestationsformen

Operationen am Skelettsystem. Chirurgische Eingriffe am Skelettsystem sind bei Myelompatienten häufig. In welcher Weise diese Eingriffe den weiteren Krankheitsverlauf beeinflussen und welche Anforderungen an die Qualität der Operation zu stellen sind, ist weitgehend unbekannt. Vor diesem Hintergrund untersuchten Zeifang et al. [295] 84 Patienten, die zu Beginn ihrer Erkrankung an der Wirbelsäule oder an den Extremitäten operiert werden mussten. Die postoperative Komplikationsrate lag mit 17% in einem akzeptablen Bereich. Das Gesamtüberleben der Patientengruppe war mit 47 Monaten dem üblichen medianen Überleben von Myelompatienten vergleichbar. Die Autoren folgern, dass angesichts der günstigen Überlebensdaten von chirurgischer Seite eine langfristige Stabilisierung der betroffenen Skelettanteile angestrebt werden muss.

Zentralnervöse Manifestationen. Eine Metastasierung ins Zentralnervensystem findet beim multiplen Myelom nur selten statt. Chang et al. [40, 42] untersuchten bei 9 derartigen Fällen die Eigenschaften der ins Gehirn abgesiedelten Tumorzellen. In fast allen Fällen wurde eine Deletion des p53-Gens gefunden, fast immer fehlte die für Myelomzellen charakteristische Expression des Oberflächenantigens CD56.

7 Marginalzonen-Lymphom

7.1 Pathogenese

Genetik. Bei den Lymphomen des Mukosa-assoziierten lymphatischen Gewebes (MALT) wurden zahlreiche Chromosomenanomalien beschrieben. Neben den Translokationen t(11;18) und t(14;18) werden insbesondere Trisomien der Chromosomen 3 und 18 beobachtet. Streubel et al. [258] bestimmten an 252 primären MALT-Lymphomen die Häufigkeit der verschiedenen Veränderungen und nahmen darüber hinaus eine Zuordnung zu bestimmten Organsystemen vor. Die Translokation t(11;18) wurde in 14% der Fälle angetroffen, insbesondere bei Magen- und Lungenlymphomen. Die Translokation t(14;18) betraf 11% der Patienten. Meist litten diese an Lymphomen der Augenanhangsgebilde, der Haut oder der Speicheldrüsen. Trisomien der Chromosomen 3 oder 18 lagen bei 42% der Patienten vor, am häufigsten bei einem Lymphombefall des Darms oder der Speicheldrüsen.

7.2 Diagnostik

Zell- und Gewebecharakterisierung. Lokal begrenzte MALT-Lymphome des Magens sind häufig Helicobacter pylori-abhängig und können durch eine Eradikation des Bakteriums zum Verschwinden gebracht werden. Dies gilt nicht nur für niedrigmaligne, sondern auch für hochmaligne Lymphome. Ein Teil der Lymphome spricht allerdings auf die Eradikationstherapie nicht an, die Lymphomzellen sind offensichtlich nicht mehr von der Stimulation durch Helicobacter pylori abhängig. Kuo et al. [150] identifizierten bei hochmalignen Lymphomen 2 immunhistochemisch detektierbare Marker, die ein Helicobacter pylori-unabhängiges Wachstum vorhersagen ließen (nukleäre Expression von BCL10 und/oder NF-kB).

7.3 Therapie

7.3.1 Konventionelle Therapie

Zinzani et al. [298] verglichen die Behandlungsergebnisse des **FM-Protokolls** (Fludarabin, Mitoxantron) und des **CVP-Schemas** (Cyclophosphamid, Vincristin, Prednison) bei 31 Patienten mit nicht-gastrointestinalen MALT-Lymphomen im Stadium IE. Unabhängig von der Art der Therapie erreichten sämtliche Patienten eine Vollremission. Nach Applikation des CVP-Protokolls erlitten 4 Patienten Rückfälle, die durch das FM-Protokoll erneut in Vollremissionen überführt werden konnten. Ein krankheitsfreies Überleben von 85% und ein Gesamtüberleben von 100% nach 5 Jahren deuten auf die sehr günstige Prognose dieser Erkrankungen hin. Die Autoren vermuten, dass das Fludarabin-haltige Behandlungsschema wirksamer ist als das Cyclophosphamid-haltige Protokoll.

Sehr gute Ergebnisse unter einer **Fludarabin-Therapie** beschrieben auch Lefrere et al. [157] bei der Behandlung von 10 Patienten mit splenischem Lymphom mit villösen Lymphozyten. Nach Applikation von 6 Therapiezyklen (25 mg/m^2 Tag 1 bis 5) erreichten 7 Patienten eine Vollremission und 3 Patienten eine Teilremission. Das mediane ereignisfreie Überleben lag bei 5 Jahren. Angesichts dieser Resultate halten die Autoren die Behandlung mit Fludarabin für eine vertretbare Alternative zu den bisherigen Standard-Therapieverfahren, der Splenektomie und der Chemotherapie mit Chlorambucil.

Helicobacter-pylori-abhängige Magenlymphome lassen sich häufig durch eine Eradikation des Bakteriums in Vollremission überführen. Bei etwa der Hälfte der Patienten lassen sich jedoch nach erfolgreicher Therapie submikroskopische Lymphomreste mit molekularbiologischen Methoden weiter nachweisen. Nach einer Untersuchung von Alpen et al. [6] führt eine Radio-/Chemotherapie im Gegensatz zur Helicobacter-pylori-Eradikationstherapie zu einer vollständigen Lymphomelimination. Bei 19 von 20 untersuchten Patienten ließen sich keine monoklonalen Zellen mehr in der Magenwand nachweisen.

7.3.2 Antikörpertherapie

Martinelli et al. [175] behandelten 26 Patienten mit einem MALT-Lymphom des Magens, die nach einer Helicobacter pylori-Eradikationstherapie rezidivierten oder für eine derartige Therapie nicht in Frage kamen, mit **Rituximab.** 46% der Patienten erreichten eine Vollremission, 31% eine Teilremission. Nach einer medianen Beobachtungszeit von 3 Jahren wurden nur bei 2 Patienten Rückfälle beobachtet.

7.4 Besondere Manifestationsformen

Splenisches Lymphom mit villösen Lymphozyten. Das splenische Lymphom mit villösen Lymphozyten ist eine Sonderform des Marginalzonen-Lymphoms, die manchmal mit einer Hepatitis C-Virusinfektion vergesellschaftet ist. Nach Beherrschung der Virusinfektion kann es zum Verschwinden des Lymphoms kommen [69, 71].

Iannitto et al. [125] beschrieben den Krankheitsverlauf von 97 Patienten mit splenischem Marginalzonen-Lymphom. Männer waren doppelt so häufig betroffen wie Frauen, das mediane Alter lag bei 62 Jahren. Villöse Lymphozyten waren in 84% der Fälle im Blutausstrich nachweisbar. Eine monoklonale Gammopathie wurde in 36% und eine begleitende Hepatitis C-Virusinfektion in 16% beobachtet. Diagnostisch wegweisend war eine intrasinusoidale Infiltration des Knochenmarks, die auch ohne Splenektomie die Diagnosestellung ermöglichte. 20% der Patienten konnten unbehandelt beobachtet werden, bei je 40% erfolgten zur Behandlung eine Splenektomie bzw. eine Chemotherapie. Das Gesamtüberleben betrug 70% nach 5 Jahren.

Kelaidi et al. [138], Vallisa et al. [277] und Saadoun et al. [233] beschränkten ihre Untersuchungen auf Hepatitis C-Virus-assoziierte Lymphome. Diese Formen des splenischen Marginalzonen-Lymphoms gehen charakteristischerweise mit einer gemischten Kryoglobulinämie einher [233]. Unter der Behandlung mit Interferon und Ribavirin kam es in 63% bis 89% der Fälle zu einer hämatologischen Vollremission. Fast immer war diese von einer virologischen Remission begleitet. Trotz Vollremission ließen sich submikroskopische Lymphomreste mit molekularbiologischen Methoden weiter nachweisen. Hepatitis C-Virus-assoziierte splenische Marginalzonen-Lymphome verhalten sich also nach einer erfolgreichen antiviralen Therapie ähnlich wie Helicobacter pylori-assoziierte Magen-Lymphome nach einer erfolgreichen Antibiotika-Therapie [6].

Neben splenischen Marginalzonen-Lymphomen werden gelegentlich auch nodale oder extranodale Marginalzonen-Lymphome, lymphoplasmozytische Lymphome, follikuläre Lymphome oder »large granular lymphocyte«-Leukämien im Zusammenhang mit einer Hepatitis C-Virusinfektion beobachtet [138, 277]. Auch diese Erkrankungen können sich nach erfolgreicher Virusbehandlung zurückbilden.

MALT-Lymphome der Speicheldrüsen. Ambrosetti et al. [8] beschrieben 33 Patienten mit MALT-Lymphomen der Speicheldrüsen. Die meisten Patienten waren weiblich, das mediane Erkrankungsalter lag bei 61 Jahren. In einem Drittel der Fälle waren mehrere Speicheldrüsen befallen. Bei der Hälfte der Patienten bestand vor Auftreten des Lymphoms ein Sjögren-Syndrom, 20% waren mit einer Hepatitis-C-Virusinfektion assoziiert. Unter lokaler oder systemischer Therapie betrug das Überleben 85% nach 5 Jahren. Bei 12% der Patienten wurde der indolente Krankheitsverlauf durch eine Transformation in ein hochmalignes Lymphom unterbrochen.

IPSID-Syndrom. Der »immunoproliferative small intestinal disease« (IPSID) liegt ein MALT-Lymphom des Dünndarms zugrunde, welches unter schlechten hygienischen Bedingungen im Orient und in Afrika beobachtet wird, durch eine Infektion mit dem Bakterium Campylobacter jejuni unterhalten wird und häufig mit einer isolierten Immunglobulin-Schwerkettenbildung einhergeht (deswegen früher auch a-Schwerketten-Krankheit genannt).

Ähnlich wie beim Helicobacter-pylori-abhängigen MALT-Lymphom des Magens führt eine Antibiotika-Therapie oft zum Rückgang des Lymphoms. Die epidemiologischen, biologischen und klinischen Eigenschaften dieser Erkrankung wurden in einer Übersichtsarbeit von Al Saleem und Al Mondhiry [4] zusammengefasst.

8 Follikuläres Lymphom

8.1 Pathogenese

Genetik. Das follikuläre Lymphom geht von Keimzentrumszellen aus. Während der Keimzentrumspassage werden die Immunglobulin-Gene mit dem Ziel der Affinitätssteigerung des B-Zell-Rezeptors für das entsprechende Antigen hypermutiert, und am Ende der Passage erfolgt durch eine genetische Rekombination ein Schwerkettenklassenwechsel. Intraklonale Heterogenität somatischer Hypermutationen spricht dafür, dass die Hypermutationsmaschinerie noch angeschaltet ist (s. Abschn. 1.3). Hierbei spielt das Enzym »aktivierungsinduzierte Cytidindeaminase« eine wichtige Rolle. Hardianti et al. [108] korrelierten an einer Gruppe von 15 follikulären Lymphomen die Expression der »aktivierungsinduzierten Cytidindeaminase« mit intraklonaler Hypermutationsheterogenität. Bei 2 Dritteln der Lymphome war eine intraklonale Heterogenität als Hinweis auf fortlaufende Hypermutationen nachweisbar, und diese Fälle exprimierten signifikant häufiger die »aktivierungsinduzierte Cytidindeaminase«. Bei einem Drittel der Lymphome waren keine fortlaufenden Hypermutationen nachweisbar. Die Autoren folgern, dass follikuläre Lymphome auf der Entwicklungsstufe einer B-Zelle entstehen, bei der die Hypermutationsmaschinerie im Begriff ist, abgeschaltet zu werden.

8.2 Diagnostik

8.2.1 Zell- und Gewebecharakterisierung

Follikuläre Lymphome werden in 4 histologische Grade bzw. Untergrade (1, 2, 3a und 3b) eingeteilt und machen im Verlauf bei etwa der Hälfte der Patienten eine Transformation in ein aggressives B-Zell-Lymphom durch. Die histologische Zuordnung zu den in der WHO-Klassifikation definierten Graden ist schwierig und erreicht selbst unter erfahrenen Hämatopathologen nur in etwa 2 Dritteln der Fälle konkordante Ergebnisse. Vor diesem Hintergrund identifizierten Glas et al. [95] mit Hilfe der Microarray-Technologie 81 Gene, deren Expression sich bei indolent und aggressiv verlaufenden Lymphomen signifikant unterschied. Ausgangspunkt für die Untersuchung waren gepaarte

Lymphombiopsate von Patienten, die zunächst einen indolenten und im weiteren Verlauf einen aggressiven Verlauf aufwiesen. Von besonderem Wert war die Anwendung der Genexpressionsprofile bei follikulären Lymphomen, bei denen die histologische Beurteilung keine eindeutige Zuordnung zuließ.

8.2.2 Prognosefaktoren

Klinik. Aggressive Non-Hodgkin-Lymphome werden anhand der im »Internationalen Prognostischen Index« (IPI) zusammengefassten klinischen Parameter Alter, Allgemeinzustand, Ann-Arbor-Stadium, Extranodalbefall und Lactatdehydrogenase-Aktivität in 4 Prognosegruppen eingeteilt, die als Stratifikationsmerkmal in klinischen Studien Anwendung finden. Solal-Celigny et al. [245] entwickelten im Rahmen eines internationalen Projektes einen entsprechenden Index für follikuläre Lymphome. In den »**Follicular Lymphoma International Prognostic Index**« (FLIPI) gingen die 5 Faktoren Alter (> oder ≤60 Jahre), Ann-Arbor-Stadium (Stadien III und IV vs. Stadium I und II), Hämoglobinkonzentration (<12 g/dl vs. ≥12 g/dl), Anzahl befallener Lymphnotenregionen (>4 vs. ≤4) und Lactatdehydrogenase-Aktivität (oberhalb des Normbereiches vs. normal) ein. Unter Verwendung dieser dichotomen Variablen wurden 3 etwa gleich große Risikogruppen gebildet:

- Niedriges Risiko (36% der Patienten): 0 bis 1 Risikofaktor
- Intermediäres Risiko (37% der Patienten): 2 Risikofaktoren
- Hohes Risiko (27% der Patienten): 3 oder mehr Risikofaktoren

Die Risikogruppen zeigten unterschiedliche Überlebenskurven (Abb. 4) und gingen mit 10-Jahres-Überlebensraten von 71%, 51% und 36% einher.

Der internationale prognostische Index für follikuläre Lymphome wurde an 1.795 unbehandelten Patienten entwickelt. Montoto et al. [187] prüften an 103 Patienten, ob er auch auf rezidivierte Patienten anwendbar ist. Im ersten Rezidiv betrug das 5-Jahres-Überleben für die Niedrigrisikogruppe 85%, die mittlere Gruppe 79% und die Hochrisikogruppe 28%. Eine Verfeinerung der Aussage war durch zusätzliche Beachtung der Faktoren »bulky disease« und »B-Symptomatik« möglich.

Knochenmarkinfiltration. Zwei Arbeitsgruppen wiesen darauf hin, dass das Ausmaß der Knochenmarkinfiltration beim follikulären Lymphom von prognostischer Bedeutung ist. Unter Verwendung der quantitativen Polymerasekettenreaktion teilten Rambaldi et al. [219] 86 Patienten mit behandlungsbedürftigem follikulären Lymphom in 3 Gruppen mit niedriger (1:103–105), intermediärer (1:102–103) und hoher Knochenmarkinfiltration (>1:102) ein. Die Patienten erhielten anschließend eine Chemotherapie mit CHOP gefolgt von mehreren Gaben Rituximab. Unter jeder der beiden therapeutischen Maßnahmen gelang im Schnitt eine Reduktion der Knochenmarkinfiltration um den Faktor 100. Das Ausmaß der vor Therapie definierten Infiltration korrelierte mit dem ereignisfreien Überleben nach 5 Jahren. Canioni

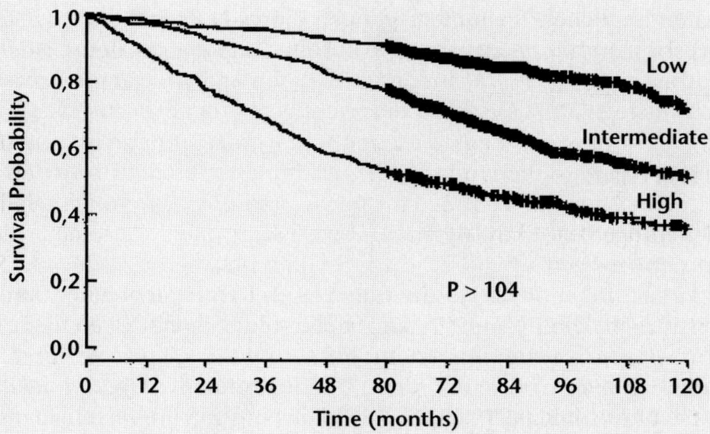

Abb. 4. *Überleben von Patienten mit follikulärem Lymphom in Abhängigkeit von der Zugehörigkeit zu den im »Follicular Lymphoma International Prognostic Index« (FLIPI) definierten Risikogruppen [245].*

et al. [36] verwendeten herkömmliche histologische Kriterien, um bei 390 Patienten Hinweise auf eine Korrelation zwischen der Knochenmarkinfiltration und der Lebensdauer zu sammeln. Ein Knochenmarkbefall wurde bei 68% der Patienten diagnostiziert. Als prognostisch ungünstig erwiesen sich ein Infiltrationsgrad von mehr als 10% der Fläche des Beckenkammtrepanates und ein Nebeneinander verschiedener Infiltrationsmuster.

Genexpression. Das Muster der Genexpression ist bei diffusen großzelligen B-Zell-Lymphomen [68, 70], Mantelzell-Lymphomen [72] und chronischen lymphatischen Leukämien [71] von großer prognostischer Bedeutung. Ob ein derartiger Zusammenhang auch beim follikulären Lymphom besteht, wurde von Dave et al. [56] mit Hilfe der Microarray-Technologie an 191 Lymphombiopsaten untersucht. Die Autoren identifizierten verschiedene koordiniert exprimierte Gene («Genexpressions-Signaturen«), die mit dem Überleben der Patienten korrelierten. Überraschenderweise ergab sich die beste Korrelation mit Gen-Signaturen, die für T-Lymphozyten und Makrophagen charakteristisch sind. Durchflusszytometrische Untersuchungen zeigten, dass die entsprechende Genexpression tatsächlich nicht von den Tumorzellen, sondern von infiltrierenden nicht-malignen Immunzellen herrührte. Das Schicksal von Patienten mit follikulären Lymphomen hängt also nicht so sehr von den Eigenschaften der Tumorzellen, als von dem Ergebnis der Auseinandersetzung der Tumorzellen mit dem umgebenden Organismus ab.

Möglicherweise spielt hierbei die Kontrolle des Lymphoms durch das Immunsystem eine Rolle.

Mit einer ähnlichen Technologie gingen Björck et al. [21] die Frage an, ob Genexpressionsprofile das Ansprechen auf eine Therapie mit dem CHOP-Protokoll vorhersagen lassen. In einer multivariaten Analyse war die Expression des Zellzyklusregulators Cyclin B1 der wichtigste prognostische Faktor.

8.3 Therapie

8.3.1 Konventionelle Therapie

Foussard et al. [87] berichteten über die Langzeitergebnisse einer randomisierten Studie, in der alte Patienten mit behandlungsbedürftigen niedrigmalignen Non-Hodgkin-Lymphomen mit **Fludarabin** (5×20 mg/$m^{\cdot 2}$) und **Mitoxantron** (10 mg/m^2) oder mit dem **CHVP-Protokoll** (Cyclophosphamid 750 mg/m^2, Doxorubicin 25 mg/m^2, Vindesin 3 mg/m^2, Prednison 50 mg/m^2) behandelt wurden. Nach 6 Therapiezyklen ergab sich ein signifikanter Vorteil zugunsten der Fludarabin-Mitoxantron-Kombination im Hinblick auf die Gesamtansprechrate (81% vs. 64%) und die Vollremissionsrate (49% vs. 70%). Der Therapieerfolg hielt nach Applikation des Fludarabin-Mitoxantron-Protokolls wesentlich länger an als nach Gabe des CHVP-Protokolls (failure-free survival 36 Monate vs. 19 Monate). Die Verträglichkeit der beiden Therapieschemata war vergleichbar.

In den Studien der Deutschen Studiengruppe für niedrigmaligne Non-Hodgkin-Lymphome wird **Interferon a** zur Erhaltung des Therapieerfolges nach Abschluss der Chemotherapie eingesetzt. Andere Studiengruppen setzten die Substanz auch während der Induktionstherapie ein. In einer Metaanalyse der vorliegenden Phase-III-Studien arbeiteten Rohatiner et al. [228] den Stellenwert von Interferon a bei der Behandlung von Patienten mit follikulärem Lymphom heraus. Eine Verlängerung des Überlebens der Patienten zeigte sich insbesondere dann, wenn Interferon a gemeinsam mit einer intensiven Induktionschemotherapie, in Einzeldosen von mindestens 5 Mio. Einheiten und in einer kumulativen Monatsdosis von mindestens 36 Mio. Einheiten verabreicht wurde. Die Dauer einer einmal erreichten Remission wurde durch Interferon a auch dann günstig beeinflusst, wenn die Substanz in niedrigerer Dosierung als Erhaltungstherapie zum Einsatz kam.

8.3.2 Antikörpertherapie

Monotherapie. Beschwerdefreie Patienten mit fortgeschrittenem follikulären Lymphom bedürfen bei Fehlen Lymphom-bedingter Organfunktionseinschränkungen keiner Therapie. Ein therapiefreies Abwarten ist jedoch für manche Patienten nicht akzeptabel. Witzig et al. [289] setzten bei 36 derartigen Patienten den Anti-CD20-Antikörper **Rituximab** in üblicher Dosierung ein. Je 36% der Patienten erreichten eine Voll- bzw. Teilremission, die bei etwa der Hälfte der Patienten mehr als 2 Jahre anhielt. Bei den übrigen Patienten war wegen Tumorprogression im weiteren Verlauf eine Chemotherapie erforderlich. Patienten mit erhöhter Lactatdehydrogenase-Aktivität zeigten ein signifikant schlechteres Ansprechen (33%) mit kurzem progressionsfreien Intervall (6 Monate). Die Autoren folgern, dass Rituximab bei Patienten mit normwertiger Lactatdehydrogenase-Aktivität eine Alternative zum therapiefreien Abwarten ist.

Rituximab besitzt eine sehr lange Halbwertszeit und könnte sich daher in besonderem Maße für eine Erhaltungstherapie CD-20-positiver Lymphome eignen. Gordan et al. [99] bestimmten bei 29 Lymphompatienten nach Rituximab-Induktion (4-wöchentliche Gaben à 375 mg/m^2) in regelmäßigen Abständen die Konzentration des Antikörpers im Blut und verabreichten eine Erhaltungsdosis von 375 mg/m^2, sobald die Konzentration unter 25 µg/ml abfiel. Nach dem Induktionskurs erzielten 27% der Patienten eine Voll- und 32% eine Teilremission. Das Intervall zwischen den einzelnen Erhaltungstherapien betrug in Abhängigkeit von der Tumormasse 1–9 Monate. Hierunter lag das mediane progressionsfreie Überleben bei 19 Monaten. Für die Erhaltungstherapie empfehlen die Autoren die Verabreichung einer einzelnen Rituximab-Dosis von 375 mg/m^2 alle 3–4 Monate.

Die Effizienz der Erhaltungstherapie wurde in einer randomisierten Studie von Ghielmini et al. [93] untersucht. Nach üblicher Rituximab-Induktionstherapie wurden 185 Patienten entweder therapiefrei beobachtet oder einer Erhaltungstherapie mit 4 Rituximab-Gaben in 2-monatigen Intervallen unterzogen. Die Ansprechrate nach der Primärtherapie war bei nicht-vorbehandelten Patienten erwartungsgemäß höher als bei vorbehandelten (67% vs. 46%). Durch die Erhaltungstherapie ließ sich eine eindrucksvolle Verlängerung des ereignisfreien Überlebens erreichen (23 Monate vs. 12 Monate), welche bei chemonaiven Patienten (36 Monate vs. 19 Monate) und Patienten mit Voll- oder Teilremission nach der Induktionstherapie (36 Monate vs. 16 Monate) besonders ausgeprägt war.

Mit einer etwas anderen Vorgehensweise wurde die Frage der Erhaltungstherapie auch von Hainsworth et al. [106] in einer randomisierten Studie an 114 Patienten mit rezidivierten follikulären Lymphomen bearbeitet. Patienten, die nach einer Rituximab-Induktionstherapie eine Remission oder Krankheitsstabilisierung aufwiesen, wurden entweder beobachtet oder einer sequentiellen Erhaltungstherapie unterzogen, die 4-wöchentliche Gaben von Rituximab in 6-monatigen Intervallen vorsah. Wenn es bei Patienten im Beobachtungsarm zur Krankheitsprogredienz kam, wurde Rituximab erneut als Reinduktionstherapie appliziert. Im Zuge der Erhaltungstherapie stieg der Anteil von Patienten mit Remissionen. Gleichzeitig wurde unter der konsequent durchgeführten Rituximab-Erhaltung eine Verlängerung des progressionsfreien Überlebens beobachtet (31 Monate vs. 7 Monate). Das Intervall bis zur Wirkungslosigkeit der Rituximab-Monotherapie war jedoch in beiden Patientengruppen gleich lang (31 Monate im Rituximab-Erhaltungsarm, 27 Monate im Beobachtungsarm mit Rituximab nur bei Tumorprogredienz), und auch das Gesamtüberleben blieb durch die Erhaltungstherapie unbeeinflusst.

Wertung: Rituximab führt als Induktionstherapie bei nicht-behandlungsbedürftigen Patienten zu Remissionen und als Erhaltungstherapie bei behandlungsbedürftigen Patienten zu einer Verlängerung des progressionsfreien Intervalls. Ob den Patienten hieraus Vorteile im Hinblick auf Lebensqualität oder -dauer erwachsen, ist nicht klar.

Kombination mit Chemotherapie. Zur Behandlung von Patienten mit follikulären Lymphomen werden in der Regel Alkylanzien- oder Fludarabin-haltige Therapieschemata eingesetzt. Zahlreiche Veröffentlichungen beschäftigten sich mit den Ergebnissen einer Kombination derartiger Protokolle mit Rituximab.

Marcus et al. [172] behandelten 321 nicht-vorbehandelte Patienten in einer randomisierten Studie mit 8 Zyklen **CVP** (Cyclophosphamid 750 mg/m^2 Tag 1, Vincristin 1,4 mg/m^2 Tag 1, Prednison 40 mg/m^2 Tag 1 bis 5) vs. **CVP + Rituximab** (375 mg/m^2 Tag 1). Im Hinblick auf die Gesamtansprechrate (81% vs. 57%), die Vollremissionsrate (41% vs. 10%) und das progressionsfreie Überleben (32 Monate vs. 15 Monate) ergab sich ein deutlicher Vorteil für den Rituximab-CVP-Arm (Abb. 5). Bei bisher kurzer Nachbeobachtungszeit sind trotz

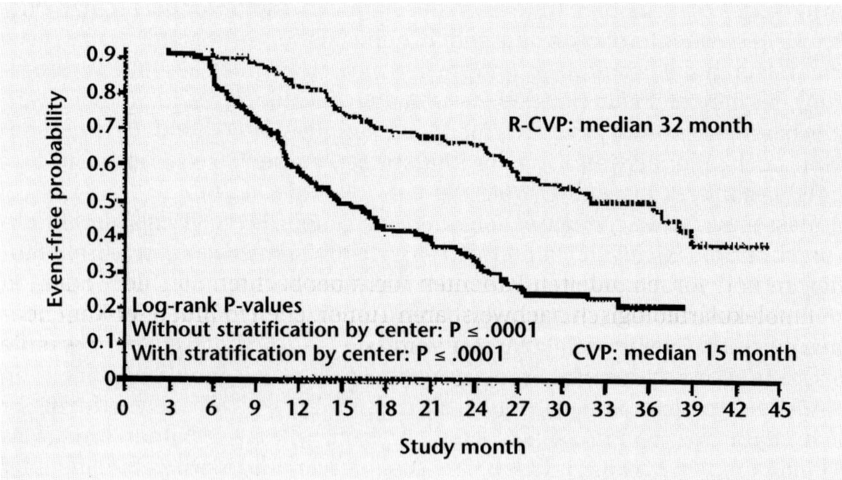

Abb. 5. *Ereignisfreies Überleben von Patienten mit follikulärem Lymphom nach Behandlung mit Cyclophosphamid, Vincristin und Prednison (CVP) mit oder ohne Rituximab (R) [172].*

dieser günstigen Ergebnisse bisher keine Auswirkungen auf das Gesamtüberleben zu erkennen (nach 30 Monaten 85% im CVP-Arm und 89% im R-CVP-Arm).

Czuczman et al. [52] veröffentlichten die Langzeitergebnisse einer frühen Studie, im Rahmen derer 38 Patienten mit niedrigmalignen Lymphomen mit 6 Zyklen **R-CHOP** behandelt wurden. Die meisten Patienten waren nicht vorbehandelt. Die Gesamtansprechrate lag bei 100%, die Vollremissionsrate bei 87%. Das mediane progressionsfreie Überleben war mit 7 Jahren beeindruckend lang.

Hainsworth et al. [105] stellten die Frage, ob bei einer Kombination mit Rituximab die Dauer der Chemotherapie verkürzt werden kann. In einer Phase II-Studie behandelten sie 86 Patienten mit neu diagnostizierten follikulären Lymphomen mit einer Induktionstherapie von 4 Gaben Rituximab, an die sich 3 Zyklen einer R-CHOP- oder R-CVP-Behandlung anschlossen. Die Ergebnisse waren mit einer Gesamtansprechrate von 93%, einer Vollremissionsrate von 55%, einem progressionsfreien Überleben nach 3 Jahren von 71% und einem Gesamtüberleben nach 3 Jahren von 95% ermutigend.

Die Bedeutung von **Rituximab** im Kontext einer **Fludarabin-haltigen Therapie** wurde von Forstpointner et al. [86] an 128 Patienten mit rezidivierten follikulären oder Mantelzell-Lymphomen herausgearbeitet, die entweder mit dem FCM-Protokoll (Fludarabin 25 mg/m^2 Tag 1 bis 3, Cyclophosphamid 200 mg/m^2 Tag 1 bis 3, Mitoxantron 8 mg/m^2 Tag 1) oder mit FCM plus Rituximab behandelt wurden. Bei Patienten mit follikulärem Lymphom bewirkte Rituximab eine signifikante Steigerung der Remissionsrate (94% vs. 70%) und eine Verlängerung des medianen progressionsfreien Überlebens (mehr als 36 Monate vs. 21 Monate). Das Gesamtüberleben zeigte nach 2 Jahren einen statistisch nicht-signifikanten Trend zugunsten des R-FCM-Armes (90% vs. 70%).

Czuczman et al. [51] kombinierten bei 40 neu diagnostizierten oder rezidivierten Patienten mit niedrigmalignen Lymphomen Rituximab mit einer Fludarabin-Monochemotherapie (5×25 mg/m^2). Das Behandlungsprotokoll beinhaltete 2 Rituximab-Gaben vor, 2 nach und 3 während der 6 Zyklen umfassenden Chemotherapie. Signifikante Unterschiede in der Gesamtansprechrate (90%) und der Vollremissionsrate (80%) wurden zwischen chemonaiven und vorbehandelten Patienten nicht beobachtet. 88% der Patienten mit molekularbiologisch nachweisbaren Tumorzellen in Blut oder Knochenmark erreichten eine molekulare Vollremission. Auch in dieser Studie war die Ansprechdauer (über 40 Monate) erfreulich lang.

Zinzani et al. [297] verglichen in einer komplexen Studienanordnung die Wirkungen des FM- und des CHOP-Protokolls mit oder ohne nachfolgende Rituximab-Therapie. 140 Patienten erhielten per Randomisation entweder 6 Zyklen FM (Fludarabin 25 mg/m^2 Tag 1 bis 3, Mitoxantron 10 mg/m^2 Tag 1) oder CHOP. Patienten mit Teilremissionen oder persistierendem molekularbiologischen Nachweis von Tumorzellen in Blut oder Knochenmark erhielten anschließend 4 Gaben Rituximab. Die Fludarabin-haltige Therapie war der CHOP-Behandlung im Hinblick auf die Rate kompletter Remission (68% vs. 42%) und molekularer kompletter Remissionen (39% vs. 19%) überlegen. Durch die Nachbehandlung mit Rituximab stieg der Anteil molekularer Remissionen in der FM-Gruppe auf 71% und in der CHOP-Gruppe auf 51%. Auswirkungen auf die Überlebensparameter hatte die Form der Chemotherapie jedoch nicht.

8.3.3 Radioimmuntherapie

Aus einer Konsensus-Konferenz hervorgehende Empfehlungen zum optimalen Einsatz des Yttrium-90-gekoppelten Antikörpers **Ibritumomab-Tiuxetan** wurden kürzlich von Hagenbeek und Lewington [104] veröffentlicht.

Kaminski et al. [134] setzten den Jod-131-gekoppelten Anti-CD20-Antikörper Tositumomab bei 76 unbehandelten Patienten mit follikulären oder anderweitigen niedrigmalignen Non-Hodgkin-Lymphomen ein und erreichten in 75% Vollremissionen, die bei 2 Dritteln der Patienten während eines Beobachtungszeitraumes von 4–8 Jahren anhielten. Das mediane progressionsfreie Überleben der Gesamtgruppe lag bei 6 Jahren. Die Verträglichkeit der insgesamt nur eine Woche dauernden Behandlung war abgesehen von mäßig ausgeprägter Hämatotoxizität sehr gut. Neun Patienten entwickelten eine Hypothyreose und 5 Patienten ein Zweitmalignom (3 Mammakarzinome, 1 Prostatakarzinom, 1 Basaliom). Sekundäre Myelodysplasien oder akute myeloische Leukämien traten während eines Beobachtungszeitraumes von 5 Jahren nicht auf. In einem Editorial relativierte Connors [47] die Erfolge dieser Studie. Die behandelten Patienten waren ungewöhnlich jung, hatten eine ungewöhnlich geringe Tumormasse und zeigten einen ungewöhnlich langsamen Krankheitsverlauf vor Durchführung der Therapie. In der Arbeit von Kaminski et al. [134] vermisst man jegliche Rechtfertigung, warum die Patienten überhaupt behandelt wurden.

Nachvollziehbarer war die Indikation zur Radioimmuntherapie in einer Arbeit von Horning et al. [122], in der Jod-131-Tositumomab bei 40 Patienten mit mehrfach rezidivierten niedrigmalignen oder transformierten Non-Hodgkin-Lymphomen eingesetzt wurde. Alle Patienten hatten zuvor Rituximab erhalten. Bei einer Gesamtansprechrate von 65% und einer Vollremissionsrate von 38% lag das mediane progressionsfreie Überleben bei 10 Monaten. Wesentlich längere progressionsfreie Intervalle ergaben sich für Patienten mit Voll- oder Teilremissionen. Zwei Patienten entwickelten Myelodysplasien, für deren Entstehung die zytostatische Vortherapie möglicherweise bedeutsamer war als die Radioimmuntherapie.

8.3.4 Autologe Blutstammzelltransplantation

Bei Patienten mit rezidivierten follikulären Lymphomen ergibt die Hochdosistherapie mit autologer Blutstammzelltransplantation gegenüber der konventionellen Therapie einen signifikanten Überlebensvorteil [72]. Ob dies auch für die Primärtherapie gilt, wird von verschiedenen Studiengruppen gegenwärtig untersucht. Lenz et al. [161] stellten die Daten der Deutschen Studiengruppe für niedrigmaligne Non-Hodgkin-Lymphome vor. Nach Durchführung einer CHOP- oder MCP-Vortherapie erhielten erfolgreich behandelte Patienten entweder eine Interferon-Erhaltungstherapie oder eine myeloablative Radio-/Chemotherapie mit autologer Blutstammzelltransplantation. Bei einer Gesamtzahl von 240 auswertbaren Patienten wurde im Hochdosis-Arm eine Verdoppelung des progressionsfreien Überlebens nach 5 Jahren beobachtet (65% vs. 33%). Erwartungsgemäß war die Toxizität im Hochdosis-Arm höher, die Therapie-assoziierte Mortalität lag allerdings nur bei 1,8%. Positive Auswirkungen auf das Gesamtüberleben sind bei einer medianen Nachbeobachtungszeit von 4 Jahren bisher nicht zu verzeichnen.

Die französische GOELAMS-Gruppe [58] verglich das Hochdosiskonzept mit einer konventionellen Therapie bei 172 unvorbehandelten Patienten. Während eines 18-monatigen Zeitraums wurden die Patienten entweder mit 12 Zyklen einer CHOP-artigen Therapie in Verbindung mit Interferon behandelt, oder sie erhielten nach intensiver Vortherapie mit verschiedenen Behandlungsregimen eine myeloablative Radio-/Chemotherapie mit autologer Blutstammzelltransplantation. Die Ansprechrate (81% vs. 69%) und das ereignisfreie Überleben nach 5 Jahren (60% vs. 48%) waren im Hochdosis-Arm günstiger als im konventionell dosierten Therapiearm. Ähnlich wie in der deutschen Studie ergab sich jedoch kein Hinweis auf eine Verbesserung des Gesamtüberlebens. Beunruhigend war die hohe Rate an Sekundärmalignomen im Hochdosis-Arm (19% nach 5 Jahren), insbesondere das Auftreten Therapie-assoziierter Myelodysplasien und Leukämien. Aufgrund dieser Ergebnisse sprechen sich die Autoren gegen die Hochdosistherapie als Standardverfahren der Primärtherapie follikulärer Lymphome aus.

Mit dem Ziel, nach der Hochdosistherapie verbleibende Lymphomreste zu eliminieren, unterzogen Brugger et al. [32] 30 Patienten mit follikulärem Lymphom oder Mantelzell-Lymphom einer Nachbehandlung mit 4 Gaben Rituximab. Unter dieser Maßnahme stieg innerhalb eines 6-Monatszeitraumes der Anteil an Patienten mit molekularen Remissionen von 53% auf 100%. Ob dies langfristig zu einer Verbesserung des Überlebens der Patienten führt, muss durch randomisierte Studien geprüft werden. Eine retrospektive Studie ergab keinen Hinweis auf eine Verbesserung der Überlebensdaten autolog transplantierter Patienten mit niedrigmalignen Lymphomen durch den Einsatz von Rituximab [117].

8.3.5 Allogene Blutstammzelltransplantation

Allogene Blutstammzelltransplantationen kommen bei Patienten mit follikulärem Lymphom in der Regel erst nach unzureichendem Ansprechen auf konservative Maßnahmen zum Einsatz. Toze et al. [267] berichteten über die

Langzeitergebnisse von 29 allogen transplantierten Patienten. Bei 11 Patienten hatte sich das Lymphom gegenüber einer konventionell dosierten Chemotherapie als refraktär erwiesen. Die kumulative Transplantations-assoziierte Mortalität lag bei 24%, die Rückfallrate bei 23%. Nach 5 Jahren betrugen das ereignisfreie Überleben 53% und das Gesamtüberleben 58%. Die Daten belegen eindrucksvoll, dass prognostisch ungünstige Patienten mit follikulärem Lymphom durch eine allogene Transplantation in etwa der Hälfte der Fälle langfristig stabilisiert werden können. Die Verfahrens-bedingte Mortalität ist allerdings hoch.

8.3.6 Experimentelle Therapie

Der Idiotyp des Immunglobulin-Rezeptors stellt ein B-Zell-Lymphom-spezifisches Antigen dar, welches in den vergangenen Jahren in experimentellen Studien wiederholt zur Induktion einer Immunantwort verwendet wurde [68]. Weng et al. [286] zeigten an einer Gruppe von 136 Idiotyp-geimpften Patienten, dass das Ansprechen auf die Therapie mit der Induktion einer humoralen Immunantwort korrelierte. Darüber hinaus bestand eine Korrelation zu genetisch determinierten Fc-Rezeptor-Varianten. Offensichtlich werden die Lymphomzellen durch Antikörper-vermittelte zelluläre Toxizität eliminiert.

8.3.7 Therapienebenwirkungen

Unter der Behandlung mit Fludarabin-haltigen Zytostatika-Kombinationen kommt es gelegentlich zu infektiösen Komplikationen. Tam et al. [260] identifizierten an einer Gruppe von 92 Fludarabin-behandelten Patienten 6 Risikofaktoren für das Auftreten einer Infektion: Alter über 60 Jahre, schlechter Allgemeinzustand (Performance Status >2), Neutrophilenzahl unter 2.000/µl, mehr als 3 Vortherapien, Vorbehandlung mit Fludarabin und Therapie mehr als 3 Jahre nach Diagnosestellung. Patienten mit 3 oder mehr Risikofaktoren zeigten eine Infektionsfrequenz von 26%, Patienten mit 0 bis 2 Risikofaktoren von 7% pro Zyklus.

Therapieinduzierte Myelodysplasien und akute myeloische Leukämien sind gefürchtete Langzeit-Nebenwirkungen der Chemotherapie. In der Regel verlaufen diese Zweitneoplasien tödlich. Lenz et al. [162] arbeiteten in einer randomisierten Studie die Bedeutung der Hochdosistherapie für die Entstehung sekundärer Leukämien heraus. Bei Patienten im Hochdosis-Arm betrug das Risiko einer sekundären hämatologischen Neoplasie nach 5 Jahren 4%. Patienten im konventionell dosierten Chemotherapie-Arm entwickelten dagegen während dieser Zeit keine hämatologischen Zweiterkrankungen.

Wertung: Sekundäre Myelodysplasien und Leukämien nach Hochdosistherapie wurden bisher der der Hochdosistherapie vorausgehenden konventionell dosierten Chemotherapie angelastet. Die jetzt vorliegenden Daten deuten jedoch an, dass die Hochdosistherapie einen bedeutenden Beitrag zur Manifestation der Erkrankungen leistet.

8.4 Besondere Manifestationsformen

Zentralnervöse Beteiligung. Während bei akuten lymphatischen Leukämien und hochmalignen Non-Hodgkin-Lymphomen eine Beteiligung des ZNS ein recht häufiges Ereignis darstellt, ist bei niedrigmalignen Lymphomen außerordentlich selten. Spectre et al. [248] beschrieben 7 Patienten mit lymphozytischen oder follikulären Lymphomen mit einer Beteiligung von Hirnhäuten oder Hirnparenchym, fast immer mit Knochenmarkinfiltration. 4 Fälle zeigten eine Transformation in ein hochmalignes Lymphom. Unter entsprechender Behandlung lag das Überleben zwischen 1 und 9 Jahren.

9 Mantelzell-Lymphom

9.1 Therapie

9.1.1 Konventionelle Therapie und Antikörpertherapie

Bei der Behandlung von 104 Patienten mit neu diagnostiziertem, rezidiviertem oder refraktärem Mantelzell-Lymphom mit 4 Gaben **Rituximab** erreichten Ghielmini et al. [92] in 2% Vollremissionen und in 27% Teilremissionen. Patienten mit Remissionen oder Krankheitsstabilisierungen wurden anschließend per Randomisation entweder mit 4 weiteren Gaben Rituximab in 2-monatigen Intervallen behandelt oder einem therapiefreien Abwarten unterzogen. Die Erhaltungstherapie mit Rituximab erwies sich im Hinblick auf Ansprechrate, Ansprechdauer und ereignisfreies Überleben als wirkungslos.

Der Zusatz von Rituximab zum CHOP-Protokoll führt bei Patienten mit aggressiven B-Zell-Lymphomen zu einer Verbesserung der Langzeit-Überlebensraten um etwa 10–15% [70]. Lenz et al. [160] überprüften den Wert von Rituximab beim Mantelzell-Lymphom, indem sie 122 Patienten mit 6 Zyklen **CHOP mit oder ohne Rituximab** behandelten. Im Hinblick auf die Gesamtansprechrate (94% vs. 75%), die Vollremissionsrate (34% vs. 7%) und die Zeit bis zum Therapieversagen (21 Monate vs. 14 Monate) ergab sich ein signifikanter Vorteil zugunsten des Rituximab-haltigen Protokolls. Das Gesamtüberleben der Patienten wurde durch Rituximab jedoch nicht beeinflusst.

Eindrucksvoller war die Wirkung von Rituximab bei Mantelzell-Lymphom-Patienten, die wegen eines Rezidivs behandelt wurden. Forstpointner et al. [86] behandelten 128 Patienten mit rezidivierten oder refraktären follikulären oder Mantelzell-Lymphomen mit jeweils 4 Zyklen nach dem **FCM-** oder **R-FCM-Protokoll.** In der Gruppe der Mantelzell-Lymphom-Patienten ergab sich durch den Zusatz von Rituximab bei moderater Steigerung der Ansprechrate (58% vs. 46%) eine signifikante Verlängerung des Gesamtüberlebens (nach 2 Jahren 65% vs. 35%). Durch die geringe Zahl behandelter Patienten (n = 48) wird dieses Ergebnis in seiner Bedeutung eingeschränkt.

Kaufmann et al. [137] beobachteten eine bemerkenswerte Wirksamkeit der Kombination von **Rituximab** und **Thalidomid** bei 16 Patienten mit rezidivierten oder refraktären Mantelzell-Lymphomen. Die Patienten erhielten parallel zu einer üblichen Rituximab-Induktionstherapie Thalidomid in einer Dosierung von 200–400 mg täglich per os, die bis zur Tumorprogression fortgeführt wurde. Bei einer Vollremissionsrate von 31% und einer Teilremissionsrate von 50% lag das Gesamtüberleben nach 3 Jahren bei 75%. Patienten, die eine Vollremission erreichten, erfreuten sich eines längeren progressionsfreien Überlebens als nach der vorhergehenden Chemotherapie.

9.1.2 Autologe und allogene Blutstammzelltransplantation

Der Wert der Hochdosistherapie ist beim Mantelzell-Lymphom bisher durch randomisierte Studien nicht gesichert. Dreyling et al. [67] publizierten die Ergebnisse einer randomisierten Studie des europäischen Mantelzell-Lymphom-Netzwerks, in der 122 Patienten nach Ansprechen auf eine konventionell dosierte CHOP-artige Chemotherapie entweder eine myeloablative Radio-/Chemotherapie mit autologer Blutstammzelltransplantation oder eine Interferon-Erhaltungstherapie erhielten. Im Hinblick auf das progressionsfreie Überleben (39 Monate vs. 17 Monate) war die Hochdosistherapie der Interferon-Erhaltungstherapie signifikant überlegen. Das Gesamtüberleben nach 3 Jahren war jedoch in beiden Therapiearmen gleich (83% vs. 77%).

Ganti et al. [90] verglichen die Ergebnisse der autologen und der allogenen Stammzelltransplantation bei 97 Mantelzell-Lymphom-Patienten (Tabelle 3). Bei ähnlicher kompletter Remissionsrate zeigte die allogene Transplantation eine wesentlich höhere Therapie-assoziierte Mortalität, während die autologe Transplantation mit einer höheren Rückfallrate einherging. In Bezug auf das ereignisfreie Überleben und das Gesamtüberleben nach 5 Jahren waren die Ergebnisse mit beiden Transplantationsansätzen vergleichbar. Die Autoren weisen darauf hin, dass nach einer Vorbehandlung mit dem Hyper-CVAD-Protokoll, das u.a. die hyperfraktionierte Gabe von Cyclophosphamid und die Applikation von hochdosiertem Methotrexat beinhaltet, während eines

Tabelle 3. *Ergebnisse der autologen und allogenen Transplantation beim Mantelzell-Lymphom [90].*

	Autologe Transplantation	Allogene Transplantation
Patientenzahl	80	17
Vollremissionen	73%	62%
Therapie-assoziierte Mortalität	0%	19%
Rezidivrate (5 Jahre)	56%	21%
Ereignisfreies Überleben (5 Jahre)	39%	44%
Gesamtüberleben (5 Jahre)	47%	49%

$1^1/_2$-jährigen Beobachtungszeitraumes keine Rückfälle beobachtet wurden. Möglicherweise stellt die Behandlung mit Hyper-CVAD mit anschließender Stammzelltransplantation eine besonders wirksame Behandlungsoption für Patienten mit Mantelzell-Lymphom dar.

Maris et al. [173] führten bei 33 Patienten mit rezidiviertem oder refraktärem Mantelzell-Lymphom eine allogene Transplantation nach nicht-myeloablativer Konditionierung (Fludarabin, 2 Gray Ganzkörperbestrahlung) durch. Bei Patienten mit messbarer Tumorerkrankung lagen die Vollremissionsrate bei 75% und die Teilremissionsrate bei 10%. Eine recht hohe Transplantations-assoziierte Mortalität von 24% kontrastierte mit einer geringen Rezidiv-bedingten Mortalität von nur 9%. Das krankheitsfreie Überleben nach 2 Jahren betrug 60%, das Gesamtüberleben 65%. Die hohe Ansprechrate und die geringe Rezidivrate nach nicht-myeloablativer Konditionierung sprechen für die Existenz eines Transplantat-gegen-Mantelzell-Lymphom-Effektes.

9.2 Besondere Manifestationsformen

Splenomegales Mantelzell-Lymphom. Ruchlemer et al. [231] wiesen darauf hin, dass das Mantelzell-Lymphom bei Vorliegen von leukämischer Aussaat und Splenomegalie leicht mit einer Prolymphozytenleukämie vom B-Zell-Typ verwechselt werden kann. Diese Diagnose wurde aufgrund morphologischer Kriterien bei 8 Patienten gestellt, deren Leukämiezellen die Translokation t(11;14) mit Überexpression von Cyclin D1 aufwiesen. Im Vergleich zu 13 Kontrollfällen mit echter Prolymphozytenleukämie waren die meist männlichen Patienten jünger und zeigten einen ausgeprägteren Extranodalbefall. Die Leukämiezellen waren durch eine intensive Expression von Oberflächenimmunglobulinen und Koexpression des CD5-Antigens gekennzeichnet. Die Autoren betonen die Wichtigkeit der zytogenetischen Untersuchung und der Cyclin D1-Färbung für die richtige Zuordnung leukämisch verlaufender splenomegaler Lymphome.

10 Diffuses großzelliges B-Zell-Lymphom

10.1 Pathogenese

10.1.1 Genetik

Das während der Keimzentrumspassage angeschaltete **BCL6-Gen** wird bei diffusen großzelligen B-Zell-Lymphomen durch Translokationen und andere genetische Mechanismen überexprimiert. Welche biochemischen Folgen sich hieraus ergeben, war bisher weitgehend unbekannt. Nach einer Untersuchung von Phan et al. [210] unterdrückt das BCL6-Protein die Transkription des p53-Gens und verhindert so die Reaktion der Zelle auf DNA-Schäden. Dies begünstigt ihre maligne Entartung. Die physiologische Bedeutung der BCL6-Expression könnte in einer zeitlich begrenzten Tolerierung von DNA-Schäden bestehen, die sich die B-Zelle im Zuge der somatischen Hypermutation selbst zufügt (s. Abschn. 1.3). Folge der BCL6-induzierten Blockade der p53-Transkription ist eine verminderte Apoptosefähigkeit. Polo et al. [214] entwickelten ein gegen das BCL6-Protein gerichtetes Peptid, mit dem die durch das BCL6-Protein blockierten Gene reaktiviert werden konnten. Dies führte bei Lymphomzellen zu verminderter Proliferation und vermehrter Apoptose. Gegen das BCL6-Protein gerichtete Maßnahmen könnten demnach einen therapeutischen Ansatz zur Behandlung von Keimzentrums-Lymphomen darstellen.

Die Immunglobulin-Schwerketten-Gene sind bei B-Zell-Lymphomen häufig in Translokationen involviert, durch die die translozierten Gene konstitutiv überexprimiert werden. Manchmal springen im Zuge einer komplexen Translokation 2 Gene in den gleichen Schwerketten-Locus. Knezevich et al. [142] beobachteten dies für das BCL2-Gen (von Chromosom 18) und das MYC-Gen (von Chromosom 8) bei 8 Patienten mit hochmalignen B-Zell-Lymphomen. Bezogen auf die Gesamtheit untersuchter Lymphome war ein derartiges Ereignis immerhin bei 0,5% der Fälle zu beobachten.

10.1.2 Genexpression

Aufgrund von Ähnlichkeiten der Genexpression zu normalen Lymphozyten wurden mit Hilfe der Microarry-Technologie in den vergangenen Jahren 2 Arten diffuser großzelliger B-Zell-Lymphome einander gegenüber gestellt: Die prognostisch günstigen »GC-Lymphome« («germinal center-like«) und die prognostisch ungünstigen »ABC-Lymphome« («activated B-cell-like«) [68, 70, 72]. Da Genexpressionsprofile Tausende von Genen berücksichtigen, gibt es eine Vielzahl von Ansätzen, die untersuchten Tumoren nach ihrer Genexpression zu ordnen. Monti et al. [186] lösten sich von dem Vergleich der Lymphome mit normalen Lymphozytenpopulationen und definierten mit neuen Ansätzen der »Clusteranalyse« 3 Typen diffuser großzelliger B-Zell-Lymphome: »Oxidative Phosphorylierung«, »B-Zell-Rezeptor/Proliferation« und »Wirts-Reaktion«. Ähnlich wie bei der Genexpressionsanalyse follikulärer Lymphome [56] war der letztgenannte Subtyp vor allem durch die Genexpression infiltrierender T-Zellen und Makrophagen gekennzeichnet. Histologisch wurde bei diesen Patienten in einigen Fällen ein T-Zell-reiches B-Zell-Lymphom diagnostiziert. Die Autoren hoffen, dass die neu identifizierten Gen-Signaturen die Erkennung therapeutischer Zielstrukturen ermöglichen.

10.1.3 Mediastinales großzelliges B-Zell-Lymphom

Die Genexpressionsprofile von mediastinalen großzelligen B-Zell-Lymphomen weisen größere Ähnlichkeiten mit den Profilen des Morbus Hodgkin als mit den Profilen des diffusen großzelligen B-Zell-Lymphoms auf [72]. In die gleiche Richtung weisen Untersuchungen von Guiter et al. [103], die sowohl beim Morbus Hodgkin als auch beim mediastinalen B-Zell-Lymphom eine Aktivierung des JAK2/STAT6-Signalwegs fanden. Während dieser Signalweg beim Morbus Hodgkin durch die autokrine Sekretion von Interleukin-4 und Interleukin-13 aktiviert wird, könnte beim mediastinalen B-Zell-Lymphom eine Amplifikation des JAK2-Gens zugrunde liegen.

Im Gegensatz zu diesen Untersuchungen fanden Marafioti et al. [171] in einer immunhistochemischen Studie eine größere Verwandtschaft mediastinaler B-Zell-Lymphome mit diffusen großzelligen B-Zell-Lymphomen als mit dem Morbus Hodgkin. Die Autoren untersuchten eine Reihe B-Zell-spezifischer Signaltransduktionskomponenten, die Reed-Sternberg-Zellen – trotz ihres B-Zell-Ursprungs – charakteristischerweise nicht exprimieren. Ähnlich wie bei diffusen großzelligen B-Zell-Lymphomen waren diese Moleküle in der Mehrzahl der mediastinalen B-Zell-Lymphome nachweisbar.

10.2 Diagnostik

10.2.1 Zell- und Gewebecharakterisierung

Mit immunhistochemischen Methoden charakterisierten Natkunam et al. [198] die Expression eines neuartigen, durch Genexpessions-Studien identifizierten Keimzentrumsmarkers, des »Human Germinal Center-Associated Lymphoma«-(HGAL-)Proteins. Das HGAL-Protein wurde von fast allen follikulären Lymphomen, Burkitt-Lymphomen und mediastinalen B-Zell-Lymphomen sowie von etwa 2 Dritteln der diffusen großzelligen B-Zell-Lympome und Lymphozyten-prädominanten oder klassischen Hodgkin-Lymphome exprimiert. Marginalzonen-Lymphome waren dagegen negativ. Die Expression von HGAL entsprach der Expression der bereits bekannten Keimzentrumsmarker BCL6 und CD10.

10.2.2 Stadieneinteilung

Die stadieneinteilenden Maßnahmen umfassen beim diffusen großzelligen B-Zell-Lymphom eine Knochenmarkbiopsie. Diese erbringt fast immer ein negatives Ergebnis und ist bei den Patienten außerordentlich unbeliebt. Lim et al. [164] gingen der Frage nach, ob bei Patienten, die nach radiologischen Kriterien ein frühes Lymphomstadium aufweisen, unter bestimmten Bedingungen auf eine Knochenmarkbiopsie verzichtet werden kann. Unter 192 Patienten mit diffusem großzelligen B-Zell-Lymphom im Stadium I oder II fanden sie in 3,6% der Fälle eine Knochenmarkinfiltration. Drei Faktoren waren hiermit korreliert: Eine Hämoglobinkonzentration < 10 g/dl, eine Leukozytenzahl <4.000/µl, und das Vorhandensein eines Tumorbulks von mehr als 7 cm Durchmesser. Das Fehlen aller 3 Risikofaktoren sprach mit mehr als 99%-iger Wahrscheinlichkeit gegen das Vorliegen einer Knochenmarkinfiltration.

Wertung: Der von Lim et al. [164] entwickelte Algorithmus könnte bei konsequenter Anwendung zu einer deutlichen Abnahme der Häufigkeit der Knochenmarkbiopsie führen.

Zum Ausschluss eines leptomeningealen Lymphombefalls wird in der Regel eine Liquorpunktion durchgeführt und mit konventionellen zytologischen Methoden ausgewertet. Hegde et al. [111] wiesen darauf hin, dass die Untersuchung mit Hilfe der Durchflusszytometrie der konventionellen zytologischen Untersuchung insbesondere bei geringem Liquorbefall überlegen ist. Bei 51 neu diagnostizierten Lymphompatienten fanden sie mit Hilfe der Durchflusszytometrie bei 11, mit Hilfe der konventionellen zytologischen Beurteilung dagegen nur bei einem Patienten einen Befall. Einen Risikofaktor für einen Liquorbefall stellten mehr als 2 extranodale Lymphommanifestationen dar. Da sich aus dem Nachweis einer leptomeningealen Lymphommanifestation unmittelbare therapeutische Konsequenzen ergeben, empfehlen die Autoren die konsequente Anwendung der Durchflusszytometrie.

10.2.3 Prognosefaktoren

Klinisch. Der internationale prognostische Index erlaubt anhand der Risikofaktoren Alter über 60 Jahre, schlechter Allgemeinzustand (Performance Status ≥2), mehr als ein Extranodalbefall, Ann-Arbor-Stadium III oder IV und Lactatdehydrogenase-Aktivität oberhalb des Normbereichs die Einteilung von Patienten mit aggressiven Non-Hodgkin-Lymphomen in 4 Risikogruppen. Bei Beschränkung der Untersuchung auf Patienten unterhalb oder oberhalb des 60. Lebensjahres gilt ein altersadjustierter internationaler prognostischer Index, in dem die 3 Risikofaktoren schlechter Allgemeinzustand, hohes Ann-Arbor-Stadium und hohe Lactatdehydrogenase-Aktivität zur Definition von 4 Risikogruppen herangezogen werden. Miller [181] wies darauf hin, dass für sehr frühe Lymphomstadien der internationale prognostische Index keine ausreichende Trennschärfe besitzt. Er schlug daher für die Ann-Arbor-Stadien I und II, in denen häufig strahlentherapeutische Maßnahmen zum Einsatz kommen [121, 222], einen stadienmodifizierten internationalen prognostischen Index vor, in dem die Grenze zwischen einem günstigen und einem ungünstigen Stadium zwischen dem Stadium I (und IE) und dem Stadium II gezogen wird. Die übrigen Faktoren des internationalen prognostischen Index bleiben unverändert erhalten. Das Stadium I/IE ohne weitere Risikofaktoren betrifft etwa 30% aller Patienten mit aggressiven Non-Hodgkin-Lymphomen im Stadium I und II und geht mit einer hervorragenden Prognose einher.

In mehreren französischen Lymphomstudien wurden Hochrisikopatienten nach Erreichen einer Vollremission einer Hochdosistherapie mit autologer Blutstammzelltransplantation zugeführt [69, 70]. Mounier et al. [195] identifizierten 3 Risikofaktoren für eine hohe Rezidivrate nach der Transplantation: Vorliegen einer Knochenmarkinfiltration, Befall von mehr als einer extranodalen Region, Vorliegen eines nicht-anaplastischen T-Zell-Lymphoms. Für Patienten mit diesen Risikofaktoren könnten sich konsolidierende Therapiemaßnahmen nach der Hochdosistherapie anbieten.

Tumordissemination. Mitterbauer-Hohendanner et al. [185] stellten die Frage, ob der molekularbiologische Nachweis von Tumorzellen in Blut oder Knochenmark von prognostischer Bedeutung ist. Diesen Nachweis konnten sie bei 23% der Patienten führen, insbesondere bei gleichzeitigem histolopathologischen Nachweis einer Knochenmarkinfiltration, bei hohem IPI-Score oder im Stadium IV der Erkrankung. Der molekularbiologische Befund erlaubte in Zusammenhang mit dem Befund der Knochenmarkhistologie die Abgrenzung dreier Prognosegruppen mit unterschiedlichem 5-Jahres-Überleben: Knochenmarkhistologie negativ, kein molekularbiologischer Nachweis von Tumorzellen in Blut oder Knochenmark: 5-Jahres-Überleben 66%; Knochenmarkhistologie negativ, in Blut oder Knochenmark nachweisbare Tumorzellen: 5-Jahres-Überleben 37%; Knochenmarkhistologie positiv: 5-Jahres-Überleben 12%.

Genexpression. Das FOXP1-Gen wird insbesondere beim ABC-Typ des diffusen großzelligen B-Zell-Lymphoms exprimiert. Barrans et al. [18] untersuchten seine prognostische Bedeutung bei 126 Patienten mit GC- oder ABC-Lymphomen. Eine Expression wurde bei 18% der Patienten gefunden, der Krankheitsverlauf dieser Patienten war außerordentlich ungünstig. Offensichtlich wird durch die FOXP1-Expression innerhalb der prognostisch ungünstigen ABC-Lymphome eine Subgruppe mit besonders schlechtem Krankheitsverlauf definiert.

Nach einer Untersuchung von Rimza et al. [224] besitzt die Stärke der Expression der **MHC-Klasse-II-Gene** eine große prognostische Bedeutung beim diffusen großzelligen B-Zell-Lymphom. Patienten mit hoher Expression zeigten ein 5-Jahres-Überleben von 55%, Patienten mit niedriger Expression von nur 24%. Bei geringer MHC-Klasse-II-Expression fanden sich in den Tumoren weniger tumorinfiltrierende CD8-positive T-Zellen als bei hoher Expression. Diese Beobachtungen sind mit der Vorstellung vereinbar, dass eine Herabregulation der HLA-Expression zu einer verminderten Erkennung der Tumoren durch das Immunsystem führt. Hieraus könnte ein ungünstiger Krankheitsverlauf resultieren.

Für die Behandlung von Krebspatienten wäre eine prätherapeutische Aussage über die zu erwartende Wirksamkeit der vorgesehenen Medikamente außerordentlich wünschenswert. Muris et al. [196] gingen ein Stück in diese Richtung, indem sie mit Hilfe immunhistochemischer Methoden apoptotische Signaltransduktionswege untersuchten, die unter Chemotherapie aktiviert werden. Während Patienten mit einer Inhibition des Caspase-8-Signalwegs ein hervorragendes Ansprechen auf die Therapie zeigten, war der Krankheitsverlauf bei Lymphomen mit einer Inhibition des Caspase-9-Weges fast immer tödlich. Die Wirkung der Chemotherapie wird offensichtlich vorrangig über den Caspase-9-Weg vermittelt.

10.3 Therapie

10.3.1 Konventionelle Therapie – limitierte Stadien

Die Bedeutung der Strahlentherapie im Behandlungskonzept hochmaligner Non-Hodgkin-Lymphome ist unzureichend definiert. Im Jahre 1998 wurde eine Studie publiziert, die bei Patienten im Stadium I oder II einen signifikanten Überlebensvorteil für eine kombinierte Radio-/Chemotherapie gegenüber einer reinen Chemotherapie belegte. Mit längerer Nachbeobachtungszeit kam es jedoch zum Verschwinden dieses Unterschiedes [71]. Zwei Studien des vergangenen Jahres deuten darauf hin, dass durch die Strahlentherapie eine Verbesserung des Gesamtüberlebens von Patienten mit frühen Stadien aggressiver Non-Hodgkin-Lymphome nicht erreicht werden kann.

Horning et al. [121] behandelten 172 Patienten im Stadium I oder II mit 8 Zyklen einer Chemotherapie nach dem CHOP-Protokoll und führten nach Erreichen einer Vollremission eine Randomisation durch: Die eine Patientengruppe erhielt eine Involved-Field-Bestrahlung mit 30 Gray, die andere wurde nachbeobachtet. Nach 6 Jahren zeigte sich im Hinblick auf das krankheitsfreie Überleben ein signifikanter Vorteil zugunsten der Strahlentherapie, der im Wesentlichen durch eine Verminderung von Lokalrezidiven bedingt war. Das Gesamtüberleben (82% vs. 71%) wurde durch die Strahlentherapie jedoch nicht signifikant beeinflusst. Die Studie zeigt, dass die Strahlentherapie eine sehr gute lokale Wirksamkeit aufweist. Die das Überleben der Patienten bestimmenden systemischen Rückfälle bleiben jedoch unbeeinflusst.

Für Patienten im Stadium I oder II unterhalb des 61. Lebensjahres zeigten Reyes et al. [222], dass eine Intensivierung der Chemotherapie bessere Behandlungsergebnisse hervorbringt als eine kombinierte Chemo-/Radiotherapie. Die Autoren behandelten 657 Patienten in einer randomisierten Studie entweder mit 3 Chemotherapiezyklen nach dem CHOP-Protokoll gefolgt von einer Involved-Field-Bestrahlung oder mit 3 Chemotherapiezyklen nach dem intensiveren ACVBP-Protokoll gefolgt von einer sequentiellen Chemokonsolidierung. Nach 5 Jahren erwies sich die intensivierte Chemotherapie mit

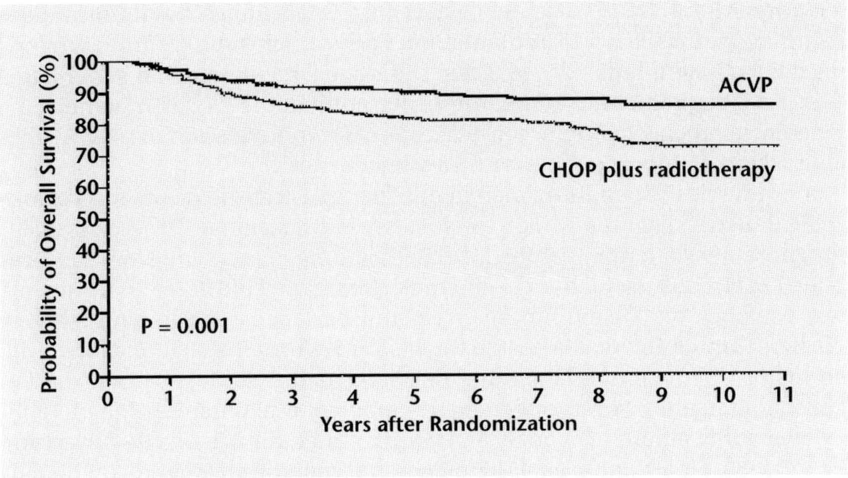

Abb. 6. *Gesamtüberleben von Patienten mit aggressivem Non-Hodgkin-Lymphom im Stadium I oder II nach Behandlung mit 3 Zyklen CHOP + Involved-Field-Radiotherapie versus 3 Zyklen des dosisintensivierten ACVBP-Protokolls [222].*

einem ereignisfreien Überleben von 82% vs. 74% und einem Gesamtüberleben von 90% vs. 81% als signifikant überlegen (Abb. 6).

Wertung: Angesichts der vorliegenden Daten erscheint eine additive Strahlentherapie nach Erreichen einer Vollremission durch Chemotherapie nicht erforderlich.

10.3.2 Konventionelle Therapie und Antikörpertherapie

Bei Patienten oberhalb des 60. Lebensjahres wird durch die Hinzunahme von **Rituximab** zum **CHOP-Protokoll** eine signifikante Verbesserung der Heilungsrate erreicht [70]. Pfreundschuh et al. [209] definierten den Wert von Rituximab bei prognostisch günstigen Patienten (IPI 0 oder I) unterhalb des 60. Lebensjahres. In einer internationalen Studie erhielten 823 Patienten entweder 6 Zyklen eines CHOP-artigen Protokolls oder 6 Zyklen des gleichen Protokolls plus Rituximab. Die Rituximab-haltige Therapie war der reinen Chemotherapie in Bezug auf die Vollremissionsrate (81% vs. 67%), den Anteil therapierefraktärer Lymphome (4% vs. 15%), das failure-free survival nach 2 Jahren (76% vs. 60%) und das Gesamtüberleben nach 2 Jahren (94% vs. 87%) deutlich überlegen. Innerhalb der insgesamt prognostisch günstigen Patientengruppe ließ sich eine Gruppe mit besonders guter Prognose identifizieren (IPI 0, kein bulk), die sich durch ein 2-Jahres-Failure-free-survival von 90% auszeichnete.

Wöhrer et al. [291] berichteten über ihre Erfahrungen beim Einsatz des R-CHOP-Protokolls bei 15 Patienten mit Frühstadien eines diffusen großzelligen B-Zell-Lymphoms des Magens. Derartige Patienten haben in der Regel eine gute Prognose. Nach 6 Therapiezyklen erreichten 87% der Patienten eine Vollremission und 13% eine Teilremission. Alle Vollremissionen hielten über einen Beobachtungszeitraum von 15 Monaten an.

Der Einschluss von Rituximab in die Therapiestrategie des diffusen großzelligen B-Zell-Lymphoms hat zu einer beeindruckenden Verbesserung der Prognose der Patienten geführt. Die Behandlung ist allerdings teuer. Hornberger et al. [120] versuchten in einem Rechenmodell die Frage zu beantworten, wie hoch die Kosten für die erreichte Überlebensverlängerung sind. In die Berechnung gingen die Kosten für das CHOP- bzw. R-CHOP-Protokoll, die erreichte Überlebensverlängerung der behandelten Kollektive und die Lebensqualität unter den verschiedenen Therapiemaßnahmen ein. Für 8 CHOP-Zyklen wurde ein Betrag von 3.358 US$ errechnet, für 8 R-CHOP-Zyklen von 17.225 US$. Unter Berücksichtigung der aufgrund des besseren Überlebens höheren Nachsorgekosten im R-CHOP-Arm ergab sich letztendlich ein Betrag von 19.297 US$ pro Jahr der Lebensverlängerung. Dieser Betrag lag deutlich unter den in der Onkologie üblichen Kosten der Lebensverlängerung, die sich meist in einer Größenordnung von ca. 50.000 US$ pro Jahr bewegen.

Voraussetzung für das Erreichen eines guten Therapieergebnisses ist die adäquate Durchführung des Behandlungsprotokolls. Nach einer Untersuchung von Lyman et al. [169] gelingt dies bei der Applikation des CHOP- oder R-CHOP-Protokolls in weniger als der Hälfte der Fälle. Von 4.522 Patienten mit aggressiven Non-Hodgkin-Lymphomen erhielten 53% der Patienten weniger als 85% der vorgesehenen Dosisintensität. Bei 40% der Patienten wurden Dosisreduktionen um mehr als 15% vorgenommen, bei 24% traten Therapieverzögerungen um mehr als eine Woche auf. Risikofaktoren für die inadäquate Therapiedurchführung waren Alter über 60 Jahre, schlechter Allgemeinzustand, fortgeschrittenes Krankheitsstadium und Verzicht auf prophylaktische Gabe von G-CSF. Der Risikofaktor »Alter« verschwand, wenn die Patienten prophylaktisch G-CSF erhielten.

Mit dem Ziel, die Behandlungsergebnisse in der Primärtherapie zu verbessern, wurden in den vergangenen Jahren zahlreiche Modifikationen des CHOP-Protokolls entwickelt [68, 69, 70, 71, 72]. Eine im vergangenen Jahr publizierte Variante ist das NHL-15-Protokoll [217], in welchem die Substanzen Doxorubicin, Vincristin und Cyclophosphamid in rascher Folge und hoher Dosierung über einen 3-Monatszeitraum appliziert werden. Bei der Behandlung von 165 Patienten ergaben sich eine Vollremissionsrate von 72%, ein krankheitsfreies Überleben nach 5 Jahren von 58% und ein Gesamtüberleben nach 5 Jahren von 62%. Die Autoren merken an, dass dies in einigen Prognosegruppen eine moderate Verbesserung gegenüber dem ursprünglichen CHOP-Protokoll bedeuten könnte.

Rigacci et al. [223] stellten die Langzeitdaten des Drittgenerationsprotokolls BAVEC-MiMA vor (BCNU, Adriamycin, Vincristin, Etoposid, Cyclophosphamid, Mitoxantron, Methotrexat, Ara-C). Von derartigen, komplexen Protokollen versprach man sich in den 80-iger Jahren eine Verbesserung der Ergebnisse des CHOP-Protokolls, eine Hoffnung, die sich in randomisierten Studien nicht erfüllte. Die Langzeitdaten des BAVEC-MiMA-Protokolls erscheinen allerdings recht gut. Bei einer Vollremissionsrate von 74, einer Teilremissionsrate von 15%, einem Anteil refraktärer Patienten von 11% und einer Therapie-assoziierten Mortalität von 4% betrugen das krankheitsfreie Überleben von Remissionspatienten nach 9 Jahren 75% und das Gesamtüberleben 63%.

Das übliche Vorgehen bei einem Rezidiv hochmaligner Non-Hodgkin-Lymphome besteht in der Applikation mehrerer Zyklen eines platinhaltigen Protokolls, an die sich bei adäquatem Ansprechen bei Patienten unterhalb des 60. Lebensjahres eine Hochdosistherapie mit autologer Blutstammzelltransplantation anschließt. Eines der am häufigsten verwendeten Therapieschemata ist das DHAP-Protokoll, in dem Dexamethason und Cisplatin mit hochdosiertem Cytosinarabinosid kombiniert werden. Crump et al. [50] stellten das dem DHAP-Protokoll verwandte **GDP-Regime** vor, in dem Cytosinarabinosid durch Gemcitabin (1 g/m^2 Tag 1 und 8) ersetzt wurde. Nach den ersten beiden Therapiezyklen erreichten 16% der Patienten eine Vollremission und 33% eine Teilremission. 63% der Patienten unterhalb des 65. Lebensjahres erhielten anschließend eine Hochdosistherapie mit autologer Blutstammzelltransplantation. Dieses ambulant verabreichbare Therapieprotokoll zeigt offensichtlich eine ähnliche Wirksamkeit wie das ursprüngliche DHAP-Protokoll.

Musolino et al. [197] behandelten 39 Patienten mit refraktären oder mehrfach rezidivierten aggressiven Non-Hodgkin-Lymphomen mit dem **CIBO-P-Protokoll,** das die Verabreichung von CCNU, Ifosfamid, Bleomycin, Vincristin und Cisplatin in 6-wöchigen, recht komplex aufgebauten Therapieblöcken vorsieht. Die Vollremissionsrate lag bei 49%, die Teilremissionsrate bei 28%, und das mediane Überleben bei 11 Monaten. Erwartungsgemäß profitierten insbesondere Patienten, deren Lymphome sich bei vorhergehenden Therapien als chemosensitiv erwiesen hatten. Die Rate an Langzeitremissionen (12%) lag in einer Größenordnung, die bei der Behandlung entsprechender Patientenkollektive zu erwarten ist.

Junge Patienten mit rezidivierten aggressiven Non-Hodgkin-Lymphomen sollten bei nachgewiesener Chemosensitivität einer Hochdosistherapie mit autologer Blutstammzelltransplantation zugeführt werden. Manchmal ist dies wegen fehlender Mobilisierbarkeit peripherer Stammzellen und ausgeprägter Infiltration des Knochenmarks durch Tumorzellen nicht durchführbar. Für derartige Patienten entwickelten Laporte et al. [155] ein wagemutiges Therapiekonzept, in dem das üblicherweise zur Hochdosistherapie verwendete **BEAM-Protokoll** ohne Stammzellunterstützung verabreicht wurde. Anstelle von Stammzellen erhielten die Patienten im Anschluss an die Hochdosistherapie einen Zytokin-Cocktail aus Erythropoietin, G-CSF und GM-CSF. Unter 33 behandelten Patienten kam es bei 91% zur vollständigen Erholung der Hämopoese. Die Therapie-assoziierte Mortalität lag bei 15%. Mit einer Rückfallrate von 35% und einer Überlebensrate von 61% nach 5 Jahren war das Langzeitresultat dieser Therapie den Ergebnissen einer BEAM-Therapie mit Stammzelltransplantation vergleichbar. Die Studie zeigt, dass das BEAM-Protokoll nicht myeloablativ ist.

10.3.3 Autologe Blutstammzelltransplantation

Der Wert der Hochdosistherapie ist in der Primärbehandlung aggressiver Non-Hodgkin-Lymphome nicht eindeutig erwiesen. Aus verschiedenen Studien ergaben sich in den vergangenen Jahren Hinweise, dass Patienten mit einem hochintermediären Risiko nach dem altersadjustierten internationalen prognostischen Index von dieser Maßnahme profitieren könnten [72]. Zu einem ähnlichen Schluss kamen Mounier et al. [194], die in einer Matched-pair-Analyse verschiedener französischer Lymphomstudien die Ergebnisse der Hochdosistherapie den Ergebnissen der konventionellen Therapie gegenüberstellten. Während die Gesamtgruppe der Patienten keinen statistisch signifikanten Vorteil aus der Hochdosistherapie zog, war für die Subgruppe von Patienten mit B-Zell-Lymphomen und 2 oder 3 Risikofaktoren nach dem altersadjustierten internationalen prognostischen Index eine Überlegenheit der Dosisintensivierung statistisch belegbar. Eine Untersuchung von Bertz et al. [20] deutet in die gleiche Richtung. Die Autoren behandelten 33 Patienten mit aggressiven Non-Hodgkin-Lymphomen mit mehreren Zyklen einer CHOP-artigen konventionell dosierten Chemotherapie, an die sich eine Hochdosistherapie mit autologer Stammzelltransplantation anschloss. Zwei Drittel der Patienten wiesen 2 oder 3 Risikofaktoren nach dem altersadjustierten internationalen prognostischen Index auf. Insgesamt erreichten 94% der Patienten eine Vollremission, bei fehlender Transplantations-assoziierter Mortalität lagen das krankheitsfreie Überleben nach 10 Jahren bei 76% und das Gesamtüberleben bei 79%. Patienten mit hohem Risiko nach dem internationalen prognostischen Index hatten unter der Hochdosistherapie kein schlechteres Langzeitergebnis als Patienten mit niedrigem Risiko.

Bei einem Teil der Patienten mit aggressiven Non-Hodgkin-Lymphomen wird durch die Primärtherapie lediglich eine partielle Remission erreicht, ein weiterer Teil verhält sich gegenüber der Behandlung refraktär. Rodriguez et al. [227] berichteten über die Behandlungsergebnisse von 114 Patienten, die in dieser Situation eine Hochdosistherapie mit autologer Blutstammzelltransplantation erhielten. Bei einer Transplantations-assoziierten Mortalität von 8% lagen die Vollremissionsrate bei 54%, die Teilremissionsrate bei 15% und das Gesamtüberleben nach 5 Jahren bei 43%. 63% der Patienten mit Vollremissionen waren nach 5 Jahren noch krankheitsfrei. Nicht unerwartet bezogen sich die recht günstig anmutenden Therapieergebnisse fast ausschließlich auf Patienten, die unter der konventionell dosierten Chemotherapie zumindest eine Teilremission erreicht hatten. Chemoresistenz war neben dem altersadjustierten internationalen prognostischen Index der wichtigste Risikofaktor, der eine Erfolglosigkeit der Hochdosistherapie voraussagen ließ.

In der Primärbehandlung hochmaligner B-Zell-Lymphome gelang durch die Einführung von Rituximab eine beeindruckende Verbesserung der Behandlungsergebnisse. Khouri et al. [141] setzten den Anti-CD20-Antikörper auch im Zuge der Rezidivtherapie ein, indem die Patienten 2 Gaben Rituximab à 375 mg/m^2 bzw. 1 g/m^2 während der Stammzellmobilisierungsphase und 2 Gaben à 1 g/m^2 während der Hochdosistherapiephase erhielten. Unter dieser Maßnahme war die Neutropeniedauer gegenüber einer historischen Kontrollgruppe, die kein Rituximab erhielt, um einen Tag verlängert. Die Behandlungsergebnisse wiesen beim Vergleich mit der Kontrollgruppe eine beachtliche Verbesserung auf: Das krankheitsfreie Überleben nach 2 Jahren stieg von 43% auf 67%, das Gesamtüberleben von 53% auf 80%. Vermehrte Infekte wurden unter der Rituximab-Therapie nicht beobachtet. Zu ähnlichen Ergebnissen kamen Hoerr et al. [117] in einer vergleichenden retrospektiven Studie, in die verschiedene Rituximab-Behandlungsschemata Eingang fanden. Eine Verbesserung des Überlebens war nur dann erkennbar, wenn

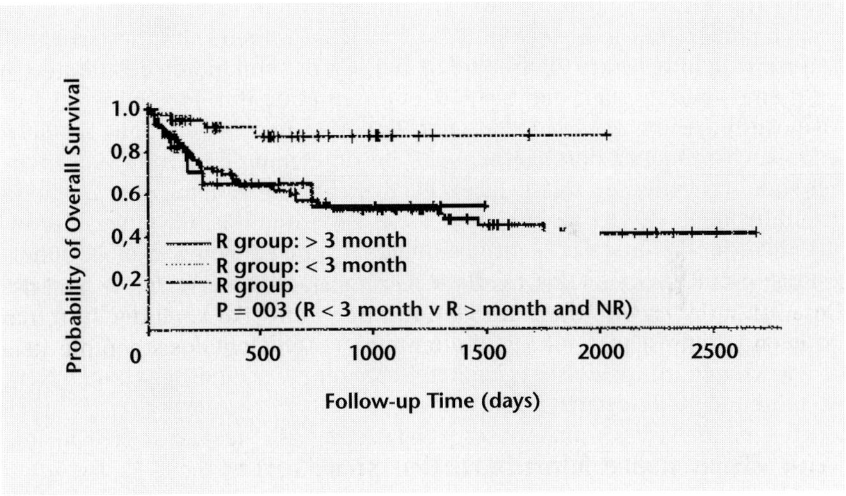

Abb. 7. *Gesamtüberleben von Patienten mit aggressiven Non-Hodgkin-Lymphomen nach Hochdosistherapie mit autologer Blutstammzelltransplantation in Abhängigkeit von der An- oder Abwesenheit und dem Zeitpunkt der Gabe von Rituximab im Behandlungskonzept (NR-Gruppe: Kein Rituximab; R-Gruppe: Rituximab-Verabreichung innerhalb oder außerhalb von 3 Monaten vor der Transplantation) [117].*

Rituximab innerhalb eines Zeitraumes von 3 Monaten vor der Transplantation gegeben wurde (Abb. 7).

Blystad et al. [22] untersuchten an 43 Patienten mit hochmalignen B-Zell-Lymphomen die Frage, welchen Einfluss die Tumorzellkontamination des Transplantates auf das Überleben der Patienten besitzt. Mit Hilfe der Polymerasekettenreaktion entdeckten sie bei 36% der Patienten kontaminierende Tumorzellen, die bis zu 8% der Gesamtzellmasse ausmachten. Überraschenderweise fand sich zwischen der Tumorzellkontamination und dem Behandlungsergebnis keine Korrelation. Offensichtlich sind mit dem Transplantat reinfundierte Tumorzellen nicht in jedem Fall in der Lage, eine erneute Erkrankung auszulösen. Während die Tumorzellkontamination ohne Einfluss auf das Transplantationsergebnis blieb, zeigte die Menge transplantierter CD34-positiver Zellen eine statistisch signifikante Korrelation mit den Überlebensparametern (bessere Ergebnisse bei Transplantation von mehr als 6×106 CD34-positiven Zellen pro kg Körpergewicht).

10.3.4 Experimentelle Therapie

Der Einsatz von Taxanen ist bei der Behandlung aggressiver Non-Hodgkin-Lymphome unüblich. Zwei Berichte des vergangenen Jahres sprechen allerdings dafür, dass bei refraktären oder mehrfach rezidivierten Lymphomen bei guter Verträglichkeit beachtliche Behandlungserfolge erzielt werden können. In beiden Studien wurde **Paclitaxel** wöchentlich in einer Dosierung von 80 mg/m^2 verabreicht. Rizzieri et al. [226] erreichten nach 2 Therapiezyklen, die 5-wöchentliche Paclitaxel-Gaben mit einer anschließenden Erholungswoche beinhalteten, bei 26% der behandelten Patienten (n = 38) eine Vollremission und bei 11% eine Teilremission. Eine höhergradige Myelosuppression wurde bei 20% der Patienten beobachtet. Sehr ähnliche Erfahrungen machen Borghaei et al. [27] bei der Behandlung von 23 stark vorbehandelten Patienten mit 6 Gaben Paclitaxel mit anschließender 2-wöchiger Ruhepause. Zusätzlich erhielten diese Patienten das Alkylans Estramustin. 27% der Patienten erreichten eine Remission, 18% entwickelten höhergradige Neutropenien, das mediane Gesamtüberleben betrug 4 Monate. Die Autoren waren auf die niedrigdosierte wöchentliche Verabreichung von Paclitaxel umgestiegen, nachdem die Gabe der üblichen Dosis (175 mg/m^2) in 3-wöchigen Intervallen bei gleicher Wirksamkeit zu einer sehr hohen Neutropenierate geführt hatte.

10.4 Besondere Manifestationsformen

Plasmoblastisches Lymphom. Plasmoblastische Lymphome sind Varianten diffuser großzelliger B-Zell-Lymphome, die im Rahmen einer HIV-Infektion bevorzugt in der Mundhöhle auftreten, immunphänotypisch Eigenschaften von Plasmazellen aufweisen und häufig Epstein-Barr-Virus-assoziiert sind.

Teruya-Feldstein et al. [263] beschrieben den Verlauf von 12 derartigen Lymphomen, die in 6 Fällen im Rahmen einer HIV-Infektion, in je einem Fall nach Nierentransplantation bzw. Colitis ulcerosa und in 4 Fällen ohne erkennbare Anomalien des Immunsystems auftraten. Eine Assoziation mit dem Epstein-Barr-Virus war in 73% der Fälle nachweisbar, eine Assoziation mit dem humanen Herpes Virus Typ 8 in keinen Fall. Die meisten Patienten wiesen ein disseminiertes Krankheitsstadium auf, besonders häufig lagen Knochenmanifestationen vor. Das Überleben dieser Patienten (67% nach 12 Monaten) war besser als in früher publizierten Serien.

Intravaskuläres großzelliges B-Zell-Lymphom. Das intravaskuläre großzellige B-Zell-Lymphom ist ein seltener, sehr aggressiver Subtyp des diffusen großzelligen B-Zell-Lymphoms. Ferreri et al. [79, 80] berichteten über den Verlauf und die Behandlungsergebnisse von 38 derartigen Patienten. Die Patienten zeichneten sich durch hohes Alter (Median 70 Jahre), schlechten Allgemeinzustand und B-Symptomatik aus. Lymphknoten waren fast nie befallen, Leber, Milz und Knochenmark dagegen häufig. Prognostisch günstig war ein rein kutaner Befall, der ausschließlich bei Frauen beobachtet wurde. Das Ansprechen auf eine Anthracyclin-haltige Chemotherapie betrug 59%, die 3-Jahres-Überlebensrate 33%. Patienten mit zerebraler Beteiligung (16%) verstarben in der Regel rasch.

Späte ZNS-Manifestationen. Bei der Untersuchung von 5 Patienten, deren Lymphom mehr als 3 Jahre nach Abschluss der Primärtherapie im zentralen Nervensystem rezidivierte, kamen Lossos et al. [167] zu dem Schluss, dass nur bei 3 Fällen echte Rezidive vorlagen. Mit molekularbiologischen Methoden ließ sich nachweisen, dass die anderen Erkrankungen vom Primärlymphom unabhängige Zweitmalignome darstellten.

11 Burkitt-Lymphom

Konventionelle Therapie. Burkitt-Lymphome werden in Deutschland meist nach dem Protokoll der akuten lymphatischen Leukämie vom reifzelligen B-Zell-Typ behandelt. Eine retrospektive norwegische Untersuchung [244] rechtfertigt dieses Vorgehen. Die Autoren verglichen 3 zeitlich aufeinander folgende Behandlungsphasen, in denen zunächst das **CHOP-Protokoll** mit intrathekaler und systemischer Methotrexat-Therapie, dann das gleiche Protokoll mit nachfolgender Hochdosistherapie und autologer Blutstammzelltransplantation und schließlich das deutsche **B-ALL-Protokoll** verwendet wurden. Das progressionsfreie Überleben nach 5 Jahren lag nach Applikation des CHOP-MTX-Protokolls sehr viel niedriger (31%) als bei Verwendung des CHOP-MTX-Protokolls mit Hochdosistherapie (71%) oder des B-ALL-Protokolls (74%). Der Vorteil des B-ALL-Protokolls liegt im Verzicht auf eine myeloablative Chemotherapie.

Di Nicola et al. [61] versuchten die Therapiedauer zu verkürzen, indem sie auch bei Erwachsenen ein für pädiatrische Patienten entwickeltes Protokoll einsetzten, welches innerhalb von 9 Wochen applizierbar ist. Der Behandlungsplan sieht eine Induktionstherapie mit Cyclophosphamid, Methotrexat, Etoposid, Vincristin und Doxorubicin und eine Konsolidierungsphase mit mittelhoch dosiertem Cytosinarabinosid und Cisplatin vor. Patienten, die auf die Induktionsphase nicht ansprachen, wurden einer sequentiellen Hochdosistherapie mit autologer Blutstammzelltransplantation unterzogen. Bei einer Vollremissionsrate von 95% lag das krankheitsfreie Überleben nach $2\frac{1}{2}$ Jahren bei 68% und das Gesamtüberleben bei 77%. Die Ergebnisse sind offensichtlich ähnlich wie bei der Anwendung länger dauernder Therapieprotokolle.

12 Lymphoblastisches Lymphom

Konventionelle Therapie. Thomas et al. [264] beschrieben die Behandlungsergebnisse von 33 Patienten mit lymphoblastischen Lymphomen bei Einsatz des **Hyper-CVAD-Protokolls.** Das Protokoll beinhaltet 3-wöchige Zyklen mit hyperfraktioniertem Cyclophosphamid, Vincristin, Adriamycin und Dexamethason, die mit der Applikation von hochdosiertem Methotrexat und hochdosiertem Cytosinarabinosid alternieren. Bei 80% der Patienten lag ein T-Zell-Lymphom, bei 70% ein Mediastinaltumor und bei 9% ein prognostisch sehr ungünstiger zentralnervöser Befall vor. Bei einer Vollremissionsrate von 91% und einer Teilremissionsrate von 9% kam es bei einem Drittel der Patienten innerhalb des ersten Jahres zu einem Rezidiv. Das progressionsfreie Überleben lag nach 3 Jahren bei 66%, das Gesamtüberleben bei 70%.

13 Lymphome des zentralen Nervensystems

13.1 Therapie

Konventionelle Therapie. Die Behandlung primärer zerebraler Lymphome hat in den vergangenen 15 Jahren einen Wandel durchgemacht. Während früher die Bestrahlung des Gehirns im Vordergrund stand, liegt das Schwergewicht heute auf einer Chemotherapie mit **hochdosiertem Methotrexat.** Shenkier et al. [242] berichteten über die Ergebnisse der Behandlung in 3 aufeinander folgenden Phasen, in denen zunächst die Ganzhirnbestrahlung mit einer CHOP-artigen Chemotherapie, anschließend die Behandlung mit hochdosiertem Methotrexat (1 g/m^2) in Verbindung mit einer Hirnbestrahlung und schließlich eine sehr hochdosierte Methotrexat-Therapie (8 g/m^2) mit Beschränkung der Hirnbestrahlung auf Patienten mit Tumorprogredienz favorisiert wurden. Das Gesamtüberleben war mit einem Median von 17 Monaten bei allen Behandlungskonzepten gleich kurz. In einer multivariaten Analyse zeigten diejenigen Patienten einen Überlebensvorteil, die unter 60 Jahre alt waren, eine normale Lactatdehydrogenase-Aktivität aufwiesen und Methotrexat in einer Dosierung von mehr als 1 g/m^2 erhielten.

Korfel et al. [143] fassten die Behandlungsergebnisse des **BMPD-Protokolls** zusammen, das die Applikation von BCNU, Methotrexat, Procarbazin und Dexamethason vorsieht. 61% der Patienten erreichten eine Vollremission, die bei einem Drittel durch eine Hirnbestrahlung konsolidiert wurde. Die Behandlungsergebnisse waren mit einem medianen Überleben von 18 Monaten für Therapie-Responder und 10 Monate für Therapie-Non-Responder bescheiden. Von besonderer Bedeutung schien die Erfahrung der behandelnden Institution zu sein: In Einrichtungen, in denen mindestens 4 Patienten behandelt wurden, war das mediane Überleben signifikant länger (32 Monate) als in Einheiten mit geringerem Patientenaufkommen (10 Monate).

Die Behandlung mit hochdosiertem Methotrexat erfordert aufwendige Maßnahmen zur renalen Elimination der Substanz. Bei eingeschränkter Nierenfunktion kommt es zur Kumulation mit gesteigerter Toxizität. Jahnke et al. [128] gingen an 154 Patienten der Frage nach, ob die Toxizität bei älteren Patienten höher ist als bei jüngeren. Im Falle einer verminderten glomerulären Filtrationsrate wurde die im Protokoll vorgesehene Dosis von 4 g/m^2 der Nierenfunktion entsprechend reduziert. Unter dieser Maßnahme war die Toxizität bei Patienten oberhalb und unterhalb des 60. Lebensjahres vergleichbar. Allerdings waren Dosisreduktionen in der Gruppe der alten Patienten sehr viel häufiger erforderlich (44%) als in der Gruppe der jungen Patienten (18%).

Der Antimetabolit Methotrexat wird über ein Transportprotein für reduzierte Folsäure in die Zelle aufgenommen. Die verminderte Expression dieses Carriers ist ein bekannter Methotrexat-Resistenzmechanismus. Ferreri et al. [81] korrelierten den Methylierungszustand des entsprechenden Gens mit den Ergebnissen der Methotrexat-Therapie bei 37 Patienten mit primären zerebralen Lymphomen. Eine die Expression verhindernde Methylierung wurde bei 24% der Patienten gefunden, diese wiesen im Gegensatz zu den Patienten mit nicht-methyliertem Gen eine signifikant geringere Vollremissionsrate (33% vs. 54%) und ein deutlich verkürztes medianes Überleben auf (0% vs. 31% nach 3 Jahren).

Nach einer erfolgreichen Methotrexat-Therapie sind Rezidive bei primären zerebralen Lymphomen leider die Regel. Therapeutische Optionen in dieser Situation beinhalten u.a. die Verabreichung von hochdosiertem Cytosinarabinosid oder die Schädelbestrahlung. Wong et al. [292] berichteten über die Erfahrungen einer Behandlung mit Rituximab und dem Liquor-gängigen Alkylans **Temozolomid**. Nach üblicher Induktionstherapie mit 4 Gaben **Rituximab** erhielten die Patienten monatliche Zyklen von Temozolomid (150 mg/m^2 Tag 1 bis 5). Hierunter erreichten 5 von 7 behandelten Patienten eine Voll- und 2 eine Teilremission. Im Median wurde damit eine Lebensdauer von 8 Monaten erreicht.

13.2 Besondere Manifestationsformen

Primäre okuläre Lymphome. Lymphome des Augeninneren sind eine Sonderform primärer zerebraler Lymphome, die zunächst oft verkannt wird. Die richtige Diagnose wird erst gestellt, wenn die Erkrankung auf die intrakraniellen Hirnbereiche übergreift. Hormigo et al. [119] beschrieben den Verlauf von 31 Patienten mit primären okulären Lymphomen. Nur die Hälfte der Tumoren wurde diagnostiziert, bevor das übrige zentrale Nervensystem erreicht wurde, bei der anderen Hälfte bestand bereits bei Diagnose ein weitergehender ZNS-Befall. Trotz Behandlung mit Methotrexat und/oder Strahlentherapie kam es bei einem Drittel der Patienten zu einem okulären Lokalrezidiv und bei mehr als der Hälfte zum Befall des Zerebrums. Erwartungsgemäß war das mediane Überleben bei Patienten mit rein okulärer Manifestation (60 Monate) länger als bei Patienten, bei denen das Lymphom bereits nach intrakraniell abgesiedelt war (35 Monate).

Niedrigmaligne primäre zerebrale Lymphome. Primäre zerebrale Lymphome werden pathologisch-anatomisch in der Regel als diffuse großzellige B-Zell-Lymphome beschrieben. In einer Gruppe von 332 zerebralen Lymphomen lag in einer Untersuchung von Jahnke et al. [129] in 3% der Fälle ein niedrigmalignes Non-Hodgkin-Lymphom mit ausschließlicher ZNS-Manifestation vor. Bildmorphologisch ergaben sich bei diesen Patienten häufig ungewöhnliche Befunde, der Verlauf erschien unter den üblichen Therapiemaßnahmen mit einem Gesamtüberleben von 67% nach 2 Jahren günstiger als bei anderen zerebralen Lymphomen.

Primäre zerebrale Lymphome vom T-Zell-Typ. In einer 7 Länder umfassenden Erhebung identifizierten Shenkier et al. [241] 45 Patienten mit einem primären zerebralen Lymphom vom T-Zell-Typ. Unter den üblichen therapeutischen Maßnahmen lag das mediane Überleben mit 25 Monaten in einem ähnlichen Bereich wie bei anderen zerebralen Lymphomen. Der Einsatz von Methotrexat erwies sich als positiver Prognosefaktor.

14 Immundefizienz-assoziierte Lymphome

14.1 Epidemiologie

Nach Einführung der hochaktiven antiretroviralen Therapie im Jahre 1996 hat sich das Überleben HIV-infizierter Personen deutlich verlängert. Ursache hierfür ist eine Erholung des Immunsystems, die das Risiko letal verlaufender

Tabelle 4. Malignom-bedingte Todesursachen bei 269 HIV-infizierten Personen nach Einführung der hochaktiven antiretroviralen Therapie [24].

	Häufigkeit	CD4-Zellen/ µl (Median)
HIV-assoziierte Malignome	55%	110
Non-Hodgkin-Lymphome	39%	60
Nicht-zerebral	29%	86
Primär zerebral	10%	20
Kaposi-Sarkome	15%	22
Zervixkarzinome	1%	447
Nicht-HIV-assoziierte Malignome	45%	186
Solide Tumoren	38%	218
Respiratorisch	19%	262
Hepatisch	7%	157
Gastrointestinal	5%	166
Andere	7%	178
Hämatologische Neoplasien	6%	113
Morbus Hodgkin	4%	86
Andere	2%	411

Infektionen vermindert. Bonnet et al. [24] gingen in einer prospektiven französischen Studie der Frage nach, wie hoch der Anteil von Krebserkrankungen an der Mortalität HIV-infizierter Personen nach Einführung der hochaktiven antiretroviralen Therapie ist. Insgesamt erwiesen sich 28% der Todesfälle als Malignom-bedingt. Nur gut die Hälfte wurde durch HIV-assoziierte Malignome verursacht (Tabelle 4). Die andere Hälfte betraf nicht-HIV-assoziierte solide Tumoren und Hämoblastosen. Im Vergleich zu HIV-assoziierten Malignomen gingen Todesfälle durch nicht-HIV-assoziierte Neoplasien mit einem weniger schweren Immundefekt einher (Tabelle 4).

Da das Auftreten HIV-assoziierter Non-Hodgkin-Lymphome vom Ausmaß des Immundefektes abhängt und dieser durch die hochaktive antiretrovirale Therapie gemildert wird, sollte das Risiko für die Entwicklung eines Non-Hodgkin-Lymphoms unter der modernen HIV-Therapie rückläufig sein. Diese Vermutung wurde in einer Untersuchung von Stebbing et al. [252] bestätigt, in der der Einfluss verschiedener antiretroviraler Maßnahmen auf die Lymphominzidenz verglichen wurde (Abb. 8). Im Vergleich zu Patienten, die keine antiretrovirale Therapie oder lediglich Nukleosidanaloga erhielten, zeigte sich ein bemerkenswerter Rückgang bei Patienten, die neben Nukleosidanaloga auch nicht-nukleosidische reverse Transkriptaseinhibitoren oder Proteaseinhibitoren einnahmen. Diese Maßnahmen waren von einer messbaren Verbesserung der T-Zell-Immunität begleitet.

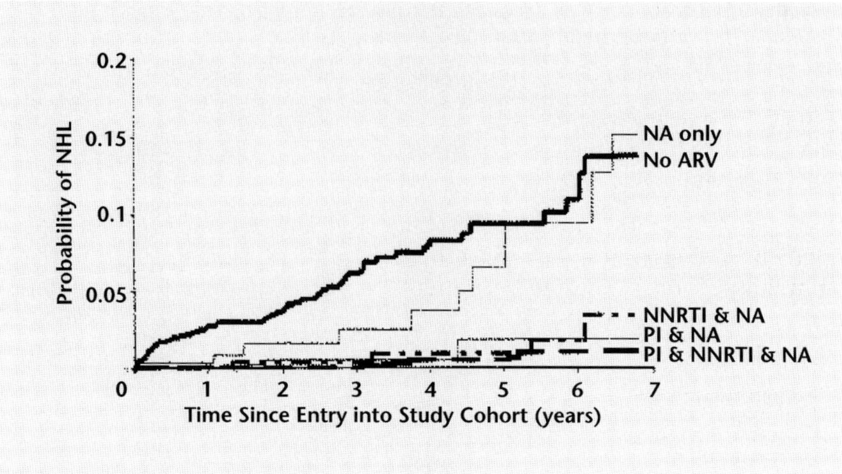

Abb. 8. *Entwicklung HIV-assoziierter Non-Hodgkin-Lymphome in Abhängigkeit von der Art der antiretroviralen (ARV) Therapie (NA: Nukleosidanaloga; NNRTI: nicht-nukleosidische reverse Transkriptaseinhibitoren; PI: Proteaseinhibitoren) [252].*

14.2 Ätiologie

Das **humane Herpes-Virus Typ 8** (HHV-8) ist als ätiologisches Agens des Kaposi-Sarkoms, des multizentrischen Morbus Castleman und des primären Körperhöhlen-Lymphoms bekannt. Eine Untersuchung von Deloose et al. [60] bestätigt, dass es offensichtlich auch in der Pathogenese HIV-assoziierter plasmoblastischer Lymphome eine Rolle spielt. Von 99 Patienten mit HIV-assoziierten Non-Hodgkin-Lymphomen zeigten 26% eine plasmo- oder immunoblastische Variante. Von diesen wiederum waren 38% HHV-8-assoziiert. In 60% dieser Fälle war ein Kaposi-Sarkom vorausgegangenen, 90% zeichneten sich durch Koexpression des Epstein-Barr-Virus aus, und 80% betrafen den Gastrointestinaltrakt. Dass offensichtlich nur ein Teil der HIV-assoziierten plasmoblastischen Lymphome HHV-8-assoziiert ist, bestätigt eine Arbeit von Teruya-Feldstein et al. [263], in der bei 6 Patienten mit HIV-assoziierten plasmoblastischen Lymphomen kein Nachweis einer HHV-8-Infektion geführt werden konnte.

14.3 Therapie

14.3.1 Konventionelle Therapie

Levine et al. [163] behandelten 24 Patienten mit HIV-assoziierten Non-Hodgkin-Lymphomen mit einem modifizierten **CHOP-Protokoll,** in dem konventionelles durch liposomal verkapseltes Doxorubicin ersetzt wurde. Bei 75% der Patienten wurde eine Vollremission erreicht, die im Mittel 16 Monate anhielt. Der Erfolg der begleitenden antiretroviralen Behandlung hatte zwar keinen Einfluss auf die Remissionsrate, korrelierte jedoch mit der Länge des Überlebens.

14.3.2 Antikörpertherapie

Durch Zusatz von **Rituximab** lässt sich bei diffusen großzelligen B-Zell-Lymphomen eine Verbesserung der Heilungsrate um etwa 10% bis 15% erreichen. Beim Einsatz von Rituximab bei Patienten mit HIV-assoziierten hochmalignen Non-Hodgkin-Lymphomen kontrastierte eine hohe Rate anhaltender Vollremissionen mit einer beunruhigenden Häufung z.T. letal verlaufender Infektionen [180, 249, 255]. Spina et al. [249] behandelten 74 Patienten mit einer 4-tägigen Dauerinfusion mit Cyclophosphamid, Doxorubicin und Etoposid in Verbindung mit Rituximab. 70% der Patienten erreichten eine Vollremission, das Gesamtüberleben lag nach 2 Jahren bei 64%. Während und bis zu 8 Monate nach der Therapie traten bei 14% der Patienten opportunistische und bei 23% nicht-opportunistische Infektionen auf, an denen 8% der Patienten verstarben. Ähnliche Beobachtungen wurden in einer randomisierten amerikanischen Studie gemacht, die bisher lediglich als Kongressmitteilung vorliegt [180, 255]. Von 95 nach dem R-CHOP-Protokoll behandelten Patienten entwickelten 7 letale Infektionen. Begünstigt wurden diese durch schwere Neutropenien, möglicherweise aber auch durch protrahierte Hypogammaglobulinämien, die vereinzelt beobachtet wurden [180]. Außerhalb klinischer Studien wird vom Einsatz von Rituximab zur Behandlung HIV-assoziierter Non-Hodgkin-Lymphome abgeraten [255].

14.3.3 Autologe Blutstammzelltransplantation

Patienten mit Rezidiven hochmaligner Non-Hodgkin-Lymphome haben die besten Heilungschancen durch eine Hochdosistherapie mit autologer Blutstammzelltransplantation. Bei HIV-Patienten wurde dieses Verfahren aus Furcht vor tödlichen Infektionen in der Vergangenheit nicht angewandt. Krishnan et al. [146] weisen darauf hin, dass Hochdosistherapien bei rezidivierten HIV-assoziierten Non-Hodgkin-Lymphomen mit vertretbaren Komplikationsraten durchgeführt werden können, wenn der Immunstatus der Patienten zuvor durch eine hochaktive antiretrovirale Therapie verbessert wurde. Bei einer Transplantations-assoziierten Mortalität von 5% lag das progressionsfreie Überleben bei 20 hochdosistherapierten Patienten nach 22 Jahren bei 85%. Während der Hochdosistherapie und der anschließenden hämopoetischen Rekonstitutionsphase wurde die antiretrovirale Therapie pausiert. Eine Verschlechterung der HIV-Infektion wurde hierunter nicht beobachtet.

14.3.4 Therapienebenwirkungen

Die hochaktive antiretrovirale Therapie verstärkt die Hämatotoxizität der Chemotherapie, was sich in einer vermehrten Infektionsrate niederschlägt. Von besonderer Bedeutung für die Steigerung der Toxizität scheinen Proteaseinhibitoren zu sein. Bouwer et al. [29] beobachteten bei Patienten, die Proteaseinhibitoren erhielten, unter einer Chemotherapie mit Cyclophosphamid, Doxorubicin und Etoposid signifikant niedrigere Granulozytenwerte und signifikant häufigere Infektionen (48% vs. 25%) als bei Patienten, bei denen die hochaktive antiretrovirale Therapie keine Proteaseinhibitoren beinhaltete. Nach Toffoli et al. [266] dürfte die Steigerung der Hämatotoxizität weniger auf einer Veränderung der Doxorubicin-Pharmakokinetik als auf pharmakodynamischen Interaktionen zwischen der Chemotherapie und den Proteaseinhibitoren beruhen. In einer pharmakokinetischen Studie an 19 Patienten, die sequentiell mit oder ohne hochaktive antiretrovirale Therapie nach dem CHOP-Protokoll behandelt wurden, ließ sich für verschiedene Proteaseinhibitoren kein Einfluss auf den Metabolismus von Doxorubicin nachweisen. Unter antiretroviraler Therapie war ein Zusammenhang zwischen der Doxirubicinkonzentraton im Blut und der Hämatotoxizität nicht mehr erkennbar. Vermutlich wurde ein Teil der Hämatotoxizität durch die antiretrovirale Therapie selbst hervorgerufen.

14.4 Besondere Manifestationsformen

HIV-assoziierte primäre zerebrale Lymphome. Newell et al. [199] beobachteten bei 111 Patienten mit HIV-assoziierten primären zerebralen Lymphomen eine mediane Überlebenszeit von nur 50 Tagen. Als prognostisch günstig erwiesen sich die Durchführung einer hochaktiven antiretroviralen Therapie und eine Strahlenbehandlung mit mindestens 30 Gray.

HIV-assoziierter Morbus Hodgkin. Nach Einführung der hochaktiven antiretroviralen Therapie haben sich die Behandlungsergebnisse des Morbus Hodgkin deutlich verbessert. Hoffmann et al. [118] untersuchten den Verlauf von 57 Patienten, die während eines 12-Jahreszeitraumes behandelt wurden, und stellten eine deutliche Verlängerung des medianen Überlebens bei Patienten mit erfolgreicher antiretroviraler Therapie (Zunahme der CD4-Zellzahl, Abnahme der Viruslast) fest. Neben dem Ansprechen auf die antiretrovirale Therapie waren das Erreichen einer Vollremission und ein Alter unter 45 Jahren von prognostischer Bedeutung.

Primäres Körperhöhlen-Lymphom. Primäre Körperhöhlen-Lymphome sind wie Kaposi-Sarkome HHV-8-assoziiert und werden wie diese nicht nur bei immunsupprimierten Patienten, sondern sporadisch auch bei alten Männern im Mittelmeerraum beobachtet. Luppi et al. [168] berichteten über die erfolgreiche Lokaltherapie mit dem antiviralen Wirkstoff Cidofovir bei 3 derartigen Patienten. Das Präparat wurde direkt in die Pleurahöhle instilliert und erbrachte Remissionen von 5- bis mehr als 15-monatiger Dauer.

Posttransplantations-Lymphome. Draoua et al. [66] berichteten über die Häufigkeit und die Arten von Posttransplantations-Lymphomen bei 898 herztransplantierten Patienten. B-Zell-Lymphome entwickelten sich bei 3,8% der Empfänger, T-Zell-Lymphome bei 0,2% und NK-Zell-Lymphome bei 0,1%. Die erst spät im Posttransplantationsverlauf auftretenden T-Zell-Lymphome waren nicht Epstein-Barr-Virus-assoziiert und zeigten einen aggressiven Verlauf.

15 Periphere T-Zell-Lymphome

15.1 Epidemiologie

Periphere T- und NK-Zell-Neoplasien zeigen charakteristische geographische Häufigkeitsunterschiede. Nach einer Studie von Au et al. [13] gilt dies bei näherer Analyse jedoch nur für NK-Zell-Lymphome. In der in Hongkong durchgeführten Erhebung lag der Anteil von T-Zell-Lymphomen an der Gesamtheit lymphoproliferativer Erkrankungen mit 10% ähnlich hoch wie in der westlichen Welt. Demgegenüber war der Anteil an NK-Zell-Neoplasien (7%) ungewöhnlich groß. Fast alle NK-Zell-Lymphome waren extranodal lokalisiert.

15.2 Pathogenese

Genexpression. Die Gruppe der CD30-positiven anaplastischen großzelligen T-Zell-Lymphome umfasst neben Krankheiten, in deren Pathogenese eine Fehlregulation des Enzyms »anaplastic lymphoma kinase« (ALK) eine Rolle spielt, auch ALK-negative systemische Fälle und kutane Formen. Nach Bonzheim et al. [25] sind allen 3 Formen Defekte in der Expression des T-Zell-Rezeptors und seiner Signaltransduktionskomponenten gemein. Im Gegensatz zu nicht-anaplastischen peripheren T-Zell-Lymphomen zeichneten sich die anaplastischen Formen durch eine fehlende Expression des T-Zell-Rezeptors oder der Rezeptor-assoziierten Moleküle CD3 und ZAP-70 aus. Die anaplastischen T-Zell-Lymphome stellen somit das T-Zell-Pendant zum Morbus Hodgkin dar, der als B-Zell-Neoplasie charakteristischerweise Defekte in der Immunglobulin-Expression aufweist. Interessanterweise besitzen all diese Erkrankungen eine günstige Prognose.

15.3 Diagnostik

15.3.1 Krankheitsdefinition

In einer Gruppe von über 100 leukämisch verlaufenden T-Zell-Neoplasien arbeiteten Herling et al. [114] die Besonderheiten der durch die WHO-Klassifikation definierten Entitäten und die nicht seltenen Schwierigkeiten bei der Abgrenzung der Erkrankungen heraus. Die Prolymphozytenleukämie von T-Zell-Typ war in etwa 2 Drittel der Fälle durch eine Expression des TCL-1-Gens und durch rasch ansteigende Lymphozytenzahlen gekennzeichnet. Das Sézary-Syndrom war durch Erythrodermie und Eosinophilie charakterisiert. Die »large granular lymphocyte«-Leukämie ging mit Zytopenien, Autoimmunphänomenen und einer sehr guten Prognose einher. Leukämisch verlaufende Formen des hepatosplenischen T-Zell-Lymphoms waren durch eine ausgeprägte Hepatosplenomegalie, leukämische Formen anderer peripherer T-Zell-Lymphome durch vorwiegend nodale Tumorlokalisationen gekennzeichnet. Trotz dieser Charakteristika wurden immer wieder Fälle beobachtet, bei denen eine eindeutige Zuordnung nicht gelang (Abb. 9).

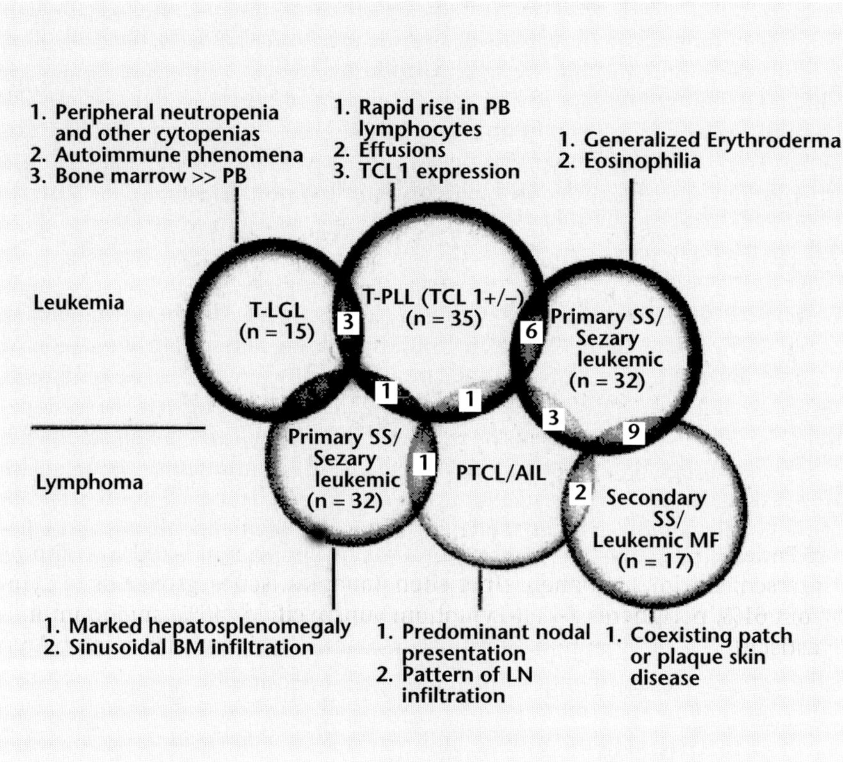

Abb. 9. *Leukämisch verlaufende periphere T-Zell-Lymphome: Krankheitsdefinierende Charakteristika und Übergangsformen (LGL: »Large-granular-lymphocyte«-Leukämie; PLL: Prolymphozytenleukämie; SS: Sézary-Syndrom; HSTCL: hepatosplenisches T-Zell-Lymphom; PTCL: nodales peripheres T-Zell-Lymphom; AIL: angioimmunoblastisches T-Zell-Lymphom; MF: Mycosis fungoides) [114].*

15.3.2 Zell- und Gewebecharakterisierung

Dogan und Morice [64] fassten in einer Übersichtsarbeit die Besonderheiten der Knochenmarkinfiltration bei peripheren T-Zell-Lymphomen zusammen. Während das angioimmunoblastische T-Zell-Lymphom durch noduläre oder interstitielle Infiltrate gekennzeichnet ist, liegen beim hepatosplenischen T-Zell-Lymphom und bei der »large granular lymphocyte«-Leukämie in der Regel intrasinusoidale Infiltrate vor. Auch in dieser Arbeit wurde auf die Notwendigkeit der Integration zahlreicher Informationen in den Prozess der Diagnosefindung hingewiesen (klinische Angaben, morphologische Auffälligkeiten in Blut, Knochenmark- und Gewebebiopsaten, zytogenetische Befunde).

15.3.3 Prognosefaktoren

Nach der WHO-Klassifikation werden einige nodale (anaplastisches großzelliges T-Zell-Lymphom, angioimmunblastisches T-Zell-Lymphom, peripheres T-Zell-Lymphom »unspecified«) und zahlreiche extranodale T-Zell-Lymphomentitäten definiert (Mycosis fungoides, kutanes anaplastisches großzelliges Lymphom, extranodales NK/T-Zell-Lymphom (nasal), Enteropathie-assoziiertes T-Zell-Lymphom, subkutanes Panniculitis-artiges T-Zell-Lymphom) [11]. In einer 199 Patienten umfassenden Erhebung in Westkanada [235] erwies sich das periphere T-Zell-Lymphom »unspecified« als häufigste Entität (59%), gefolgt vom anaplastischen großzelligen Lymphom (17%) und extranodalen, nasalen NK/T-Zell-Lymphom (9%). Unter den üblichen Therapiemaßnahmen fielen die verschiedenen Entitäten in 3 Prognosegruppen: Die günstigste Gruppe stellten die kutanen anaplastischen großzelligen Lymphome dar (5-Jahres-Überleben 78%), eine intermediäre Prognose wiesen nodale anaplastische großzellige T-Zell-Lymphome, periphere T-Zell-Lymphome »unspecified« und angioimmunoblastische T-Zell-Lymphome auf (5-Jahres-Überleben 35–43%), während nasale und Enteropathie-assoziierte Lymphome einen außerordentlich schlechten Verlauf nahmen (5-Jahres-Überleben 22–24%). Sonnen et al. [246] zeigten in einer Untersuchung von 125 Patienten auch für die Gruppe der nodalen peripheren T-Zell-Lymphome Unterschiede im medianen Überleben (anaplastisches großzelliges Lymphom 61%, peripheres T-Zell-Lymphom »unspecified« 45%, angioimmunoblastisches T-Zell-Lymphom 28% nach 5 Jahren). In einer multivariaten Analyse erwies sich jedoch der internationale prognostische Index als wichtigerer Prognosefaktor als die histologische Diagnose. Zu einer ähnlichen Schlussfolgerung gelangten Morabito et al. [188], die 297 Patienten mit peripheren T-Zell-Lymphomen »unspecified« mit 496 diffusen großzelligen B-Zell-Lymphomen verglichen. Bei multivariater Analyse war das krankheitsfreie Überleben der Patienten vom Allgemeinzustand und vom Vorliegen einer Knochenmarkinfiltration, nicht jedoch von der histologischen Zuordnung des Lymphoms abhängig.

Wertung: Die im internationalen prognostischen Index definierten klinischen Variablen sind wichtigere Prognoseparameter als die histopathologische Zuordnung eines aggressiven Lymphoms. Dennoch bestimmt diese in entscheidendem Maße die Prognose, da bestimmte Lymphome bevorzugt zu bestimmten klinischen Konstellationen führen.

Die Expression des Proteins Survivin, das den programmierten Zelltod unterdrückt, ist bei verschiedenen Neoplasien mit einer schlechten Prognose assoziiert worden. Schlette et al. [239] wiesen dies auch bei ALK-positiven oder ALK-negativen anaplastischen großzelligen Lymphomen nach. Eine Survivin-Expression wurde bei 55% der Patienten gefunden. Survivin-negative Tumoren hatten eine sehr gute Prognose (5-Jahres-Failure-free-survival 100% für ALK-positive, 89% für ALK-negative Lymphome), wohingegen Survivin-positive Lymphome unabhängig von der ALK-Expression einen ungünstigen Verlauf nahmen (5-Jahres-Failure-free-survival 34% für ALK-positive, 46% für ALK-negative Lymphome).

15.4 Therapie

15.4.1 Konventionelle Therapie

Escalon et al. [77] verglichen die Ergebnisse einer Behandlung nach dem **CHOP-Protokoll** mit den Ergebnissen intensiverer Therapiemaßnahmen bei 135 Patienten mit peripheren T-Zell-Lymphomen. Mit einem 3-Jahres-Überleben von 62% vs. 56% ergaben sich keine signifikanten Unterschiede, und auch nach Ausschluss der prognostisch besonders günstigen Patientengruppe mit anaplastischem großzelligen Lymphom blieben die Ergebnisse vergleichbar (3-Jahres-Überleben 53% vs. 49%). Die Autoren folgern, dass die Therapieintensivierung bei peripheren T-Zell-Lymphomen nicht zu einer Verbesserung der Prognose führt.

Ähnlich enttäuschend war ein Bericht von Wöhrer et al. [290] über die Behandlungsergebnisse von 10 Patienten mit Enteropathie-assoziiertem T-Zell-Lymphom mit dem Etoposid-haltigen **CHOEP-Protokoll.** Bei ausgeprägter Hämatotoxizität wurden nach 6 Therapiezyklen nur bei 2 Patienten Voll- und bei 3 Patienten Teilremissionen erreicht. Die Remissionen waren von kurzer Dauer, 8 von 10 Patienten verstarben innerhalb der ersten 7 Monate.

15.4.2 Antikörpertherapie

Enblad et al. [74] behandelten 14 Patienten mit rezidivierten peripheren T-Zell-Lymphomen mit dem Anti-CD52-Antikörper **Alemtuzumab** (3-mal pro Woche 30 mg iv. für 12 Wochen). Die Behandlungsergebnisse in dieser stark vorbehandelten Patientengruppe waren mit einem Vollremissionsanteil von

21% und einem Teilremissionsanteil von 14% recht günstig. Die Remissionsdauer (2–12 Monate) war allerdings kurz, und es wurden zahlreiche infektiöse Komplikationen (CMV-Reaktivierungen, Aspergillosen) beobachtet, die bei einem Drittel der Patienten zum Tode beitrugen.

15.4.3 Allogene Blutstammzelltransplantation

Die adulte T-Zell-Leukämie ist eine HTLV1-assoziierte Neoplasie, die endemisch in Japan, der Karibik und Zentralafrika vorkommt. Es werden verschiedene klinische Varianten mit unterschiedlicher Prognose unterschieden. Besonders ungünstig sind die akute und die lymphomatöse Verlaufsform. Zwei japanische Arbeitsgruppen berichteten über ihre Erfahrung mit der allogenen Blutstammzelltransplantation bei derartigen Patienten [89, 203]. In der 40 Patienten umfassenden Studie von Fukushima et al. [89] profitierte etwa ein Drittel der Patienten langfristig von der Transplantation. Posttransplantationsrezidive konnten z.T. durch das Absetzen der Immunsuppression in erneute Vollremissionen überführt werden, was auf einen Transplantat-gegen-akute-T-Zell-Leukämie-Effekt hindeutet. Ähnliche Erfahrungen machten Okamura et al. [203] bei der Behandlung von 16 Patienten, die vor der Transplantation eine dosisreduzierte Konditionierung erhielten. Besonders bemerkenswert war das Verschwinden des HTLV1-Virus bei der Hälfte der Patienten. Offensichtlich besaß die allogene Transplantation auch antivirale Wirkungen.

15.4.4 Experimentelle Therapie

Das angioimmunoblastische T-Zell-Lymphom ist eine prognostisch ungünstige Erkrankung mit generalisierter Lymphknotenschwellung, Hepatosplenomegalie, Hautveränderungen, ausgeprägter B-Symptomatik und Hypergammaglobulinämie. Dogan et al. [65] behandelten eine 78-jährige Patientin mit **Thalidomid** (200 mg täglich) und beobachteten nach 4 Wochen eine Besserung des Allgemeinzustand, nach 8 Wochen einen Rückgang der Lymphknotenschwellungen und nach 8 Monaten eine Normalisierung der Hypergammaglobulinämie.

15.4.5 Therapienebenwirkungen

Der Anti-CD52-Antikörper Alemtuzumab wird nicht nur bei B-Zell-, sondern auch bei T-Zell-Malignomen eingesetzt [71, 72]. Lenihan et al. [158] beobachteten bei 4 von 8 Patienten mit kutanen T-Zell-Lymphomen unter der Alemtuzumab-Therapie ausgeprägte kardiale Nebenwirkungen (Herzinsuffizienz, Rhythmusstörungen), die nach Absetzen des Präparates rückläufig waren. Die Autoren halten diese Nebenwirkungen für T-Zell-Neoplasie-spezifisch und diskutieren als Ursache eine Freisetzung von Zytokinen aus den Tumorzellen.

15.5 Besondere Manifestationsformen

Subkutanes Panniculitis-artiges T-Zell-Lymphom. Go et al. [96] trugen in einer Literaturrecherche die Eigenschaften von 156 Patienten mit Panniculitis-artigen T-Zell-Lymphomen zusammen. Während eine Behandlung mit Prednison nur zu kurzfristigen Erfolgen führte, wurden unter einer Anthracyclin-haltigen Chemotherapie bei einem Drittel der Patienten langfristige Remissionen beobachtet. Im Rezidiv ließ sich die Erkrankung häufig durch eine Hochdosistherapie mit autologer Blutstammzelltransplantation günstig beeinflussen. Mit einem medianen Überleben von nur 27 Monaten verlief die Erkrankung jedoch bei den meisten Patienten ungünstig.

16 Morbus Hodgkin

16.1 Ätiologie

In einem Teil der Hodgkin-Lymphome lässt sich das **Epstein-Barr-Virus** in den Tumorzellen nachweisen. Welche Rolle es in der Pathogenese der Erkrankung genau spielt, ist bis heute unklar. Khan et al. [140] fanden bei Patienten mit EBV-assoziiertem Morbus Hodgkin häufiger zirkulierende EBV-infizierte Zellen als bei Patienten mit einem Morbus Hodgkin ohne EBV-Assoziation. Eine mögliche Erklärung liefert die Annahme, dass die Entwicklung eines EBV-assoziierten Morbus Hodgkin vom quantitativen Ausmaß einer persistierenden EBV-Infektion abhängt.

16.2 Diagnostik

16.2.1 Stadieneinteilung

Im Zuge der stadieneinteilenden Maßnahmen werden Patienten mit Morbus Hodgkin regelmäßig einer uni- oder bilateralen Beckenkammbiopsie unterzogen. Ein Knochenmarkbefall wird allerdings nur selten diagnostiziert. Mit dem Bestreben, die Knochenmarkbiopsie auf diejenigen Patienten zu beschränken, die tatsächlich ein nennenswertes Risiko einer Infiltration aufweisen, entwickelten Vassilakopoulos et al. [282] eine leider recht komplizierte Formel, aufgrund derer die Wahrscheinlichkeit des Fehlens einer Knochenmarkinfiltration mit großer Genauigkeit vorhergesagt werden kann. In die Formel gehen die Faktoren B-Symptomatik, fortgeschrittenes Stadium, Anämie, niedrige Leukozytenzahl, Alter über 35 Jahre und Befall iliakaler oder inguinaler Lymphknoten ein. Mit Hilfe der – mit Papier und Bleistift berechenbaren – Formel ließen sich 3 Risikogruppen definieren, die durch Wahrscheinlichkeiten der Knochenmarkinfiltration von 0,3%, 4% und 26% gekennzeichnet waren. Die Autoren schlagen vor, bei niedrigem Risiko (44% der Patienten) auf eine Knochenmarkbiopsie zu verzichten. Bei Standardrisiko (37%) sollte eine unilaterale, bei Hochrisiko (20%) eine bilaterale Beckenkammbiopsie vorgenommen werden.

16.2.2 Prognosefaktoren

Für Patienten mit fortgeschrittenem Morbus Hodgkin wurde der »International Prognostic Score« entwickelt, in den die Faktoren niedriges Albumin, niedriges Hämoglobin, männlich, Alter über 45 Jahre, Stadium IV, Leukozytose und Lymphopenie eingehen. In einer Untersuchung von 301 Patienten mit Morbus Hodgkin beobachteten Landgren et al. [154] ein besonders günstiges Risikoprofil bei adipösen Patienten mit einem Body mass-Index über 30 und ein besonders ungünstiges Profil bei norm- oder untergewichtigen Patienten mit einem Body mass-Index unter 25. Adipöse Patienten zeigten ein 5-Jahres-Überleben von 100%, übergewichtige Patienten (Body-mass-Index 25–30) von 79%, und norm- oder untergewichtige Patienten von 70%. Unterschiede in der Intensität der Chemotherapie bestanden zwischen den Gruppen nicht. Warum bei Patienten mit Morbus Hodgkin – im Gegensatz zu Patienten mit Non-Hodgkin-Lymphomen, Brustkrebs oder Darmkrebs – Übergewicht mit einem günstigen Krankheitsverlauf einhergeht, ist unklar.

In einer Aktualisierung einer früheren Veröffentlichung [69] berichteten Gobbi et al. [97] über die Bedeutung der Tumormasse als Prognosefaktor. In einer Gruppe von 351 Patienten schwankte die mit bildgebenden Verfahren gemessene Tumormasse bei Diagnosestellung zwischen 2 und 695 ml/m^2 KOF (Mittelwert: 138 ml/m^2). Die Tumormasse erwies sich als sicherster Prädikator für das Erreichen einer Vollremission und die Dauer des krankheitsfreien Überlebens. In den einzelnen, durch die Ann-Arbor-Klassifikation definierten Stadien wiesen Patienten mit Therapieversagen eine um 60–108% höhere Tumormasse auf als Patienten, die durch die Therapie geheilt wurden.

Trotz ihres B-Zell-Ursprungs ist die Expression von B-Zell-Markern bei Hodgkin- und Reed-Sternberg-Zellen eingeschränkt. In einer Untersuchung von Portlock et al. [216] exprimierten nur 11% der Tumoren das CD20-Antigen. Dies war mit einer sehr schlechten Prognose verbunden.

16.3 Therapie

16.3.1 Konventionelle Therapie – frühe Stadien

Die Standardtherapie für Patienten mit frühen oder intermediären Stadien eines Morbus Hodgkin besteht in der Verabreichung von 2–4 Zyklen des **ABVD-Protokolls** (Doxorubicin, Bleomycin, Vinblastin, Dacarbazin) mit anschließender **Bestrahlung.** In einer Langzeitbeobachtung berichteten Bonadonna et al. [23], dass die Involved-Field-Bestrahlung gleich gute Ergebnisse bringt wie die subtotale nodale Bestrahlung. Nach 12 Jahren betrugen das progressionsfreie Überleben 94% vs. 93% und das Langzeitüberleben 94% vs. 96%. Unter den Patienten, die subtotal nodal bestrahlt wurden, traten 3 Zweitmalignome auf.

Straus et al. [256] gingen einen Schritt weiter und stellten in einer randomisierten Studie die Frage, ob eine Strahlentherapie nach Abschluss der Chemotherapie überhaupt erforderlich ist. 152 Patienten mit frühen oder intermediären Stadien eines Morbus Hodgkin erhielten 6 Zyklen ABVD mit oder ohne Strahlentherapie. Die Ergebnisse in beiden Studienarmen ließen in Bezug auf die Vollremissionsrate (94% vs. 94%), die Vollremissionsdauer (91% vs. 87% nach 5 Jahren), das progressionsfreie Überleben (86% vs. 81% nach 5 Jahren) und das Gesamtüberleben (97% vs. 90% nach 5 Jahren) keine statistisch signifikanten Unterschiede erkennen. Der Wert dieser wichtigen Studie wird durch die geringe Patientenzahl eingeschränkt, die eine verlässliche Aussage zu kleineren Unterschieden zwischen den Studienarmen nicht zulässt.

Die Ergebnisse der genannten randomisierten Untersuchungen wurden in einer einarmigen Studie bestätigt, in der 95 Patienten mit frühem Morbus Hodgkin 6 Zyklen ABVD erhielten [232]. Patienten mit einem mediastinalen Bulk bei Diagnose und Patienten mit unvollständiger Lymphomrückbildung unter Chemotherapie erhielten zusätzlich eine Strahlentherapie. 94% der Patienten erreichten eine Vollremission, nach 7 Jahren lag das progressionsfreie Überleben bei 84% und das Gesamtüberleben bei 96%.

Wertung: Die meisten Patienten mit Morbus Hodgkin werden geheilt, letale Komplikationen der Therapie treten oft erst nach Jahrzehnten auf. Daher kann der Wert therapeutischer Maßnahmen erst nach langjähriger Beobachtung verlässlich abgeschätzt werden. Da die Lebensdauer limitierende Zweitmalignome und kardiovaskuläre Erkrankungen insbesondere durch die Strahlentherapie begünstigt werden, deuten die vorliegenden Daten an, dass die Prognose von Patienten mit frühen Stadien eines Morbus Hodgkin wahrscheinlich durch eine zusätzliche Strahlentherapie nicht verbessert wird.

16.3.2 Konventionelle Therapie – fortgeschrittene Stadien

Patienten mit fortgeschrittenem Morbus Hodgkin erhalten im Standardtherapie-Arm der entsprechenden Studie der Deutschen Hodgkin-Lymphom-Studiengruppe 8 Zyklen Chemotherapie nach dem **BEACOPP-eskaliert-Protokoll.** Hierunter liegt das Gesamtüberleben nach 5 Jahren bei 91% [72]. Martinelli et al. [174] berichteten über die Behandlungsergebnisse von 61 Patienten mit fortgeschrittenem Morbus Hodgkin mit 6 Zyklen Chemotherapie nach dem **ChlVPP/ABVVP-Protokoll** (Chlorambucil, Vinblastin, Procarbazin, Prednison, Doxorubicin, Bleomycin, Vincristin, Etoposid). Bei einer Vollremissionsrate von 95% lagen das ereignisfreie Überleben (72%) und das Gesamtüberleben (79%) nach 5 Jahren deutlich unterhalb der Ergebnisse des BEACOPP-eskaliert-Protokolls.

Während die Einführung des BEACOPP-Protokolls für jüngere Patienten eine deutliche Prognoseverbesserung bedeutete, ist dies für Patienten jenseits des 65. Lebensjahres bisher nicht aufzeigbar. Ballova et al. [17] fassten die Ergebnisse der HD9-elderly-Studie zusammen, in der 68 Patienten entweder mit 8 Zyklen **COPP/ABVD** oder mit 8 Zyklen **BEACOPP-Basis** behandelt wurden. Bei Diagnose bestehende Bulk-Läsionen oder nach Chemotherapie persistierende Krankheitsmanifestationen wurden zusätzlich bestrahlt. Die Behandlungsergebnisse waren im Hinblick auf Vollremissionen (76%) und Gesamtüberleben (50% nach 5 Jahren) vergleichbar. Der BEACOPP-Basis-Arm war durch eine wesentlich bessere Krankheitskontrolle, jedoch auch durch eine deutlich höhere Therapie-assoziierte Mortalität (21% vs. 8%) gekennzeichnet. Die Toleranz für intensivierte Therapieprotokolle ist bei älteren Patienten eingeschränkt.

16.3.3 Radiotherapie im Rezidiv

Patienten mit einem Hodgkin-Lymphom-Rezidiv werden in der Regel einer Hochdosistherapie mit autologer Blutstammzelltransplantation zugeführt. Eine retrospektive Untersuchung von Josting et al. [132] an 100 Patienten mit rezidiviertem oder refraktärem Morbus Hodgkin zeigt, dass bei manchen Patienten auch durch eine Strahlentherapie eine Kuration erreicht werden kann. Das Ergebnis für die gesamte Gruppe behandelter Patienten war bei einer Vollremissionsrate von 77% mit einem failure-free survival von nur 28% und einem Gesamtüberleben von 51% nach 5 Jahren eher enttäuschend. Als prognostisch ungünstig erwiesen sich refraktäre Lymphome oder Frührezidive (Rezidive innerhalb des ersten Jahres nach Vollremission), fortgeschrittene Stadien im Rezidiv, B-Symptome und ein eingeschränkter Allgemeinzustand. Eine reine Strahlentherapie im Rezidiv dürfte aufgrund dieser Daten in erster Linie für Patienten mit umschriebenen Spätrezidiven bei gutem Performance Status und Fehlen von Tumorallgemeinsymptomen in Betracht kommen.

16.3.4 Autologe Blutstammzelltransplantation

Eine Hochdosistherapie mit autologer Blutstammzelltransplantation stellt bei Patienten mit einem Hodgkin-Lymphom-Rezidiv die effizienteste Therapieoption für eine langfristige Kontrolle der Erkrankung dar. Gruppen aus Deutschland [133], Polen [53] und Spanien [259] berichteten über ihre Erfahrungen mit diesem Vorgehen.

Josting et al. [133] behandelten 102 Patienten mit refraktärem oder rezidiviertem Morbus Hodgkin nach dem »high dose sequential«-Protokoll, das die Verabreichung von 2 Zyklen DHAP, 1 Zyklus Cyclophosphamid mit anschließender Stammzellapherese, 1 Zyklus Hochdosis-Methotrexat/Vincristin, 1 Zyklus Hochdosis-Etoposid und 1 Zyklus BEAM mit anschließender Blutstammzellreinfusion vorsieht. Bei einer Vollremissionsrate von 72% lagen das failure-free survival nach $2\frac{1}{2}$ Jahren bei 59% und das Gesamtüberleben bei 78%. Erwartungsgemäß zeigten Patienten im ersten Rezidiv bessere Behandlungsergebnisse als Patienten mit multiplen Rezidiven oder primär refraktären Lymphomen.

Czyz et al. [53] erreichten bei 341 Patienten mit refraktärem oder rezidiviertem Morbus Hodgkin durch eine Hochdosistherapie mit autologer Blutstammzelltransplantation nach 5 Jahren ein ereignisfreies Überleben von 45% und ein Gesamtüberleben von 64%. Risikofaktoren für ein schlechtes Therapieergebnis waren mehr als 3 vorangegangene Chemotherapien und das Fehlen des Erreichens einer Voll- oder Teilremission zum Zeitpunkt der Transplantation. Innerhalb eines 5-Jahreszeitraums entwickelten 8% der Patienten ein Zweitmalignom. Diese Entwicklung wurde durch eine Splenektomie begünstigt.

Sehr ähnliche Daten legten Sureda et al. [259] vor, die bei 357 Patienten mit refraktärem oder rezidiviertem Morbus Hodgkin nach 5 Jahren ein failure-free survival von 49% und ein Gesamtüberleben von 57% erreichten. Risikofaktoren für ein schlechtes Ergebnis waren u.a. das Fehlen einer Vollremission zum Zeitpunkt der Transplantation und eine kurze Dauer der ersten Remission.

16.3.5 Therapienebenwirkungen

Das BEACOPP-Protokoll enthält sehr hohe Dosen des leukämogenen Zytostatikums Etoposid. Um das Risiko Therapie-induzierter Leukämien zu reduzieren, wurde Etoposid in einer Phase I/II-Studie durch Gemcitabin ersetzt [30]. Von 27 behandelten Patienten entwickelten 8 schwere pulmonale Nebenwirkungen, die vermutlich auf die Kombination von Gemcitabin und Bleomycin zurückzuführen waren und zum vorzeitigen Abbruch der Studie Anlass gaben.

Adams et al. [3] dokumentierten bei 48 Patienten die kardiovaskulären Langzeitschäden nach einer mediastinalen Bestrahlung mit 40 Gray. Die Patienten hatten die Bestrahlung im Alter zwischen 6 und 25 Jahren erhalten und wurden mindestens 15 Jahre später nachuntersucht. Obwohl sich keiner der Patienten subjektiv eingeschränkt fühlte, wurden bei 37% Hinweise auf eine Füllungsbehinderung der Ventrikel, bei 42% Klappenanomalien, bei 75% Reizleitungsstörungen, bei über der Hälfte der Patienten Hinweise auf eine autonome Dysfunktion (fixe Herzfrequenz, persistierende Tachykardie, abgeschwächte Belastungsreaktion) und bei 30% eine verminderte Sauerstoffaufnahme unter Belastung beobachtet. Es ist davon auszugehen, dass letztendlich alle Patienten nach einer derartigen mediastinalen Bestrahlung kardiale Anomalien entwickeln.

Behringer et al. [19] beschrieben die Zweitmalignomrate unter 5.367 Patienten, die zwischen 1983 und 1998 an den Studien der Deutschen Hodgkin-Lymphomstudiengruppe teilgenommen hatten. Bei einer bisher kurzen medianen Beobachtungszeit von 6 Jahren lag das Risiko der Entwicklung eines soliden Tumors bei 2%. Die meisten Patienten waren mit einer Kombination aus Chemotherapie und Bestrahlung behandelt worden. Gegenüber der Normalbevölkerung wurde für die Entwicklung eines Bronchialkarzinoms (24% der Fälle) ein 4-fach, für die Entwicklung eines kolorektalen Karzinoms (21%) ein 3-fach und für die Entwicklung eines Mammakarzinoms (10%) ein 2-fach erhöhtes Risiko vorgefunden. Wendland et al. [284] fanden in einer retrospektiven Untersuchung von 8.036 Patientinnen mit erfolgreich behandeltem Morbus Hodgkin in 2,3% der Fälle ein Mammakarzinom. Gegenüber Patientinnen, die ausschließlich zytostatisch behandelt worden waren, ging die Strahlentherapie mit einer Verdoppelung des Risikos einher. Interessanterweise wurde in den ersten Jahren nach der Bestrahlung eine Verringerung und erst im weiteren Verlauf eine Verstärkung des Brustkrebsrisikos gefunden. Offensichtlich tötet die Bestrahlung beginnende Mammakarzinome ab, ein Effekt, der im weiteren Verlauf durch die karzinogenen Eigenschaften der Methode überschattet wird.

Wertung: Bei der langfristigen Nachsorge von Patienten mit Morbus Hodgkin kommt es weniger darauf an, Rezidive zu diagnostizieren, als Spätkomplikationen der Therapie zu erfassen. Neben onkologischen Vorsorgeuntersuchungen gehört auch die Erkennung und Behandlung kardiovaskulärer Störungen zum Aufgabenbereich des nachbetreuenden Arztes.

Das Auftreten eines Zweitmalignoms hängt nicht nur von der Art der verwendeten Therapie, sondern auch von der genetischen Ausstattung des behandelten Individuums ab. In einer Untersuchung von Mertens et al. [179] gingen gewisse genetische Varianten der Expression von Glutathion-S-Transferasen mit einem deutlich erhöhten Risiko für strahleninduzierte Malignome einher.

16.4 Besondere Manifestationsformen

Lymphozyten-prädominanter Morbus Hodgkin. Nach der WHO-Klassifikation wird der klassische Morbus Hodgkin vom Lymphozyten-prädominanten Morbus Hodgkin unterschieden, der eine prognostisch besonders günstige, oft in lokalisiertem Stadium auftretende Sonderform darstellt. Nach einer Untersuchung von Feugier et al. [82] unterscheidet sich der Lymphozyten-prädominante Morbus Hodgkin in Manifestation und Verlauf jedoch nicht vom klassischen Morbus Hodgkin, sofern Krankheitsfälle mit vergleichbarer Lokalisation betrachtet werden. In einer Gruppe von 500 Patienten im Stadium I oder II A waren der klassische Morbus Hodgkin ohne Mediastinalbeteiligung und der Lymphozyten-prädominante Morbus Hodgkin, der in der Regel ohne Mediastinalbeteiligung einhergeht, einander in vielen Aspekten sehr ähnlich (Geschlechtsverhältnis und Alter bei Diagnose, Primärlokalisation, begleitende Risikofaktoren, krankheitsspezifische Mortalität, Gesamtüberleben). Die histologisch definierte Diagnose scheint das Wesen der Erkrankung weniger gut widerzuspiegeln als das klinische Erscheinungsbild.

17 Literatur

[1] Abe M, Hiura K, Wilde J, Shioyasono A, Moriyama K, Hashimoto T et al (2004) Osteoclasts enhance myeloma cell growth and survival via cell-cell contact: a vicious cycle between bone destruction and myeloma expansion. Blood 104(8): 2484–2491

[2] Abraham RS, Ballman KV, Dispenzieri A, Grill DE, Manske MK, Price-Troska TL et al (2005) Functional gene expression analysis of clonal plasma cells identifies a unique molecular profile for light chain amyloidosis. Blood 105(2):794–803

[3] Adams MJ, Lipsitz SR, Colan SD, Tarbell NJ, Treves ST, Diller L et al (2004) Cardiovascular status in long-term survivors of Hodgkin's disease treated with chest radiotherapy. J Clin Oncol 222(15):3139–3148

[4] Al Saleem T, Al Mondhiry H (2005) Immunoproliferative small intestinal disease (IPSID): a model for mature B-cell neoplasms. Blood 105(6):2274–2280

[5] Albitar M, Do KA, Johnson MM, Giles FJ, Jilani I, O'Brien S et al (2004) Free circulating soluble CD52 as a tumor marker in chronic lymphocytic leukemia and its implication in therapy with anti-CD52 antibodies. Cancer 101(5):999–1008

[6] Alpen B, Kuse R, Parwaresch R, Müller-Hermelink HK, Stolte M, Neubauer A (2004) Ongoing monoclonal B-cell proliferation is not common in gastric B-cell lymphoma after combined radiochemotherapy. J Clin Oncol 22(15):3039–3045

[7] Alsina M, Fonseca R, Wilson EF, Belle AN, Gerbino E, Price-Troska T et al (2004) Farnesyltransferase inhibitor tipifarnib is well tolerated, induces stabilization of disease, and inhibits farnesylation and oncogenic/tumor survival pathways in patients with advanced multiple myeloma. Blood 2 103(9):3271–3277

[8] Ambrosetti A, Zanotti R, Pattaro C, Lenzi L, Chilosi M, Caramaschi P et al (2005) Most cases of primary salivary mucosa-associated lymphoid tissue lymphoma are associated either with Sjoegren syndrome or hepatitis C virus infection. Br J Haematol 126(1):43–49

[9] Anagnostopoulos A, Aleman A, Ayers G, Donato M, Champlin R, Weber D et al (2004) Comparison of high-dose melphalan with a more intensive regimen of thiotepa, busulfan, and cyclophosphamide for patients with multiple myeloma. Cancer 100(12): 2607–2612

[10] Annibali O, Petrucci MT, Martini V, Tirindelli MC, Levi A, Fossati C et al (2005) Treatment of 72 newly diagnosed Waldenstrom macroglobulinemia cases with oral melphalan, cyclophosphamide, and prednisone: results and cost analysis. Cancer 103(3): 582–587

[11] Armitage JO, Vose JM, Weisenburger DD (2004) Towards understanding the peripheral T-cell lymphomas. Ann Oncol 15(10):1447–1449

[12] Au WY, Gascoyne RD, Klasa RD, Connors JM, Gallagher RP, Le ND et al (2005) Incidence and spectrum of non-Hodgkin lymphoma in Chinese migrants to British Columbia. Br J Haematol 128(6):792–796

[13] Au WY, Ma SY, Chim CS, Choy C, Loong F, Lie AK et al (2005) Clinicopathologic features and treatment outcome of mature T-cell and natural killer-cell lymphomas diagnosed according to the World Health Organization classification scheme: a single center experience of 10 years. Ann Oncol 16(2):206–214

[14] Au WY, Pang A, Choy C, Chim CS, Kwong YL (2004) Quantification of circulating Epstein-Barr virus (EBV) DNA in the diagnosis and monitoring of natural killer cell and EBV-positive lymphomas in immunocompetent patients. Blood 104(1):243–249

[15] Aviles A, Nambo MJ, Neri N, Murillo E, Castaneda C, Cleto S et al (2005) Biological modifiers as cytoreductive therapy before stem cell transplant in previously untreated patients with multiple myeloma. Ann Oncol 16(2):219-221

[16] Bakkus MH, Bouko Y, Samson D, Apperley JF, Thielemans K, Van Camp B et al (2004) Post-transplantation tumour load in bone marrow, as assessed by quantitative ASO-PCR, is a prognostic parameter in multiple myeloma. Br J Haematol 126(5): 665–674

[17] Ballova V, Rüffer JU, Haverkamp H, Pfistner B, Müller-Hermelink HK, Dühmke E et al (2005) A prospectively randomized trial carried out by the German Hodgkin Study Group (GHSG) for elderly patients with advanced Hodgkin's disease comparing BEACOPP baseline and COPP-ABVD (study HD9elderly). Ann Oncol 16(1):124–131

[18] Barrans SL, Fenton JA, Banham A, Owen RG, Jack AS (2004) Strong expression of FOXP1 identifies a distinct subset of diffuse large B-cell lymphoma (DLBCL) patients with poor outcome. Blood 104(9):2933–2935

[19] Behringer K, Josting A, Schiller P, Eich HT, Bredenfeld H, Diehl V et al (2004) Solid tumors in patients treated for Hodgkin's disease: a report from the German Hodgkin Lymphoma Study Group. Ann Oncol 15(7):1079–1085

[20] Bertz H, Zeiser R, Lange W, Fetscher S, Waller CF, Finke J (2004) Long-term follow-up after high-dose chemotherapy and autologous stem-cell transplantation for high-grade B-cell lymphoma suggests an improved outcome for high-risk patients with respect to the age-adjusted International Prognostic Index. Ann Oncol 15(9): 1419–1424

[21] Björck E, Ek S, Landgren O, Jerkeman M, Ehinger M, Björkholm M et al (2005) High expression of cyclin B1 predicts a favorable outcome in patients with follicular lymphoma. Blood 105(7):2908–2915

[22] Blystad AK, Delabie J, Kvaloy S, Holte H, Valerhaugen H, Ikonomou I et al (2004) Infused CD34 cell dose, but not tumour cell content of peripheral blood progenitor cell grafts, predicts clinical outcome in patients with diffuse large B-cell lymphoma and follicular lymphoma grade 3 treated with high-dose therapy. Br J Haematol 125(5): 605–612

[23] Bonadonna G, Bonfante V, Viviani S, Di Russo A, Villani F, Valagussa P (2004) ABVD plus subtotal nodal versus involved-field radiotherapy in early-stage Hodgkin's disease: long-term results. J Clin Oncol 22(14):2835–2841

[24] Bonnet F, Lewden C, May T, Heripret L, Jougla E, Bevilacqua S et al (2004) Malignancy-related causes of death in human immunodeficiency virus-infected patients in the era of highly active antiretroviral therapy. Cancer 101(2):317–324

[25] Bonzheim I, Geissinger E, Roth S, Zettl A, Marx A, Rosenwald A et al (2004) Anaplastic large cell lymphomas lack the expression of T-cell receptor molecules or molecules of proximal T-cell receptor signaling. Blood 104(10):3358–3360

[26] Borad MJ, Swift R, Berenson JR (2005) Efficacy of melphalan, arsenic trioxide, and ascorbic acid combination therapy (MAC) in relapsed and refractory multiple myeloma. Leukemia 19(1):154–156

[27] Borghaei H, Millenson M, Schilder R, Alden M, Rogatko A, Wang H et al (2004) Phase II study of paclitaxel and estramustine in patients with recurrent and refractory non-Hodgkin lymphoma. Cancer 101(9):2034–2041

[28] Böttcher S, Ritgen M, Pott C, Brüggemann M, Raff T, Stilgenbauer S et al (2004) Comparative analysis of minimal residual disease detection using four-color flow cytometry, consensus IgH-PCR, and quantitative IgH PCR in CLL after allogeneic and autologous stem cell transplantation. Leukemia 18(10):1637–1645

[29] Bower M, McCall-Peat N, Ryan N, Davies L, Young AM, Gupta S et al (2004) Protease inhibitors potentiate chemotherapy-induced neutropenia. Blood 104(9):2943–2946

[30] Bredenfeld H, Franklin J, Nogova L, Josting A, Fries S, Mailänder V et al (2004) Severe pulmonary toxicity in patients with advanced-stage Hodgkin's disease treated with a modified bleomycin, doxorubicin, cyclophosphamide, vincristine, procarbazine, prednisone, and gemcitabine (BEACOPP) regimen is probably related to the combination of gemcitabine and bleomycin: a report of the German Hodgkin's Lymphoma Study Group. J Clin Oncol 22(12):2424–2429

[31] Brown JR, Yeckes H, Friedberg JW, Neuberg D, Kim H, Nadler LM et al (2005) Increasing incidence of late second malignancies after conditioning with cyclophosphamide and total-body irradiation and autologous bone marrow transplantation for non-Hodgkin's lymphoma. J Clin Oncol 23(10):2208–2214

[32] Brugger W, Hirsch J, Grünebach F, Repp R, Brossart P, Vogel W et al (2004) Rituximab consolidation after high-dose chemotherapy and autologous blood stem cell transplantation in follicular and mantle cell lymphoma: a prospective, multicenter phase II study. Ann Oncol 15(11):1691–1698
[33] Burton C, Ell P, Linch D (2004) The role of PET imaging in lymphoma. Br J Haematol 126(6):772–784
[34] Byrd JC, Rai K, Peterson BL, Appelbaum FR, Morrison VA, Kolitz JE et al (2005) Addition of rituximab to fludarabine may prolong progression-free survival and overall survival in patients with previously untreated chronic lymphocytic leukemia: an updated retrospective comparative analysis of CALGB 9712 and CALGB 9011. Blood 105(1): 49–53
[35] Calin GA, Trapasso F, Shimizu M, Dumitru CD, Yendamuri S, Godwin AK et al (2005) Familial cancer associated with a polymorphism in ARLTS1. N Engl J Med 352(16): 1667–1676
[36] Canioni D, Brice P, Lepage E, Chababi M, Meignin V, Salles B et al (2004) Bone marrow histological patterns can predict survival of patients with grade 1 or 2 follicular lymphoma: a study from the Groupe d'Etude des Lymphomes Folliculaires. Br J Haematol 126(3):364–371
[37] Capello D, Guarini A, Berra E, Mauro FR, Rossi D, Ghia E et al (2004) Evidence of biased immunoglobulin variable gene usage in highly stable B-cell chronic lymphocytic leukemia. Leukemia 18(12):1941–1947
[38] Carlson K, Hjorth M, Knudsen LM (2005) Toxicity in standard melphalan-prednisone therapy among myeloma patients with renal failure – a retrospective analysis and recommendations for dose adjustment. Br J Haematol 128(5):631–635
[39] Cartron G, Watier H, Golay J, Solal-Celigny P (2004) From the bench to the bedside: ways to improve rituximab efficacy. Blood 104(9):2635–2642
[40] Chang H, Bartlett ES, Patterson B, Chen CI, Yi QL (2005) The absence of CD56 on malignant plasma cells in the cerebrospinal fluid is the hallmark of multiple myeloma involving central nervous system. Br J Haematol 129(4):539–541
[41] Chang H, Qi C, Yi QL, Reece D, Stewart AK (2005) p53 gene deletion detected by fluorescence in situ hybridization is an adverse prognostic factor for patients with multiple myeloma following autologous stem cell transplantation. Blood 105(1):358–360
[42] Chang H, Sloan S, Li D, Keith SA (2004) Multiple myeloma involving central nervous system: high frequency of chromosome 17p13.1 (p53) deletions. Br J Haematol 127(3):280–284
[43] Chatterjee M, Stühmer T, Herrmann P, Bommert K, Dörken B, Bargou RC (2004) Combined disruption of both the MEK/ERK and the IL-6R/STAT3 pathways is required to induce apoptosis of multiple myeloma cells in the presence of bone marrow stromal cells. Blood 104(12):3712–3721
[44] Chen L, Apgar J, Huynh L, Dicker F, Giago-McGahan T et al (2005) ZAP-70 directly enhances IgM signaling in chronic lymphocytic leukemia. Blood 105(5): 2036–2041
[45] Chettle C, Baker MA (2004) Remission of macroglobulinemia during anastrozole treatment for breast cancer. N Engl J Med 352(16):1725–1726
[46] Chiu BC, Kolar C, Gapstur SM, Lawson T, Anderson JR, Weisenburger DD (2004) Association of NAT and GST polymorphisms with non-Hodgkin's lymphoma: a population-based case-control study. Br J Haematol 128(5):610–615
[47] Connors JM (2005) Radioimmunotherapy – hot new treatment for lymphoma. N Engl J Med 352(5):496–498
[48] Cook G, Clark RE, Morris TC, Robertson M, Lucie NP, Anderson S et al (2004) A randomized study (WOS MM1) comparing the oral regime Z-Dex (idarubicin and dexamethasone) with vincristine, adriamycin and dexamethasone as induction therapy for newly diagnosed patients with multiple myeloma. Br J Haematol 126(6):792–798
[49] Coriu D, Weaver K, Schell M, Eulitz M, Murphy CL, Weiss DT et al (2004) A molecular basis for nonsecretory myeloma. Blood 104(3):829–831
[50] Crump M, Baetz T, Couban S, Belch A, Marcellus D, Howson-Jan K et al (2004) Gemcitabine, dexamethasone, and cisplatin in patients with recurrent or refractory aggressive histology B-cell non-Hodgkin lymphoma: a Phase II study by the National Cancer Institute of Canada Clinical Trials Group (NCIC-CTG). Cancer 101(8):1835–1842

[51] Czuczman MS, Koryzna A, Mohr A, Stewart C, Donohue K, Blumenson L et al (2005) Rituximab in combination with fludarabine chemotherapy in low-grade or follicular lymphoma. J Clin Oncol 23(4):694–704
[52] Czuczman MS, Weaver R, Alkuzweny B, Berlfein J, Grillo-Lopez AJ (2004) Prolonged clinical and molecular remission in patients with low-grade or follicular non-Hodgkin's lymphoma treated with rituximab plus CHOP chemotherapy: 9-year follow-up. J Clin Oncol 22(23):4711–4716
[53] Czyz J, Dziadziuszko R, Knopinska-Postuszuy W, Hellmann A, Kachel L, Holowiecki J et al (2004) Outcome and prognostic factors in advanced Hodgkin's disease treated with high-dose chemotherapy and autologous stem cell transplantation: a study of 341 patients. Ann Oncol 15(8):1222–1230
[54] D'Sa S, Yong K, Kyriakou C, Bhattacharya S, Peggs KS, Foulkes B et al (2004) Etoposide, methylprednisolone, cytarabine and cisplatin successfully cytoreduces resistant myeloma patients and mobilizes them for transplant without adverse effects. Br J Haematol 125(6):756–765
[55] Dang NH, Hagemeister FB, Pro B, McLaughlin P, Romaguera JE, Jones D et al (2004) Phase II study of denileukin diftitox for relapsed/refractory B-Cell non-Hodgkin's lymphoma. J Clin Oncol 22(20):4095–4102
[56] Dave SS, Wright G, Tan B, Rosenwald A, Gascoyne RD, Chan WC et al (2004) Prediction of survival in follicular lymphoma based on molecular features of tumor-infiltrating immune cells. N Engl J Med 351(21):2159–2169
[57] Deaglio S, Vaisitti T, Bergui L, Bonello L, Horenstein AL, Tamagnone L et al (2005) CD38 and CD100 lead a network of surface receptors relaying positive signals for B-CLL growth and survival. Blood 105(8):3042–3050
[58] Deconinck E, Foussard C, Milpied N, Bertrand P, Michenet P, Cornillet-Lefebvre P et al (2005) High-dose therapy followed by autologous purged stem-cell transplantation and doxorubicin-based chemotherapy in patients with advanced follicular lymphoma: a randomized multicenter study by GOELAMS. Blood 105(10):3817–3823
[59] Degan M, Bomben R, Bo MD, Zucchetto A, Nanni P, Rupolo M et al (2004) Analysis of IgV gene mutations in B cell chronic lymphocytic leukaemia according to antigen-driven selection identifies subgroups with different prognosis and usage of the canonical somatic hypermutation machinery. Br J Haematol 126(1):29–42
[60] Deloose ST, Smit LA, Pals FT, Kersten MJ, van Noesel CJ, Pals ST (2005) High incidence of Kaposi sarcoma-associated herpesvirus infection in HIV-related solid immunoblastic/plasmablastic diffuse large B-cell lymphoma. Leukemia 19(5):851–855
[61] Di Nicola M, Carlo-Stella C, Mariotti J, Devizzi L, Massimino M, Cabras A et al (2004) High response rate and manageable toxicity with an intensive, short-term chemotherapy programme for Burkitt's lymphoma in adults. Br J Haematol 126(6):815–820
[62] Dickinson JD, Smith LM, Sanger WG, Zhou G, Townley P, Lynch JC et al (2005) Unique gene expression and clinical characteristics are associated with the 11q23 deletion in chronic lymphocytic leukaemia. Br J Haematol 128(4):460–471
[63] Dimopoulos MA, Kyle RA, Anagnostopoulos A, Treon SP (2005) Diagnosis and management of Waldenstrom's macroglobulinemia. J Clin Oncol 23(7):1564–1577
[64] Dogan A, Morice WG (2004) Bone marrow histopathology in peripheral T-cell lymphomas. Br J Haematol 127(2):140–154
[65] Dogan A, Ngu LS, Ng SH, Cervi PL (2005) Pathology and clinical features of angioimmunoblastic T-cell lymphoma after successful treatment with thalidomide. Leukemia 19(5):873–875
[66] Draoua HY, Tsao L, Mancini DM, Addonizio LJ, Bhagat G, Alobeid B (2004) T-cell post-transplantation lymphoproliferative disorders after cardiac transplantation: a single institutional experience. Br J Haematol 127(4):429–432
[67] Dreyling M, Lenz G, Hoster E, Van Hoof A, Gisselbrecht C, Schmits R et al (2005) Early consolidation by myeloablative radiochemotherapy followed by autologous stem cell transplantation in first remission significantly prolongs progression-free survival in mantle-cell lymphoma: results of a prospective randomized trial of the European MCL Network. Blood 105(7):2677–2684
[68] Dührsen U (2000) Lymphome. In: Petrasch S (ed) Aktuelle Onkologie, Band 110, S. 1–74 Zuckschwerdt, München–Wien–New York

[69] Dührsen U (2001) Lymphome. In: Ehninger G, Petrasch S (eds) Aktuelle Onkologie, Band 115, S. 60–139. Zuckschwerdt, München–Wien–New York
[70] Dührsen U (2002) Lymphome. In: Petrasch S, Ehninger G(eds) Aktuelle Onkologie, Band 118, S. 172–275. Zuckschwerdt, München–Wien–New York
[71] Dührsen U (2003) Lymphome. In: Petrasch S, Ehninger G (eds) Aktuelle Onkologie, Band 121, S. 31–146. Zuckschwerdt, München–Wien–New York
[72] Dührsen U (2004) Lymphome. In: Petrasch S, Ehninger G (eds) Aktuelle Onkologie, Band 124, S.11–102. Zuckschwerdt, München–Wien–New York
[73] Durie BG, Jacobson J, Barlogie B, Crowley J (2004) Magnitude of response with myeloma frontline therapy does not predict outcome: importance of time to progression in southwest oncology group chemotherapy trials. J Clin Oncol 22(10):1857–1863
[74] Enblad G, Hagberg H, Erlanson M, Lundin J, MacDonald AP, Repp R et al (2004) A pilot study of alemtuzumab (anti-CD52 monoclonal antibody) therapy for patients with relapsed or chemotherapy-refractory peripheral T-cell lymphomas. Blood 103(8):2920–2924
[75] Engelhardt M, Müller AM, Maier W, Wasch R (2005) Severe irreversible bilateral hearing loss after bortezomib (VELCADE) therapy in a multiple myeloma (MM) patient. Leukemia 19(5):869–870
[76] Escalon MP, Champlin RE, Saliba RM, Acholonu SA, Hosing C, Fayad L et al (2004) Nonmyeloablative allogeneic hematopoietic transplantation: a promising salvage therapy for patients with non-Hodgkin's lymphoma whose disease has failed a prior autologous transplantation. J Clin Oncol 22(12):2419–2423
[77] Escalon MP, Liu NS, Yang Y, Hess M, Walker PL, Smith TL et al (2005) Prognostic factors and treatment of patients with T-cell non-Hodgkin lymphoma. Cancer 103(10):2091–2098
[78] Falini B, Tiacci E, Liso A, Basso K, Sabattini E, Pacini R et al (2004) Simple diagnostic assay for hairy cell leukaemia by immunocytochemical detection of annexin A1 (ANXA1). Lancet 363(9424):1869–1870
[79] Ferreri AJ, Campo E, Ambrosetti A, Ilariucci F, Seymour JF, Willemze R et al (2004) Anthracycline-based chemotherapy as primary treatment for intravascular lymphoma. Ann Oncol 15(8):1215–1221
[80] Ferreri AJ, Campo E, Seymour JF, Willemze R, Ilariucci F, Ambrosetti A et al (2004) Intravascular lymphoma: clinical presentation, natural history, management and prognostic factors in a series of 38 cases, with special emphasis on the 'cutaneous variant'. Br J Haematol 127(2):173–183
[81] Ferreri AJ, Dell'Oro S, Capello D, Ponzoni M, Iuzzolino P, Rossi D et al (2004) Aberrant methylation in the promoter region of the reduced folate carrier gene is a potential mechanism of resistance to methotrexate in primary central nervous system lymphomas. Br J Haematol 126(5):657–664
[82] Feugier P, Labouyrie E, Djeridane M, Jenabian A, Dubruille V, Berthou C et al (2004) Comparison of initial characteristics and long-term outcome of patients with lymphocyte-predominant Hodgkin lymphoma and classical Hodgkin lymphoma at clinical stages IA and IIA prospectively treated by brief anthracycline-based chemotherapies plus extended high-dose irradiation. Blood 104(9):2675–2681
[83] Fidler IJ, Ellis LM (2004) Neoplastic angiogenesis – not all blood vessels are created equal. N Engl J Med 351(3):215–216
[84] Fong D, Kaiser A, Spizzo G, Gastl G, Tzankov A (2005) Hodgkin's disease variant of Richter's syndrome in chronic lymphocytic leukaemia patients previously treated with fludarabine. Br J Haematol 129(2):199–205
[85] Forconi F, Sahota SS, Raspadori D, Ippoliti M, Babbage G, Lauria F et al (2004) Hairy cell leukemia: at the crossroad of somatic mutation and isotype switch. Blood 104(10):3312–3317
[86] Forstpointner R, Dreyling M, Repp R, Hermann S, Hänel A, Metzner B et al (2004) The addition of rituximab to a combination of fludarabine, cyclophosphamide, mitoxantrone (FCM) significantly increases the response rate and prolongs survival as compared with FCM alone in patients with relapsed and refractory follicular and mantle cell lymphomas: results of a prospective randomized study of the German Low-Grade Lymphoma Study Group. Blood 104(10):3064–3071

[87] Foussard C, Colombat P, Maisonneuve H, Berthou C, Gressin R, Rousselet MC et al (2005) Long-term follow-up of a randomized trial of fludarabine-mitoxantrone, compared with cyclophosphamide, doxorubicin, vindesine, prednisone (CHVP), as first-line treatment of elderly patients with advanced, low-grade non-Hodgkin's lymphoma before the era of monoclonal antibodies. Ann Oncol 16(3):466–472
[88] Freytes CO, Loberiza FR, Rizzo JD, Bashey A, Bredeson CN, Cairo MS et al (2004) Myeloablative allogeneic hematopoietic stem cell transplantation in patients who experience relapse after autologous stem cell transplantation for lymphoma: a report of the International Bone Marrow Transplant Registry. Blood 104(12):3797–3803
[89] Fukushima T, Miyazaki Y, Honda S, Kawano F, Moriuchi Y, Masuda M et al (2005) Allogeneic hematopoietic stem cell transplantation provides sustained long-term survival for patients with adult T-cell leukemia/lymphoma. Leukemia 19(5):829–834
[90] Ganti AK, Bierman PJ, Lynch JC, Bociek RG, Vose JM, Armitage JO (2005) Hematopoietic stem cell transplantation in mantle cell lymphoma. Ann Oncol 16(4):618–624
[91] Ghia P, Stamatopoulos K, Belessi C, Moreno C, Stella S, Guida G et al (2005) Geographic patterns and pathogenetic implications of IGHV gene usage in chronic lymphocytic leukemia: the lesson of the IGHV3-21 gene. Blood 105(4):1678–1685
[92] Ghielmini M, Schmitz SF, Cogliatti S, Bertoni F, Waltzer U, Fey MF et al (2005) Effect of single-agent rituximab given at the standard schedule or as prolonged treatment in patients with mantle cell lymphoma: a study of the Swiss Group for Clinical Cancer Research (SAKK). J Clin Oncol 23(4):705–711
[93] Ghielmini M, Schmitz SF, Cogliatti SB, Pichert G, Hummerjohann J, Waltzer U et al (2004) Prolonged treatment with rituximab in patients with follicular lymphoma significantly increases event-free survival and response duration compared with the standard weekly x 4 schedule. Blood 103(12):4416–4423
[94] Ghobrial IM, Fonseca R, Greipp PR, Blood E, Rue M, Vesole DH et al (2004) Initial immunoglobulin M 'flare' after rituximab therapy in patients diagnosed with Waldenstrom macroglobulinemia: an Eastern Cooperative Oncology Group Study. Cancer 101(11):2593–2598
[95] Glas AM, Kersten MJ, Delahaye LJ, Witteveen AT, Kibbelaar RE, Velds A et al (2005) Gene expression profiling in follicular lymphoma to assess clinical aggressiveness and to guide the choice of treatment. Blood 105(1):301–307
[96] Go RS, Wester SM (2004) Immunophenotypic and molecular features, clinical outcomes, treatments, and prognostic factors associated with subcutaneous panniculitis-like T-cell lymphoma: a systematic analysis of 156 patients reported in the literature. Cancer 101(6):1404–1413
[97] Gobbi PG, Broglia C, Di Giulio G, Mantelli M, Anselmo P, Merli F et al (2004) The clinical value of tumor burden at diagnosis in Hodgkin lymphoma. Cancer 101(8): 1824–1834
[98] Goldin LR, Pfeiffer RM, Li X, Hemminki K (2004) Familial risk of lymphoproliferative tumors in families of patients with chronic lymphocytic leukemia: results from the Swedish Family-Cancer Database. Blood 104(6):1850–1854
[99] Gordan LN, Grow WB, Pusateri A, Douglas V, Mendenhall NP, Lynch JW (2005) Phase II trial of individualized rituximab dosing for patients with CD20-positive lymphoproliferative disorders. J Clin Oncol 23(6):1096–1102
[100] Gordon LI, Molina A, Witzig T, Emmanouilides C, Raubtischek A, Darif M et al (2004) Durable responses after ibritumomab tiuxetan radioimmunotherapy for CD20+ B-cell lymphoma: long-term follow-up of a phase 1/2 study. Blood 103(12):4429–4431
[101] Goy A, Younes A, McLaughlin P, Pro B, Romaguera JE, Hagemeister F et al (2005) Phase II study of proteasome inhibitor bortezomib in relapsed or refractory B-cell non-Hodgkin's lymphoma. J Clin Oncol 23(4):667–675
[102] Grand EK, Chase AJ, Heath C, Rahemtulla A, Cross NC (2004) Targeting FGFR3 in multiple myeloma: inhibition of t(4;14)-positive cells by SU5402 and PD173074. Leukemia 18(5):962–966
[103] Guiter C, Dusanter-Fourt I, Copie-Bergman C, Boulland ML, Le Gouvello S, Gaulard P et al (2004) Constitutive STAT6 activation in primary mediastinal large B-cell lymphoma. Blood 104(2):543–549

[104] Hagenbeek A, Lewington V (2005) Report of a European consensus workshop to develop recommendations for the optimal use of 90Y-ibritumomab tiuxetan (Zevalin(R)) in lymphoma. Ann Oncol 16(5):786–792
[105] Hainsworth JD, Litchy S, Morrissey LH, Andrews MB, Grimaldi M, McCarty M et al (2005) Rituximab plus short-duration chemotherapy as first-line treatment for follicular non-Hodgkin's lymphoma: a phase II trial of the minnie pearl cancer research network. J Clin Oncol 23(7):1500–1506
[106] Hainsworth JD, Litchy S, Shaffer DW, Lackey VL, Grimaldi M, Greco FA (2005) Maximizing therapeutic benefit of rituximab: maintenance therapy versus re-treatment at progression in patients with indolent non-Hodgkin's lymphoma – a randomized phase II trial of the Minnie Pearl Cancer Research Network. J Clin Oncol 23(6):1088–1095
[107] Hall AM, Vickers MA, McLeod E, Barker RN (2005) Rh autoantigen presentation to helper T cells in chronic lymphocytic leukemia by malignant B cells. Blood 105(5): 2007–2015
[108] Hardianti MS, Tatsumi E, Syampurnawati M, Furuta K, Saigo K, Nakamachi Y et al (2004) Activation-induced cytidine deaminase expression in follicular lymphoma: association between AID expression and ongoing mutation in FL. Leukemia 18(4):826–831
[109] Hart DP, Avivi I, Thomson KJ, Peggs KS, Morris EC, Goldstone AH et al (2005) Use of 18F-FDG positron emission tomography following allogeneic transplantation to guide adoptive immunotherapy with donor lymphocyte infusions. Br J Haematol 128(6): 824–829
[110] Haslinger C, Schweifer N, Stilgenbauer S, Döhner H, Lichter P, Kraut N et al (2004) Microarray gene expression profiling of B-cell chronic lymphocytic leukemia subgroups defined by genomic aberrations and VH mutation status. J Clin Oncol 22(19): 3937–3949
[111] Hegde U, Filie A, Little RF, Janik JE, Grant N, Steinberg SM et al (2005) High incidence of occult leptomeningeal disease detected by flow cytometry in newly diagnosed aggressive B-cell lymphomas at risk for central nervous system involvement: the role of flow cytometry versus cytology. Blood 105(2):496–502
[112] Hehn ST, Grogan TM, Miller TP (2004) Utility of fine-needle aspiration as a diagnostic technique in lymphoma. J Clin Oncol 22(15):3046–3052
[113] Hequet O, Le QH, Moullet I, Pauli E, Salles G, Espinouse D et al (2004) Subclinical late cardiomyopathy after doxorubicin therapy for lymphoma in adults. J Clin Oncol 22(10):1864–1871
[114] Herling M, Khoury JD, Washington LT, Duvic M, Keating MJ, Jones D (2004) A systematic approach to diagnosis of mature T-cell leukemias reveals heterogeneity among WHO categories. Blood 104(2):328–335
[115] Hernandez JM, Garcia-Sanz R, Golvano E, Blade J, Fernandez-Calvo J, Trujillo J et al (2004) Randomized comparison of dexamethasone combined with melphalan versus melphalan with prednisone in the treatment of elderly patients with multiple myeloma. Br J Haematol 127(2):159–164
[116] Hideshima T, Bergsagel PL, Kuehl WM, Anderson KC (2004) Advances in biology of multiple myeloma: clinical applications. Blood 104(3):607–618
[117] Hoerr AL, Gao F, Hidalgo J, Tiwari D, Blum KA, Mathews V et al (2004) Effects of pretransplantation treatment with rituximab on outcomes of autologous stem-cell transplantation for non-Hodgkin's lymphoma. J Clin Oncol 22(22):4561–4566
[118] Hoffmann C, Chow KU, Wolf E, Faetkenheuer G, Stellbrink HJ, van Lunzen J et al (2004) Strong impact of highly active antiretroviral therapy on survival in patients with human immunodeficiency virus-associated Hodgkin's disease. Br J Haematol 125(4): 455–462
[119] Hormigo A, Abrey L, Heinemann MH, DeAngelis LM (2004) Ocular presentation of primary central nervous system lymphoma: diagnosis and treatment. Br J Haematol 126(2):202–208
[120] Hornberger JC, Best JH (2005) Cost utility in the United States of rituximab plus cyclophosphamide, doxorubicin, vincristine, and prednisone for the treatment of elderly patients with diffuse large B-cell lymphoma. Cancer 103(8):1644–1651
[121] Horning SJ, Weller E, Kim K, Earle JD, O'Connell MJ, Habermann TM et al (2004) Chemotherapy with or without radiotherapy in limited-stage diffuse aggressive non-Hodgkin's lymphoma: Eastern Cooperative Oncology Group study 1484. J Clin Oncol 22(15):3032–3038

[122] Horning SJ, Younes A, Jain V, Kroll S, Lucas J, Podoloff D et al (2005) Efficacy and safety of tositumomab and iodine-131 tositumomab (Bexxar) in B-cell lymphoma, progressive after rituximab. J Clin Oncol 23(4):712–719
[123] Hunter HM, Peggs K, Powles R, Rahemtulla A, Mahendra P, Cavenagh J et al (2005) Analysis of outcome following allogeneic haemopoietic stem cell transplantation for myeloma using myeloablative conditioning – evidence for a superior outcome using melphalan combined with total body irradiation. Br J Haematol 128(4):496–502
[124] Hussein MA, Saleh M, Ravandi F, Mason J, Rifkin RM, Ellison R (2004) Phase 2 study of arsenic trioxide in patients with relapsed or refractory multiple myeloma. Br J Haematol 125(4):470–476
[125] Iannitto E, Ambrosetti A, Ammatuna E, Colosio M, Florena AM, Tripodo C et al (2004) Splenic marginal zone lymphoma with or without villous lymphocytes. Hematologic findings and outcomes in a series of 57 patients. Cancer 101(9):2050–2057
[126] Jagannath S, Barlogie B, Berenson J, Siegel D, Irwin D, Richardson PG et al (2004) A phase 2 study of two doses of bortezomib in relapsed or refractory myeloma. Br J Haematol 127(2):165–172
[127] Jagannath S, Barlogie B, Berenson JR, Singhal S, Alexanian R, Srkalovic G et al (2005) Bortezomib in recurrent and/or refractory multiple myeloma. Initial clinical experience in patients with impared renal function. Cancer 103(6):1195–1200
[128] Jahnke K, Korfel A, Martus P, Weller M, Herrlinger U, Schmittel A et al (2005) High-dose methotrexate toxicity in elderly patients with primary central nervous system lymphoma. Ann Oncol 16(3):445–449
[129] Jahnke K, Thiel E, Schilling A, Herrlinger U, Weller M, Coupland SE et al (2005) Low-grade primary central nervous system lymphoma in immunocompetent patients. Br J Haematol 128(5):616–624
[130] Jahrsdorfer B, Wooldridge JE, Blackwell SE, Taylor CM, Link BK, Weiner GJ (2005) Good prognosis cytogenetics in B-cell chronic lymphocytic leukemia is associated in vitro with low susceptibility to apoptosis and enhanced immunogenicity. Leukemia 19(5):759–766
[131] Jehn U, Bartl R, Dietzfelbinger H, Haferlach T, Heinemann V (2004) An update: 12-year follow-up of patients with hairy cell leukemia following treatment with 2-chlorodeoxyadenosine. Leukemia 18(9):1476–1481
[132] Josting A, Nogova L, Franklin J, Glossmann JP, Eich HT, Sieber M et al (2005) Salvage radiotherapy in patients with relapsed and refractory Hodgkin's lymphoma: a retrospective analysis from the German Hodgkin Lymphoma Study Group. J Clin Oncol 23(7):1522–1529
[133] Josting A, Rudolph C, Mapara M, Glossmann JP, Sienawski M, Sieber M et al (2005) Cologne high-dose sequential chemotherapy in relapsed and refractory Hodgkin lymphoma: results of a large multicenter study of the German Hodgkin Lymphoma Study Group (GHSG). Ann Oncol 16(1):116–123
[134] Kaminski MS, Tuck M, Estes J, Kolstad A, Ross CW al (2005) 131I-tositumomab therapy as initial treatment for follicular lymphoma. N Engl J Med 352(5): 441–449
[135] Kasper B, Moehler T, Neben K, Ho AD, Goldschmidt H (2004) Combination therapy of Thalidomide and Peginterferon in patients with progressive multiple myeloma. Ann Oncol 15(1):176–177
[136] Kaufmann H, Ackermann J, Baldia C, Nösslinger T, Wieser R, Seidl S et al (2004) Both IGH translocations and chromosome 13q deletions are early events in monoclonal gammopathy of undetermined significance and do not evolve during transition to multiple myeloma. Leukemia 18(11):1879–1882
[137] Kaufmann H, Raderer M, Wöhrer S, Püspök A, Bankier A, Zielinski C et al (2004) Antitumor activity of rituximab plus thalidomide in patients with relapsed/refractory mantle cell lymphoma. Blood 104(8):2269–2271
[138] Kelaidi C, Rollot F, Park S, Tulliez M, Christoforov B, Calmus Y et al (2004) Response to antiviral treatment in hepatitis C virus-associated marginal zone lymphomas. Leukemia 18(10):1711–1716
[139] Kennedy GA, Durrant S, Butler J, Morton J, Western R, Bartlett ML et al (2005) Outcome of myeloablative allogeneic stem cell transplantation in multiple myeloma with a 153Sm-EDTMP-based preparative regimen. Leukemia 19(5):879–880

[140] Khan G, Lake A, Shield L, Freeland J, Andrew L, Alexander FE et al (2005) Phenotype and frequency of Epstein-Barr virus-infected cells in pretreatment blood samples from patients with Hodgkin lymphoma. Br J Haematol 129(4):511–519

[141] Khouri IF, Saliba RM, Hosing C, Okoroji GJ, Acholonu S, Anderlini P et al (2005) Concurrent administration of high-dose rituximab before and after autologous stem-cell transplantation for relapsed aggressive B-cell non-Hodgkin's lymphomas. J Clin Oncol 23(10):2240–2247

[142] Knezevich S, Ludkovski O, Salski C, Lestou V, Chhanabhai M, Lam W et al (2005) Concurrent translocation of BCL2 and MYC with a single immunoglobulin locus in high-grade B-cell lymphomas. Leukemia 19(4):659–663

[143] Korfel A, Martus P, Nowrousian MR, Hossfeld DK, Kirchen H, Brucher J et al (2005) Response to chemotherapy and treating institution predict survival in primary central nervous system lymphoma. Br J Haematol 128(2):177–183

[144] Kotani A, Okazaki IM, Muramatsu M, Kinoshita K, Begum NA, Nakajima T et al (2005) A target selection of somatic hypermutations is regulated similarly between T and B cells upon activation-induced cytidine deaminase expression. Proc Natl Acad Sci U S A 102(12):4506–4511

[145] Kriangkum J, Taylor BJ, Treon SP, Mant MJ, Belch AR, Pilarski LM (2004) Clonotypic IgM V/D/J sequence analysis in Waldenstrom macroglobulinemia suggests an unusual B-cell origin and an expansion of polyclonal B cells in peripheral blood. Blood 104(7):2134–2142

[146] Krishnan A, Molina A, Zaia J, Smith D, Vasquez D, Kogut N et al (2005) Durable remissions with autologous stem cell transplantation for high-risk HIV-associated lymphomas. Blood 105(2):874–878

[147] Kröger N, Schilling G, Einsele H, Liebisch P, Shimoni A, Nagler A et al (2004) Deletion of chromosome band 13q14 as detected by fluorescence in situ hybridization is a prognostic factor in patients with multiple myeloma who are receiving allogeneic dose-reduced stem cell transplantation. Blood 103(11):4056–4061

[148] Kröger N, Shimoni A, Zagrivnaja M, Ayuk F, Lioznov M, Schieder H et al (2004) Low-dose thalidomide and donor lymphocyte infusion as adoptive immunotherapy after allogeneic stem cell transplantation in patients with multiple myeloma. Blood 104(10):3361–3363

[149] Kumar S, Witzig TE, Timm M, Haug J, Wellik L, Kimlinger TK et al (2004) Bone marrow angiogenic ability and expression of angiogenic cytokines in myeloma: evidence favoring loss of marrow angiogenesis inhibitory activity with disease progression. Blood 104(4):1159–1165

[150] Kuo SH, Chen LT, Yeh KH, Wu MS, Hsu HC, Yeh PY et al (2004) Nuclear expression of BCL10 or nuclear factor kappa B predicts Helicobacter pylori-independent status of early-stage, high-grade gastric mucosa-associated lymphoid tissue lymphomas. J Clin Oncol 22(17):3491–3497

[151] Küppers R (2005) Mechanisms of B-cell lymphoma pathogenesis. Nat Rev Cancer 5(4):251–262

[152] Kyle RA, Therneau TM, Rajkumar SV, Larson DR, Plevak MF, Melton LJ, III (2004) Incidence of multiple myeloma in Olmsted County, Minnesota: Trend over 6 decades. Cancer 101(11):2667–2674

[153] Ladetto M, Compagno M, Ricca I, Pagano M, Rocci A, Astolfi M et al (2004) Telomere length correlates with histopathogenesis according to the germinal center in mature B-cell lymphoproliferative disorders. Blood 103(12):4644–4649

[154] Landgren O, Andren H, Nilsson B, Ekbom A, Björkholm M (2005) Risk profile and outcome in Hodgkin's lymphoma: is obesity beneficial? Ann Oncol 16(5):838–840

[155] Laporte JP, Yeshurun M, Fouillard L, Labopin M, Cailliot C, Lesage S et al (2004) A long-term follow-up of 33 patients with non-Hodgkin's lymphoma who received the BEAM high-dose intensification regimen with cytokine support only and no transplant. Leukemia 18(10):1717–1721

[156] Laurenti L, Piccioni P, Tarnani M, Chiusolo P, Piccirillo N, Rumi C et al (2005) Immune recovery after low-dose Campath therapy in a group of pretreated patients affected by B-cell chronic lymphocytic leukemia. Leukemia 19(1):153–154

[157] Lefrere F, Levy V, Francois S, Delarue R, Ifrah N, Tilly H et al (2004) Fludarabine therapy in patients with splenic lymphoma with villous lymphocytes: an update. Leukemia 18(11):1924–1925
[158] Lenihan DJ, Alencar AJ, Yang D, Kurzrock R, Keating MJ, Duvic M (2004) Cardiac toxicity of alemtuzumab in patients with mycosis fungoides/Sezary syndrome. Blood 104(3):655–658
[159] Lens MB, Newton-Bishop JA (2004) An association between cutaneous melanoma and non-Hodgkin's lymphoma: pooled analysis of published data with a review. Ann Oncol 16(3):460–465
[160] Lenz G, Dreyling M, Hoster E, Wörmann B, Dührsen U, Metzner B et al (2005) Immunochemotherapy with rituximab and cyclophosphamide, doxorubicin, vincristine, and prednisone significantly improves response and time to treatment failure, but not long-term outcome in patients with previously untreated mantle cell lymphoma: results of a prospective randomized trial of the German Low Grade Lymphoma Study Group (GLSG). J Clin Oncol 23(9):1984–1992
[161] Lenz G, Dreyling M, Schiegnitz E, Forstpointner R, Wandt H, Freund M et al (2004) Myeloablative radiochemotherapy followed by autologous stem cell transplantation in first remission prolongs progression-free survival in follicular lymphoma: results of a prospective, randomized trial of the German Low-Grade Lymphoma Study Group. Blood 104(9):2667–2674
[162] Lenz G, Dreyling M, Schiegnitz E, Haferlach T, Hasford J, Unterhalt M et al (2004) Moderate increase of secondary hematologic malignancies after myeloablative radiochemotherapy and autologous stem-cell transplantation in patients with indolent lymphoma: results of a prospective randomized trial of the German Low Grade Lymphoma Study Group. J Clin Oncol 22(24):4926–4933
[163] Levine AM, Tulpule A, Espina B, Sherrod A, Boswell WD, Lieberman RD et al (2004) Liposome-encapsulated doxorubicin in combination with standard agents (cyclophosphamide, vincristine, prednisone) in patients with newly diagnosed AIDS-related non-Hodgkin's lymphoma: results of therapy and correlates of response. J Clin Oncol 22(13):2662–2670
[164] Lim ST, Tao M, Cheung YB, Rajan S, Mann B (2005) Can patients with early-stage diffuse large B-cell lymphoma be treated without bone marrow biopsy? Ann Oncol 16(2):215–218
[165] Lin TS, Flinn IW, Modali R, Lehman TA, Webb J, Waymer S et al (2005) FCGR3A and FCGR2A polymorphisms may not correlate with response to alemtuzumab in chronic lymphocytic leukemia. Blood 105(1):289–291
[166] Lokhorst HM, Wu K, Verdonck LF, Laterveer LL, van de Donk NW, van Oers MH et al (2004) The occurrence of graft-versus-host disease is the major predictive factor for response to donor lymphocyte infusions in multiple myeloma. Blood 103(11): 4362–4364
[167] Lossos A, Ashhab Y, Sverdlin E, Amir G, Ben Yehuda D, Siegal T (2004) Late-delayed cerebral involvement in systemic non-Hodgkin lymphoma: a second primary tumor or a tardy recurrence? Cancer 101(8):1843–1849
[168] Luppi M, Trovato R, Barozzi P, Vallisa D, Rossi G, Re A et al (2005) Treatment of herpesvirus associated primary effusion lymphoma with intracavity cidofovir. Leukemia 19(3):473–476
[169] Lyman GH, Dale DC, Friedberg J, Crawford J, Fisher RI (2004) Incidence and predictors of low chemotherapy dose-intensity in aggressive non-Hodgkin's lymphoma: a nationwide study. J Clin Oncol 22(21):4302–4311
[170] Ma CX, Lacy MQ, Rompala JF, Dispenzieri A, Rajkumar SV, Greipp PR et al (2004) Acquired Fanconi syndrome is an indolent disorder in the absence of overt multiple myeloma. Blood 104(1):40–42
[171] Marafioti T, Pozzobon M, Hansmann ML, Gaulard P, Barth TF, Copie-Bergman C et al (2004) Expression pattern of intracellular leukocyte-associated proteins in primary mediastinal B cell lymphoma. Leukemia 19(5):856–861
[172] Marcus R, Imrie K, Belch A, Cunningham D, Flores E, Catalano J et al (2005) CVP chemotherapy plus rituximab compared with CVP as first-line treatment for advanced follicular lymphoma. Blood 105(4):1417–1423

[173] Maris MB, Sandmaier BM, Storer BE, Chauncey T, Stuart MJ, Maziarz RT et al (2004) Allogeneic hematopoietic cell transplantation after fludarabine and 2 Gy total body irradiation for relapsed and refractory mantle cell lymphoma. Blood 104(12):3535–3542
[174] Martinelli G, Cocorocchio E, Peccatori F, Zucca E, Saletti PC, Calabrese L et al (2004) ChlVPP/ABVVP, a first line 'hybrid' combination chemotherapy for advanced Hodgkin's lymphoma: a retrospective analysis. Br J Haematol 125(5):584–589
[175] Martinelli G, Laszlo D, Ferreri AJ, Pruneri G, Ponzoni M, Conconi A et al (2005) Clinical activity of rituximab in gastric marginal zone non-Hodgkin's lymphoma resistant to or not eligible for anti-Helicobacter pylori therapy. J Clin Oncol 23(9):1979–1983
[176] Mauerer K, Zahrieh D, Gorgun G, Li A, Zhou J, Ansen S et al (2005) Immunoglobulin gene segment usage, location and immunogenicity in mutated and unmutated chronic lymphocytic leukaemia. Br J Haematol 129(4):499–510
[177] Mayr C, Bund D, Schlee M, Moosmann A, Kofler DM, Hallek M et al (2005) Fibromodulin as a novel tumor-associated antigen (TAA) in chronic lymphocytic leukemia (CLL), which allows expansion of specific CD8+ autologous T lymphocytes. Blood 105(4):1566–1573
[178] Mead GP, Carr-Smith HD, Drayson MT, Morgan GJ, Child JA, Bradwell AR (2004) Serum free light chains for monitoring multiple myeloma. Br J Haematol 126(3):348–354
[179] Mertens AC, Mitby PA, Radloff G, Jones IM, Perentesis J, Kiffmeyer WR et al (2004) XRCC1 and glutathione-S-transferase gene polymorphisms and susceptibility to radiotherapy-related malignancies in survivors of Hodgkin disease. Cancer 101(6): 1463–1472
[180] Miles SA, McGratten M (2005) Persistent panhypogammaglobulinemia after CHOP-rituximab for HIV-related lymphoma. J Clin Oncol 23(1):247–248
[181] Miller TP (2004) The limits of limited stage lymphoma. J Clin Oncol 22(15):2982–2984
[182] Milligan DW, Fernandes S, Dasgupta R, Davies FE, Matutes E, Fegan CD et al (2005) Results of the MRC pilot study show autografting for younger patients with chronic lymphocytic leukemia is safe and achieves a high percentage of molecular responses. Blood 105(1):397–404
[183] Milone MC, Tsai DE, Hodinka RL, Silverman LB, Malbran A, Wasik MA et al (2005) Treatment of primary Epstein-Barr virus infection in patients with X-linked lymphoproliferative disease using B-cell-directed therapy. Blood 105(3):994–996
[184] Minnema MC, Breitkreutz I, Auwerda JJ, van der HB, Cremer FW, van Marion AM et al (2004) Prevention of venous thromboembolism with low molecular-weight heparin in patients with multiple myeloma treated with thalidomide and chemotherapy. Leukemia 18(12):2044–2046
[185] Mitterbauer-Hohendanner G, Mannhalter C, Winkler K, Mitterbauer M, Skrabs C, Chott A et al (2004) Prognostic significance of molecular staging by PCR-amplification of immunoglobulin gene rearrangements in diffuse large B-cell lymphoma (DLBCL). Leukemia 18(6):1102–1107
[186] Monti S, Savage KJ, Kutok JL, Feuerhake F, Kurtin P, Mihm M et al (2005) Molecular profiling of diffuse large B-cell lymphoma identifies robust subtypes including one characterized by host inflammatory response. Blood 105(5):1851–1861
[187] Montoto S, Lopez-Guillermo A, Altes A, Perea G, Ferrer A, Camos M et al (2004) Predictive value of Follicular Lymphoma International Prognostic Index (FLIPI) in patients with follicular lymphoma at first progression. Ann Oncol 15(10):1484–1489
[188] Morabito F, Gallamini A, Stelitano C, Callea V, Guglielmi C, Neri S et al (2004) Clinical relevance of immunophenotype in a retrospective comparative study of 297 peripheral T-cell lymphomas, unspecified, and 496 diffuse large B-cell lymphomas: experience of the Intergruppo Italiano Linformi. Cancer 101(7):1601–1608
[189] Moreton P, Kennedy B, Lucas G, Leach M, Rassam SM, Haynes A et al (2005) Eradication of minimal residual disease in B-cell chronic lymphocytic leukemia after alemtuzumab therapy is associated with prolonged survival. J Clin Oncol 23(13):2971–2979
[190] Morgan GJ, Adamson PJ, Mensah FK, Spink CF, Law GR, Keen LJ et al (2005) Haplotypes in the tumour necrosis factor region and myeloma. Br J Haematol 129(3):358–365
[191] Morra E, Cesana C, Klersy C, Barbarano L, Varettoni M, Cavanna L et al (2004) Clinical characteristics and factors predicting evolution of asymptomatic IgM monoclonal gammopathies and IgM-related disorders. Leukemia 18(9):1512–1517

[192] Morris E, Thomson K, Craddock C, Mahendra P, Milligan D, Cook G et al (2004) Outcomes after alemtuzumab-containing reduced-intensity allogeneic transplantation regimen for relapsed and refractory non-Hodgkin lymphoma. Blood 104(13): 3865–3871
[193] Morris TC, Velangi M, Jackson G, Marks DI, Ranaghan L (2005) Less than half of patients aged 65 years or under with myeloma proceed to transplantation: results of a two region population-based survey. Br J Haematol 128(4):510–512
[194] Mounier N, Gisselbrecht C, Briere J, Haioun C, Feugier P, Offner F et al (2004) All aggressive lymphoma subtypes do not share similar outcome after front-line autotransplantation: a matched-control analysis by the Groupe d'Etude des Lymphomes de l'Adulte (GELA). Ann Oncol 15(12):1790–1797
[195] Mounier N, Gisselbrecht C, Briere J, Haioun C, Feugier P, Offner F et al (2004) Prognostic factors in patients with aggressive non-Hodgkin's lymphoma treated by front-line autotransplantation after complete remission: a cohort study by the Groupe d'Etude des Lymphomes de l'Adulte. J Clin Oncol 22(14):2826–2834
[196] Muris JJ, Cillessen SA, Vos W, van Houdt IS, Kummer JA, van Krieken JH et al (2005) Immunohistochemical profiling of caspase signaling pathways predicts clinical response to chemotherapy in primary nodal diffuse large B-cell lymphomas. Blood 105(7): 2916–2923
[197] Musolino A, Perrone MA, Michiara M, Delnevo D, Franciosi V, Di Blasio B et al (2005) Lomustine (chloroethylnitrosourea [CCNU]), ifosfamide, bleomycin, vincristine, and cisplatin (CIBO-P) is an effective regimen for patients with poor prognostic refractory or multiple disease recurrent aggressive non-Hodgkin lymphoma. Cancer 103(10): 2109–2117
[198] Natkunam Y, Lossos IS, Taidi B, Zhao S, Lu X, Ding F et al (2005) Expression of the human germinal center-associated lymphoma (HGAL) protein, a new marker of germinal center B-cell derivation. Blood 105(10):3979–3986
[199] Newell ME, Hoy JF, Cooper SG, DeGraaff B, Grulich AE, Bryant M et al (2004) Human immunodeficiency virus-related primary central nervous system lymphoma: factors influencing survival in 111 patients. Cancer 100(12):2627–2636
[200] Nückel H, Frey UH, Dürig J, Dührsen U, Siffert W (2004) Methylenetetrahydrofolate reductase (MTHFR) gene 677C>T and 1298A>C polymorphisms are associated with differential apoptosis of leukemic B cells in vitro and disease progression in chronic lymphocytic leukemia. Leukemia 18(11):1816–1823
[201] Nückel H, Rebmann V, Dürig J, Dührsen U, Grosse-Wilde H (2005) HLA-G expression is associated with an unfavorable outcome and immunodeficiency in chronic lymphocytic leukemia. Blood 105(4):1694–1698
[202] O'Connor OA, Wright J, Moskowitz C, Muzzy J, MacGregor-Cortelli B, Stubblefield M et al (2005) Phase II clinical experience with the novel proteasome inhibitor bortezomib in patients with indolent non-Hodgkin's lymphoma and mantle cell lymphoma. J Clin Oncol 23(4):676–684
[203] Okamura J, Utsunomiya A, Tanosaki R, Uike N, Sonoda S, Kannagi M et al (2005) Allogeneic stem-cell transplantation with reduced conditioning intensity as a novel immunotherapy and antiviral therapy for adult T-cell leukemia/lymphoma. Blood 105(10):4143–4145
[204] Onozawa M, Hashino S, Sogabe S, Haneda M, Horimoto H, Izumiyama K et al (2005) Side effects and good effects from new chemotherapeutic agents. Case 2. Thalidomide-induced interstitial pneumonitis. J Clin Oncol 23(10):2425–2426
[205] Orlowski RZ, Voorhees PM, Garcia RA, Hall MD, Kudrik FJ, Allred T et al (2005) Phase 1 trial of the proteasome inhibitor bortezomib and pegylated liposomal doxorubicin in patients with advanced hematologic malignancies. Blood 105(8):3058–3065
[206] Palladini G, Perfetti V, Perlini S, Obici L, Lavatelli F, Caccialanza R et al (2005) The combination of thalidomide and intermediate-dose dexamethasone is an effective but toxic treatment for patients with primary amyloidosis (AL). Blood 105(7):2949–2951
[207] Palumbo A, Bringhen S, Petrucci MT, Musto P, Rossini F, Nunzi M et al (2004) Intermediate-dose melphalan improves survival of myeloma patients aged 50 to 70: results of a randomized controlled trial. Blood 104(10):3052–3057

[208] Pasqualucci L, Guglielmino R, Houldsworth J, Mohr J, Aoufouchi S, Polakiewicz R et al (2004) Expression of the AID protein in normal and neoplastic B cells. Blood 104(10):3318–3325
[209] Pfreundschuh M, Trümper L, Gill D, Österborg A, Pettengell R, Trneny M et al (2004) First Analysis of the Completed Mabthera International (MInT) Trial in Young Patients with Low-Risk Diffuse Large B-Cell Lymphoma (DLBCL): Addition of Rituximab to a CHOP-Like Regimen Significantly Improves Outcome of All Patients with the Identification of a Very Favorable Subgroup with IPI=0 and No Bulky Disease. Blood 104:48a
[210] Phan RT, Dalla-Favera R (2004) The BCL6 proto-oncogene suppresses p53 expression in germinal-centre B cells. Nature 432(7017):635–639
[211] Phekoo KJ, Schey SA, Richards MA, Bevan DH, Bell S, Gillett D et al (2004) A population study to define the incidence and survival of multiple myeloma in a National Health Service Region in UK. Br J Haematol 127(3):299–304
[212] Picardi M, Gennarelli N, Ciancia R, De Renzo A, Gargiulo G, Ciancia G et al (2004) Randomized comparison of power Doppler ultrasound-directed excisional biopsy with standard excisional biopsy for the characterization of lymphadenopathies in patients with suspected lymphoma. J Clin Oncol 22(18):3733–3740
[213] Politou M, Terpos E, Anagnostopoulos A, Szydlo R, Laffan M, Layton M et al (2004) Role of receptor activator of nuclear factor-kappa B ligand (RANKL), osteoprotegerin and macrophage protein 1-alpha (MIP-1a) in monoclonal gammopathy of undetermined significance (MGUS). Br J Haematol 126(5):686–689
[214] Polo JM, Dell'Oso T, Ranuncolo SM, Cerchietti L, Beck D, Da Silva GF et al (2004) Specific peptide interference reveals BCL6 transcriptional and oncogenic mechanisms in B-cell lymphoma cells. Nat Med 10(12):1329–1335
[215] Porrata LF, Gertz MA, Geyer SM, Litzow MR, Gastineau DA, Moore SB et al (2004) The dose of infused lymphocytes in the autograft directly correlates with clinical outcome after autologous peripheral blood hematopoietic stem cell transplantation in multiple myeloma. Leukemia 18(6):1085-1092
[216] Portlock CS, Donnelly GB, Qin J, Straus D, Yahalom J, Zelenetz A et al (2004) Adverse prognostic significance of CD20 positive Reed-Sternberg cells in classical Hodgkin's disease. Br J Haematol 125(6):701–708
[217] Portlock CS, Qin J, Schaindlin P, Roistacher N, Myers J, Filippa D et al (2004) The NHL-15 protocol for aggressive non-Hodgkin's lymphomas: a sequential dose-dense, dose-intense regimen of doxorubicin, vincristine and high-dose cyclophosphamide. Ann Oncol 15(10):1495–1503
[218] Rajkumar SV, Kyle RA, Therneau TM, Clark RJ, Bradwell AR, Melton LJ, III et al (2004) Presence of monoclonal free light chains in the serum predicts risk of progression in monoclonal gammopathy of undetermined significance. Br J Haematol 127(3): 308–310
[219] Rambaldi A, Carlotti E, Oldani E, Della S, I, Baccarani M, Cortelazzo S et al (2005) Quantitative PCR of bone marrow BCL2/IgH+ cells at diagnosis predicts treatment response and long-term outcome in follicular non-Hodgkin lymphoma. Blood 105(9):3428–3433
[220] Rasmussen T, Kuehl M, Lodahl M, Johnsen HE, Dahl IM (2005) Possible roles for activating RAS mutations in the MGUS to MM transition and in the intramedullary to extramedullary transition in some plasma cell tumors. Blood 105(1):317–323
[221] Rassenti LZ, Huynh L, Toy TL, Chen L, Keating MJ, Gribben JG et al (2004) ZAP-70 compared with immunoglobulin heavy-chain gene mutation status as a predictor of disease progression in chronic lymphocytic leukemia. N Engl J Med 351(9):893–901
[222] Reyes F, Lepage E, Ganem G, Molina TJ, Brice P, Coiffier B et al (2005) ACVBP versus CHOP plus radiotherapy for localized aggressive lymphoma. N Engl J Med 352(12): 1197–1205
[223] Rigacci L, Carrai V, Nassi L, Alterini R, Longo G, Bernardi F et al (2005) Combined chemotherapy with carmustine, doxorubicin, etoposide, vincristine, and cyclophosphamide plus mitoxantrone, cytarabine and methotrexate with citrovorum factor for the treatment of aggressive non-Hodgkin lymphoma: a long-term follow-up study. Cancer 103(5):970–977
[224] Rimsza LM, Roberts RA, Miller TP, Unger JM, LeBlanc M, Braziel RM et al (2004) Loss of MHC class II gene and protein expression in diffuse large B-cell lymphoma is rela-

ted to decreased tumor immunosurveillance and poor patient survival regardless of other prognostic factors: a follow-up study from the Leukemia and Lymphoma Molecular Profiling Project. Blood 103(11):4251–4258
[225] Ritgen M, Stilgenbauer S, von Neuhoff N, Humpe A, Brüggemann M, Pott C et al (2004) Graft-versus-leukemia activity may overcome therapeutic resistance of chronic lymphocytic leukemia with unmutated immunoglobulin variable heavy-chain gene status: implications of minimal residual disease measurement with quantitative PCR. Blood 104(8):2600–2602
[226] Rizzieri DA, Sand GJ, McGaughey D, Moore JO, DeCastro C, Chao NJ et al (2004) Low-dose weekly paclitaxel for recurrent or refractory aggressive non-Hodgkin lymphoma. Cancer 100(11):2408–2414
[227] Rodriguez J, Caballero MD, Gutierrez A, Solano C, Arranz R, Lahuerta JJ et al (2004) Autologous stem-cell transplantation in diffuse large B-cell non-Hodgkin's lymphoma not achieving complete response after induction chemotherapy: the GEL/TAMO experience. Ann Oncol 15(10):1504–1509
[228] Rohatiner AZ, Gregory WM, Peterson B, Borden E, Solal-Celigny P, Hagenbeek A et al (2005) Meta-analysis to evaluate the role of interferon in follicular lymphoma. J Clin Oncol 23(10):2215–2223
[229] Rosenwald A, Chuang EY, Davis RE, Wiestner A, Alizadeh AA, Arthur DC et al (2004) Fludarabine treatment of patients with chronic lymphocytic leukemia induces a p53-dependent gene expression response. Blood 104(5):1428-1434
[230] Rousselot P, Larghero J, Arnulf B, Poupon J, Royer B, Tibi A et al (2004) A clinical and pharmacological study of arsenic trioxide in advanced multiple myeloma patients. Leukemia 18(9):1518–1521
[231] Ruchlemer R, Parry-Jones N, Brito-Babapulle V, Attolico I, Wotherspoon AC, Matutes E et al (2004) B-prolymphocytic leukaemia with t(11;14) revisited: a splenomegalic form of mantle cell lymphoma evolving with leukaemia. Br J Haematol 125(3):330–336
[232] Rueda DA, Marquez A, Guma J, Llanos M, Herrero J, Las Nieves MA et al (2004) Treatment of stage I and II Hodgkin's lymphoma with ABVD chemotherapy: results after 7 years of a prospective study. Ann Oncol 15(12):1798–1804
[233] Saadoun D, Suarez F, Lefrere F, Valensi F, Mariette X, Aouba A et al (2005) Splenic lymphoma with villous lymphocytes, associated with type II cryoglobulinemia and HCV infection: a new entity? Blood 105(1):74–76
[234] Sallah S, Husain A, Wan J, Vos P, Nguyen NP (2004) The risk of venous thromboembolic disease in patients with monoclonal gammopathy of undetermined significance. Ann Oncol 15(10):1490–1494
[235] Savage KJ, Chhanabhai M, Gascoyne RD, Connors JM (2004) Characterization of peripheral T-cell lymphomas in a single North American institution by the WHO classification. Ann Oncol 15(10):1467–1475
[236] Schaar CG, Kluin-Nelemans HC, Te MC, le Cessie S, Breed WP, Fibbe WE et al (2005) Interferon-{alpha} as maintenance therapy in patients with multiple myeloma. Ann Oncol 16(4):634–639
[237] Schaar CG, Kluin-Nelemans JC, le Cessie S, Franck PF, te Marvelde MC, Wijermans PW (2004) Early response to therapy and survival in multiple myeloma. Br J Haematol 125(2):162–166
[238] Schey SA, Fields P, Bartlett JB, Clarke IA, Ashan G, Knight RD et al (2004) Phase I study of an immunomodulatory thalidomide analog, CC-4047, in relapsed or refractory multiple myeloma. J Clin Oncol 22(16):3269–3276
[239] Schlette EJ, Medeiros LJ, Goy A, Lai R, Rassidakis GZ (2004) Survivin expression predicts poorer prognosis in anaplastic large-cell lymphoma. J Clin Oncol 22(9):1682–1688
[240] Schroers R, Griesinger F, Trümper L, Haase D, Kulle B, Klein-Hitpass L et al (2005) Combined analysis of ZAP-70 and CD38 expression as a predictor of disease progression in B-cell chronic lymphocytic leukemia. Leukemia 19(5):750–758
[241] Shenkier TN, Blay JY, O'Neill BP, Poortmans P, Thiel E, Jahnke K et al (2005) Primary CNS lymphoma of T-cell origin: a descriptive analysis from the international primary CNS lymphoma collaborative group. J Clin Oncol 23(10):2233–2239
[242] Shenkier TN, Voss N, Chhanabhai M, Fairey R, Gascoyne RD, Hoskins P et al (2005) The treatment of primary central nervous system lymphoma in 122 immunocompetent

patients: a population-based study of successively treated cohorts from the British Colombia Cancer Agency. Cancer 103(5):1008–1017
[243] Skibola CF, Forrest MS, Coppede F, Agana L, Hubbard A, Smith MT et al (2004) Polymorphisms and haplotypes in folate-metabolizing genes and risk of non-Hodgkin lymphoma. Blood 104(7):2155–2162
[244] Smeland S, Blystad AK, Kvaloy SO, Ikonomou IM, Delabie J, Kvalheim G et al (2004) Treatment of Burkitt's/Burkitt-like lymphoma in adolescents and adults: a 20-year experience from the Norwegian Radium Hospital with the use of three successive regimens. Ann Oncol 15(7):1072–1078
[245] Solal-Celigny P, Roy P, Colombat P, White J, Armitage JO, Arranz-Saez R et al (2004) Follicular lymphoma international prognostic index. Blood 104(5):1258–1265
[246] Sonnen R, Schmidt WP, Müller-Hermelink HK, Schmitz N (2005) The International Prognostic Index determines the outcome of patients with nodal mature T-cell lymphomas. Br J Haematol 129(3):366–372
[247] Specht K, Haralambieva E, Bink K, Kremer M, Mandl-Weber S, Koch I et al (2004) Different mechanisms of cyclin D1 overexpression in multiple myeloma revealed by fluorescence in situ hybridization and quantitative analysis of mRNA levels. Blood 104(4):1120–1126
[248] Spectre G, Gural A, Amir G, Lossos A, Siegal T, Paltiel O (2005) Central nervous system involvement in indolent lymphomas. Ann Oncol 16(3):450–454
[249] Spina M, Jaeger U, Sparano JA, Talamini R, Simonelli C, Michieli M et al (2005) Rituximab plus infusional cyclophosphamide, doxorubicin, and etoposide in HIV-associated non-Hodgkin lymphoma: pooled results from 3 phase 2 trials. Blood 105(5): 1891–1897
[250] Srkalovic G, Cameron MG, Rybicki L, Deitcher SR, Kattke-Marchant K, Hussein MA (2004) Monoclonal gammopathy of undetermined significance and multiple myeloma are associated with an increased incidence of venothromboembolic disease. Cancer 101(3):558–566
[251] Starczynski J, Pepper C, Pratt G, Hooper L, Thomas A, Milligan D et al (2005) Common polymorphism G(-248)A in the promoter region of the bax gene results in significantly shorter survival in patients with chronic lymphocytic Leukemia once treatment is initiated. J Clin Oncol 23(7):1514–1521
[252] Stebbing J, Gazzard B, Mandalia S, Teague A, Waterston A, Marvin V et al (2004) Antiretroviral treatment regimens and immune parameters in the prevention of systemic AIDS-related non-Hodgkin's lymphoma. J Clin Oncol 22(11):2177–2183
[253] Stevenson FK, Caligaris-Cappio F (2004) Chronic lymphocytic leukemia: revelations from the B-cell receptor. Blood 103(12):4389–4395
[254] Straka C, Oduncu F, Hinke A, Einsele H, Drexler E, Schnabel B et al (2004) Responsiveness to G-CSF before leukopenia predicts defense to infection in high-dose chemotherapy recipients. Blood 104(7):1989–1994
[255] Straus DJ (2005) HIV-associated lymphoma: promising new results, but with toxicity. Blood 105(5):1842
[256] Straus DJ, Portlock CS, Qin J, Myers J, Zelenetz AD, Moskowitz C et al (2004) Results of a prospective randomized clinical trial of doxorubicin, bleomycin, vinblastine, and dacarbazine (ABVD) followed by radiation therapy (RT) versus ABVD alone for stages I, II, and IIIA nonbulky Hodgkin disease. Blood 104(12):3483–3489
[257] Streubel B, Chott A, Huber D, Exner M, Jäger U, Wagner O et al (2004) Lymphoma-specific genetic aberrations in microvascular endothelial cells in B-cell lymphomas. N Engl J Med 351(3):250–259
[258] Streubel B, Simonitsch-Klupp I, Müllauer L, Lamprecht A, Huber D, Siebert R et al (2004) Variable frequencies of MALT lymphoma-associated genetic aberrations in MALT lymphomas of different sites. Leukemia 18(10):1722–1726
[259] Sureda A, Constans M, Iriondo A, Arranz R, Caballero MD, Vidal MJ et al (2005) Prognostic factors affecting long-term outcome after stem cell transplantation in Hodgkin's lymphoma autografted after a first relapse. Ann Oncol 16(4):625–633
[260] Tam CS, Wolf MM, Januszewicz EH, Grigg AP, Prince HM, Westerman D et al (2004) A new model for predicting infectious complications during fludarabine-based combination chemotherapy among patients with indolent lymphoid malignancies. Cancer 101(9):2042–2049

[261] Tchirkov A, Chaleteix C, Magnac C, Vasconcelos Y, Davi F, Michel A et al (2004) hTERT expression and prognosis in B-chronic lymphocytic leukemia. Ann Oncol 15(10): 1476–1480
[262] Terpos E, Politou M, Szydlo R, Nadal E, Avery S, Olavarria E et al (2004) Autologous stem cell transplantation normalizes abnormal bone remodeling and sRANKL/osteoprotegerin ratio in patients with multiple myeloma. Leukemia 18(8):1420–1426
[263] Teruya-Feldstein J, Chiao E, Filippa DA, Lin O, Comenzo R, Coleman M et al (2004) CD20-negative large-cell lymphoma with plasmablastic features: a clinically heterogenous spectrum in both HIV-positive and -negative patients. Ann Oncol 15(11): 1673–1679
[264] Thomas DA, O'Brien S, Cortes J, Giles FJ, Faderl S, Verstovsek S et al (2004) Outcome with the hyper-CVAD regimens in lymphoblastic lymphoma. Blood 104(6):1624–1630
[265] Tobin G, Thunberg U, Karlsson K, Murray F, Laurell A, Willander K et al (2004) Subsets with restricted immunoglobulin gene rearrangement features indicate a role for antigen selection in the development of chronic lymphocytic leukemia. Blood 104(9): 2879–2885
[266] Toffoli G, Corona G, Cattarossi G, Boiocchi M, Di Gennaro G, Tirelli U et al (2004) Effect of highly active antiretroviral therapy (HAART) on pharmacokinetics and pharmacodynamics of doxorubicin in patients with HIV-associated non-Hodgkin's lymphoma. Ann Oncol 15(12):1805–1809
[267] Toze CL, Barnett MJ, Connors JM, Gascoyne RD, Voss NJ, Nantel SH et al (2004) Long-term disease-free survival of patients with advanced follicular lymphoma after allogeneic bone marrow transplantation. Br J Haematol 127(3):311–321
[268] Treon SP, Branagan AR, Hunter Z, Santos D, Tournhilac O, Anderson KC (2004) Paradoxical increases in serum IgM and viscosity levels following rituximab in Waldenström's macroglobulinemia. Ann Oncol 15(10):1481–1483
[269] Treon SP, Emmanouilides C, Kimby E, Kelliher A, Preffer F, Branagan AR et al (2005) Extended rituximab therapy in Waldenström's macroglobulinemia. Ann Oncol 16(1):132–138
[270] Treon SP, Hansen M, Branagan AR, Verselis S, Emmanouilides C, Kimby E et al (2005) Polymorphisms in FcgammaRIIIA (CD16) receptor expression are associated with clinical response to rituximab in Waldenström's macroglobulinemia. J Clin Oncol 23(3):474–481
[271] Trudel S, Ely S, Farooqi Y, Affer M, Robbiani DF, Chesi M et al (2004) Inhibition of fibroblast growth factor receptor 3 induces differentiation and apoptosis in t(4;14) myeloma. Blood 103(9):3521–3528
[272] Trudel S, Li ZH, Wei E, Wiesmann M, Chang H, Chen C et al (2005) CHIR-258, a novel, multitargeted tyrosine kinase inhibitor for the potential treatment of t(4;14) multiple myeloma. Blood 105(7):2941–2948
[273] Tsimberidou AM, Keating MJ (2005) Richter syndrome: biology, incidence, and therapeutic strategies. Cancer 103(2):216–228
[274] Tsimberidou AM, Keating MJ, Giles FJ, Wierda WG, Ferrajoli A, Lerner S et al (2004) Fludarabine and mitoxantrone for patients with chronic lymphocytic leukemia. Cancer 100(12):2583–2591
[275] Tsimberidou AM, Murray JL, O'Brien S, Wierda WG, Keating MJ (2004) Yttrium-90 ibritumomab tiuxetan radioimmunotherapy in Richter syndrome. Cancer 100(10): 2195–2200
[276] Valganon M, Giraldo P, Agirre X, Larrayoz MJ, Rubio-Martinez A, Rubio-Felix D et al (2005) p53 Aberrations do not predict individual response to fludarabine in patients with B-cell chronic lymphocytic leukaemia in advanced stages Rai III/IV. Br J Haematol 129(1):53–59
[277] Vallisa D, Bernuzzi P, Arcaini L, Sacchi S, Callea V, Marasca R et al (2005) Role of anti-hepatitis C virus (HCV) treatment in HCV-related, low-grade, B-cell, non-Hodgkin's lymphoma: a multicenter Italian experience. J Clin Oncol 23(3):468–473
[278] van de Donk NW, de Weerdt O, Veth G, Eurelings M, van Stralen E, Frankel SR et al (2004) G3139, a Bcl-2 antisense oligodeoxynucleotide, induces clinical responses in VAD refractory myeloma. Leukemia 18(6):1078–1084

[279] Vanhentenrijk V, Tierens A, Wlodarska I, Verhoef G, Wolf-Peeters CD (2004) V(H) gene analysis of hairy cell leukemia reveals a homogeneous mutation status and suggests its marginal zone B-cell origin. Leukemia 18(10):1729–1732

[280] Vanhentenrijk V, Wolf-Peeters C, Wlodarska I (2004) Comparative expressed sequence hybridization studies of hairy cell leukemia show uniform expression profile and imprint of spleen signature. Blood 104(1):250–255

[281] Vannucchi AM, Ficarra G, Antonioli E, Bosi A (2005) Osteonecrosis of the jaw associated with zoledronate therapy in a patient with multiple myeloma. Br J Haematol 128(6):738

[282] Vassilakopoulos TP, Angelopoulou MK, Constantinou N, Karmiris T, Repoussis P, Roussou P et al (2005) Development and validation of a clinical prediction rule for bone marrow involvement in patients with Hodgkin lymphoma. Blood 105(5):1875–1880

[283] Vose JM, Bierman PJ, Enke C, Hankins J, Bociek G, Lynch JC et al (2005) Phase I trial of iodine-131 tositumomab with high-dose chemotherapy and autologous stem-cell transplantation for relapsed non-Hodgkin's lymphoma. J Clin Oncol 23(3):461–467

[284] Wendland MM, Tsodikov A, Glenn MJ, Gaffney DK (2004) Time interval to the development of breast carcinoma after treatment for Hodgkin disease. Cancer 101(6): 1275–1282

[285] Wendtner CM, Ritgen M, Schweighofer CD, Fingerle-Rowson G, Campe H, Jäger G et al (2004) Consolidation with alemtuzumab in patients with chronic lymphocytic leukemia (CLL) in first remission – experience on safety and efficacy within a randomized multicenter phase III trial of the German CLL Study Group (GCLLSG). Leukemia 18(6):1093–1101

[286] Weng WK, Czerwinski D, Timmerman J, Hsu FJ, Levy R (2004) Clinical outcome of lymphoma patients after idiotype vaccination is correlated with humoral immune response and immunoglobulin G Fc receptor genotype. J Clin Oncol 22(23):4717–4724

[287] Widhopf GF, Rassenti LZ, Toy TL, Gribben JG, Wierda WG, Kipps TJ (2004) Chronic lymphocytic leukemia B cells of more than 1% of patients express virtually identical immunoglobulins. Blood 104(8):2499–2504

[288] Wiernik PH, Paietta E, Goloubeva O, Lee SJ, Makower D, Bennett JM et al (2004) Phase II study of theophylline in chronic lymphocytic leukemia: a study of the Eastern Cooperative Oncology Group (E4998). Leukemia 18(10):1605–1610

[289] Witzig TE, Vukov AM, Habermann TM, Geyer S, Kurtin PJ, Friedenberg WR et al (2005) Rituximab therapy for patients with newly diagnosed, advanced-stage, follicular grade I non-Hodgkin's lymphoma: a phase II trial in the North Central Cancer Treatment Group. J Clin Oncol 23(6):1103–1108

[290] Wöhrer S, Chott A, Drach J, Püspök A, Hejna M, Hoffmann M et al (2004) Chemotherapy with cyclophosphamide, doxorubicin, etoposide, vincristine and prednisone (CHOEP) is not effective in patients with enteropathy-type intestinal T-cell lymphoma. Ann Oncol 15(11):1680–1683

[291] Wöhrer S, Püspök A, Drach J, Hejna M, Chott A, Raderer M (2004) Rituximab, cyclophosphamide, doxorubicin, vincristine and prednisone (R-CHOP) for treatment of early-stage gastric diffuse large B-cell lymphoma. Ann Oncol 15(7):1086–1090

[292] Wong ET, Tishler R, Barron L, Wu JK. Immunochemotherapy with rituximab and temozolomide for central nervous system lymphomas. Cancer 101(1):139–145

[293] Wuilleme S, Robillard N, Lode L, Magrangeas F, Beris H, Harousseau JL et al (2005) Ploidy, as detected by fluorescence in situ hybridization, defines different subgroups in multiple myeloma. Leukemia 19(2):275–278

[294] Zangari M, Barlogie B, Anaissie E, Saghafifar F et al (2004) Deep vein thrombosis in patients with multiple myeloma treated with thalidomide and chemotherapy: effects of prophylactic and therapeutic anticoagulation. Br J Haematol 126(5):715–721

[295] Zeifang F, Zahlten-Hinguranage A, Goldschmidt H, Cremer F, Bernd L, Sabo D (2005) Long-term survival after surgical intervention for bone disease in multiple myeloma. Ann Oncol 16(2):222–227

[296] Zervas K, Dimopoulos MA, Hatzicharissi E, Anagnostopoulos A, Papaioannou M, Mitsouli C et al (2004) Primary treatment of multiple myeloma with thalidomide, vincristine, liposomal doxorubicin and dexamethasone (T-VAD doxil): a phase II multicenter study. Ann Oncol 15(1):134–138

[297] Zinzani PL, Pulsoni A, Perrotti A, Soverini S, Zaja F, De Renzo A et al (2004) Fludarabine plus mitoxantrone with and without rituximab versus CHOP with and without rituximab as front-line treatment for patients with follicular lymphoma. J Clin Oncol 22(13):2654–2661
[298] Zinzani PL, Stefoni V, Musuraca G, Tani M, Alinari L, Gabriele A et al (2004) Fludarabine-containing chemotherapy as frontline treatment of nongastrointestinal mucosa-associated lymphoid tissue lymphoma. Cancer 100(10):2190–2194

Lungenkarzinome

M. Wolf

1 Epidemiologie

Mehrere Arbeiten im vergangenen Jahr haben die Häufigkeitsentwicklung der Lungenkarzinome in verschiedenen Ländern dargestellt. Boyle und Ferlay [1] berichten über die Karzinominzidenz und Mortalität in Europa im Jahre 2004. Insgesamt wurde die Karzinominzidenz auf 2.887.000 Fälle und 1.711.000 Todesfälle geschätzt. Die häufigste Tumorkrankheit war das Lungenkarzinom mit 13,3%, gefolgt von kolorektalen Karzinomen mit 13,2% und Mammakarzinomen mit 13%. Unter den Todesfällen rangierte das Lungenkarzinom weit an erster Stelle mit 342.000 Todesfällen, gefolgt von 204.000 für das kolorektale Karzinom, 138.000 für Magenkarzinome und 130.000 für Mammakarzinome. Recht interessant ist die Beobachtung, dass das Lungenkarzinomrisiko in Europa regional sehr unterschiedlich ist. Das niedrigste Risiko liegt in Schweden mit knapp 3% vor, das höchste in Ungarn mit über 10%. Die Prozentangaben beziehen sich auf das lebenslange Risiko, an einem Lungenkarzinom zu erkranken. Deutschland nimmt Position im unteren Mittelfeld mit einem Risiko von knapp 6% ein. Besonders in den osteuropäischen Ländern besteht ein erhöhtes Lungenkarzinomrisiko.

Zwei Arbeiten haben sich mit der Epidemiologie des Lungenkarzinoms in Nordamerika beschäftigt. Der Review-Artikel von Alberg et al. [2] zeigt sehr deutlich, dass die Inzidenz an Lungenkarzinomen in den USA bis zum Jahre 2000 kontinuierlich weiter angestiegen ist und derzeit bei etwa 160.000 Fällen pro Jahr liegt. Der Anstieg hat sich seit 1990 abgeflacht. Parallel ist zu beobachten, dass der Anteil der rauchenden Menschen an der Gesamtbevölkerung in den vergangenen 30 Jahren erheblich gesunken ist. Während er 1965 noch bei über 40% der Erwachsenen lag, ist er nun auf etwa 22% abgefallen. Dennoch wird das Lungenkarzinom in seiner Inzidenz bis zum Jahre 2030 nur wenig verändert sein. Danach ist mit einem Abfall der Erkrankungszahlen zu rechnen.

Die Arbeit von Bosetti et al. [3] beschreibt die Entwicklung in der Karzinommortalität in Amerika über den Zeitraum von 1970 bis 2000. Es lassen sich deutlich niedrigere Mortalitätsraten für Lungenkarzinome in Südamerika verglichen zu Nordamerika nachweisen. In den USA und Kanada ist die Inzidenz und Mortalität bei Männern in den letzten 2 Jahrzehnten nachweislich gesunken, während sie bei Frauen seit 1970 angestiegen ist und seit 1995 auf hohem Niveau stabil bleibt.

2 Risikofaktoren

Unbestritten ist der **Zigarettenrauch** der dominierende Risikofaktor für die Entwicklung eines Lungenkarzinoms. Bisher nicht sicher einzuschätzen war die Risikoerhöhung durch Pfeifenrauchen. Die Untersuchung von Henley et al. [4] hat in einer großen prospektiven Studie das Risiko von Pfeifenrauchern gegenüber Nichtrauchern untersucht. Insgesamt wurden 1982 138.307 Personen aufgenommen. Von ihnen waren 15.263 Pfeifenraucher, die übrigen Personen waren Nichtraucher. In dem 18-jährigen Follow-up traten 23.589 Todesfälle auf. Es ließ sich eine eindeutige Risikoerhöhung für das Pfeifenrauchen gegenüber Nichtrauchern für die Entwicklung vieler Krankheiten nachweisen. So betrug das relative Risiko für ein Lungenkarzinom 5,0, für einen HNO-Tumor 3,9 und für ein Ösophaguskarzinom 2,4. Auch das Risiko für die Entwicklung einer koronaren Herzkrankheit oder einer zerebralen Ischämie war mit jeweils 1,3 erhöht. Das für die Entwicklung einer chronisch obstruktiven Lungenerkrankung 3,0-fach höher. Insgesamt wies diese Untersuchung eine Risikoerhöhung für die Entwicklung eines Lungenkarzinoms nach, die etwas niedriger im Vergleich zum reinen Zigarettenrauchen ist und von den Autoren als höher im Vergleich zum Zigarrenrauchen beschrieben wird.

Ob **Frauen** eine höhere Empfindlichkeit gegenüber exogenen Noxen wie dem Zigarettenrauchen besitzen und damit ein relativ zu Männern noch weiter erhöhtes Risiko haben, ist bisher umstritten. In der Review-Arbeit von Patel [5] werden die bisher verfügbaren Daten zur Lungenkarzinominzidenz bei Frauen zusammengefasst. Von besonderer Bedeutung ist, dass der Anteil der rauchenden Frauen sich deutlich weniger reduziert hat als die der rauchenden Männer. Während der Anteil der rauchenden Männer seit 1970 von >40 auf nun knapp über 20% gefallen ist, ist bei Frauen nur eine halb so hohe Reduktion eingetreten. In den letzten zehn Jahren ist sogar bei Schülerinnen ein Anstieg der Raucherrate von 20 auf 30% zu beobachten. Ob bei gleichem Rauchausmaß und gleichem Lebensalter bei Start des Rauchens dennoch eine erhöhte Empfindlichkeit bei Frauen vorliegt, ist bisher nicht gesichert. Ältere epidemiologische Studien aus Nordamerika hatten ein erhöhtes Risiko für Frauen vermuten lassen. Neuere Untersuchungen an prospektiven Kohorten zeigen nach Stratifizierung der wesentlichen Risikofaktoren kein erhöhtes Risiko mehr an.

Eine dieser neueren Untersuchungen wurde von Baine et al. [6] im JNCI publiziert. Hier wurden 2 Kohorten prospektiv untersucht. Die Frauenpopulation bestand aus etwas über 60.000 Frauen, die der Männer aus 25.400 Personen. Die Inzidenz pro 100.000 Personen/Jahre betrug bei Frauen 253 und bei Männern 232. Die Hazzard Ratio für Frauen im Vergleich zu Männern lag bei 1,1, die Konfidenzintervallen überschneiden sich jedoch beträchtlich, so dass in dieser Studie keine erhöhte Empfindlichkeit bei Frauen nachgewiesen werden konnte. Die beiden Populationen waren hinsichtlich Alter, Anzahl des Zigarettenkonsums pro Tag und Alter bei Rauchbeginn stratifiziert worden.

Wertung: Trotz leicht fallender Inzidenzen des Lungenkarzinoms, insbesondere bei Männern, wird die Erkrankung auch in den kommenden 25 Jahren eine der häufigsten Tumorkrankheiten sein. Im Gegensatz zu vielen anderen soliden Tumoren ist die Mortalität in den vergangenen Jahren nur gering gesunken. Bedenklich ist der Anstieg des Rauchkonsums gerade in der Gruppe der jungen Frauen. Frauen scheinen gegenüber Männern jedoch keine wesentlich höhere Empfindlichkeit gegenüber exogenen Noxen und damit für die Entwicklung eines Lungenkarzinoms zu besitzen.

3 Prävention

β-Carotin und **Vitamin-A-Säurepräparate** galten lange als potenzielle Präventivmedikamente gegen die Entwicklung eines Lungenkarzinoms. Goodman et al. [7] publizierte die Langzeitergebnisse der Caret-Studie. Hierin wurden insgesamt 18.314 Teilnehmer mit einem erhöhten Risiko für ein Lungenkarzinom aufgenommen. Diese Probanden waren entweder starke Raucher oder hatten eine zurückliegende nachgewiesene Asbestexposition. In der Studie wurde eine zufällige Zuteilung zu Placebo oder β-Carotin oder Retinolsäurepalmitat vorgenommen. Die Studie wurde 1996 vorzeitig gestoppt, da die Zwischenauswertung einen 28%-igen Anstieg in der Inzidenz der Lungenkarzinome und einen 17%-igen Anstieg der Inzidenz der Todesfälle in der Patientengruppe mit Vitamin-A-Säurepräparaten gezeigt hatte. Die Probanden der Studie wurden aufgefordert, die aktive Medikamenteneinnahme einzustellen und wurden weiter nachverfolgt. Fünf Jahre nach Beendigung der aktiven Intervention erfolgte nun noch einmal eine Analyse der Karzinominzidenzen. Hier zeigt sich, dass das Risiko für die Entwicklung eines Lungenkarzinoms gesunken war von 1,28 auf 1,12 und auch die Gesamtmortalität von 1,17 auf nun 1,08 abgefallen war. Dennoch war auch nun 5 Jahre nach Beendigung der aktiven Intervention noch immer ein leicht erhöhtes Risiko für die Patientengruppe mit Einnahme von β-Carotin und Retinolsäure nachweisbar.

In einem Review haben Hirsch und Lippmann [8] im JCO 2005 die möglichen Ansätze einer Chemoprävention bei Lungenkarzinomen zusammengefasst. Auch in diesem Artikel wird noch einmal auf die enttäuschenden Ergebnisse verwiesen, die mit Vitamin-A-Säurepräparaten und Vitamin-E-Substanzen gewonnen wurden. Erfolgversprechendere Ansätze könnten in der Beeinflussung des Fettstoffwechsels liegen. Die Substanz **15-Hydroxyprostaglandin-Dehydrogenase** scheint durch den Abbau von Prostaglandin E2 eine tumorsuppressive Wirkung auszuüben. Andere mögliche potenzielle Targets stellen die **Insulinlike-Wachstumsfaktoren** dar. Der Artikel fasst die möglichen Ansatzpunkte für chemopräventive Therapeutika zusammen und gibt einen Überblick über die derzeit geprüften Ansätze.

4 Screening

Im vergangenen Jahr wurden 2 große Arbeiten zum CT-Screening bei Risikopatienten vorgestellt. Hier war die grundsätzliche Aussage, dass in etwa 20–30% der Patienten noduläre Herde im CT zu erkennen sind. Die Rate der tatsächlich entdeckten Karzinome liegt etwa im Bereich von 1–2%. Diese Ergebnisse wurden in diesem Jahr durch die Untersuchung von Crestanello [9] aus der Mayo-Klinik bestätigt. Hier wurden in der Zeit von 1999 bis 2002 1520 Patienten mit Computertomographie gescreent. Alle Teilnehmer waren älter als 50 Jahre und hatten mehr als 20 »pack years« Zigarettenkonsum hinter sich. Bei insgesamt 73% der Probanden ließen sich noduläre Herde in der Lunge nachweisen. Bei 55 Patienten (3,6% des Gesamtkollektivs) wurde aufgrund der erhobenen Befunde ein thorakaler Eingriff durchgeführt. In 10 Fällen (18,1%) konnten benigne Veränderungen nachgewiesen werden, in 45 Fällen (82%) wurde ein Karzinom identifiziert. Am häufigsten waren Adenokarzinome, bronchoalveoläre Karzinome und Plattenepithelkarzinome. Von den 45 nachgewiesenen Karzinomen konnten 28 im Stadium Ia, 4 im Stadium Ib, 4 im Stadium IIa, 1 im Stadium IIb und 7 im Stadium III identifiziert werden. Bei 2 Patienten lag ein kleinzelliges Karzinom limited disease vor. Die operative Mortalität lag bei 1,7%. Somit betrug die Rate der nachweisbaren Karzinome im Gesamtkollektiv 1,5%.

Die derzeitigen Entwicklungen in den Lung-cancer-screening-Programmen werden in dem Review-Artikel von Mulshine [10] zusammengefasst. Hier wird noch einmal darauf verwiesen, dass in den USA der nationale lung screening trial (NLST) bei etwa 50.000 Rauchern einen direkten Vergleich eines Röntgen-Thoraxscreenings zu einer CT-Diagnostik untersucht. Der Einschluss in die Studie ist inzwischen beendet. Das Follow-up wird 8 Jahre betragen. Die Studie möchte eine 20%-ige Reduktion der Mortalität durch CT-Screening in Risikokollektiven nachweisen.

5 Prognoseparameter

Dass Adenokarzinome nach operativer Resektion eine ungünstigere Prognose als Plattenepithelkarzinome aufweisen, ist ebenfalls bekannt und wurde in einer Untersuchung von Ghosh noch einmal bestätigt. Es wurden insgesamt 329 Patienten reseziert, unter ihnen 172 Männer und 157 Frauen. Ein Adenokarzinom war in 145 Fällen und ein Plattenepithelkarzinom in 184 Fällen nachweisbar. Die Drei- und 5-Jahres-Überlebensraten betrugen für Plattenepithelkarzinome 71,7 und 32,7% während sie bei Adenokarzinomen lediglich bei 49,6 bzw. 19,4% lagen. Adenokarzinome weisen daher nach operativer Resektion eine deutlich ungünstigere Prognose auf.

Eine große Zahl von Publikationen hat sich mit dem Nachweis biologischer Prognoseparameter bei resezierten Lungenkarzinomen beschäftigt. Diese seien hier in der Folge nur kurz zusammengefasst.

Die Studie von Lu et al. [11] analysierte 6 molekulare Marker bei 94 Patienten mit Stadium-I-NSCLC nach operativer Resektion. Als unabhängig prognostisch ungünstige Marker wurden eine **DAPK-Promotermethylierung** (Death-associated-Proteinkinase) und das Fehlen einer Interleukin-10-Expression identifiziert, eine Cox-2-Expression war von grenzwertiger Signifikanz.

Die Publikationen von Ferraro et al. [12] und Beppler [13] beschreiben einen niedrigen Spiegel von **EGR1** (early growth response gene 1) und erhöhte Expression von **RRM1** und **PTEN** als negative Prognoseparameter bei NSCLC.

Die Untersuchung von Maruyama et al. [14] beschreibt die **Methylierung von FHIT** als prognostisch ungünstigen Parameter für nichtkleinzellige Lungenkarzinome.

Die Überexpression von **SKP2** (S-Phase-Kinase-assoziiertes Protein 2) ist nach den Untersuchungen von Osoegawa et al. [15] mit einer ungünstigeren Prognose bei NSCLC nach Resektion vergesellschaftet.

Eine erhöhte Expression des **Tissue-Inhibitor der Metalloproteinase 1** (TIMP1) ist nach der Studie von Gouyer et al. [16] und Aljada et al. [17] mit einem schlechteren Überleben nach operativer Resektion eines NSCLC verbunden.

Ein genetischer Polymorphismus von **DNA-Repair-Genen** wie XPD und XRCC1 ist mit einem verminderten Ansprechen auf eine Cisplatin-haltige Therapie und mit einer ungünstigeren Prognose beim nichtkleinzelligen Karzinom vergesellschaftet (Gurubhagavatula et al. [18]).

Relativ interessant ist die Untersuchung von Gauchi et al. [19] zur prognostischen Bedeutung von **freier zirkulierender DNA** im Blut bei Patienten mit NSCLC. Hier wurden 185 Patienten mit NSCLC und 46 gesunde Kontrollen untersucht. Es erfolgte eine Bestimmung der freien DNA-Konzentration im Serum. Es ließ sich bei Patienten mit NSCLC eine strenge Korrelation zwischen DNA-Konzentration im Serum und erhöhter LDH nachweisen. Die DNA-Konzentration im Serum korrelierte ebenfalls mit fortgeschrittenem Stadium und reduziertem Überleben.

Letztlich seien noch 2 Arbeiten zu Survivin erwähnt. **Survivin** ist ein Inhibitor von Apoptoseproteinen. In der Untersuchung von Shinohara et al. [20] wurden die Gewebeblöcke von 144 Patienten im Stadium I und II nach operativer Resektion immunhistochemisch untersucht. Patienten mit einer nukleären Anfärbung für Survivin hatten ein signifikant erhöhtes Risiko für ein Rezidiv der Erkrankung. Somit stellte das Survivin einen negativen Prognoseparameter dar. Diese Ergebnisse wurde in den Beobachtungen von Vischioni et al. [21] nicht bestätigt. Hier war der nukleäre Nachweis von Survivin ein positiver Prognoseparameter bei NSCLC.

6 Diagnostik

Im diagnostischen Bereich konzentrieren sich die Publikationen im Wesentlichen auf den Stellenwert der **PET-Untersuchung** und den Stellenwert einer **ultraschallgeführten endobronchialen Biopsie.**

In der Studie von Eloubeidi et al. [27] aus Birmingham/Alabama wurde eine endoskopisch geführte Feinnadelaspiration mit einer PET-Diagnostik und einem CT-Staging bei NSCLC verglichen. Patienten mit positiven Befunden in den Lymphknotenstationen 5, 7, 8 und 9 in PET oder CT-Diagnostik wurden anschließend transösophageal endoskopiert und feinnadelaspiriert. Insgesamt wurden 104 Patienten untersucht. Die Sensitivität des endoskopischen Ultraschalls lag bei 92,5%, die Spezifität bei 100%. Die Genauigkeit der endoskopischen Feinnadelaspiration lag deutlich höher als die der PET-Untersuchung oder des CT.

Die Untersuchung von Larsen et al. [28] verglich endoskopische Feinnadelaspiration mit Mediastinoskopie hinsichtlich der Treffsicherheit bei paratrachealen subkarinalen Lymphknoten. Es wurden 60 Patienten untersucht. Die Sensitivität des endoskopischen Ultraschall für die rechtsparatrachealen Lymphknotenregionen 2 und 4 betrug 67%, im Vergleich zu 33% für die Mediastinoskopie. Für den Bereich der linksparatrachealen Lymphknotenregionen 2 und 4 betrug die Sensitivität des endoskopischen Unterschalls 80% vs. 33% für die Mediastinoskopie. Auch die subkarinale Region 7 war mit endoskopischem Ultraschall deutlich häufiger richtig zu beurteilen als im Rahmen der Mediastinoskopie (100 vs. 7%). Somit war in dieser Untersuchung der endoskopische Ultraschall der Mediastinoskopie für die Analyse der paratrachealen und subkarinalen Lymphknoten überlegen.

Die Studie von Wallace et al. [29] hat den Wert des endoskopischen Ultraschalls bei Patienten mit normalem CT untersucht. Eingeschlossen wurden Patienten mit kleiner als 1 cm großen mediastinalen Lymphknoten. In 14 von 69 Fällen konnte durch den mediastinalen Ultraschall ein Lymphknotenbefall nachgewiesen werden. Dies entspricht etwa 25% des Gesamtkollektivs. Die Autoren schließen hieraus, dass der endoskopische Ultraschall doch in einem hohen Prozentsatz einen fortgeschrittenen mediastinalen Tumorbefall nachweisen kann und unnötige Operationen vermeiden hilft.

Eine wichtige Studie zur PET-Diagnostik wurde von Viney et al. [30] im JCO 2004 publiziert. In der Studie wurden insgesamt 183 Patienten mit einem klinischen Stadium I und II randomisiert zwischen einer zusätzlichen PET-Untersuchung zum klassischen Staging oder auf klassisches Staging alleine. Durch die zusätzliche PET-Diagnostik wurde das Stadium in 22 Fällen geändert. In den meisten dieser Fälle ließ sich durch PET ein mediastinaler Lymphknotenbefall nachweisen, der bei klassischem Staging als nicht suspekt eingestuft worden war. Der Nachweis eines fernmetastasierten Stadiums war selten und gelang nur bei 2 Patienten. Insgesamt wurde durch die PET-Untersuchung die Anzahl der durchgeführten Thorakotomien nicht vermindert. Bei durchgeführter PET-Untersuchung wurden 87 von 91 Patienten operiert, ohne PET-Diagnostik 90 von 92. Zu beachten bleibt, dass in diese Studie überwiegend Patienten mit klinischem Stadium I aufgenommen wurden und auch Patienten mit minimalem N2-Befall einer primär operativen Therapie zugeführt wurden. Daher erklärt sich, dass durch die PET-Untersuchung das therapeutische Vorgehen bei nur wenigen Patienten geändert wurde.

Die Untersuchung von Bradley et al. [131] schloss 24 Patienten mit limitiertem kleinzelligem Karzinom ein. Die PET-Untersuchung änderte das Stadium in eine Fernmetastasierung bei 3 der 24 Patienten. Zudem wurden regionale Lymphknotenmetastasen bei sechs von 24 Patienten identifiziert, die bei klassischem Staging nicht als solche interpretiert worden waren. Das therapeutische Vorgehen wurde durch Änderung der Bestrahlungsplanung in diesen Fällen modifiziert.

PET eignet sich auch zur Prognosebeurteilung nach Operation, Strahlentherapie oder Chemotherapien. Die Studie von Sasaki et al. [32] schloss 162 Patienten im Stadium I bis IIIb eines nichtkleinzelligen Lungenkarzinoms ein. 93 dieser Patienten wurden operiert und 69 Patienten strahlentherapiert. Ein standardisierter Uptake Value (SUV) von <5,0 im Bereich des Primärtumors war ein starker prognostischer Faktor in beiden Patientengruppen. Bei einer SUV <5 lagen sowohl bei operierten wie auch bei strahlentherapierten Patienten die Überlebenskurven hochsignifikant über den Patienten mit einer SUV >5. Auch die Untersuchung von Downey et al. [33] zeigt, dass eine niedrige SUV für Patienten mit reseziertem Lungenkarzinom mit einer deutlichen Prognoseverbesserung einhergeht im Vergleich zu hohem SUV.

Dass das PET auch zur Beurteilung eines Chemotherapieansprechens herangezogen werden kann, wurde von Flores et al. auf der ASCO-Tagung 2005 vorgestellt. Hier wurden 24 Patienten mit Mesotheliom initial chemotherapiert. Vor und nach der Chemotherapie erfolgte eine PET-Diagnostik. Patienten mit einem Abfall in der SUV hatten eine wesentlich bessere Prognose als Patienten mit einem Anstieg. Die medianen Überlebenszeiten betrugen 58,5 vs. 34,8 Monate. Die Autoren schlossen, dass ein PET nach Induktionschemotherapie geeignet ist, Patienten für eine anschließende operative Resektion zu selektionieren.

Ein Review-Artikel von Shankar und Sullivan [35] fasst den derzeitigen Wissensstand zur PET-Diagnostik beim Lungenkarzinom zusammen.

Wertung: Die Untersuchungen zeigen die hohe Sensitivität und Spezifität des endoskopischen Ultraschalls zur Beurteilung eines mediastinalen Lymphknotenbefalls. In geübten Händen ist der endobronchiale oder transösophageale Ultraschall mit gezielter Biopsie vergrößerter Lymphknoten der CT- und PET-Diagnostik im Staging mediastinaler Lymphknoten überlegen. Der transösophageale Ultraschall ist insbesondere für die Lymphknoten des hinteren Mediastinums von hohem Stellenwert.

Der Stellenwert der PET-Diagnostik ist nach wie vor umstritten und die randomisierte Studie zur PET-Diagnostik im Stadium I NSCLC aus Australien konnte wiederum nicht überzeugend einen Vorteil für PET-Staging in der Primärdiagnostik nachweisen. Zwar wurde ein Teil der Patienten durch die PET-Untersuchung in ein höheres Stadium versetzt, der Anteil der dann aber tatsächlich inoperablen Patienten war sehr gering, so dass sich die Rate der durchgeführten Thorakotomien durch die PET-Diagnostik nicht unterschied. Bisher hat die PET-Diagnostik somit das klassische Staging eines Lungenkarzinoms nicht ersetzt und die spezifischen Indikationen zur Durchführung eines PET sind nach wie vor nicht definiert.

7 Operation

Im Stadium Ia des nichtkleinzelligen Bronchialkarzinoms hängt die Prognose von der Tumorgröße ab. Die Untersuchungen von Birim et al. [38] schloss 130 Patienten ein, die einen Tumor <3 cm hatten. Diese wurden noch einmal unterteilt in 2 Gruppen mit Tumorgrößen unter 2 cm und zwischen 2 und 3 cm. Die 5-Jahres-Überlebensrate betrug für Tumor <2 cm 69% im Vergleich zu 51% für Tumore zwischen 2 und 3 cm. Zu gleichen Ergebnissen kommen die Untersuchungen von Taketa et al. [39]. Hier wurden 603 Patienten mit N0-Tumoren untersucht. Die primäre Tumorgröße wurde unterteilt in <2 cm, 2–3 cm, 3–5 cm, >5 cm. Mit Anstieg der Tumorgröße fiel die 5-Jahres-Überlebensrate von 80% über 73%, 68% auf 47%. Somit wiesen insbesondere die Patienten mit Tumoren <5 cm eine ungünstige Prognose auf.

Auch die große Untersuchung von Okada et al. [40] bestätigte den negativen Einfluss der Tumorgröße. Hier wurden insgesamt 1272 Patienten analysiert. Bei Tumoren <1 cm betrug die 5-Jahres-Heilungsrate 100%, für Tumoren von 1–2 cm 83%, für eine Größe von 2–3 cm 76% und für eine Ausdehnung über 3 cm nur 58%.

In der letzt genannten Studie wurde auch ein Vergleich einer klassischen Lobektomie mit Resektion geringeren Ausmaßes vorgenommen. Bei einer Tumorgröße <2 cm wurden bei insgesamt über 300 Patienten in etwa 50% der Fälle eine klassische Lobektomie oder aber eine Segment- oder Keilresektion durchgeführt. Bei dieser Tumorgröße zeigte sich keine Überlebensdifferenz. Die 5-Jahres-Überlebensrate betrug nach Lobektomie 92%, nach Segmentresektion 97% und nach Keilexzision 86%. Bei einer Tumorgröße zwischen 2 und 3 cm wurden 793 Lobektomien und 156 Segmentresektionen bzw. Keilexzisionen durchgeführt. Hier betrugen die 5-Jahres-Überlebensraten nach Lobektomie 87 und nach Segmentektomie 85%. Patienten mit einer atpyischen Keilexzision hatten hier ein deutlich schlechteres Überleben mit nur 40%. Wurden Patienten mit einer Tumorgröße über 3 cm analysiert, so war mit einer atypischen Keilexzision kein Langzeitüberleben mehr erreichbar, während die 5-Jahres-Überlebensraten nach Lobektomie bei 81% und nach Segmentektomie bei 63% lag.

Ähnlich ist die Aussage von Fernando et al. [41]. Hier wurden 291 Patienten mit T1 N0-Tumoren untersucht, die entweder mittels Lobektomie (n=167) oder sublobulärer Resektion (n=124) operiert wurden. Bei Tumoren in der Größe <2 cm zeigten sich keine Überlebensunterschiede. In der Subgruppe der Patienten mit einer Tumorgröße von 2–3 cm war die mediane Überlebenszeit in der Gruppe der lobektomierten Patienten mit 70 vs. 45 Monaten bei sublobulärer Resektion deutlich günstiger.

Die Untersuchung von Deslauriers et al. [42] untersuchte, ob eine Manschettenresektion gleiche Ergebnisse wie eine Pneumektomie erreichen kann. Die Studie stammt aus dem thoraxchirurgischen Zentrum Quebec in Kanada. Hier wurden insgesamt 1230 Patienten untersucht, 1064 von ihnen erhielten eine Pneumektomie und 184 eine Manschettenresektion. Die operative Mortalität lag bei 1,6% in der Gruppe der manschettenresezierten Patienten und bei 5,3% in der Gruppe pneumektomierten Patienten. Die 5-Jahres-Überlebensrate betrug 52% nach Manschettenresektion und 31% nach Pneumektomie. Der Überlebensunterschied war auch bei Auftrennung nach den einzelnen Tumorstadien in allen Untergruppen statistisch signifikant.

Bisher nicht definitiv gesichert ist die prognostische Bedeutung eines Lymphknotenbefalles am Hauptbronchus. Diese Lokalisation 10 des Lymphknotenmabings nimmt eine Grenzstellung zwischen den intrapulmonalen Lymphknoten (N1) und den mediastinalen Lymphknoten (N2) ein. Die Studie von Rea et al. [43] hat untersucht, inwieweit sich ein N1 und N2-Lymphknotenbefall prognostisch unterscheidet und ob der Befall der Lymphknotenstation 10 eine prognostische Bedeutung besitzt. Insgesamt wurden 175 Patienten mit N1-Befall und 154 Patienten mit N2-Befall analysiert. Das 5-Jahres-Überleben war zwischen N1 und N2 signifikant unterschiedlich mit 42 vs. 13%. In der N1-Gruppe wiesen 144 Patienten keinen Befall der Region 10 und 31 Patienten einen Befall der Region 10 auf. In der N2-Gruppe hatten 107 Patienten einen singulären Lymphknotenbefall und 47 Patienten einen multiplen Lymphknotenbefall. Der Vergleich der einzelnen Untergruppen zeigte zwischen N1 mit positivem Befall der Region 10 keinen statistisch signifikanten Überlebensunterschied zum singulären N2-Befall. Der multiple N2-Befall war prognostisch deutlich ungünstiger.

Auch die Studie von Okada et al. [44] zeigt die fließenden Grenzen in der Prognose zwischen einem N1 und einem N2-Lymphknotenbefall. Hier wurden insgesamt 604 Patienten untersucht, 390 hatten eine N0-Erkrankung, 127 eine N1-Situation und 87 eine N2-Situation. Die 5-Jahres-Überlebensrate betrug für N0 71%, für N1 51% und für N2 16,7%. Die Prognose der Patienten mit linksseitiger N2-Ausprägung war deutlich ungünstiger als die der Patienten mit rechtsseitigem N2-Befall. Dies war dadurch begründet, dass Skip-Metastasen in höheren Lymphknotenregionen bei linksseitigem N2-Befall in 33%

der Patienten nachweisbar waren, während dies bei rechtsseitigem N2-Befall nur bei 11% der Fall war. Je weiter der Lymphknotenbefall sich nach oben im Mediastinum ausbreitet, desto ungünstiger wurde die Prognose. Bei N0 betrug das 5-Jahres-Überleben 71%, bei intralobulärem N1 60%, bei hilärem N1 39%, bei unterem Mediastinalbefall 25% und bei hohem Mediastinalbefall 0%.

Die Untersuchung von Keller et al. [45] schloss die Patienten der ECOG-Studie 3590 ein, die adjuvant eine simultane Chemo-Strahlentherapie gegen eine alleinige Radiotherapie geprüft hatte und keinen Überlebensunterschied zwischen beiden adjuvanten Therapiekonzepten fand. In der jetzigen Analyse wurde noch einmal die Prognose in Abhängigkeit vom N1- oder N2-Lymphknotenbefall untersucht. Bei 172 Patienten lag ein singulärer N2-Befall vor. Hier betrug die mediastinale Überlebenszeit 35 Monate im Vergleich zu 65 Monaten für 150 Patienten mit N1-Befall. Interessant war die Beobachtung, dass Patienten mit einem linksseitigen Oberlappentumor und singulären N2-Befall die gleiche Prognose wie Patienten mit N1-Erkrankung aufwiesen. Hier lag in beiden Fällen die mittlere Überlebenszeit bei ca. 50 Monaten.

Die Studie von Riquet et al. [46] untersuchte, ob die Prognose der Patienten mit mediastinalen Skip-Metastasen günstiger ist, als die diejenige mit kontinuierlicher Lymphknotenausbreitung. Bei den Patienten mit mediastinaler Skip-Lymphknotenmetastasierung wurden die N1-Lymphknoten übersprungen, so dass eine negative N1-Situation bei positivem N2-Befall vorlag. Bei kontinuierlicher Ausbreitung waren N1 und N2 Lymphknoten positiv. Insgesamt wurden 731 Patienten mit pathologischem N2 untersucht, in 209 Fällen waren die N1 Lymphknoten negativ, in 522 Fällen positiv. Bei N2-Skip-Lymphknotenbefall war signifikant häufiger ein singulärer mediastinaler Lymphknotenbefall vorhanden (79 vs. 56%). Die 5-Jahres-Überlebensrate war bei Skip-Befall hoch signifikant günstiger mit 34,4 vs. 18,5%. Wurden nur die Patienten mit einem singulären Befall analysiert, so war auch dann der Unterschied im Überleben mit 38,4 vs. 24% hoch signifikant.

Fazit für die Praxis: Die dargestellten Publikationen belegen, dass die Prognose des resezierten nichtkleinezelligen Bronchialkarzinoms von vielen Variablen abhängig ist. Das Ausmaß der Resektion ist von Bedeutung. Bei Tumoren <2 cm scheinen Lobektomie und Segmentresektion gleich gute Ergebnisse zu erreichen, bei Tumoren größer als 2 oder zumindest 3 cm sind sublobuläre Resektionen mit ungünstigerer Prognose vergesellschaftet. Eine Pneumektomie weist ein ungünstigeres Langzeitüberleben als eine Manschettenresektion auf. Bei Lymphknotenbefall ist der intralobuläre N1-Befall günstiger als der hiläre N1-Befall. Bei N2-Situation sind multiple N2-Lokalisationen erheblich ungünstiger als der singuläre N2-Befall. Zwischen singulärem N2-Befall und hilärem N1-Befall mit Nachweis einer Positivität der Lokalisation 10 scheint es keine großen Prognoseunterschiede zu geben. Mediastinale Skip-Metastasen sind prognostisch deutlich günstiger als eine kontinuierliche Lymphknotenausprägung.

➔

Alle diese Faktoren sind bei der Beurteilung chirurgischer Behandlungsergebnisse und auch adjuvanter Therapiestudien zu berücksichtigen und mögen eine Erklärung dafür darstellen, warum in adjuvanten Therapiestudien des öfteren divergierende Ergebnisse in definierten Subgruppen nach Resektion aufgetreten sind. Aus den Daten ist jedoch auch der Schluss zu ziehen, dass zur Überprüfung adjuvanter Therapiekonzepte eine standardisierte Operationstechnik sowie eine viel genauere Erfassung und Stratifizierung der Tumorausbreitung erforderlich ist.

8 Prognoseparameter nach operativer Resektion

Nach operativer Resektion weisen bestimmte histologische Subtypen eine ungünstigere Prognose auf. Prognostisch ungünstig ist das Vorliegen eines großzelligen neuroendokrinen differenzierten Karzinoms. In der Untersuchung von Paci et al. [48] wurden 48 Patienten mit LNEC nach operativer Resektion weiter verfolgt. 60% der Patienten wiesen ein Stadium I und 23% ein Stadium II bei Operation auf. Die 5-Jahres-Überlebensrate für das Gesamtkollektiv betrug lediglich 21%, selbst die Patienten im Stadium I wiesen nur eine 5-Jahres-Überlebensrate von 27% auf. Die Studie belegt noch einmal den negativen Prognoseeinfluss des großzelligen neuroendokrinen Karzinoms, das biologisch den kleinzelligen Karzinomen näher steht als den nichtkleinzelligen.

In der Untersuchung Ghosh et al. [49] zeigte sich eine schlechtere Prognose für Patienten mit Adenokarzinomen im Vergleich zu Plattenepithelkarzinomen. Es wurden insgesamt 329 Patienten untersucht, von den 145 ein Adenokarzinom und 179 ein Plattenepithelkarzinom aufwiesen. Die Tumorstadien waren in etwa gleich verteilt. Die 5-Jahres-Überlebensrate betrug für die Adenokarzinomgruppe 19% und für die Plattenepithelkarzinomgruppe 33%.

Okada et al. [50] haben den Prognoseeinfluss eines erhöhten CEA-Levels nach operativer Resektion eines Stadium I NSCLC untersucht. 368 Patienten wiesen präoperativ einen erhöhten CEA-Wert auf. Dieser normalisierte sich in 242 Patienten nach der Operation und persistierte in 126 Patienten. Patienten mit erhöhtem CEA-Level präoperativ hatten eine deutlich schlechtere Prognose als Patienten mit normalem CEA. In der Gruppe der Patienten mit erhöhtem CEA war die postoperative Normalisierung prognostisch erheblich günstiger als die Persistenz des erhöhten CEA-Wertes.

Eine Prognoseeinschätzung postoperativ ist auch durch die Bestimmung eines CEA-Wertes möglich. Die Untersuchung von Sawabata [51] schloss 724 Patienten nach operativer Resektion aus Japan ein. Ein Stadium Ia lag bei 242 Patienten vor. Es wurde eine postoperative CEA-Bestimmung durchgeführt. Patienten mit einem Wert <2,5 erreichten ein 5-Jahres-Überleben von

87% verglichen zu nur 75% für Patienten mit einem CEA-Wert zwischen 2,5 und 5 g/ml und gar nur 53% für Patienten mit einem postoperativen CEA >5 g/ml. Über die CEA-Bestimmung lässt sich somit auch im Stadium Ia eine Prognoseeinschätzung vornehmen.

Die große Studie von Visbal [52] hat Prognoseunterschiede nach operativer Resektion zwischen Männern und Frauen analysiert. In der Mayo-Klinik wurden in den Jahren 1997 bis 2002 insgesamt 2724 Männer und 1894 Frauen an einem Lungenkarzinom reseziert. Die beiden Gruppen waren hinsichtlich der Tumorstadien und der durchgeführten Therapie vergleichbar. Die 5-Jahres-Überlebensraten betrugen 19% für Frauen und 15% für Männer.

Fazit für die Praxis: Bei operativer Resektion eines großzelligen neuroendokrinen Karzinoms ist die Prognose ungünstig. Diese Tumoren stehen biologisch den kleinzelligen Karzinomen nahe. In diesen Fällen sollte adjuvant eine Chemotherapie in jedem Falle durchgeführt werden analog den Protokollen des kleinzelligen Lungenkarzinoms.
Für Patienten mit ausbleibender CEA-Normalisierung nach operativer Resektion besteht ebenfalls ein erhöhtes Risiko für ein Rezidiv. Diese Patienten stellen ebenfalls Kandidaten für intensivere adjuvante Chemotherapieprotokolle dar. Darüber hinaus sollte in diesen Fällen eine engmaschige Nachsorge zur möglichen Erfassung eines frühzeitigen Rezidivs durchgeführt werden.

9 Lokale Therapieverfahren bei medizinischer Inoperabilität

Bereits im letzten Jahr wurde auf die Möglichkeit der **stereotaktischen hypofraktionierten Strahlentherapie** bei Patienten im Stadium I eines nichtkleinzelligen Bronchialkarzinoms bei medizinischer Inoperabilität hingewiesen. Onishi et al. [53] stellten die Daten im Jahre 2004 auf dem ASCO-Kongress vor. Im vergangenen Jahr wurden die Ergebnisse in Cancer als full paper publiziert.

Ein mögliches neues Therapieverfahren für kleine Tumoren könnte die **Radiofrequenzablation** darstellen. Das Verfahren wird bisher schwerpunktmäßig zur lokalen Therapie von Lebermetastasen eingesetzt. Positive Erfahrungen existieren auch in der Therapie kleiner Nierenzellkarzinome. Die Untersuchung von Fernando et al. [54] hat nun 21 Tumoren bei 18 Patienten in der Lunge mit einer Radiofrequenzablation behandelt. Der mediane Tumordurchmesser betrug 2,8 cm. Bei knapp 40% der Patienten wurde nach dem Eingriff eine Thoraxdrainage zur Pneumothoraxbehandlung erforderlich. An den behandelten 21 Tumoren traten in 8 Fällen Lokalrezidive auf, was einer Rate von 38% entspricht. Die mediane progressionsfreie Zeit betrug 18 Monate. Dieses neue Therapieverfahren wird in speziellen Zentren weiterentwickelt werden und bei medizinischer Inoperabilität auch eine mögliche Therapieoption für Patienten mit kleinen Tumoren darstellen.

10 Adjuvante Chemotherapie in den frühen Stadien

In den letzten beiden Jahren hat sich das Konzept der adjuvanten Chemotherapie in den frühen Stadien eines vollständig resezierten nichtkleinzelligen Bronchialkarzinoms etabliert. Im vergangenen Jahr wurden 2 Metaanalysen zur adjuvanten Chemotherapie publiziert. Die Arbeit von Hotta et al. [55] legte dabei einen Schwerpunkt auf die japanischen Erfahrungen und bezog viele Studien mit oraler UFT-Chemotherapie in der adjuvanten Situation ein. In diese Metaanalyse gingen insgesamt 5716 Patienten aus 11 Studien ein. Jede Analyse wies insgesamt einen Überlebensvorteil für die adjuvante Chemotherapie mit einer Hazzard Ratio von 0,87 auf. Dieser Unterschied war sowohl in Studien mit einer Cisplatin-basierten Chemotherapie (Hazzard Ratio 0,89) wie auch in den Studien mit oraler UFT-Therapie (Hazzard Ratio 0,799) nachweisbar.

Die zweite Metaanalyse von Pisters und Le Chevalier [56] vom Mai 2005 aus dem JCO stellt noch einmal die großen europäischen und nordamerikanischen Therapiestudien zur adjuvanten Therapie zusammen. Die Publikation fasst die bisher bekannten Daten noch einmal ausführlich zusammen und unterstreicht, dass mit einer modernen Zweifachkombinationschemotherapie in der adjuvanten Situation ein Überlebensvorteil zu erreichen ist. Von den Autoren wird die adjuvante Chemotherapie als neuer Standard of Care für vollständig resezierte nicht kleinzellige Bronchialkarzinompatienten in gutem Allgemeinzustand beschrieben.

Die wichtigste Einzelstudie zur adjuvanten Therapie wurde auf dem ASCO 2005 von Douillard et al. [57] vorgestellt. In der so genannten Anita-Studie wurde eine adjuvante Chemotherapie mit Vinorelbine und Cisplatin gegen einen Beobachtungsarm bei komplett reseziertem NSCLC im Stadium I bis IIIa verglichen. Die Chemotherapie bestand aus Navelbine 30 mg/m^2 wöchentlich und Cisplatin 100 mg/m^2 Tag 1 alle 4 Wochen über 4 Zyklen. In die Studie aufgenommen wurde ein histologisch gesichertes nichtkleinzelliges Bronchialkarzinom mit einem postoperativen pathologischen Tumorstadium Ib, II oder IIIa. Die Durchführung der Strahlentherapie wurde den behandelnden Zentren überlassen. Zum Nachweis einer 10%-igen Erhöhung der 2-Jahres-Überlebensrate war eine Gesamtpopulation von 800 Patienten erforderlich. Insgesamt wurden 840 Patienten aus 101 Zentren und 14 verschiedenen Ländern in die Studie aufgenommen. Die Rekrutierung ging über sechs Jahre von 12/94 bis 12/2000. Die Stadienverteilung zeigte etwa eine Drittelung mit 35% der Patienten mit Stadium I, 30% Stadium II und 35% Stadium IIIa.

Eine Pneumektomie wurde in 37% der Patienten durchgeführt. Die beiden Therapiearme waren hinsichtlich der übrigen Prognoseparameter sehr gut ausbalanciert. Die medianen Überlebenszeiten betrugen 66 Monate im Navelbine-Cisplatinarm und 44 Monate im Beobachtungsarm. Die 5-Jahres-Überlebensrate betrug 51 vs. 43%, die 7-Jahres-Überlebensrate 45 vs. 37%. Der Vorteil für den adjuvanten Therapiearm war nicht im Stadium T2 N0 (5-Jahres-Überlebensrate 62 vs. 63%), wohl aber im Stadium II (5-Jahres-Überlebensrate 52 vs. 39%) und im Stadium IIIa (5-Jahres-Überlebensrate 42 vs. 26%) nachweisbar. Somit hat die Anita-Studie die Ergebnisse des IALT-Trials bestätigt und zeigte einen hochsignifikanten Überlebensvorteil für eine adjuvante Chemotherapie mit Cisplatin und Navelbine.

Eine zweite randomisierte Phase-III-Studie zur adjuvanten Chemotherapie wurde von Nakagawa et al. [58] in Annals of Oncology publiziert. Hier wurde wiederum das Konzept der oralen UFT-Therapie bei Patienten mit komplett reseziertem Stadium I mit Adenokarzinom- und Plattenepithelkarzinomhistologie geprüft. Insgesamt wurden 332 Patienten randomisiert. Die Behandlungsgruppe erhielt UFT 400 mg/m^2 für ein Jahr nach der Operation. Die 5-Jahres-Überlebensrate betrug 82,2% für die UFT und 75,9% für die Beobachtungsgruppe. Dieser Überlebensunterschied war für die Gesamtgruppe nicht statistisch signifikant bei einem p-Wert von 0,105. Eine statistische Signifikanz ergab sich nur in der Subgruppenanalyse bei pT1 N0 mit Adenokarzinomhistologie.

Recht interessant ist die Publikation von Alam et al. [59] in Lung Cancer 2005, der die Compliance der Patienten zur adjuvanten Chemotherapie in der kanadischen BR-10-Studie untersuchte. Hier war eine Cisplatin/Vinorelbine-Therapie über 4 Zyklen postoperativ in den Studien Ib und II vorgesehen. Insgesamt wurden 424 Patienten randomisiert, von ihnen sollten 215 den Chemotherapiearm erhalten. Von diesen 215 Patienten erhielten 37 Patienten nur einen Zyklus, 14 Patienten 2 Zyklen, 20 Patienten 3 Zyklen und 108 Patienten alle 4 Zyklen. In 10 Fällen wurde überhaupt keine Chemotherapie durchgeführt. Diese Analyse verdeutlicht noch einmal die Problematik der adjuvanten Chemotherapie, da in der BR 10-Studie somit nur 50% der Patienten tatsächlich die volle zugedachte Chemotherapie erhalten haben.

Fazit für die Praxis: Die Anita-Studie bestätigt noch einmal den Stellenwert der adjuvanten Chemotherapie in den frühen Stadien. Die adjuvante Therapie muß daher als etabliert angesehen werden. Leider bleiben einige Kritikpunkte offen, die möglicherweise sich aber auch zukünftig nicht werden klären lassen. Hauptkritikpunkt in allen adjuvanten Studien ist die unzureichende Standardisierung der Operation. Dadurch sind Imbalancen in der Patientenverteilung nicht auszuschließen. Eine Therapiestudie mit einem einheitlich und konsequent chirurgisch gestagten Patientengut wird jedoch nach den vorliegenden Studienergebnissen kaum noch möglich sein. Ein weiteres Problem stellt die Tatsache dar, dass nahezu alle adjuvanten Therapiestudien mit Platin und Vinkaalkaloiden bzw. Platin und Etoposid durchgeführt wurden. Beide →

Kombinationen stellen zumindest im Stadium IV der Erkrankung nicht die wirksamsten Chemotherapieregime dar. Adjuvante Therapiestudien mit Gemcitabine- oder Docetaxel-haltigen Regimen liegen bisher nicht vor. Obwohl nicht alle Therapiestudien in den Subgruppen zu gleichen Ergebnissen führten, kann eine adjuvante Therapie für alle Stadien von Ib bis IIIa heute als etabliert angesehen werden. Strittig ist nach wie vor der Stellenwert der Radiotherapie in der N2-Situation. Hier fehlt eine neue prospektive Studie, die eine adjuvante RT zusätzlich zur jetzt etablierten Chemotherapie prüft.

11 Neoadjuvante Chemotherapie

Die Analyse der Patientencompliance in der BR 10-Studie zeigt noch einmal deutlich die Problematik der adjuvanten Therapie. Viele Patienten erhalten postoperativ nicht die vorgesehene vollständige Behandlung. Daher ist das Konzept einer neoadjuvanten Therapie theoretisch gut begründbar. Hier sind die Patienten nicht durch eine vorausgegangene Operation eingeschränkt. Die vollständige Applikation der Chemotherapie ist in einem weiteren Prozentsatz als adjuvant möglich.

Das Konzept einer neoadjuvanten Chemotherapie im Vergleich zur alleinigen Operation ist in 2 größeren Studien geprüft worden. Leider sind diese beiden Studien Ende vergangenen Jahres vorzeitig abgebrochen worden, da ein Großteil der teilnehmenden Ärzte es nicht mehr für ethisch gerechtfertigt hielt, Patienten auf einen reinen Operationsarm zu randomisieren.

Die erste dieser Studien wurde in Nordamerika durchgeführt und von Pisters et al. [61] auf dem ASCO 2005 vorgestellt. Sie basierte auf den Phase-II-Studiendaten des Blot Trials. In die Studie wurden Patienten im Stadium Ib, II und IIIa ohne N2-Befall aufgenommen. Die Patienten wurden randomisiert auf eine neoadjuvante Chemotherapie mit Carboplatin AUC6 an Tag 1 und Paclitaxel 225 mg/m^2 über 3 Stunden an Tag 1 alle 3 Wochen über 3 Zyklen mit anschließender Operation oder auf die sofortige alleinige Operation. Insgesamt hatte die Studie geplant, 600 Patienten zu rekrutieren. Sie wurde nach Einschluss von 354 Patienten aufgrund der positiven Daten zur adjuvanten Therapie beendet. Die 354 Patienten verteilten sich auf den alleinigen Chirurgiearm mit 174 Patienten und den präoperativen Chemotherapiearm mit 180 Patienten. Die wesentlichen Patientenmerkmale waren zwischen beiden Armen gut balanciert. Die jetzt auf dem ASCO vorgestellte Auswertung der Studie zeigt einen deutlichen Überlebensvorteil für den neoadjuvanten Chemotherapiearm. Die medianen Überlebenszeiten betrugen 47 Monate vs. 40 Monate zugunsten der neoadjuvanten Chemotherapie. Die 2-Jahres-Überlebensrate war mit 69% vs. 60% ebenfalls im neoadjuvanten Chemotherapiearm günstiger.

Die europäische neoadjuvante Therapiestudie Chest wurde von Scaliotti et al. [62] auf dem ASCO 2005 vorgestellt. Auch in dieser Studie wurden Patienten im Stadium Ib, II und IIIa ohne N2-Befall aufgenommen. Die neoadjuvante Chemotherapie bestand aus Cisplatin 75 mg/m^2 Tag 1 und Gemcitabine. Auch in dieser Studie wurden Patienten im Stadium Ib, II und III ohne N2-Befall aufgenommen. Die neoadjuvante Chemotherapie bestand aus Cisplatin 75 mg/m^{2}Tag 1 und Gemcitabine 1250 mg/m^2 Tag 1 und 8 alle 3 Wochen für 3 Zyklen. Danach erfolgte die Operation. Im Kontrollarm wurden die Patienten direkt operiert. Von September 2000 bis Dezember 2004 wurden 267 Patienten aus 44 europäischen Kliniken eingebracht. Die Prognoseparameter waren zwischen beiden Therapiearmen gut ausbalanciert. Auf die präoperative Chemotherapie sprachen 32,5% der Patienten an. Knapp 80% der Patienten haben die vorgesehenen 3 Zyklen der präoperativen Chemotherapie vollständig erhalten. Die erste Zwischenauswertung der Studie zeigte eine Verbesserung der progressionsfreien Überlebenszeit durch die präoperative Chemotherapie. Die Rate der nach sechs Monaten noch progressionsfreien Patienten betrug 89 vs. 79%. Die Studie wird weiterverfolgt bis zu einem Follow-up von 3 Jahren, um mögliche Unterschiede im Überleben identifizieren zu können.

Wertung: Während noch vor 2 Jahren viele Gruppen zur neoadjuvanten Chemotherapie in den frühen Stadien drängten, haben die positiven Ergebnisse der adjuvanten Therapiestudien das Spektrum der klinischen Studienprüfungen erheblich verändert. Die eingeleiteten Studien mit dem Vergleich alleiniger neoadjuvanter Chemotherapie gegen alleinige Operation wurden vorzeitig abgebrochen. Beide Studien zeigen in ihren ersten Auswertungen einen Vorteil für den neoadjuvanten Therapieansatz. Dieser erscheint im Ausmaß dem Vorteil der adjuvanten Chemotherapie zumindest vergleichbar zu sein. Die Neuinitiierung von Therapiestudien gegen einen alleinigen operativen Therapiearm ist nach den positiven adjuvanten Studienergebnissen nicht mehr durchführbar. Letztlich wird nur die von Rosell et al. initiierte NATCH-Therapiestudie mit dem Vergleich adjuvante vs. neoadjuvante Chemotherapie bei resezierbaren NSCLC die Frage klären, ob ein neoadjuvantes Vorgehen einer adjuvanten Therapiestrategie zumindest gleichwertig ist. Außerhalb einer klinischen Therapiestudie ist somit eine neoadjuvante Therapie derzeit nicht etabliert.

12 Therapie des N2-Befalls

Bei präoperativ nachgewiesenem N2-Befall ist ein standardtherapeutisches Vorgehen bisher nicht etabliert. Einige adjuvante Therapieprotokolle wie IALT und ANITA zeigen einen Vorteil für eine adjuvante Chemotherapie bei N2, andere wie die ECOG-Studie 3590 und ALPI waren hingegen gänzlich negativ. Bekannt sind die 3 älteren kleinen randomisierten Studien zur neoadjuvanten Chemotherapie von Rosell, Roth und Paas, die jeweils einen signifikanten

Überlebensvorteil für eine neoadjuvante Chemotherapie zeigten. Die größte randomisierte Studie zur neoadjuvanten Chemotherapie von Depièrre et al. aus Frankreich ist jedoch für die N2-Gruppe negativ.

Neu im vergangenen Jahr vorgestellt wurde eine randomisierte Therapiestudie bei geringem N2-Befall aus der Essener Therapiegruppe von Eberhard et al. [63]. Hier wurden insgesamt 108 Patienten auf eine alleinige Operation oder auf eine neoadjuvante kombinierte Chemo-Strahlentherapie mit anschließender Operation randomisiert. Die Patienten erhielten im neoadjuvanten Therapiearm 3 Zyklen Platin/Etoposid und wurden anschließend simultan chemo-strahlentherapiert mit Platin/Etoposid und hyperfraktionierter Radiotherapie mit 45 Gy. Die Studie wurde nach 108 Patienten wegen zögernder Rekrutierung beendet. Die jetzige Auswertung der Daten zeigt keinen signifikanten Überlebensvorteil für die neoadjuvant behandelten Patienten. Die 3-Jahres-Überlebensraten lagen bei 38 vs. 33%.

Da die Behandlungsergebnisse der Therapieverfahren unter Einschluss der Operation wenig überzeugend sind, haben 2 neuere Therapiestudien den grundsätzlichen Stellenwert eines operativen Therapieverfahrens bei N2 untersucht. Die amerikanische Intergroup-Studie 0139 von Albain et al. [64] wurde bereits vor 2 Jahren auf dem ASCO vorgestellt. 396 Patienten wurden eingeschlossen und randomisiert auf eine definitive simultane Chemo-Strahlentherapie oder eine neoadjuvante Chemo-Strahlentherapie mit anschließender operativer Resektion. Auf der ASCO-Tagung 2005 wurde ein Update der Daten mit längerem Follow-up vorgestellt. Die therapiebedingte Mortalität beim operativen Arm betrug 7,9% verglichen zu 2,1% bei definitiver Chemo-Strahlentherapie, insbesondere bei Durchführung einer Pneumorektomie bestand ein hohes Mortalitätsrisiko. In Bezug auf die progressionsfreie Überlebenszeit war der operative Therapiearm signifikant günstiger mit 12,8 vs. 10,5 Monaten im Median und einer 6-Jahres-Rezidivfreiheit von 22,4 vs. 11,1%. Die Überlebenskurven sind initial für den operativen Therapiearm ungünstiger und kreuzen nach 2 Jahren. Die mediane Überlebenszeit liegt bei 23,6 vs. 22,4 Monaten und das 5-Jahres-Überleben bei 27,2 vs. 20,3 Monaten. Der Überlebensunterschied ist zwar tendenziell für den operativen Therapiearm günstiger, jedoch nicht statistisch signifikant. Recht interessant war eine Subgruppenanalyse der Studie, die die beiden Therapiearme in den Untergruppen der Patienten mit Pneumektomie und Lobektomie verglichen hat. Bei Pneumektomie als operatives Therapieverfahren war der alleinige kombinierte Chemo-Strahlentherapiearm prognostisch günstiger, bedingt durch die hohe Mortalität im operativen Behandlungsarm. Wurden nur Patienten mit Lobektomie analysiert, so zeigte sich ein hochsignifikanter Vorteil zugunsten des operativen Therapiearmes mit einer medianen Überlebenszeit von 34 vs. 22 Monaten und einem 5-Jahres-Überleben von 35 vs. 18%.

Eine zweite Studie mit der prinzipiellen Überprüfung des operativen Therapievorgehens wurde von van Merbeeck et al. [65] aus EORTC-Gruppe vorgestellt. Hier sah das Behandlungsprotokoll zunächst 3 Zyklen einer platinbasierten Induktionschemotherapie vor. Anschließend wurden Responder randomisiert auf eine thorakale Radiotherapie mit 60Gy in konventioneller Fraktionierung oder eine operative Resektion. Zum Einschluss in die Studie war der histologische oder zytologische Nachweis einer N2-Situation erforderlich. Zudem musste die Tumorausbreitung von dem behandelnden Chirurgen als nichtresektabel eingestuft worden sein. In die Studie wurden zunächst 579 Patienten aufgenommen. Von diesen erreichten 332 eine Remission und wurden anschließend randomisiert. Die 247 nicht randomisierten Patienten schieden überwiegend aus Gründen einer Tumorprogression aus der Studie aus. Auf den Radiotherapiearm wurden 165 Patienten, auf den Chirurgiearm 167 Patienten randomisiert. Tatsächlich durchgeführt wurde die Radiotherapie bei 154 und die Operation ebenfalls bei 154 Patienten. Die Prognoseparameter waren gut ausgeglichen. In beiden Therapiearmen hatten etwa 40% ein Plattenepithelkarzinom, ein T1-Stadium lag bei 13%, eine T2-Manifestation bei 72% und ein T3-Stadium bei 15% vor.

Eine komplette Resektion konnte im operativen Therapiearm nur bei 50% der Patienten erreicht werden. Das N2-Stadium persistierte bei 56% der Patienten, in 42% konnte ein Downstaging zu N0 oder N1 erreicht werden. Eine pathologische komplette Remission des Primärtumors und des Nodalbefalles wurde bei 5% bzw. 8 Patienten beobachtet. Die operative Mortalität lag bei 4%. Die Überlebenszeitanalyse bei einem medianen Follow-up von um 5 Jahren zeigt absolut keinen Unterschied zwischen den bei Therapiearmen. Das mediane Überleben betrug 17,5 Monate im Radiotherapiearm und 16,4 Monate im Op.-Arm. Die 5-Jahres-Überlebensrate lag bei 14,9 vs. 15,7%. Auch das progressionsfreie Überleben unterschied sich nicht in den beiden Armen mit medianen Werten von 11,3 Monaten für Radiotherapie und 9,0 Monaten für Operation und einer Zweijahresrate von 24,2% für Radiotherapie und 26,5% für Op. Somit konnte in dieser Studie keinerlei Unterschied zwischen operierten und nichtoperierten Patienten nachgewiesen werden.

Wertung: Die beiden genannten Studien zeigen hinsichtlich des Überlebens keinen signifikanten Vorteil für ein operatives Vorgehen bei N2-Befall. Auffallend ist dennoch eine gewisse Diskrepanz der Ergebnisse. Während in der amerikanischen Intergroup-Studie nun 0139 letztlich doch ein Vorteil für die operierten Patienten zu erkennen ist, ist die EORTC-Studie gänzlich negativ. In der amerikanischen Intergroup-Studie wird der Vorteil der Operation durch die hohe postoperative Mortalität in hohem Maße reduziert. Dies kommt in der Subgruppenanalyse zur Darstellung, die einen hochsignifikanten Überlebensvorteil für die operierten Patienten bei Lobektomie nachweist, bei pneumektomierten Patienten war der kombinierte Chemo-Strahlentherapiearm ohne Operation günstiger. Die Gründe für die divergierenden Ergebnisse der beiden Studien könnte in der Patientenauswahl liegen. In die Intergroup-Studie 0139 wurden primär resektable Patienten mit N2-Befall eingeschlossen. Die Randomisation erfolgte bereits bei Studienbeginn. Die EORTC-Studie schließt primär als nichtresek-

→

tabel eingestufte Patienten ein. Dies erklärt die nur recht geringe R0-Resektionsrate von 50%. Man kann somit aus beiden Studien den Schluss ziehen, dass bei fortgeschrittenem N2, das primär als technisch nichtresektabel eingestuft wird, ein späteres operatives Vorgehen nicht sinnvoll ist. Im Umkehrschluss profitieren Patienten mit limitiertem N2 insbesondere dann von der Operation, wenn eine Pneumektomie umgangen werden kann.

Eine Phase-II-Studie aus Leuven von Lorent et al. [66] hat noch einmal das Langzeitüberleben von Patienten mit histologisch geprüften N2 nach neoadjuvanter Chemotherapie geprüft. Die Patienten erhielten eine Mediastinoskopie. Bei positivem N2-Befall wurde eine Chemotherapie mit Cisplatin/ Ifosphamid und Vindesine über 3 Zyklen durchgeführt. Von den 132 eingeschlossenen Patienten wurden 75 für eine Operation vorgesehen. Ein Downstaging durch die Vortherapie konnte in 34 der 70 resezierten Proben nachgewiesen werden. Eine pathologisch komplette Remission war in sechs Fällen nachweisbar. Für die Gesamtgruppe betrug die mediane Überlebenszeit 24 Monate und das 5-Jahres-Überleben 21%, für die resezierten Patienten lagen die mediane Überlebenszeit bei 45 Monaten und das 5-Jahres-Überleben bei 35%. Die Studie zeigt noch einmal die prinzipielle Durchführbarkeit eines solchen Vorgehens, kann aber natürlich keine Aussage zu einer Überlegenheit gegenüber einem nichtchirurgischen Vorgehen erbringen.

Fazit für die Praxis: Patienten mit N2-Befall stellen nach wie das Patientengut dar, bei dem die Therapieentscheidung am schwierigsten getroffen werden kann. Patienten mit präoperativ nicht nachgewiesenem N2, die primär reseziert werden, sollten eine adjuvante Chemotherapie erhalten. Wird die N2-Situation präoperativ festgestellt, kann die weitere Therapieentscheidung von der Einschätzung des Chirurgen zur technischen Resektabilität abhängig gemacht werden. Erscheint die vorliegende Tumorausbreitung technisch resektabel und kann eine Pneumektomie voraussichtlich vermieden werden, so sind dies Kandidaten für eine neoadjuvante Chemo- oder Strahlentherapie mit nachfolgender Operation. Wird die Tumorausbreitung bereits primär von dem Thoraxchirurgen als nicht resektabel oder nur mittels Pneumektomie als R0-resektabel eingestuft, so scheinen diese Patienten nicht von einem operativen Vorgehen zu profitieren und können ohne Prognoseverlust definitiv chemostrahlentherapiert werden.

13 Multimodale Therapie bei nichtresektablem Stadium III

Bei nichtresektablem Stadium III zeigen Chemotherapie und Radiotherapie additive Wirkung und beide tragen zur Verbesserung der Behandlungsergebnisse bei. Ungeklärt ist bisher die optimale Kombination und Sequenz des Einsatzes der beiden Therapiemortalitäten. Mehrere Studien haben sich im vergangenen Jahr mit diesen Fragestellungen beschäftigt.

Die kleinere Phase-II-Studie von Marx et al. [67] testete die Dosiseskalation einer akzeleriert hyperfraktionierten Strahlentherapie bis 86Gy nach Induktionschemotherapie. 44 Patienten wurden in die Studie aufgenommen, 39 komplettierten eine Induktionschemotherapie entweder mit Carboplatin/Paclitaxel oder Carboplatin/Vinorelbine. Von diesen 39 Patienten erreichten 19 eine partielle Remission. Anschließend erhielten diese Patienten eine konformal geplante zweimal tägliche Radiotherapie mit einer Gesamtherddosis von entweder 73,6, 80,0 oder 86,4Gy. In der höchsten Dosisstufe entwickelten 4 von 12 Patienten eine WHO-Grad III oder IV strahlentherapiebedingte Toxizität. In der 80 Gy-Dosierung lag diese Rate nur bei 2 von 14 Patienten. Die Autoren schlossen aus den Studienergebnissen, dass eine hochdosierte konformal geplante zweimal tägliche Strahlentherapie mit etwa 80 Gy tolerabel ist und in multimodalen Therapiestudien eingesetzt werden kann.

Die Phase II-Studie von Jeremic et al. [68] testete eine niedrig dosierte tägliche Carboplatin und Paclitaxelgabe parallel zu einer hyperfraktionierten Radiotherapie. 64 Patienten wurden eingeschlossen und erhielten am ersten Tag 30 mg/m^2 Paclitaxel als einstündige Infusion. Die Radiotherapie begann an Tag 2 mit zweimal täglich 1,3 Gy bis zu einer Gesamtherddosis von 67,6 Gy. Parallel wurde täglich Carboplatin in einer Dosis von 25 mg/m^2 und Pacitaxel in einer Dosis von 10 mg/m^2 appliziert. Die Autoren berichten über eine Remissionsrate von 83% mit 42% kompletten Remissionen, die mediane Überlebenszeit lag bei 28 Monaten und das 5-Jahres-Überleben bei 26%. Diese exorbitant guten Behandlungsergebnisse werden von den Autoren dahingehend interpretiert, dass eine randomisierte Studie dieses Behandlungskonzeptes durchgeführt werden sollte.

Eine niedrig dosierte täglich Carboplatin-Chemotherapie parallel zur Bestrahlung ist in randomisierter Form von Gervais et al. [69] geprüft worden, insgesamt wurden in diese Studie 584 Patienten eingeschlossen. Diese ehielten eine Induktionschemotherapie mit Vinorelbine und Cisplatin über 3 Zyklen. Anschließend erfolgte eine Randomisation auf eine alleinige Strahlentherapie mit 66 Gy in 33 Fraktionen oder auf die gleiche Strahlentherapie plus eine tägliche Carboplatinapplikation von 15 mg/m^2. Die Prognosefaktoren waren zwischen beiden Therapiearmen gut ausbalanciert. Die Remissionsrate auf die Induktionschemotherapie lag etwa bei 50%. Nach der Randomisation erhielten 194 Patienten eine alleinige Radiotherapie und 233 Patienten eine Radiotherapie plus Carboplatin. Die mediane Überlebenszeit betrug 11 vs. 14 Monate, die lokale 1-Jahres-Kontrollrate betrug 66 vs. 72% bei Chemotherapierespondern bzw. 62 vs. 70% in der Gesamtpopulation. Diese Unterschiede waren nicht statistisch signifikant. Der Vergleich der Überlebenskurven zeigte jedenfalls keinen Überlebensunterschied. Insgesamt hat somit die tägliche Carboplatingabe die Prognose der Patienten nicht verbessert.

Die ECOC-Studie 2597 von Belani et al. [70] verglich nach einer Induktionschemotherapie eine konventionelle Radiotherapie gegen eine hyperfraktionierte Strahlentherapie. Die Studie war ursprünglich auf eine Patientenzahl von 388 Patienten ausgelegt, um einen 50%-igen Anstieg im medianen Überleben von 14 auf 21 Monate nachweisen zu können. Da die Rekrutierungsrate nicht erreicht wurde, wurde die Studie nach 141 Patienten bereits beendet. Diese Patienten erhielten initial 2 Zyklen einer Chemotherapie mit Carboplatin und Paclitaxel. Anschließend erfolgte die Randomisation auf eine alleinige Strahlentherapie mit 64Gy mit konventioneller Fraktionierung mit 2 Gy täglich oder auf eine hyperfraktionierte Strahlentherapie mit 57,6 Gy mit Gabe von 1,5 Gy dreimal täglich für 2,5 Wochen. Die Auswertung der kleinen Patientenzahl erbrachte einen deutlichen Vorteil im medianen Überleben für die hyperfraktionierte akzelerierte Strahlentherapie mit 20,3 vs. 14,9 Monaten und eine deutliche Erhöhung des 3-Jahres-Überlebens mit 34 vs. 14%. Aufgrund des vorzeitigen Studienabbruches waren diese Studiendaten nicht signifikant unterschiedlich.

Die Phase-II-Studie der SWOG-S9504 von Gandara et al. [71] hatte eine Docetaxel-Konsolidierung nach kombinierter Chemo-Strahlentherapie geprüft. Nach einem Follow-up von 5 Jahren wurden die Daten nun auf dem ASCO 2005 noch einmal vorgestellt. 83 Patienten waren eingeschlossen worden und hatten eine initiale kombinierte Chemo-Strahlentherapie mit Cisplatin und Etoposid und gleichzeitiger Strahlentherapie mit 61Gy erhalten. Anschließend erfolgte eine Konsolidierungschemotherapie mit Docetaxel 74 mg/m^2 für 3 Zyklen. Für die Gesamtgruppe war das mediane Überleben 26 Monate. Die 5-Jahres-Überlebensrate 29%. Diese Daten sind weiterhin im historischen Vergleich deutlich günstiger als die vorangegangene SWOG-Studie S9019 mit gleicher Induktionstherapie aber ohne Konsolidierung. Das hier eingesetzte Therapieschema wurde in der randomisierten Nachfolgestudie eingesetzt.

Diese Nachfolgestudie S0023 wurde von Kelley et al. [72] auf der ASCO-Tagung 2005 vorgestellt. Die Studie sah eine initiale kombinierte Chemostrahlentherapie mit Platin und Etoposid sowie paralleler Bestrahlung bis 61Gy vor. Anschließend erhielten die Patienten 3 Zyklen Docetaxel-Konsolidierungstherapie und anschließend erfolgte eine Randomisation auf eine Gefitinib-Erhaltung oder eine Placebotherapie. 820 Patienten wurden eingeschlossen, 574 haben die Docetaxel-Konsolidierungstherapie erhalten und 283 Patienten wurden auf Gefitinib oder Placebo als Erhaltungstherapie randomisiert. Für die Gesamtgruppe der 575 Patienten mit Konsolidierungstherapie betrug die mediane Überlebenszeit 19 Monate und das 3-Jahres-Überleben knapp 30%. Zur großen Überraschung zeigte sich bei der Auswertung des Gefitinib-Effektes in der Erhaltungstherapie eine signifikant ungünstigere Überlebenskurve für die Patienten unter Gefitinib-Erhaltung. 124 Patienten erhielten Gefitinib, die medianen Überlebenszeiten dieser Gruppe betrug

19 Monate. Im Placeboarm wurden 131 Patienten aufgenommen. Hier lag die mediane Überlebenszeit bei 29 Monaten. Die Ursache für die ungünstigeren Ergebnisse sind nicht in einer erhöhten pulmonalen Toxizität zu suchen. Schwere Pneumonitiden traten in 11% auf, was den Inzidenzen anderer Therapiestudien mit kombinierter Chemo-Strahlentherapie entspricht. Bei der Analyse der Todesfälle pro Therapiearm fällt auf, dass im Gefitinib-Arm 32 Patienten an der Tumorerkrankung verstorben sind, während dies im Placeboarm nur bei 19 Patienten der Fall war. Insgesamt schließt diese Studie somit einen positiven Effekt einer Gefitinib-Erhaltung in diesem Patientenkollektiv mit hoher Sicherheit aus. Möglicherweise hat die Gefitinib-Erhaltung nachteilige Effekte auf dieses Patientenkollektiv.

Ein Review-Artikel zur multimodalen Therapie im Stadium III des NSCLC ist von Farray et al. [73] im JCO im Mai 2005 publiziert worden. Hierin werden noch einmal die größeren jetzt auch zu Verfügung stehenden Studien mit multimodalen Therapieansätzen im Stadium III zusammengefasst.

Recht interessant ist auch die Analyse von Socinski et al. [74], in der auf dem Boden der CALGB-Studien im Stadium III eine Analyse von Prognosefaktoren durchgeführt wurde. In den CALGB-Protokollen wurden insgesamt 694 Patienten in 5 Studien mit multimodalen Therapieansätzen behandelt. Es wurden dabei in der Regel Induktionschemotherapien gefolgt von verschiedenen Formen der Strahlentherapie und simultanen Chemo-Strahlentherapie geprüft. Es wurden die verschiedenen Patientencharakteristika und Therapiemodalitäten in ein Cox-Modell eingebracht, so zeigte ein signifikant schlechteres Outcome für Patienten, die lediglich eine alleinige Strahlentherapie und keine simultane Chemo-Strahlentherapie erhielten. Zudem fiel auf, dass unter den Patientencharakteristika Patienten mit einem Performancestatus I deutlich ungünstiger liefen als Patienten mit einem PS 0, und dass der Hämoglobinwert prätherapeutisch einen starken Einfluss auf die Überlebensprognose der Patienten hatte. Patienten mit einem Hb <12 wiesen deutlich günstigere Überlebenskurven im Vergleich zu Patienten mit einem Hb <12 auf. Zwischen den Stadien IIIa und IIIb fanden sich keine wesentlichen Therapieunterschiede.

Patienten im Stadium III erleiden nach multimodaler Therapie sehr häufig eine Hirnmetastasierung als Rezidivlokalisation. 2 Publikationen des vergangenen Jahres hatten sich noch einmal mit der Häufigkeit dieses Risikos und dem zeitlichen Auftreten der Hinrmetastasierung beschäftigt. In der Publikation Mamon et al. [75] wurden 177 Patienten untersucht, die wegen eines initialen N2-Befalles eine neoadjuvante Chemotherapie erhielten und anschließend operativ behandelt wurden. Es zeigte sich in dieser Untersuchung insgesamt eine mediane Überlebenszeit von 21 Monaten und ein 3-Jahres-Überleben von 34%. Wichtiger Prognoseparameter für das Langzeitüberleben war das Downstaging des mediastinalen Lymphknotenbefalles. Interessant war die Analyse zu den Rezidivlokalisationen. Insgesamt erlitten

34 Patienten eine Hirnmetastasierung als erste Rezidivlokalisation, was einem prozentualen Anteil von 26% entspricht. Damit war die Hirnmetastasierung bei weitem die häufigste Fernmetastasenlokalisation als Rezidivort. Insgesamt im Krankheitsverlauf erlitten 40% der Patienten eine Hirnmetastasierung. Die Rate der Hirnmetastasierung war bei Nichtplattenepithelhistologie und Nichterreichen eines mediastinalen N0 besonders hoch. Aufgrund dieser Daten sprachen sich die Autoren für eine adjuvante Schädelbestrahlung in diesem Patientenkollektiv aus.

In der Publikation von Gaspar et al. [76] wurden die Daten der South West Oncology Group retrospektiv analysiert unter dem Aspekt, nach welchem Zeitintervall die Hirnmetastasierung nach Durchführung einer multimodalen Therapie im Stadium III auftritt. Insgesamt wurden 422 Patienten analysiert, die in 4 verschiedenen Protokollen behandelt wurden. Alle Behandlungsprotokolle sahen eine kombinierte Chemo-Strahlentherapie vor, in 2 Studien war ein chirurgischer Arm zusätzlich eingeschlossen. Daten zur Krankheitsprogression lagen von 268 Patienten vor. In 54 Fällen (20%) trat ein isoliertes Hirnrezidiv auf, bei 17 Patienten (6,5%) trat das Rezidiv intrazerebral und gleichzeitig an anderen Lokalisationen auf. Die Hirnrezidive traten zu jedem Zeitpunkt nach Therapiebeginn auf. Eine zeitliche Häufung zu bestimmten Untersuchungszeitpunkten ließ sich nicht nachweisen. Etwa 20% entwickelten die Hirnmetastasierung bereits unter Therapie, 24% innerhalb der ersten 4 Monate, etwas über 20% zwischen dem 6. und dem 12. Monat und 17% nach dem 12. Monat. Prognosefaktoren für die Entwicklung einer Hirnmetastasierung waren wiederum eine Nichtplattenepithelkarzinomhistologie sowie ein jüngeres Patientenalter.

Wertung: Von besonderem Interesse sind sicherlich die Ergebnisse der SWOG-Studie 0023, die keinen Vorteil für eine Gefitinib-Erhaltungstherapie nach multimodaler Behandlung im Stadium III NSCLC nachweisen konnte. In dieser Studie war sogar eine erhöhte Mortalitätsrate in dem Gefitinib-Erhaltungsarm zu beobachten. Diese Ergebnisse verdienen auch deshalb besondere Beachtung, da Erhaltungstherapien mit oralen EGFR-Tyrosinkinase-Inhibitoren in den frühen Stadien nach operativer Resektion initiiert wurden. Diese adjuvanten Therapiestudien bedürfen nach den nun vorliegenden Daten einer besonders sorgfältigen Beobachtung um einen möglichen negativen Effekt dieser Substanzklasse in der adjuvanten Therapie frühzeitig erkennen zu können.
Die übrigen publizierten randomisierten Studien belegen noch einmal die bereits älteren Beobachtungen, dass eine Strahlensensibilisierung mit täglichem niedrig dosiertem Carboplatin die Prognose der Patienten unter Strahlentherapie nicht verbessert. Ein Überlebensvorteil scheint erreichbar zu sein durch hyperfraktionierte Strahlentherapie im Vergleich zur konventionellen Radiatio nach induktiver Chemotherapie. Zudem scheinen Patienten von kombinierten Chemo-Strahlentherapiemodellen mehr zu profitieren als von alleiniger Strahlentherapie. Ungeklärt ist nach wie vor die optimale Sequenz der Behandlung, insbesondere bleibt zu klären, ob bei Verwendung einer simultanen Chemo-Strahlentherapie eine induktive oder konsolidierende Chemotherapie von Vorteil ist. →

Fazit für die Praxis: Keine Erhaltungstherapie mit einem oralen EGFR-Tyrosinkinase-Inhibitor nach kombinierter Chemo-Strahlentherapie. Patienten mit lokal fortgeschrittenem inoperablen nichtkleinzellligen Bronchialkarzinom sollten eine simultane Chemo-Strahlentherapie erhalten. Ob eine zusätzliche Kombination Chemotherapie entweder vor oder nach einem derartigen simultanen Chemo-Strahlentherapieblock durchgeführt werden sollte, ist bisher nicht gesichert.

14 Chemotherapie im Stadium IIIb/IV NSCLC

Auch in diesem Jahr setzt sich wieder die lange Liste der Studien fort, die verschiedene Chemotherapiekombinationen und Modalitäten im Stadium IIIb und IV miteinander verglichen haben. Im Folgenden werden die wesentlichen Arbeiten nach der inhaltlichen Fragestellung getrennt kurz vorgestellt.

14.1 Mono- vs. Kombinationstherapien

Georgoulias et al [81] publizierten die Studie Docetaxel vs. Docetaxel plus Cisplatin. 319 Patienten wurden aufgenommen. Die Überlebenszeitanalyse zeigt einen geringen Vorteil für die Kombinationstherapie mit einem Median von 10,5 vs. 8 Monaten und einem 1-Jahres-Überleben von 44 vs. 43%. Der Vergleich der Überlebenskurven war nicht statistisch signifikant unterschiedlich.

Lilienbaum et al. [82] publizierten die Ergebnisse der CALGB-Studie Paclitaxel vs. Paclitaxel plus Carboplatin. Insgesamt wurden 561 Patienten aufgenommen. Die medianen Überlebenszeiten betrugen 6,7 Monate vs. 8,8 Monate zugunsten der Kombination, das 1-Jahres-Überleben war mit 32 vs. 37% ebenfalls gering im Kombinationsarm höher. Der Vergleich der Überlebenskurven zeigt jedoch keinen statistisch signifikanten Unterschied bei einer Hazzard Ratio von 0,91 und einem p-Wert von 0,25.

Auf der ASCO-Tagung 2005 wurde von Georgulias et al. [83] eine große Studie mit dem Vergleich Docetaxel-Monotherapie vs. Docetaxel/Gemcitabine-Kombinationstherapie vorgestellt. In die Studie wurden 372 Patienten aufgenommen, jeweils 186 erhielten die eine oder die andere Therapie. Docetaxel wurde in einer Dosierung von 100 mg/m^2 eingesetzt. Die Studie zeigte in der Auswertung eine mediane Überlebenszeit von 9,1 vs. 8,3 Monaten zugunsten der Kombinationstherapie, insbesondere das 1- und 2-Jahres-Überleben war im Kombinationsarm höher mit 38 vs. 32% und 16,5 vs. 7%. Aufgrund des statistisch signifikanten Überlebensunterschiedes wurde die weitere Rekrutierung in diese Studie beendet.

Wertung: Noch vor 2 Jahren wurden beide Studien von Georgoulias et al. [81] und Lilienbaum et al. [82] als Beleg für die Überlegenheit einer Kombinationstherapie gegenüber einer Monotherapie herangezogen. Die jetzige Endauswertung der Studien bei längerem Follow-up zeigen keine signifikanten Überlebenszeitunterschiede mehr, wenn auch eine erhöhte Remissionsrate und eine Tendenz zum besseren Überleben bestehen bleibt. Auch die neue Studie von Georgoulias et al. spricht eher für die Durchführung einer Kombinationstherapie. Dennoch bleibt festzuhalten, dass der Unterschied zwischen Mono und Kombinationstherapien nicht so groß wie ursprünglich vermutet ist und die Durchführung einer Mono-Chemotherapie im Stadium IV ist nach wie vor eine gerechtfertigte Alternative.

14.2 Platinhaltige vs. nichtplatinhaltige Kombinationstherapie

Die Studie von Pujol et al. [84] verglich die Kombination Gemcitabine/Docetaxel gegen Cisplatin/Vinorelbine. Es wurden 311 Patienten aufgenommen. Der Vergleich der Überlebenskurven zeigt keine Unterschiede mit einem Median von 11,1 vs. 9,6 Monaten und einem 1-Jahres-Überleben von 46 vs. 42%.

Die Untersuchung von Stathopoulos et al. [85] verglich Paclitaxel/Vinorelbine gegen Paclitaxel/Carboplatin. Auch hier ließen sich keine Überlebensunterschiede nachweisen bei einer medianen Überlebenszeit von 11 vs. 10 Monaten und einem 1-Jahres-Überleben von 43 vs. 38%.

Die Studie von Gerogulias et al. [86] verglich bei 413 Patienten die Kombination Vinorelbine/Cisplatin gegen Docetaxel/Gemcitabine. Auch hier waren keine Unterschiede nachweisbar bei einem Median von 9,0 vs. 9,7 Monaten und einer 1-Jahres-Überlebensrate von 34 vs. 41%.

Die deutsche Studie von Laack et al. [87] verglich die Zweifachkombination Gemcitabine/Vinorelbine gegen das Dreifachregime Gemcitabine/Vinorelbine und Cisplatin. Insgesamt wurden 287 Patienten aufgenommen. Die medianen Überlebenszeiten betrugen 36 vs. 32 Wochen, die Einjahresüberlebensraten 34 vs. 28%. Das platinfreie Regime war von Seiten der Toxizität deutlich günstiger im Vergleich zur platinhaltigen Chemotherapie.

Auf der ASCO-Tagung in 2005 wurden weitere Studien mit der Fragestellung einer Notwendigkeit einer platinhaltigen Kombination vorgestellt. Die Studie von Kosmidis et al. [88] schloss insgesamt 512 Patienten ein. Diese wurden randomisiert auf eine Zweifachkombination mit Paclitaxel und Gemcitabine oder Carboplatin und Gemcitabine. Die beiden Therapiearme waren von Seiten der Ergebnisse her völlig gleich mit einem medianen Überleben von etwas über 10 Monaten und einer 1-Jahres-Überlebensrate von 41 und 43%. Die große Studie von Treat et al. [89] verglich in einem dreiarmigen Studienansatz die Kombinationen Gemcitabine/Carboplatin vs. Gemcitabine/Paclitaxel vs. Paclitaxel/Carboplatin. Insgesamt wurden 929 nicht vorbehandelte Patienten aufgenommen. Die Remissionsraten zeigten Remissionen zwischen 34 und 43% in den 3 Armen. Der Vergleich der Überlebenskurven zeigte keine Unterschiede zwischen den 3 Therapieansätzen.

Die Studie von Kuzur et al. [90] verglich die Dreifachkombination Paclitaxel/Carboplatin/Gemcitabine gegen Gemcitabine und Vinorelbine alleine. Auch hier wurden 349 Patienten eingeschlossen. Die Überlebenszeitanalyse zeigte keinen Unterschied mit 1-Jahres-Überlebensraten von 39 vs. 43%.

Einen etwas interessanteren Ansatz verfolgt die Studie von Novello et al. [91] aus Italien. Hier wurden 340 Patienten eingeschlossen und initial mit 2 Zyklen Cisplatin/Gemcitabine behandelt. Anschließend erfolgte eine Randomisation auf 3 weitere Zyklen mit der Kombinationstherapie Cisplatin/Gemcitabine oder einer Gemcitabine-Monotherapie. Die 1-Jahres-Überlebensrate betrug hier 54 vs. 50%, so dass die Therapiefortsetzung mit der Monotherapie keinen signifikant ungünstigeren Ausgang für die Patienten hatte.

Wertung: Nahezu alle hier vorgestellten Studien mit dem Vergleich platinhaltiger vs. nichtplatinhaltiger Chemotherapiekombinationen zeigen keinen offensichtlichen Unterschied in den Ergebnissen. Die meisten dieser Studien hatten Carboplatin als Platinderivat eingesetzt. Die deutsche Studie von Laack et al. jedoch Cisplatin. Klinisch relevante Unterschiede zwischen Zweifachkombinationen mit modernen Chemotherapeutika und platinhaltigen Regimen konnten nicht identifiziert werden.

14.3 Metaanalysen zur Frage platinhaltige vs. platinfreie Chemotherapie

Drei Metaanalysen haben sich mit der Fragestellung platinbasierte vs. nichtplatinbasierte Chemotherapie bei NSCLC beschäftigt. Die Studie von D'Addario et al. [92] verglich randomisierte Phase-II-und-III-Studien, in denen platinhaltige Kombinationen gegen nichtplatinhaltige verglichen wurden. Insgesamt wurden 37 Studien mit 7631 Patienten analysiert. Es wurden keine Unterschiede zwischen Cisplatin und Carboplatin gemacht. Die Remissionsrate war deutlich höher in den platinhaltigen Therapien mit einer Ratio von 1,62. Das 1-Jahres-Überleben war ebenfalls um 5% höher bei platinhaltiger Therapie mit 34 vs. 29%. Dieser Unterschied war statistisch signifikant allerdings nicht mehr nachweisbar, wenn ausschließlich Therapieregimes mit neueren Chemotherapeutika zum Vergleich herangezogen wurden.

Die erste Metaanalyse von Hotta et al. [93] verglich die Kombination Platin plus neue Substanz gegen eine Monotherapie mit neuer Substanz. Insgesamt wurden 8 Studien mit 2374 Patienten herangezogen. Die Remissionsrate war wiederum in der platinhaltigen Kombination signifikant erhöht mit einer Odds Ratio von 2,3. Auch das Überleben war in der Kombinationstherapie günstiger mit einer Hazzard Ratio von 0,87.

Vom gleichen Autor wurde eine zweite Metaanalyse mit der Frage Cisplatin vs. Carboplatin bei NSCLC publiziert [94]. Es wurden insgesamt 8 Studien mit 2948 Patienten herangezogen, bei denen ein direkter Vergleich von Cisplatin gegen Carboplatin mit einem ersten Kombinationspartner geprüft wurde. Die Cisplatin-basierte Chemotherapie erreichte eine höhere Remissionsrate und auch ein im Durchschnitt 11% längeres Überleben im Vergleich zur Carboplatin-haltigen Therapie. Die Studien zeigen somit einen geringen Vorteil für ein Cisplatin-haltiges Regime.

Wertung: Die geschilderten Metaanalysen bestätigen noch einmal bisheriges Wissen. Platinbasierte Kombinationstherapien erreichen etwas höhere Remissionsraten und eine bessere Progressionsfreie Überlebenszeit. In der Tendenz sind sie auch im Überleben etwas günstiger. Cisplatin ist dem Carboplatin in den all den angesprochenen Parametern leicht überlegen. Die wesentliche Differenzierung der Therapieregime sollte sich daher nicht zwischen platinhaltigen und platinfreien Medikamentenkombinationen erfolgen, sondern zwischen Cisplatin-haltigen Regimen und anderen Protokollen.

14.4 Neue vs. alte Chemotherapiekombinationen

Zwei Vollpublikationen haben noch einmal den Vergleich älterer Therapiekombinationen gegen modernere Regime geprüft. Die Studie von Rudd et al. [95] verglich Gemcitabine/Carboplatin gegen das MIC-Protokoll. Insgesamt wurden 422 Patienten eingeschlossen. Die Studie zeigte einen signifikanten Überlebensvorteil für Gemcitabine/Carboplatin mit einem medianen Überleben von 10 Monaten vs. 7,6 Monaten für MIC. Die 1-Jahres-Überlebensraten betrugen 40 vs. 30%.

Die Studie von Belani et al. [96] verglich die weitverbreiteten Kombination Cisplatin/Etoposid und Carboplatin/Paclitaxel. In diese Studie wurden 369 Patienten aufgenommen. Die Überlebenszeitanalyse erbrachte keinen Unterschied im Überleben mit medianen Überlebenszeiten von 274 vs. 233 Tagen und einer 1-Jahres-Überlebensrate von 37 vs. 32%.

Wertung: Beide Studien belegen, dass die modernen Chemotherapiekombinationen tendenziell etwas günstiger sind als ältere Regime wie MIC oder PE. In der Studie von Rudd et al. ist der Überlebensunterschied statistisch signifikant. In der Studie von Belani et al. lag der p-Wert beim Vergleich der Überlebenskurven bei 0,08. Zu berücksichtigen bleibt darüber hinaus, dass die modernen Chemotherapiekombinationen von Seiten der Toxizität deutlich günstiger zu bewerten sind.

14.5 Platintherapie in Abhängigkeit von DNA-Repair-Enzymen

Einen interessanten Studienansatz stellte Rosell et al. [97] auf der ASCO-Tagung 2005 vor. Das Enzym ERCC1 ist ein wesentlicher Bestandteil für die Reparatur Cisplatin-induzierter DNA-Schäden. Erhöhte ERCC1-messenger RNA-Spiegel sind verbunden mit einer Resistenz gegenüber einer platinbasierten Chemotherapie. Die Studienhypothese ging nun davon aus, dass Tumore mit hohem ERCC1-Spiegel ungünstiger auf Cisplatin ansprechen und mehr von einer nichtplatinbasierten Chemotherapie angegriffen werden können. So wurden Patienten mit Stadium IV zunächst tumorbiopsiert und anschließend 2:1 randomisiert auf einen Kontrollarm mit Docetaxel und Cisplatin und einen experimentellen Arm mit ERCC1-Bestimmung. Patienten mit niedrigem ERCC1-Spiegel erhielten Docetaxel/Cisplatin und Patienten mit hohem Spiegel Docetaxel und Gemcitabine. 342 Patienten wurden in die Studie bisher eingeschlossen. Patienten mit niedrigem ERCC1-Level hatten ein besseres Ansprechen als Patienten mit hohen Spiegeln und auch als die Patienten in der Kontrollgruppe. Die mediane Überlebenszeit für Patienten mit niedrigen ERCC1-Spiegeln betrug 14 Monate verglichen zu 8 Monaten für Patienten mit hohem Spiegel. Somit war ein niedriger ERCC1-messenger-RNA-Spiegel mit einem besseren Ansprechen auf Docetaxel und Cisplatin verbunden, während Patienten mit hohem ERCC1-Spiegel etwas besser von der platinfreien Kombination profitierten.

14.6 Modelle zur Vorhersage des Chemotherapie-ansprechens

Die Untersuchung von Hoang et al. hat nach klinischer Prädiktoren für ein besseres Überleben im Stadium IV eines nichtkleinzelligen Bronchialkarzinoms gesucht. Basis der Untersuchung waren Studien der ECOC in der Zeit von 1993 bis 1999, in die insgesamt 1436 Patienten aufgenommen wurden. Alle wurden mit platinbasierten Zweifachkombinationen behandelt. Als ungünstige Prognosefaktoren wurden Hautmetastasen, niedriger Performancestatus, Appetitverlust, Lebermetastasen, Vorhandensein von 4 oder mehr befallenen Organen und keine vorausgegangene Operation identifiziert.

Fazit für die Praxis: Die Behandlungsrichtlinien für das fortgeschrittene NSCLC haben sich in der Primärtherapie nicht geändert. Standardbehandlung ist die Durchführung einer Zweifachkombinationstherapie. Monotherapien erreichen etwas ungünstigere Remissionsraten und progressionsfreie Überlebenszeiten und auch in der Tendenz ein etwas niedrigeres Gesamtüberleben, wobei dies auch in den aktuell publizierten größeren Studien nicht statistisch signifikant war. Sequenztherapien mit

→

einer Aufeinanderfolge verschiedener Monotherapien sind bisher nicht ausreichend geprüft, so dass nicht entschieden werden kann, ob ein solches Vorgehen mit einer primären Zweifachkombinationstherapie vergleichbar ist.
Cisplatin-haltige Kombinationstherapien sind platinfreien Behandlungen und Carboplatin-haltigen Regimen hinsichtlich Remissionsrate überlegen. Die Überlebenszeit wird ebenfalls gering verlängert, wobei dies im Vergleich zu modernen Therapiekombinationen nicht mehr statistisch signifikant ist. Darüber hinaus muss bedacht werden, dass Cisplatin-haltige Protokolle in der Regel mit deutlich höheren Nebenwirkungen und Therapiebelastungen verbunden sind. Bei der Auswahl der primären Behandlungsmöglichkeit gibt es daher vielfältige Optionen und nicht unbedingt ein richtig oder falsch. Vielmehr hängt die Auswahl der Therapie von der klinischen Situation und auch der Einstellung des Arztes und des Patienten zur Therapie ab.

15 Biologische Therapieverfahren ohne Prognoseverbesserung

Bereits bekannt war der fehlende Effekt einer Therapie mit dem **MMP-Inhibitor** BWS 275291 in Kombination mit Carboplatin/Placlitaxel. Die Studie wurde nun von Leighl et al. [101] im JCO publiziert. Insgesamt wurden 774 Patienten eingeschlossen. Die Zugabe des MMP-Inhibitors konnte die Prognose der Patienten nicht verbessern bei einer medianen Überlebenszeit von 8,6 Monaten.

Ebenfalls ohne therapeutischen Effekt ist die Zugabe des Proteinkinase-C-Antisense-Oligonukleotids **Aprinocarsen** (Affinitak et al. [102]) zur Chemotherapie. Die Studie wurde auf der ASCO-Tagung 2005 von Paz-Ares noch einmal vorgestellt. Insgesamt wurden 670 Patienten eingeschlossen. Die medianen Überlebenszeiten waren mit 10 Monaten identisch.

Auf der ASCO-Tagung 2005 wurden 2 Studien mit einem Retinoid vorgestellt, das selektiv den RXR-Rezeptor aktiviert und damit mit Zelldifferenzierung und Inhibierung von Zellwachstum und Metastasierung verbunden sein könnte. Die Substanz **Bexrarotene** wurde in einer nordamerikanischen und einer europäischen Studie in Kombination mit Chemotherapie geprüft. Die nordamerikanische Studie wurde von Blumenschein et al. [103] auf dem ASCO 2005 vorgestellt. Insgesamt 612 Patienten wurden randomisiert auf Carboplatin/Placlitaxel alleine oder dieselbe Kombination mit Bexrarotene. Die Studienergebnisse zeigten keinerlei Unterschied im Überleben mit einer medianen Überlebenszeit von 254 bzw. 277 Tagen und einem 2-Jahres-Überleben von 12,4 vs. 16,3%.

Die europäische Studie von Jassem et al. [104] schloss insgesamt 623 Patienten ein. Hier bestand das Chemotherapieregime aus Cisplatin und Vinorelbine. Randomisiert wurden die Patienten wiederum auf die Zugabe von Bexrarotene oder keiner weiteren Behandlung. Auch hier waren die Behandlungsergebnisse identisch mit medianen Überlebenszeiten von 260 bzw. 297 Tagen und einem 2-Jahres-Überleben von 13,2 bzw. 15,7%.

Interessant ist in beiden Studien die Beobachtung, dass Patienten, die unter einer Bexrarotene-Therapie einen raschen Anstieg der Blutfettwerte zeigten, deutliche besseren Überlebenszeiten aufwiesen als solche Patienten, bei denen der Triglyzeridanstieg im Serum unter der Behandlung ausblieb. Von beiden Autoren wurde daraufhin der Schluss gezogen, dass der Anstieg der Triglyzeride im Serum als Marker für einen Benefit und einer Bexrarotene-Therapie herangezogen werden könnte. Hierüber ließe sich nach vierwöchentlicher Therapie dann die Patientengruppe identifizieren, die von einem solchen Behandlungsansatz profitieren könnte.

16 Angiogeneseinhibition

Bereits im vergangenen Jahr war von Johnson et al. im JCO die randomisierte Phase-II-Studie zur Prüfung von **Bevacizumab** in Kombination mit Chemotherapie bei NSCLC publiziert worden. Hier war bei einer relativ kleinen Patientenzahl eine Verlängerung der medianen Überlebenszeit gegenüber alleiniger Chemotherapie gesehen worden. Allerdings traten im Rahmen dieser Phase-II-Studie auch mehrere lebensbedrohliche Blutungen insbesondere bei zentralen Tumoren und bei Plattenepithelkarzinomhistologien auf.

Die nun auf dem ASCO 2005 von Sandler et al. [105] vorgestellte erste große randomisierte Phase-III-Studie mit Bevazizumab trug diesen Erfahrungen Rechnung und schloss nur Nicht-Plattenepithelkarzinomhistologien ein, zudem durften diese Patienten keine vorangegangene Haemoptoe gehabt haben. 878 Patienten wurden dann randomisiert auf 6 Zyklen Carboplatin/Paclitaxel alleine oder dieselbe Chemotherapie plus Bevacizumab 15 mg/kg KG alle 3 Wochen. Bei insgesamt 855 auswertbaren Patienten wiesen 13% ein Stadium IIIb auf, im alleinigen Chemotherapiearm waren 58% Männer vs. 50% im Bevacizumab plus Chemotherapiearm. Die Auswertung der Studie zeigt im progressionsfreien Überleben eine Verlängerung des Medians durch die Bevacizumab-Therapie von 4,5 auf 6,4 Monate. Die Rate der nach 12 Monaten noch progressionsfreien Patienten betrug 14,6 vs. 6,4%. Dies schlug sich auf eine Verlängerung der Überlebenszeit nieder. Die mediane Überlebenszeit wurde von 10,2 auf 12,5 Monate verlängert, das 1-Jahres-Überleben von 43,7 auf 51,9% erhöht. Der Vorteil der Bevacizumab-Therapie war in nahezu allen Patientengruppen nachweisbar. Interessant war die Ausnahme des Geschlechts. Der Bevacizumab-Effekt war nur in der männlichen Patientengruppe mit einer Hazzard Ratio von 0,69 nachweisbar, während er bei weiblichen Personen eine Hazzard Ratio von 0,96 nicht mehr zu beobachten war. Wesentliche Nebenwirkungen der Therapie waren Blutungen. Insgesamt trat eine WHO-Grad III oder IV Blutungstoxizität in 19 Fällen und somit bei 4,5% der Patienten auf. In der Kontrollgruppe war dies nun nur in 3 Fällen (0,7%) der Fall. Der Grad an Hämoptoe war gering mit 8 Fällen unter Bevacizumab im Vergleich zu einem Fall unter alleiniger Chemotherapie. Die zweite wesentliche Nebenwirkung ist die Entwicklung einer Hypertonie. Diese wurde bei 25 Patienten (6%) beobachtet im Vergleich zu nur 3 Patienten im Kontrollkollektiv. Venöse und arterielle Thrombosen waren nicht signifikant unterschiedlich zwischen beiden Therapiearmen.

Wertung: Dies ist die erste randomisierte Phase-III-Studie, die einen signifikanten Überlebensvorteil für eine dritte Substanz und ein biologisches Therapieverfahren in der Erstlinientherapie des nichtkleinzelligen Bronchialkarzinoms beschreibt. Zu bedenken bleibt, dass Plattenepithelkarzinomhistologien aus der Studie ausgeschlossen wurden. Zu beachten ist auch die durchaus relevante Toxizität der Bevacizumab-Therapie hinsichtlich Blutungskomplikationen und Hypertonien. Dennoch zeigt die Studie, dass die Kombination einer Chemotherapie mit einer zielgerichteten Behandlung die Prognose der Patienten in der Erstlinientherapie verbessern kann und schafft damit die Basis für die Weiterentwicklung dieses Therapiekonzeptes.

Die weitere Richtung der Therapieentwicklung geht hin zur Kombination mehrerer biologischer Behandlungsansätze. Eine erste Phase-I/II-Studie mit der Kombination Bevazizumab plus **Erlotinib** wurde von Herbst et al. [106] im JCO 2005 publiziert. Hier wurden 40 Patienten mit Rezidiv eines nichtkleinzelligen Bronchialkarzinoms und zumindest einer vorausgegangenen Chemotherapie eingeschlossen. Das Therapiekonzept sah eine Erlotinib-Therapie mit 150 mg/Tag per os plus Bevacizumab 15 mg/kg intravenös alle 21 Tage vor. Von den 40 Patienten waren 21 Frauen und 30 hatten eine Adenokarzinomhistologie. In 22 Fällen waren bereits 2 oder mehr vorangegangene Chemotherapien eingesetzt worden. Von den 40 Patienten erreichten 8 eine partielle Remission, was einer Remissionsrate von 20% entspricht. In 26 Fällen (65%) konnte eine Krankheitsstabilisierung erreicht werden. Das mittlere progressionsfreie Überleben lag bei 6,2 Monaten, das mittlere Gesamtüberleben bei 12,6 Monaten. Die Nebenwirkungen unter der Therapie waren mild mit geringem Rash und Diarrhö. Schwerwiegende Blutungskomplikationen wurden nicht beschrieben.

Eine Übersicht zu Angiogenese und Lungenkarzinom wurde von Herbst, Onn und Sendler im JCO 2005 [107] publiziert. Hier werden die bisherigen Erfahrungen zum Einsatz verschiedener antiangiogenetisch wirksamer Medikamente in sehr übersichtlicher und anschaulicher Form präsentiert. Der Review-Artikel eignet sich sehr gut für eine primäre Beschäftigung mit der Thematik.

Fazit für die Praxis: Welche praktischen Schlüsse werden nun aus der Studie von Sandler et al. gezogen? Müssen alle Patienten mit Nichtplattenepithelkarzinomhistologie nun in der First-line-Behandlung mit Kombinationschemotherapie plus Bevacizumab erhalten? Aus meiner Sicht ist ein solcher Rückschluss noch nicht gerechtfertigt. Die Studienergebnisse müssten durch eine zweite randomisierte Phase-III-Studie geprüft und bestätigt werden. Zudem bleibt natürlich offen, ob ein solcher Behandlungsansatz unbedingt als Primärtherapie eingesetzt werden muss oder nicht auch Sequenztherapien gleich wirksam sein könnten. Prinzipiell ist der Nachweis der Wirksamkeit einer Angiogenesehinhibition geführt worden, und zukünftige Studien werden diese in Kooperation der Bevacizumab-Therapie in die Behandlungsabfolge weiter prüfen und optimieren.

17 EGFR-zielgerichtete Therapie

Nachdem im vergangenen Jahr durch die BR21-Studie erstmals ein signifikanter Überlebensvorteil durch eine EGFR-zielgerichtete Therapie in der Second-line-Behandlung des NSCLC nachgewiesen wurde, ist das Interesse an diesem Behandlungskonzept weiter gestiegen. Ein Großteil der Publikationen beschäftigt sich insbesondere mit der Fragestellung, welche Patienten von einer EGFR-gerichteten Therapie profitieren und wie ein Ansprechen auf diese Behandlung vorhergesagt werden kann.

Die Untersuchung von Perez-Soler et al. [108] hat nach Determinanten für ein Tumoransprechen mit Erlotinib bei 57 Patienten mit Rezidiv nach platinbasierter Chemotherapie gesucht. Die Remissionsrate betrug 12,3%, die mediane Überlebenszeit 8,4 Monate und das 1-Jahres-Überleben 40%. Die immunhistochemische EGFR-Färbung am Tumorgewebe korreliert nicht mit der Prognose. Der kutane Rash war ein prädiktiver Marker für Therapieansprechen und klinischen Benefit.

Zu ganz ähnlichen Ergebnissen kommt die Untersuchung von Mohamed et al. [109]. Hier wurden im Rahmen eines EAP-Programmes 199 Patienten mit Gefitinib behandelt. Es wurde nur in 2 Patienten eine partielle Remission beobachtet, eine Krankheitsstabilisierung erreichten 35% der Patienten. Die wichtigsten Prognoseparameter für ein besseres Überleben waren das Auftreten eines Rash mit einem Median von 10,8 vs. 4 Monaten und eines guten Allgemeinzustandes.

Nachdem im letzten Jahr u.a. durch die Arbeit von Lynch et al. [110] aktivierende Mutationen des EGFR-Rezeptors nachgewiesen worden waren, die mit einer hohen Wahrscheinlichkeit auf ein Therapieansprechen deuten, haben in den vergangenen Monaten viele Gruppe diese Arbeiten fortgesetzt, um nach prädiktiven Faktoren für ein Therapieansprechen zu suchen.

Die Untersuchung von Pham et al. [111] analysierte 127 Gewebeproben auf Mutationen der Exons 18-24 des EGFR-Rezeptors. Das Vorhandensein solcher Mutationen wurde in Beziehung zum Rauchverhalten gesetzt. Beeindruckend war das Ergebnis, dass lebenslange Nichtraucher zu 53% EGFR-Mutationen hatten und der Anteil der Mutationen mit Zunahme der »pack years« kontinuierlich sank. Bei mehr als 10 »pack years« lag er lediglich noch bei 14% und bei mehr als 50 »pack years« noch bei 6%.

Lynch et al. analysierten die Gewebeproben der Ideal-I- und -II- sowie Intakt-Studien hinsichtlich des Vorhandenseins von Mutationen und einem Therapieansprechen auf Gefitinib. Von 78 Tumorproben aus 416 Patienten der Idealstudien wurden 14 Mutationen entdeckt. Aus den Intaktstudien wurden 312 Tumorproben analysiert, wobei 32 Mutationen nachgewiesen wurden. Bei 9 der Patienten mit Mutationen war ein Ansprechen nicht zu beurteilen, von den 23 auswertbaren Patienten hatten 15 Patienten mit Mutationen ein Ansprechen auf die Therapie. Das Vorhandensein der EGFR-Mutation war mit einem signifikanten Überlebensvorteil in den Intaktstudien verbunden.

Die Untersuchung von Tsao et al. [113] analysierte die Daten der BR-21-Studie. Hier wurde sowohl der immunhistochemische Nachweis von EGFR als auch das Vorhandensein von Mutationen als auch eine Fish-Analyse mit Bestimmung der EGFR-Genkopien durchgeführt. Immunhistochemisch zeigten 184 von 325 Proben mehr als 10% Positivität. Die immunhistolchemische Positivität war nicht mit einem verbesserten Überleben verbunden. Eine Mutationsanalyse konnte in 106 Fällen durchgeführt werden. Hier wurden 12 Mutationen identifiziert. Das Vorhandensein dieser Mutationen war ebenfalls nicht mit einem verbesserten Therapieansprechen verbunden. Eine Fish-Analyse konnte bei 68 Patienten durchgeführt werden. Die Fish-Positivität war mit einem signifikanten Einfluss auf die Überlebenszeit verbunden.

Die Analyse von Hirsch et al. [114] hat 81 Patienten mit bronchoalveolärem Karzinom eingeschlossen, welche mit Gefitinib behandelt wurden. 19 Patienten waren fish-positiv, 12 von ihnen erreichen unter der Therapie eine Remission oder eine Krankheitsstabilisierung. Dies entspricht 63% der Patienten. Bei Fish-Negativität betrug die Krankheitskontrollrate nur 39%. Hirsch fand in seinen Untersuchungen auch eine Korrelation der immunhistochemischen EGFR-Expression mit dem Überleben, während der Mutationsnachweis keinen Einfluss auf die Überlebenswahrscheinlichkeit hat.

In der Studie von Miller et al. [115] wurden 44 Patienten unter Erlotinib- oder Gefitinibtherapie analysiert. Hier waren die Ergebnisse entgegengesetzt zu den Berichten von Hirsch et al. Der Nachweis einer EGFR-Mutation war prädiktiv für ein Therapieansprechen, während immunhistochemische EGFR- und Fish-Nachweis ohne prognostische Bedeutung waren.

Die fünfte auf dem ASCO 2005 vorgestellte Untersuchung von Takano et al. [116] schloss 66 japanische Patienten ein. Die Anzahl der nachweisbaren Mutationen lag bei 59% und somit deutlich höher als in amerikanischen oder europäischen Populationen. In dieser Untersuchung waren sowohl der immunhistochemische Nachweis wie auch der Fish-Nachweis wie auch der EGFR-Mutationsnachweis prädiktiv für ein Therapieansprechen auf Gefitinib.

Die Untersuchung von Clark et al. [117] schloss 311 Patienten ein, die immunhistochemisch auf EGFR-Status untersucht wurden und deren Raucheranamnese erhoben wurde. Diese Patienten erhielten eine Erlotinib-Therapie im Rahmen der BR-21-Studie. Der Nachweis einer EGFR-Positivität war nur mit einer geringen Verbesserung der Prognose vergesellschaftet. Einen deutlich stärkeren Einfluss auf das Therapieansprechen hatte die Raucheranamnese. Lebenslange Nichtraucher profitierten in dieser Studie weit mehr von der Erlotinib-Therapie als Patienten mit immunhistochemischer EGFR-Überexpression.

Recht interessant sind auch die Analysen von Gumerlock et al. [118], die bei insgesamt 66 Patienten mit bronchoalveolärem Karzinom sowohl EGFR-Mutationen auch als K-ras-Mutationen untersuchten. K-rasmutationen wurden bei 19 Patienten (30%) gefunden, EGFR-Mutationen ließen sich in 12 Patienten (19%) nachweisen. Interessant war die Beobachtung, dass EGFR-Mutationen in Abwesenheit von K-ras-Mutationen associiert waren mit einem Ansprechen auf Gefitinib, während Patienten mit dem Nachweis beider Mutationen auf eine Gefitinib-Therapie nicht ansprachen. Somit wurde die Vermutung geäußert, dass K-ras-Mutationen ein Resistenzmarker für das Ansprechen auf Gefitinib sein könnten.

Neben diesen auf dem ASCO 2005 vorgestellten Daten sind einige Vollpublikationen erschienen, die sich ebenfalls dieser Thematik widmeten. Der Artikel von Han et al. [119] schloss 90 Patienten unter Gefitinib-Therapie ein. Diese wurden auf EGFR-Mutationen in den Exons 18-23 untersucht. Bei 17 Patienten (19%) wurden EGFR-Mutationen nachgewiesen. Die Ansprechrate bei Patienten mit EGFR-Mutation betrug 65% im Gegensatz zu nur 14 Patienten ohne Mutationen. Die 17 Patienten mit EGFR-Mutation hatten eine wesentlich längere Zeit bis zur Tumorprogression (22 vs. 2 Monate) und ein erheblich gebessertes Überleben mit einem Median von 30,5 vs. 6,6 Monaten.

Die Publikation von Marchetti et al. [120] schloss eine große Zahl von 860 Tumorproben ein. Diese wurden auf EGFR-Mutationen und auf K-ras-Mutationen untersucht. Bei Plattenepithel- und großzelligen Karzinomen wurde keine EGFR-Mutation nachgewiesen. Unter 375 Adenokarzinomen wiesen 39 eine Mutation auf (10%). Diese Mutationen waren besonders bei bronchoalveolären Karzinomen mit 26% nachweisbar, während sie bei klassischen Adenokarzinomen nur in 6% vorkamen. Eine multivariate Analyse hatte neben der BAC-Histologie noch die Merkmale lebenslange Nichtraucher und Frauen als unabhängige Faktoren für das Vorhandensein von EGFR-Mutationen nachgewiesen. Eine Korrelation zur Prognose der Patienten wird in der Arbeit nicht angegeben.

Die Publikation von DePas et al. [121] untersuchte, ob die EGFR-Expression bei nichtkleinzelligen Lungenkarzinomen durch eine vorangegangene Chemotherapie verändert wird. Es wurden Patienten im Stadium IIIa/b aufgenommen. Diese wurden initial mediastinoskopiert und die Gewebeprobe auf EGFR-Expression untersucht. Anschließend erhielten diese Patienten eine Induktionschemotherapie und wurden reseziert. Das Resektionsmaterial wurde ebenfalls auf EGFR-Expression untersucht. Von insgesamt 138 Patienten wiesen 89 einen EGFR-Score 2+ und 3+ auf. Von diesen wurden 34 operiert. In keinem Fall war die EGFR-Expression nicht mehr nachweisbar, in 88% blieb der Score unverändert. In 4 Patienten änderte sich eine EGFR-Negativität in eine Positivität bei der Zweituntersuchung.

Die Publikation von Mitsudomi et al. [122] korrelierte noch einmal den Nachweis von EGFR-Mutationen mit Überleben. 59 Patienten wurden untersucht, in 33 Patienten (56%) wurde eine EGFR-Mutation identifiziert. Die EGFR-Mutationen fanden sich vornehmlich bei Frauen, Adenokarzinomen und lebenslangen Nichtrauchern. Gefitinib zeigte eine klinische Wirksamkeit in 24 von 29 Patienten mit EGFR-Mutationen. Die Analyse der Überlebenszeiten zeigte einen hochsignifikanten Überlebensvorteil für die Patientengruppe mit EGFR-Mutationen im Vergleich zum Wildtyp unter der durchgeführten Gefitinib-Therapie.

In mehreren Review-Artikeln ist der gegenwärtige Wissensstand zur EGFR-Mutationen und den therapeutischen Möglichkeiten der EGFR-Wachstumsschleifenbeeinflussung zusammengefasst. Umfassend und übersichtlich ist der Review-Artikel von Pao und Miller im JCO vom April 2005 [123]. Auch die Publikationen von Jänne et al. [124] und Giacone [125, 126] fassen den gegenwärtigen Wissensstand übersichtlich zusammen.

Aus klinischer Sicht recht interessant sind noch 3 weitere Arbeiten zu Gefitinib. Ceresoli et al. [127] setzen Gefitinib bei 41 Patienten mit Hirnmetastasierung ein. In 4 Patienten wurde eine partielle Remission erreicht, bei sieben Fällen eine Krankheitsstabilisierung, so dass die Substanz durchaus auch bei zerebralem Befall eine Aktivität aufwies.

Interessant ist auch eine Mitteilung der Okajama-Universität aus Japan im New Engl. Journal im Februar 2005 [128], die in einer Gruppe von 108 konsekutiv behandelten Patienten mit nichtkleinzelligem Bronchialkarzinom unter Gefitinib-Therapie in 3 Fällen eine akute Promyelozytenleukämie sich entwickeln sahen. Aufgrund der kleinen Fallzahl kann dies natürlich Zufall sein, es ist jedoch bemerkenswert, dass diese doch sehr seltene Erkrankung in einem recht kleinen Kollektiv von 100 Patienten dreimal beobachtet wurde. Ob hier Zusammenhänge bestehen, ist bisher ungeklärt.

Die Untersuchung von Giaccone et al. [129] hat Erlotinib in der First-line-Therapie bei NSCLC eingesetzt. 54 Patienten wurden behandelt, 23 hatten ein Adeno-Ca und 6 ein BAC. Es wurde eine hohe Remissionsrate von 13 CR/PR und 16 SD beobachtet, so dass Erlotinib sicher auch eine aktive Substanz in der First-line-Therapie ist. Den positiven Einfluss einer EGFR-TKI-Therapie auf Lebensqualität und Symptomkontrolle beschreiben die beiden Publikationen von Bezjak et al. [130] und Cella et al. [131].

Wertung: Aus therapeutischen Gesichtspunkten heraus ergeben sich keine wesentlichen neuen Erkenntnisse. Die BR-21-Studie ist nach wie vor die einzige randomisierte Therapiestudie, die einen signifikanten Überlebensvorteil für eine EGFR-gerichtete Therapie in der Second-line-Behandlung des NSCLC nachweisen konnte. Die vergleichbare Studie ISEL mit der Substanz Gefitinib konnte bei über 1600 Patienten keinen signifikanten Überlebensvorteil für eine Gefitinib-Therapie vs. Placebo dokumentieren. Möglicherweise sind in diesen Studien Patienten mit unterschiedlichen Patientenmerkmalen eingegangen, die diese divergierenden Studienergebnisse hervorgerufen haben. Aus klinischer Erfahrung heraus sind allen Therapeuten nachhaltig einzelne Patienten bekannt, die unter EGFR-inhibierenden Medikamenten sehr gute und auch lang anhaltende Remissionen erreichen. Der prozentuale Anteil dieser Patienten dürfte bei etwa 10% liegen. Dass Erlotinib eine wirksame Substanz ist, zeigt auch die First-line-Studie von Giaccone et al.
Klinische Faktoren für ein besseres Ansprechen sind lebenslanger Nichtraucherstatus, weibliches Geschlecht und Adenokarzinomhistologie. Die Hoffnung, mittels Analysen aus dem Primärtumormaterial eine Vorhersage zum klinischen Ansprechen auf eine EGFR-Therapie treffen zu können, haben sich bisher nicht in die klinische Praxis umsetzen können. Gut nachzuvollziehen ist eine höhere Remissionsrate bei Nachweis von aktivierenden Mutationen. Patienten mit dem Nachweis solcher Mutationen scheinen eine günstigere Prognose zu besitzen. Die Untersuchungsergebnisse hierzu sind jedoch nicht einheitlich. Ebenso finden sich widersprüchliche Untersuchungsergebnisse zur prognostischen Bedeutung eines immunhistochemischen EGFR-Nachweises an der Zelloberfläche oder einer Fish-Analytik mit Nachweis der EGFR-Genkopien. Die direkt am Tumorgewebe durchzuführenden biologischen und molekularbiologischen Untersuchungen stellen daher bis heute keinen verlässlichen Parameter für eine Therapieselektion dar.

18 Second-line-Therapie des NSCLC

Docetexel und Pemetrexet sind als Second-line-Therapie bei NSCLC etabliert [132]. Die Studie von Gervais et al. [133] hat bei 125 Patienten mit vorangegangener platinhaltiger Chemotherapie eine Docetaxel-Second-line-Therapie geprüft. Die Patienten wurden randomisiert auf Docetaxel 75 mg/m^2 alle 3 Wochen oder 40 mg/m^2 wöchentlich über 6 Wochen mit einer anschließenden zweiwöchentlichen Pause. Die Remissionsrate war im dreiwöchentlichen Therapiearm mit 32 vs. 25% etwas günstiger. Die mediane Zeit bis zur Progression zeigte jedoch mit 2,1 vs. 1,8 Monaten und die mediane Überlebenszeit mit 5,8 vs. 5,5 Monaten keine Unterschiede. Die wöchentliche Therapie war mit einer niedrigeren Neutropenierate vergesellschaftet.

In der großen Studie von Ramlau et al. [134] wurde orales Topotecan in der Second-line-Therapie mit intravenösem Docetaxel verglichen. Insgesamt wurden 829 Patienten aus 140 Zentren weltweit aufgenommen. Die Patientenmerkmale waren gut miteinander vergleichbar. Die Ergebnisanalyse zeigt eine mediane Überlebenszeit von 27,9 Wochen für orales Topotecan und

30,7 Wochen für intravenöses Docetaxel. Die Einjahresüberlebensraten betrugen 25,1 vs. 28,7%. Die genannten Unterschiede waren nicht statistisch signifikant. Insgesamt zeigte somit das orale Topotecan eine Aktivität bei Patienten mit rezidiviertem nichtkleinzelligen Bronchialkarzinom, die der des Docetaxel zumindest nicht statistisch signifkant unterlegen war.

In der Studie von Georgulias et al. [135] wurden die Substanzen Irinotecan-Monotherapie vs. Irinotecan plus Gemcitabine als Second-line-Therapie nach Cisplatin und Docetaxel vor Therapie untersucht. Insgesamt wurden 147 Patienten aufgenommen. Für die Kombination betrug die Remissionsrate 18,4%, für die Monotherapie mit Irinotecan nur 4,2%. Auch war eine bessere Kontrolle der tumorassoziierten Symptome unter der Kombination erkennbar. Der Vergleich der Überlebenszeiten zeigte jedoch keine Unterschiede zwischen beiden Therapiearmen.

Ob Irinotecan in der Second-line-Therapie einen Stellenwert hat, wurde auch in der Studie von Pectasides et al. [136] untersucht. Hier wurden 130 Patienten auf eine Docetaxel-Therapie mit 75 mg/m^2 Tag 1 alle 3 Wochen oder auf die Kombinationsbehandlung Docetaxel 30 mg/m^2 und Irinotecan 60 mg/m^2 Tag 1 und 8 alle 3 Wochen randomisiert. Die Remissionsraten betrugen 20 vs. 14%, die mediane Überlebenszeit 6,4 vs. 6,5 Monaten, das 1-Jahres-Überleben37 vs. 34%. Insgesamt hatte somit die Irinotecanzugabe keine Prognoseverbesserung erreicht.

Neuere biologische Therapieansätze sind ebenfalls in der Second-line-Behandlung weiter geprüft worden. Die Studie von Cufer et al. [137] aus Kroatien hat bei insgesamt 134 Patienten in der Second-line-Behandlung eine Docetaxel-Chemotherapie gegen eine Gefitinib-Therapie verglichen. Die Remissionsraten betrugen für Gefitinib 15,2% und für Docetaxel 12,7%. Zumindest die Remissionsraten deuten auf eine vergleichbare Aktivität der beiden Therapieansätze in der Second-line-Behandlung hin.

Lilienbaum et al. [138] haben den EGFR-Antikörper Cetuximab in der Second-line-Therapie gepürft. 66 Patienten wurden in die Studie aufgenommen. Die Remissionsrate betrug 3,3%, die Krankheitskontrollrate 28%. Die mittlere Zeit bis zur Tumorprogression lag bei 2,3 Monaten und das mediane Überleben bei 8,1 Monaten. Die primäre Remissionsrate war somit recht niedrig, der Stellenwert der Substanz in Kombination mit einer Chemotherapie muss jedoch in größeren Studien geprüft werden.

Wertung: Für die Second-line-Therapie gibt es keine wesentlichen neuen Erkenntnisse. Orales Topotecan und Irinotecan scheinen ebenfalls eine gewisse Aktivität zu besitzen. Offen ist die Fragestellung, ob möglicherweise eine Kombinationstherapie in der Second-line-Behandlung einer Monotherapie überlegen ist. Erste Studien deuten hier auf eine zumindest höhere Remissionsrate und längere Zeit des progressionsfreien Überlebens hin. Wie der Stellenwert der EGFR-Antikörper in der Second-line-Therapie sein wird, ist bisher nicht geklärt. Die primäre Remissionsrate von Cetuximab in der Monotherapie war mit 3,3% recht niedrig.

Fazit für die Praxis: Standard bleibt die Durchführung einer Monotherapie mit einer etablierten Substanz.

19 Therapie der älteren und PS-2-Patienten

Lange et al. [139] präsentierten auf der ASCO-Tagung 2005 eine randomisierte Studie mit den Vergleich Paclitaxel-Polyglumex/Carboplatin vs. klassisches Paclitaxel/Carboplatin bei PS2-Patienten mit fortgeschrittenem NSCLC. Polyglumex ist ein Makromolekül, welches Paclitaxel an Poly-L-Glutaminsäure bindet und damit die Peak-Plasmakonzentration des freien Paclitaxels reduziert und die Konzentration innerhalb des Tumors erhöht. In diese Studie wurden insgesamt 400 Patienten aufgenommen. Alle Patienten erhielten Carboplatin AUC6 in Kombination mit entweder Paclitaxel/Polyglumex 210 mg/m^2 über 10 min oder Paclitaxel 225 mg/m^2 über 3 h. Die Polyneuropathie war nicht wesentlich unterschiedlich mit einer Inzidenz von 50 vs. 59%. Die Rate von Arthralgien und Alopecie war im klassischen Paclitaxelarm deutlich höher mit 31 vs. 17 bzw. 43 vs. 14%. Auf der anderen Seite lag der Anteil der Neuropenie in Grad III/IV in der Paclitaxel/Polyglumex-Gruppe mit 28 vs. 17% höher. Die Effektivitätsanalyse zeigte keinerlei Unterschied mit einem Median von 8 Monaten und einer Einjahresüberlebensrate von 31%.

Taketa et al. [140] präsentierten auf dem ASCO 2005 eine Studie mit Docetaxel vs. Vinorelbine für ältere Patienten mit fortgeschrittenem NSCLC. Insgesamt wurden 182 Patienten eingeschlossen mit einem mittleren Alter von 76 Jahren. Die übrigen Prognoseparameter waren gleich verteilt. Die Randomisation erfolgte auf Docetaxel 60 mg/m^2 oder Vinorelbine 25 mg/m^2 Tag 1 und 8 alle 3 Wochen. Wesentliche Nebenwirkungen war die Entwicklung einer Neutropenie. Eine Grad III/IV-Neutropenie trat bei 83% im Docetaxel- und 69% im Vinorelbine-Arm auf. Die übrige Toxizität wurde als mild beschrieben. Die Remissionsraten lagen 23% für Docetaxel und 10% für Vinorelbine. Auch das mittlere Überleben war mit 13,9 Monaten vs. 9,9 Monaten und das 1-Jahres-Überleben mit 59,2% vs. 36,5% im Docetaxel-Arm signifikant günstiger.

Die Studie von Baka et al. [141] prüfte 2 Gemcitabine-Applikationsweisen bei Patienten mit reduziertem Allgemeinzustand und fortgeschrittenem NSCLC. 147 Patienten wurden eingeschlossen und entweder behandelt mit Gemcitabine 1000 mg/m^2 Tag 1, 8, 15 alle 28 Tage oder Gemcitabine 1500 mg/m^2 Tag 1 und 8 alle 21 Tage. Hinsichtlich der Effektivität waren keine Unterschiede zwischen den beiden Applikationsformen nachweisbar. Im Bereich der Lebensqualität und Symptomkontrolle schien das dreimalige Schema alle 4 Wochen leichte Vorteile zu besitzen.

Ein ähnlicher Vergleich ist in der Studie von Quoix et al. [142] vorgenommen worden. Hier erhielten 81 Patienten Gemcitabine entweder in einer Dosierung von 1000 mg/m^2 am Tag 1, 8 und 15 alle 4 Wochen oder in einer Dosierung von 1125 mg/m^2 am Tag 1 und 8 alle 21 Tage. Hier war die Remissionsrate im dreiwöchentlichen Schema mit 28% günstiger als im vierwöchentlichen Schema mit 14%. Auch die mediane Überlebenszeit war bei dreiwöchentlicher Applikation etwas günstiger mit 205 vs. 154 Tage. Insbesondere der Thrombozytopenieanteil lag bei dreiwöchentlicher Applikation mit 2,6% deutlich unter dem der vierwöchentlichen Applikation mit 12,2%.

Eine Übersicht zur Chemotherapie der älteren und im Allgemeinzustand reduzierten Patienten mit fortgeschrittenem NSCLC ist in der Arbeit von Gridelli et al. [143] nachzulesen. Hierin wird noch einmal bestätigt, dass zum gegenwärtigen Zeitpunkt die empfohlene Therapie der älteren Patienten eine Monotherapie mit einer Drittgenerationssubstanz wie Vinorelbine, Gemcitabine oder Taxan ist.

Wertung: Auch im Bereich der Therpaie älterer Patienten ergeben sich keine neuen Gesichtspunkte. Standard ist die Durchführung einer Monotherapie mit etablierten Substanzen. Wirksam sind neben der Vinorelbine-Therapie sicherlich auch Gemcitabine und Taxane. Nach den Ergebnissen der japanischen Studie war Docetaxel dem Vinorelbine eher überlegen. Die Auswahl der Therapie wird sich hier an dem Nebenwirkungsspektrum und dem Allgemeinzustand des Patienten orientieren.

20 Kleinzelliges Bronchialkarzinom

20.1 Prognosefaktoren

Die Studie von Singh et al. [144], dass Frauen eine deutlich bessere Prognose bei einem kleinzelligen Lungenkarzinom besitzen als Männer. Diese Studie basierte auf einer retrospektiven Analyse von 4 kleinzelligen Lungenkarzinomstudien, die von dem nationalen Cancer-Institut in Kanada durchgeführt wurden. Insgesamt wurden 1006 Patienten eingeschlossen, 648 waren Männer und 558 Frauen. Die Remissionsrate auf die Chemotherapie betrug bei Frauen 80% im Vergleich zu 67% für Männer und die mediane Überlebenszeit betrug 1,3 Jahre für Frauen verglichen zu nur 0,9 Jahren für Männer. Die Toxizität der Behandlung war bei Frauen im Durchschnitt etwas stärker ausgeprägt. Insgesamt bekräftigt die Studie noch einmal den positiven prognostischen Einfluss des weiblichen Geschlechts.

20.2 Therapie des limitierten Stadiums

Standardtherapie für die Behandlung des limitierten kleinzelligen Bronchialkarzinoms ist die Applikation einer simultanen Chemo-Strahlentherapie. Diese wird in der Regel mit der Kombination Cisplatin/Etoposid durchgeführt. Die relativ kleine Phase-II-Studie von Han et al. [145] hat anstelle des Etoposids Irinotecan in die Induktionstherapie eingebunden. Insgesamt wurden 35 Patienten behandelt. Die Therapie bestand zunächst aus 2 Zyklen Cisplatin/Irinotecan mit 40 mg/m^2 Cisplatin und Irinotecan 80 mg/m^2 Tag 1 und 8, anschließend wurde eine simultane Chemo-Strahlentherapie mit Cisplatin 60 mg/m^2 Tag 43 und 64 und Etoposid 100 mg/m^2 Tag 43 bis 45 und 64 bis 66 durchgeführt. Nach der Induktionschemotherapie wurde eine Remissionsrate von 97% mit 9% kompletten Remissionen beschrieben. Nach der kombinierten Chemo-Strahlentherapie lag diese bei 100%. Die mittlere Überlebenszeit ist mit 25 Monaten und das 2-Jahres-Überlebenmit 54% angegeben.

In dem Review-Artikel von Fried et al. [146] wurde noch einmal das Timing der thorakalen Bestrahlung analysiert. Es wurde analysiert, ob eine frühzeitig einsetzende Strahlentherapie günstigere Ergebnisse als eine späte Strahlentherapie erreicht. Früh beinhaltet hier in der Regel eine Bestrahlung innerhalb der ersten 3 Zyklen, spät in der Zeit ab dem vierten Zyklus. Die Überlebenszeitanalyse zeigt im Gesamtüberleben ein relatives Risiko von 1,17 nach 2 Jahren und 1,13 nach 3 Jahren zu ungunsten der späten Strahlentherapie. Interessant ist die Beobachtung, dass Studien mit einmal täglicher Bestrahlung keine Unterschiede bei früher oder später Strahlentherapie zeigten. Bei hyperfraktionierter Radiotherapie war der Vorteil der frühen Strahlentherapie mit einer Risikoratio von 1,44 sehr deutlich ausgeprägt. Darüber hinaus war der Vorteil der frühen Strahlentherapie nur bei Verwendung von Cisplatin-haltigen Therapieregimen nachweisbar.

Ungeklärt ist nach wie vor der Stellenwert der Operation beim kleinzelligen Lungenkarzinom. Brock et al. [147] hat die Ergebnisse des John Hopkins-Institutes zur Operation bei limited kleinzelligen Lungenkarzinomen zusammengestellt. Insgesamt wurden 82 Patienten operiert. In 45 Fällen wurde eine adjuvante Chemotherapie durchgeführt, in 18 Fällen eine neoadjuvante und in 9 Fällen eine alleinige Operation. Die 5-Jahres-Überlebensrate für die Gesamtgruppe betrug 42%. Bei Patienten unter Chemotherapie war die 5-Jahres-Überlebensrate deutlich höher in der Gruppe mit platinhaltigen Regimen vs. nichtplatinhaltigen Protokollen. Die 5-Jahres-Überlebensraten betrugen hier 68 vs. 32%. Weitere Prognoseparameter für ein besseres 5-Jahres-Überleben waren vollständige Lobektomie vs. limitierte Resektion (50 vs. 20%) und Frauen vs. Männer (60 vs. 28%).

Wertung: Keine Neuigkeiten im Bereich des limitierten kleinzelligen Lungenkarzinoms. Standardtherapie bleibt die simultane Chemo-Strahlentherapie mit Verwendung von Cisplatin und Etoposid. Größere Protokolle mit Irinotecan und simultaner Strahlentherapie liegen bisher nicht vor. Die Operation ist in frühen Stadien sicher eine therapeutische Alternative mit guten 5-Jahres-Überlebensraten.

20.3 Therapie der extensive disease

Im Bereich extensive disease wurden im vergangenen Jahr wichtige große randomisierte Therapiestudien vorgestellt. Auf der ASCO-Tagung 2005 präsentierte Eckardt [148] die größte bisher durchgeführte Therapiestudie bei kleinzelligen Lungenkarzinomen. Insgesamt wurden 859 Patienten rekrutiert und randomisiert auf einen Standard Cisplatin/Etoposid-Arm mit Cisplatin 80 mg/m^2 Tag 1 und Etoposid 100 mg/m^2 Tag 1 bis 3 oder einen experimentellen Arm mit Cisplatin 60 mg/m^2 Tag 1 und oralem Topotecan mit 1,7 mg/m^2 Tag 1 bis 5. Die Toxizitätsanalyse zeigte einen höheren Grad an Grad-IV-Neutropenie im PE-Arm mit 26 vs. 57%, die Thrombozytopenierate lag mit 8,7 vs. 5,7% in einem vergleichbaren Rahmen. Die Aktivitätsanalyse zeigte für den Topotecan-haltigen Arm eine Remissionsrate von 63% und für Platin/Etoposid von 69%. Die mediane Überlebenszeit betrug 39 vs. 40 Wochen und das 1-Jahres-Überleben 31,4% in beiden Armen. Insgesamt zeigte somit diese Studie absolut identische Ergebnisse für Platin/Etoposid und Platin/orales Topotecan.

Eine zweite sehr wichtige Therapiestudie wurde von Hanna et al. [149] präsentiert. Nach den Ergebnissen der Noda-Studie war eine Überlegenheit von Cisplatin und Irinotecan gegenüber Cisplatin Etoposid bei ED-SCLC zu vermuten. In der Studie von Hanna wurde dieser Therapievergleich noch einmal in einer nordamerikanischen Population wiederholt. Insgesamt wurden 336 Patienten auf einen Standard Cisplatin/Etoposidarm mit 60 mg Cisplatin Tag 1 und 120 mg Etoposid Tag 1-3 oder auf einen experimentellen Arm mit Cisplatin 30 mg/m^2 und Irinotecan 65 mg/m^2 Tag 1 und 8 alle 3 Wochen randomisiert. Die Randomisierung erfolgte im Verhältnis 2:1, Die Prognoseparameter waren sehr gut ausbalanciert. Im Mittel erhielten alle Patienten 4 Zyklen Chemotherapie in beiden Therapiearmen. Der Vergleich der Toxizitäten zeigte eine deutlich höhere Neuropenierate im Cisplatin/Etoposid-Arm mit 86 vs. 36%. Auch die Anämie und Thrombopenierate WHO Grad III und IV waren im Etoposid/Cisplatinarm deutlich höher mit 4,8 vs. 11,5% für Anämien und 4,3 vs. 19,2% für Thrombozytopenien. Der Vergleich der Überlebenskurven zeigte überhaupt keinen Unterschied mit medianen Überlebenszeiten von 9,3 vs. 10,2 Monaten eher zugunsten des Etoposid-haltigen Armes und einer Einjahresüberlebensrate von 35,4 vs. 36,7%. Die Zweijahresüberlebensrate lag in beiden Armen bei 8%. Insgesamt hat diese Studie somit keinen Vorteil für den Einschluss einer Irinotecan-haltigen Therapie bei extensive kleinzelligem Bronchialkarzinom erreichen können.

Recht interessant war die auf dem ASCO 2005 von Pandya et al. [150] vorgestellte Studie zum Einsatz von **Tensirolimus** beim kleinzelligen Bronchialkarzinom. Tensirolimus ist ein Hemmstoff von m-Tor, das eine zentrale Funktion in der Proteintranslation darstellt. In diese Studie wurden 87 Patienten eingeschlossen, die zunächst eine Chemotherapie mit Platin plus Irinotecan erhielten. Anschließend erfolgte eine Randomisierung auf 2 verschiedene Dosierungen von Tensirolimus. Die Ergebnisse für die Gesamtgruppe zeigten einen medianes Überleben vom Zeitpunkt der Randomisierung von 7,8 Monaten und ein progressionsfreies Überleben von 2,2 Monaten. Interessant war die Beobachtung, dass Patienten mit der hohen Dosierung des Tensirolimus ein deutlich besseres Überleben aufwiesen mit einer medianen progressionsfreien Überlebenszeit von 2,5 vs. 1,8 Monaten und einer medianen Überlebenszeit von 9,0 vs. 6,5 Monaten.

Von klinischer Relevanz ist die Studie der EORTC mit dem Vergleich von CDE (Cyclophosphamid, Doxorubicin, Etoposid) gegen Carboplatin/Paclitaxel beim extensive disease kleinzelligen Lungenkarzinom. Die Ergebnisse wurden von Smit et al. [151] auf der ASCO-Tagung 2005 präsentiert. Insgesamt wurden 98 Patienten eingeschlossen. Es fand sich kein Unterschied im medianen Überleben mit 6,5 vs. 6,7 Monaten, so dass die Gabe von Paclitaxel in der First-line-Therapie die Prognose der Patienten nicht verbessert hat.

Unter den Studien mit klassischer Prüfung von Chemotherapiekombinationen zu erwähnen ist noch die japanische Untersuchung von Okamoto et al. [152], die Carboplatin/Etoposid gegen ein auf 3 Tage gesplittetes Cisplatin in Kombination mit Etoposid geprüft hat. Eingeschlossen wurden überwiegend ältere Patienten mit extensive disease. Carboplatin wurde in einer Dosis von AUC5 in Kombination mit Etoposid 80 mg/m^2 Tag 1-3 gegeben. Cisplatingabe erfolgte mit 25 mg/m^2 Tag 1-3 in Kombination mit Etoposid 80 mg/m^2 an den gleichen Tagen. Es wurden 220 Patienten in die Studie eingeschlossen. Die Auswertung der Studie zeigte keinerlei Unterschied zwischen den beiden Therapiearmen. Die Remissionsrate lag bei 73%, das mittlere Überleben bei 10,6 vs. 9,8 Monaten und das 1-Jahres-Überleben bei 41 vs. 35%.

Von Bedeutung ist noch die randomisierte Studie von De Marinis et al. [153] bei kleinzelligem Karzinom mit schlechter Prognose, in der 140 Patienten auf die Dreifachkombination Cisplatin/Etoposid plus Gemcitabine oder die Zweifachkombination Cisplatin plus Gemcitabine randomisiert wurden. Die Auswertung der Studie zeigt keine Überlebensunterschiede mit einem Median von 9,5 vs. 10 Monaten. Das Dreifachregime war mit stärkerer hämatologischer Toxizität vergesellschaftet.

Wertung: Die Behandlungsergebnisse beim metastasierten kleinzelligen Lungenkarzinom sind auf den Boden der Tatsachen zurückgekehrt. Die Studie von Hanna konnte keinen Überlebensvorteil durch den Einschluss von Irinotecan zeigen und damit sind die Ergebnisse der Noda-Studie aus Japan widerlegt. Irinotecan ist sicherlich eine aktive Substanz, die Wirksamkeit ist jedoch gegenüber den Platin/Etoposid-Protokollen nicht erhöht. Gleiches trifft für das orale Topotecan zu. Die Fortschritte im Bereich des fernmetastasierten kleinzelligen Lungenkarzinoms sind in den vergangenen Jahren sehr bescheiden gewesen. Bisher zeichnet sich keine Chemotherapiekombination oder Therapieoption ab, die dem bisherigen Standard aus einer Zweifachkombination überlegen ist.

Fazit für die Praxis: Es ergibt sich keine neue Entwicklung. PE, CE, ACO, CDE, Piri, Ptopo p.o. sind bei extensive disease wohl gleichwertig, aber die Optionen sind gestiegen.

21 Experimentelle Therapie beim kleinzelligen Lungenkarzinom

Die Untersuchung von Rohr et al. [154] aus Düsseldorf hat noch einmal nach der prognostischen Bedeutung der **c-kit-Expression** beim kleinzelligen Lungenkarzinom gefragt. Insgesamt wurden die Proben von 203 Patienten analysiert. Eine c-kit-Expression war bei 88% der Tumoren nachweisbar. Bei vorhandener c-kit-Expression war die Prognose der Patienten günstiger mit einem medianen Überleben von 151 vs. 358 Tagen. Auch die Höhe der c-kit-Expression hatte prognostischen Einfluss. Bei mehr als 75% positiven Zellen betrug die mediane Überlebenszeit 424 Tage verglichen zu 295 Tage bei einer Positivität von 25–75 Zellen.

Da c-kit somit in hoher Inzidenz bei SCLC nachweisbar ist, wurde in mehreren Studien der Einsatz von Imatinib geprüft. In der Studie von Krug et al. [155] wurden 12 Patienten mit 800 mg Imatinib/Tag behandelt. Kein Patient sprach auf die Behandlung an. Ähnliche Erfahrungen wurden von Dy et al. [156] berichtet. Hier wurden 29 Patienten mit erhöhter c-kit-Expression therapiert. Die mittlere Zeit bis zur Progression betrug einen Monat und das mediane Überleben etwa 4 Monate. Es wurde keine objektivierbare Remission und keine Krankheitsstabilisierung über sechs Wochen beobachtet, so dass eine weitere Rekrutierung in die Studie nicht vorgenommen wurde. Eine Untersuchung von Tompson et al. [157] kombinierte die Imatinib-Therapie mit Carboplatin/Irinotecan-Behandlung bei nicht vorbehandelten Patienten mit extensive disease SCLC. 68 Patienten wurden in die Studie eingeschlossen. Es fand sich eine Remissionsrate von 67%, Das mittlere Überleben lag bei 5,7 Monaten. Somit sind die Daten im historischen Vergleich sicherlich auch nicht günstiger als das was üblicherweise bei kleinzelligen Lungenkarzinomen zu erwarten ist.

Die neue Substanz **Bortezomib** ist nach ihrer Zulassung für die Therapie des multiplen Myeloms auch beim kleinzelligen Lungenkarzinom in der Second-line-Therapie geprüft worden. Die Studie von Johl et al. [158] schloss 60 Patienten mit Rezidiv nach Platinvortherapie ein. Eine Remission wurde nur in einem einzigen Fall bei primär platinrefraktärer Erkrankung beobachtet. Über 80% der Patienten zeigten eine sofortige Progression. Als alleinige Therapie scheint somit Bortezomib beim kleinzelligen Lungenkarzinom wenig aktiv.

Wertung: Auch auf experimentellem Feld zeigen sich keine neuen hoffnungsvollen therapeutischen Ansätze. Imatinib ist unwirksam beim kleinzelligen Lungenkarzinom, Bortezomib zeigt nur eine minimale Aktivität. Eine Aussage zum m-Tor-Inhibitor Enzirolimus ist aufgrund der auf dem ASCO vorgestellten Studie z. Z. noch nicht möglich.

Literatur

[1] Boyle P, Ferlay J (2004) Cancer incidence and mortality in Europe, 2004. Ann Onc 16:481–488

[2] Alberg AJ, Brock MV, Samet JV (2005) Epidemiology of lung cancer: looking to the future. J Clin Oncol 23:3175–3185

[3] Bosetti C, Malvezzi M, Chatenoud L, Negri E, Levi F, La Vecchia C (2005). Trends in cancer mortality in the Americas, 1970–2000. Ann Onc 16:489–511

[4] Henley S, Thun M, Chao A, Calle E (2004) Association between exclusive pipe smoking and mortality from cancer and other diseases. J National Cancer Institute 96:853–861

[5] Patel JD (2005) Lung cancer in women. J Clin Oncol 23:3212–3218

[6] Bain C, Feskanich D, Speizer F et al (2004) Lung cancer rates in men and women with comparable histories of smoking. J National Cancer Institute 96:826–834

[7] Goodman G, Thornquist M, Balmes J et al (2004) The beta carotene and retinol efficacy trial. J National Cancer Institute 96:1743–1750

[8] Hirsch FR, Lippman SM (2005) Advances in the biology of lung cancer chemoprevention. J Clin Oncol 23:3186–3197

[9] Crestanello JA, Allen MS, Jett JR, Cassivi SD, Nichols FC III, Swensen SJ, Deschamps C, Pairolero PC (2004) Thoracic surgical operations in patients enrolled in a computed tomographic screening trial. J Thorac Cardiovasc Surg 128:254–259

[10] Mulshine JL (2005) New developments in lung cancer screening. J Clin Oncol 23:3198–3202

[11] Lu C, Soria J-C, Tang X, Xu X-C, Wang L, Mao L, Lotan R, Kemp B, Bekele BN, Feng L, Hong WK, Khuri FR (2004) Prognostic factors in resected stage I non-small-cell lung cancer: a multivariate analysis of six molecular markers. J Clin Oncol 22:4575–4583

[12] Bepler G, Sharma S, Cantor A, Gautam A, Haura E, Simon G, Sharma A, Sommers E, Robinson L (2004) RRM1 and PTEN as prognostic parameters for overall and disease-free survival in patients with non-small-cell lung cancer. J Clin Oncol 22:1878–1885

[13] Ferraro B, Bepler G, Sharma S, Cantor A, Haura EB (2005) EGR1 predicts PTEN. nd survival in patients with non-small-cell lung cancer. J Clin Oncol 23:1921–1926

[14] Maruyama R, Sugio K, Yoshino I, Maehara Y, Gazdar AF (2004) Hypermethylation of FHIT as a prognostic marker in nonsmall cell lung carcinoma. Cancer 100(7):1472–7

[15] Osoegawa A, Yoshino I, Tanaka S, Sugio K, Kameyama T, Yamaguchi M, Maehara Y (2004) Regulation of p27 by S-phase kinase-associated protein 2 is associated with aggressiveness in non-small-cell lung cancer. J Clin Oncol 22:4165–4173

[16] Gouyer V, Conti M, Devos P, Zerimech F, Copin MC, Creme E, Wurtz A, Porte H, Huet G (2005) Tissue inhibitor of metalloproteinase 1 is an independent predictor of prognosis in patients with nonsmall cell lung carcinoma who undergo resection with curative intent. Cancer 103(8):1676–84

[17] Aljada S, Ramnath N, Donohue K, Harvey S, Brooks JJ, Wiseman SM, Khoury T, Loewen G, HSlocum HK, Anderson TM, Bepler G, Tan D (2004) Upregulation of the tissue inhibitor of metalloproteinase-1 protein is associated with progression of human non-small-cell lung cancer. J Clin Oncol 22:3218–3229

[18] Gurubhagavatula S, Liu G, Park S, Zhou W, Su L, Wain JC, Lynch TJ, Neuberg DS, Christiani DC (2004) XPD and XRCC1 genetic polymorphisms are prognostic factors in advanced non-small-cell lung cancer patients treated with platinum chemotherapy. J Clin Oncol 22:2594–2601

[19] Gautschi O, Bigosch C, Huegli B, Jermann M, Marx A, Chasse E, Ratschiller D, Weder W, Joerger M, Betticher DC, Stahel RA, Ziegler A (2004) Circulating deoxyribonucleic acid as prognostic marker in non-small-cell lung cancer patients undergoing chemotherapy. J Clin Oncol 22:4157–4164
[20] Shinohara ET, Gonzalez A, Massion PP, Chen H, Li M, Freyer AS, Olson SJ, Andersen JJ, Shyr Y, Carbone DP, Johnson DH, Hallahan DE, Lu B (2005) Nuclear survivin predicts recurrence and poor survival in patients with resected nonsmall cell lung carcinoma. Cancer 103(8):1685–92
[21] Vischioni B, van der Valk P, Span SW, Kruyt FAE, Rodriguez JA, Giaccone G (2004) Nuclear localization of survivin is a positive prognostic factor for survival in advanced non-small-cell lung cancer. Ann Onc 15:1654–1660
[22] Shah L, Walter KL, Borczuk AC, Kawut SM, Sonett JR, Gorenstein LA, Ginsburg ME, Steinglass KM, Powell CA (2004) Expression of syndecan-1 and expression of epidermal growth factor receptor are associated with survival in patients with nonsmall cell lung carcinoma. Cancer 101(7):1632–8
[23] Kim JS, Lee H, Kim H, Shim YM, Han J, Park J,Kim D-H (2004) J Clin Oncol 22:3443–3450
[24] Isla D, Sarries C, Rosell R, Alonso G, Domine M, Taron M, Lopez-Vivanco M, Camps C, Botia M, Nuñez L, Sanchez-Ronco M, Sanchez JJ, Lopez-Brea M, Barneto I, Paredes A, Medina B, Artal A, Lianes P (2004) Ann Onc 15:1194–1203
[25] Ren H, Tang X, Lee JJ, Feng L, Everett AD, Hong WK, Khuri FR, Mao L (2004) Expression of hepatoma-derived growth factor is a strong prognostic predictor for patients with early-stage non-small-cell lung cancer. J Clin Oncol 22:3230–3237
[26] J.-P. Spano J-P, Andre F, Morat L, Sabatier L, Besse B, Combadiere C, Deterre P, Martin A, Azorin J, Valeyre D, Khayat D, Le Chevalier T, Soria J-C (2004) Chemokine receptor CXCR4 and early-stage non-small cell lung cancer: pattern of expression and correlation with outcome. Ann Onc 15:613–617
[27] Eloubeidi MA, Cerfolio RJ, Chen VK, Desmond R, Syed S, Ojha B (2005) Endoscopic ultrasound-guided fine needle aspiration of mediastinal lymph node in patients with suspected lung cancer after positron emission tomography and computed tomography scans. Ann Thorac Surg 79:263–268
[28] Larsen SS, Vilman P, Krasnik M et al (2004) Endoscopic ultrasound guided biopsy versus mediastiniscopy for analysis of paratracheal und subcarinal lymph nodes in lung cancer staging. Lung cancer 48:85–90
[29] Wallace MB, Ravenel J, Block MI, Fraig M, Silvestri G, S, Schmulewitz N, Varadarajulu S, Roberts S, Hoffman BJ, Hawes RH, Reed CE (2004) Endoscopic ultrasound in lung cancer patients with a normal mediastinum on computed tomography. Ann Thorac Surg 77:1763–1768
[30] Viney RC, Boyer MJ, King MT, Kenny PM, Pollicino CA, McLean JM, McCaughan BC, Fulham MJ(2004) Randomized controlled trial of the role of positron emission tomography in the management of stage I and II non-small-cell lung cancer. J Clin Oncol 22:2357–2362
[31] Bradley JD, Dehdashti F, Mintun MA, Govindan R, Trinkaus K, Siegel BA (2004) Positron emission tomography in limited-stage small-cell lung cancer: A prospective study. J Clin Oncol 22:3248–3254
[32] Sasaki R, Komaki R, Macapinlac H, Erasmus J, Allen P, Forster K, Putnam JB, Herbst RS, Moran CA, Podoloff DA, Roth JA, Cox JD (2005) [18F]Fluorodeoxyglucose uptake by positron emission tomography predicts outcome of non-small-cell lung cancer. J Clin Oncol 23:1136–1143
[33] R. J. Downey, T. Akhurst, M. Gonen, A. Vincent, M. S. Bains, S. Larson, and V. Rusch (2004) Preoperative F-18 fluorodeoxyglucose-positron emission tomography maximal standardized uptake value predicts survival after lung cancer resection. J Clin Oncol 22:3255–3260
[34] Flores RM, Akhurst T, Krug L, Gonen M, Dycoco J, Rosenzweig K, Larson SM, Downey RJ, Rusch VW for the Memorial Sloan-Kettering Cancer Ctr, New York (2005) Decreased PET SUV after induction chemotherapy is associated with improved survival in malignant pleural mesothelioma (MPM). Proc ASCO 2005, abs 7066
[35] Shankar LK, Sullivan DC (2005) Functional imaging in lung cancer. J Clin Oncol 23:3203–3211

[36] Travis WD, Garg K, Franklin WA, Wistuba II, Sabloff B, Noguchi M, Kakinuma R, Zakowski M, Ginsberg M, Padera R, Jacobson F, Johnson BE, Hirsch F, Brambilla E, Flieder DB, Geisinger KR, Thunnisen F, Kerr K, D.Yankelevitz D, Franks TJ, Galvin JR, Henderson DW, A. Nicholson AG, Hasleton PS, Roggli V, Tsao M-S, Cappuzzo F, Vazquez M (2005) Evolving concepts in the pathology and computed tomography imaging of lung adenocarcinoma and bronchioloalveolar carcinoma. J Clin Oncol 23:3279–3287
[37] Nomori H, Watanabe K, Ohtsuka T, Naruke T, Suemasu K, Uno K (2004) The size of metastatic foci and lymph nodes yielding false-negative and false-positive lymph node staging with positron emission tomography in patients with lung cancer. J Thorac Cardiovasc Surg 127:1087–1092
[38] Birim Ö, Kappetein AP, Takkenberg JJM, van Klaveren RJ, Bogers AJJC (2005) Survival after pathological stage IA nonsmall cell lung cancer: Tumor size matters. Ann Thorac Surg 79:1137–1141
[39] Takeda S, Fukai S, Komatsu H, Nemoto E, Nakamura K, Murakami M and Japanese National Chest Hospital Study Group (2005) Impact of large tumor size on survival after resection of pathologically node negative (pN0) non-small cell lung cancer. Ann Thorac Surg 79:1142–1146
[40] Okada M, Nishio W, Sakamoto T, Uchino K, Yuki T, Nakagawa A, Tsubota N (2005) Effect of tumor size on prognosis in patients with non-small cell lung cancer: The role of segmentectomy as a type of lesser resection. J Thorac Cardiovasc Surg 129:87–93
[41] Fernando HC, Santos RS, Benfield JR, Grannis FW, Keenan RJ, Luketich JD, Close JM, Landreneau RJ (2005) Lobar and sublobar resection with and without brachytherapy for small stage IA non-small cell lung cancer. J Thorac Cardiovasc Surg 129:261–267
[42] Deslauriers J, Grégoire J, Jacques LF, Piraux M, Guojin L, Lacasse Y (2004) Sleeve lobectomy versus pneumonectomy for lung cancer: a comparative analysis of survival and sites or recurrences. Ann Thorac Surg 77:1152–1156
[43] Rea F, Marulli G, Callegaro et al (2004) Prognostic significance of main bronchial lymph nodes involvement in non small cell lung carcinoma. Lung Cancer 45:215–220
[44] Hillner BE, Tunuguntla R, Fratkin M (2004) Clinical decisions associated with positron emission tomography in a prospective cohort of patients with suspected or known cancer at one united states center. J Clin Oncol 22:4147–4156
[45] Keller SM, Vangel MG, Wagner H, Schiller JH, Herskovic A, Komaki R, Randolph S. Marks RS, Perry MC, Livingston RB, Johnson DH (2004) Prolonged survival in patients with resected non-small cell lung cancer and single-level N2 disease. J Thorac Cardiovasc Surg 128:130–137
[46] Riquet M, Assouad J, Bagan P, Foucault C, Le Pimpec Barthes F, Dujon A, and Danel C (2005) Skip mediastinal lymph node metastasis and lung cancer: a particular N2 subgroup with a better prognosis. Ann Thorac Surg 79:225–233
[47] Prenzel KL, Baldus SE, Mönig SP (2004) Skip metastasis in nonsmall cell lung carcinoma. American Cancer Society
[48] Paci M, Cavazza A, Annessi V, Putrino I, Ferrari G, De Franco S, Sgarbi G (2004) Large cell neuroendocrine carcinoma of the lung: a 10-year clinicopathologic retrospective study. Ann Thorac Surg 77:1163–1167
[49] Ghosh S, Ahmed K, Hopkinson DN, Vaughan R (2004) Pulmonary adenocarcinoma is associated with poor long-term survival after surgical resection. American Cancer Society
[50] Okada M, Nishio W, Sakamoto T, Uchino K, Yuki T, Nakagawa A, Tsubota N (2004) Prognostic significance of perioperative serum carcinoembryonic antigen in non-small cell lung cancer: analysis of 1,000 consecutive resections for clinical stage I disease. Ann Thorac Surg 78:216–221
[51] Sawabata N, Maeda H, Yokota S (2004) Postoperative serum carcinoembryonic antigen levels in patients with pathologic stage IA nonsmall cell lung carcinoma. American Cancer Society
[52] Vibal AL, Williams BA, Nichols FC III, Marks RS, Jett JR, Aubry M-C, Edell ES, Wampfler JA, Molina JR, Ping Yang P (2004) Gender differences in non-small-cell lung cancer survival: an analysis of 4,618 patients diagnosed between 1997 and 2002. Ann Thorac Surg 78:209–215
[53] Onishi H, Araki T, Shirato H (2004) Stereotactic hypofractionated high-dose irradiation for stage I nonsmall cell lung carcinoma. American Cancer Society

[54] HC, De Hoyos A, Landreneau JR, Gilbert S, Gooding WE, Buenaventura PO, Christie NA, Belani C, Luketich JD (2005) Radiofrequency ablation for the treatment of non-small cell lung cancer in marginal surgical candidates. J Thorac Cardiovasc Surg 129:639–644
[55] Hotta K, Matsuo K, Ueoka H, Kiura K, Tabata M, Tanimoto M (2004) Role of adjuvant chemotherapy in patients with resected non-small-cell lung cancer: reappraisal with a meta-analysis of randomized controlled trials. J Clin Oncol 22:3860–3867
[56] Pisters KMW, Le Chevalier T (2005) Adjuvant chemotherapy in completely resected non-small-cell lung cancer. J Clin Oncol 23:3270–3278
[57] Douillard JY, Rosell R, Delena M (2005) ANITA: Phase lll adjuvant vinorelbine (N) and cisplatin (P) versus observation (OBS) in completely resected (stage l-lll) non-small-cell lung cancer (NSCLC) patients (pts): Final results after 70-month median follow-up. On behalf of the Adjuvant Navelbine International Trialist Association. Proc ASCO 2005, abs 7013
[58] Nakagawa M, Tanaka F, Tsubota N, Ohta M, Takao M, Wada H on behalf of the West Japan Study Group for Lung Cancer Surgery (2005) A randomized phase III trial of adjuvant chemotherapy with UFT for completely resected pathological stage I non-small-cell lung cancer: the West Japan Study Group for Lung Cancer Surgery (WJSG) – the 4th study. Ann Onc 16:75–80
[59] Alam N, Shepherd FA, Winton T (2005) Compliance with post-operative adjuvant chemotherapy in non-small cell lung cancer. An Analysis of National Cancer Institute of Canada and intergroup trial JBR. 10 and a review of the literature. Lung Cancer47:385–394
[60] Bradley JD, Paulus R, Graham MV, Ettinger DS, Johnstone DW, Pilepich MV, Machtay M, Komaki R, Atkins J, Curran WJ (2005) Phase II trial of postoperative adjuvant paclitaxel/carboplatin and thoracic radiotherapy in resected stage II and IIIA Non-small-cell lung cancer: promising long-term results of the radiation therapy oncology group – RTOG 9705. J Clin Oncol 23:3480–3487
[61] Pisters K, Vaiieres E, Bunn P (2005) S9900: A phase lll trial of surgery alone or surgery plus preoperative (preop) paclitaxel/carboplatin (PC) chemotherapy in early stage non-small cell lung cancer (NSCLC): Preliminary results. Proc ASCO 2005, abs 7012
[62] Scagliotti V on behalf of Ch. E.S.T. investigators (2005) Preliminary results of Ch.E.S.T.: A phase lll study of surgery alone or surgery plus praeoperative gemcitabine-cisplatin in clinical early stages non-small cell lung cancer (NSCLC). Proc ASCO 2005 abs 7023
[63] Korfee S, Gauler T, Pöttgen C et al (2004) Operable stage IIIA: Prospective randomized trial of surgery and postoperative radiotherapy versus trimodality treatment. Onkologie 27, Suppl 3, p 139, abs P618
[64] Albain KS, Swann RS, Rusch VR (2005) Phase lll study of concurrent chemotherapy and radiotherypy (CT/RT) vs CT/RT followed by surgical resection for stage lllA(pN2) non-small cell lung cancer (NSCLC): Outcomes update of North American Intergroup 0139 (RTOG 9309). Proc ASCO 2005, abs 7014
[65] van Meerbeeck JP, Kramer G, van Schil PE (2005) A randomised trial of radical surgery (S) versus thoracic radiotherapy (TRT) in patients (pts) with stage llla-N2 non-small cell lung cancer (NSCLC) after response to induction chemotherapy (ICT) (EORTC 08941). Proc ASCO 2005, abs 7015
[66] Lorent N, De Leyn P, Lievens Y, Verbeken E, Nackaerts K, Dooms C, Van Raemdonck D, Anrys B, J. Vansteenkiste J, and The Leuven Lung Cancer Group (2004) Long-term survival of surgically staged IIIA-N2 non-small-cell lung cancer treated with surgical combined modality approach: analysis of a 7-year prospective experience. Ann Onc 15:1645–1653
[67] Marks LB, JGarst J, Socinski MA, Sibley G, Blackstock AW, Zhou JEHS, Shafman T, Tisch A, Clough R, Yu X, Turrisi A, Anscher M, Crawford J, Rosenman J (2004) Carboplatin/paclitaxel or carboplatin/vinorelbine followed by accelerated hyperfractionated conformal radiation therapy: report of a prospective phase I dose escalation trial from the Carolina Conformal Therapy Consortium. J Clin Oncol 22:4329–4340
[68] Jeremic B, Milicic B, Acimovic L, Milisavljevic S (2005) Concurrent hyperfractionated radiotherapy and low-dose daily carboplatin and paclitaxel in patients with stage III non-small-cell lung cancer: long-term results of a phase II study. J Clin Oncol 23:1144–1151

[69] Gervais R, Ducolone A, Lechevalier T (2005) Conventional radiation (RT) with daily carboplatin (Cb) compared to RT alone after induction chemotherapy (ICT) (vinorelbine (Vr)-cisplatine (P)): Final results of a randomised phase lll trial in stage lll unresectable non small cell lung (NSCLC) cancer. Study CRG/BMS/NPC/96 of the French Lung Cancer Study Group FNCLCC and IFCT. Proc ASCO 2005, abs 7016
[70] Belani CP, Wang W, Johnson DH, Wagne Hr, Schiller J, Veeder M, Mehta M (2005) Phase III Study of the Eastern Cooperative Oncology Group (ECOG 2597): Induction Chemotherapy followed by either standard thoracic radiotherapy or hyperfractionated accelerated radiotherapy for patients with unresectable stage IIIA and B non-small-cell lung cancer. J Clin Oncol 23:3760–3767
[71] Gandara DR, Chansky K, Gaspar LE (2005) Long term survival in stage lllb non-small cell lung cancer (NSCLC) treated with consolidation docetaxel following concurrent chemoradiotherapy (SWOG S 9504). Proc ASCO 2005, abs 7059
[72] Kelly K, Gaspar LE, Chansky K (2005) Low incidence of pneumonitis on SWOG 0023: A preliminary analysis of an ongoing phase lll trial of concurrent chemoradiotherapy followed by consolidation docetaxel and gefitinib/placebo maintenance in patients with inoperable stage lll non-small cell lung cancer. Proc ASCO 2005, abs 7058
[73] Farray D, Mirkovic N, Albain KS (2005) Multimodality Therapy for Stage III Non-Small-Cell Lung Cancer. J Clin Oncol 23:3257-3269
[74] Socinski MA, Zhang C, Herndon JE II, Dillman RO, Clamon G, Vokes E, Akerley W, Crawford J, Perry MC, Seagren SL, Green MR (2004) Combined modality trials of the Cancer and Leukemia Group B in stage III non-small-cell lung cancer: analysis of factors influencing survival and toxicity. Ann Onc 15:1033–1041
[75] Mamon HJ, Yeap BY, Janne PA, Reblando J, Shrager S, Jaklitsch MT, Mentzer S, Lukanich JM, Sugarbaker DJ, Baldini EH, Berman S, Skarin A, Bueno R (2005) High risk of brain metastases in surgically staged IIIA non-small-cell lung cancer patients treated with surgery, chemotherapy, and radiation. J Clin Oncol 23:1530–1537
[76] Gaspar LE, Chansky K, Albain KS, Vallieres E, Rusch V, Crowley JJ, Livingston RB, Gandara DR (2005) Time from treatment to subsequent diagnosis of brain metastases in stage III non-small-cell lung cancer: a retrospective review by the Southwest Oncology Group. J Clin Oncol 23:2955–2961
[77] Douillard J-Y, Gervais R, Dabouis G, Le Groumellec A, D'Arlhac M, Spaeth D, Coudert B, Caillaud D, Monnier A, Clary C, Maury B, Mornet M, Rivière A, Clouet P, Couteau C (2005) Sequential two-line strategy for stage IV non-small-cell lung cancer: docetaxel–cisplatin versus vinorelbine-cisplatin followed by cross-over to single-agent docetaxel or vinorelbine at progression: final results of a randomised phase II study. Ann Onc 16:81–89
[78] Lilenbaum RC, Chen C-S, Chidiac T, Schwarzenberger PO, Thant M, Versola M, Lane SR (2005) Phase II randomized trial of vinorelbine and gemcitabine versus carboplatin and paclitaxel in advanced non-small-cell lung cancer. Ann Onc 16: 97–101
[79] O'Brien MER, Szczesna A, Karnicka H, Zatloukal P, Eisen T, Hartmann W, Kasan P, Longerey B, Lefresne F (2004) Vinorelbine alternating oral and intravenous plus carboplatin in advanced non-small-cell lung cancer: results of a multicentre phase II study. Ann Onc 15:921–927
[80] Winegarden JD, Mauer AM, Otterson GA, Rudin CM, Villalona-Calero MA, Lanzotti VJ, Szeto L, Kasza K, Hoffman PC, Vokes EE (2004) A phase II study of oxaliplatin and paclitaxel in patients with advanced non-small-cell lung cancer. Ann Onc 15:915–920
[81] Georgoulias V, Ardavanis A, Agelidou A, Agelidou M, Chandrinos V, Tsaroucha E, Toumbis M, Kouroussis C, Syrigos K, Polyzos A, Samaras N, Papakotoulas P, Christofilakis C, Ziras N, Alegakis A (2004) Docetaxel versus docetaxel plus cisplatin as front-line treatment of patients with advanced non-small-cell lung cancer: a randomized, multicenter phase III trial. J Clin Oncol 22:2602–2609
[82] Lilenbaum RC, Herndon JE II, List MA, Desch C, Watson DM,. Miller AA, Graziano SL, Perry C, Saville W, Chahinian P,. Weeks JC, Holland JC, Green MR (2005) Single-agent versus combination chemotherapy in advanced non-small-cell lung cancer: The Cancer and Leukemia Group B (study 9730). J Clin Oncol 23:190–196
[83] Georgoulias V, Syrigos K, Agelidou M, Potamianou A,. Polyzos A, Varthalitis J, Gerogianni A, Ziras N, Mavroudis D, Androulakis N, Samonis G and the Hellenic Oncology

Research Group (HORG) (2005) Docetaxel in combination with gemcitabine (DG) versus docetaxel (D) as front-line treatment in patients with advanced/metastatic NSCLC: A multicentre, randomized, phase III trial. Proc ASCO 2005, abs 7052
[84] Pujol JL, Breton JL, Gervais R, Rebattu P, Depierre A, Morère J-F, Milleron B, Debieuvre D, Castéra D, Souquet P-J, Moro-Sibilot D, Lemarié E, Kessler R, Janicot H, Braun D, Spaeth D, Quantin X, Clary C (2005) Gemcitabine-docetaxel versus cisplatin–vinorelbine in advanced or metastatic non-small-cell lung cancer: a phase III study addressing the case for cisplatin. Ann Onc 16: 602–610
[85] Stathopoulos GP, M. Veslemes M, N. Georgatou N, D. Antoniou D, P. Giamboudakis P, K. Katis K, D. Tsavdaridis D, S. K. Rigatos SK, I. Dimitroulis I, S. Bastani S, S. Loukides S, K. Vergos K, K. Marossis K, T. Grigoratou T, E. KalatziE, M. Charalambatou M, A. Paspalli A, P. Michalopoulou P, M. Stoka M, and A. Gerogianni A (2004) Front-line paclitaxel-vinorelbine versus paclitaxel-carboplatin in patients with advanced non-small-cell lung cancer: a randomized phase III trial. Ann Onc 15:1048–1055
[86] Georgoulias V, Ardavanis A, Tsiafaki X (2005) Vinorelbine plus cisplatin versus docetaxel plus gemcitabine in advanced non-small-cell lung cancer: A phase lll randomized trial. J Clin Oncol 23:2937–2945
[87] Laack E, Dickgreber N, Müller T (2004) Randomized phase III study of gemcitabine and vinorelbine versus gemcitabine, vinorelbine, and cisplatin in the treatment of advanced non-small-cell lung cancer: From the German and Swiss Lung Cancer Study Group. J Clin Oncol 22:2348–2356
[88] Kosmidis PA, Kalofonos C, Syrigos K, Skarlos D, Fountzilas G, Nicolaides Bafaloukos C, Samantas E, Bakogiannis C, Dimopoulos AM (2005) Paclitaxel and gemcitabine vs carboplatin and gemcitabine. A multicenter, phase III randomized trial in patients with advanced inoperable non-small cell lung cancer (NSCLC). Proc ASCO 2005
[89] Treat J, Belani CP, Edelman MJ, Socinski MA, Ansari RH, Obasaju CK, Bloss JD, Marinucci DM, Catalano RB, Comis RL and the Alpha Oncology Inc (2005) A randomized phase III trial of gemcitabine (G) in combination with carboplatin (C) or paclitaxel (P) versus paclitaxel plus carboplatin in advanced (stage IIIB, IV) non-small cell lung cancer (NSCLC): Update of the Alpha Oncology Trial (A1-99002L). Proc ASCO 2005, abs 7025
[90] Kuzur ME, Shipley DL, Spigel DR, Gray JR, Thompson DS, Hainsworth JD, Bradof JE, Webb CD, Gandhi JG, Beschorner A, Greco FA (2005) Paclitaxel, carboplatin, and gemcitabine (PCG) versus gemcitabine and vinorelbine (GV) in chemotherapy? Patients (pts) with advanced non-small cell lung cancer (NSCLC): A phase III trial of the Minnie Pearl Cancer Research Network (MPCRN). Proc ASCO 2005, abs 7056
[91] Novello S, Bruzzi P, Barone C, Masotti A, Buosi R, Michetti G, Fioretti M, Barbera S, Selvaggi G, Scagliotti GV (2005) Phase III study in stage IV non-small-cell lung cancer (NSCLC) patients (pts) treated with two cycles of Cisplatin/Gemcitabine followed by a randomization to three additional cycles of the same combination or Gemcitabine alone. Proc ASCO 2005, abs 7051
[92] D'Addario G, Pintilie M, Leigl NB (2005) Platinum-based versus non-platinum-based chemotherapy in advanced non-small-cell lung cancer: a meta-analysis of the published literature. J Clin Oncol 23:2926–2936
[93] Hotta K, Matsuo K, Ueoka H, Kiura K, Tabata M, Tanimoto M (2004) Addition of platinum compounds to a new agent in patients with advanced non-small-cell lung cancer: a literature based meta-analysis of randomised trials. Ann Onc 15:1782–1789
[94] Matsuo K, Ueoka H (2004) Meta-analysis of randomized clinical trials comparing cisplatin to carboplatin in patients with advanced non-small-cell lung cancer. J Clin Oncol 22:3852–3859
[95] Rudd EM, Gower NH, Spiro SG (2005) Gemcitabine plus carboplatin versus mitomycin, ifosfamide, and cisplatin in patients with stage LLLB or IV non-small-cell lung cancer: a phase lll randomized study of the London Lung Cancer Group. J Clin Oncol 23:142–153
[96] Belani CP, Lee JS, Socinski MA, Robert F, Waterhouse D, Rowland K, Ansari R, Lilenbaum R, Natale RB (2005) Randomized phase III trial comparing cisplatin-etoposide to carboplatin-paclitaxel in advanced or metastatic non-small cell lung cancer. Ann Onc, Advance Access published on April 28, 2005; doi: 10.1093/annonc/mdi216

[97] Rosell R, Cobo M, Isla D, Massuti B, Montes A, Paz-Ares L, Munoz MA, Vinolas N, G. Vivanco GL, Felip E (2005) ERCC1 mRNA-based randomized phase III trial of docetaxel (doc) doublets with cisplatin (cis) or gemcitabine (gem) in stage IV non-small-cell lung cancer (NSCLC) patients (p). Proc ASCO 2005

[98] Hoang T, Xu R, Schiller JH (2005) Clinical model to predict survival in chemonaive patients with advanced non-small-cell lung cancer treated with third-generation chemotherapy regimes based on Eastern Cooperative Oncology Group Data. J Clin Oncol 23:175–183

[99] Shanafelt TD, Loprinzi C, Marks R (2004) Are chemotherapy response rates related to treatment-induced survival prolingations in patients with advanced cancer? J Clin Oncol 22:1966–1974

[100] Bunn PA Jr (2005) Platinums in lung cancer: sufficient or necessary? J Clin Oncol 23:2882–2883

[101] Natasha B. Leighl, Luis Paz-Ares, Jean-Yves Douillard (2005) Randomized phase lll study of matrix metalloproteinase inhibitor BMS-275291 in combination with paclitaxel and carboplatin in advanced non-small-cell lung cancer: National Cancer Institute of Canada – Clinical Trials Group Study BR.18. J Clin Oncol 23:2831–2839

[102] Paz-Ares L, Douillard J, Koralewski P, Manegold C, Smit E, Reyes J, Chang G, John W, Peterson P, Gandara D (2005) Randomized phase III trial of gemcitabine/cisplatin (GC) and protein kinase C a (PKCa) antisense oligonucleotide aprinocarsen in patients (pts) with advanced stage non-small cell lung cancer (NSCLC). Proc ASCO 2005, abs 7053

[103] Blumenschein GR, Khuri F, Gatzemeier U, Miller WH, von Pawel J, Rigas JR, R. Herbst RS, Dziewanowska Z, Negro-Vilar A, Mabry M and the SPIRIT II Lung Cancer Study Group (2005) A randomized phase III trial comparing bexarotene/carboplatin/paclitaxel versus carboplatin/paclitaxel in chemotherapy-naive patients with advanced or metastatic non-small cell lung cancer (NSCLC). Proc ASCO 2005, abs 7001

[104] Jassem J, Zatloukal P, Ramlau R, Schwarzenberger P, Orlov S, Rodrigues-Pereira J, Temperley G, Mabry M, Negro-Vilar A, Dziewanowska Z and the SPIRIT I Lung Cancer Study Group (2004) A randomized phase III trial comparing bexarotene/cisplatin/vinorelbine versus cisplatin/vinorelbine in chemotherapy-naive patients with advanced or metastatic non-small cell lung cancer (NSCLC). Proc ASCO 2005

[105] Sandler AB, R. Gray R, J. Brahmer J, A. Dowlati A, J. H. Schiller JH, M. C. Perry MC, D. H. Johnson DH (2005) Randomized phase II/III Trial of paclitaxel (P) plus carboplatin (C) with or without bevacizumab (NSC # 704865) in patients with advanced non-squamous non-small cell lung cancer (NSCLC): An Eastern Cooperative Oncology Group (ECOG) Trial – E4599. Proc ASCO 2005, abs LBA 4

[106] Herbst RS, Johnson DH, Mininberg E (2005) Phase I/II trial evaluating the anti-vascular endothelial growth factor monoclonal antibody bevacizumab in combination with the HER-1/epidermal growth factor receptor tyrosine kinase inhibitor erlotinib for patients with recurrent non-small cell lung cancer. J Clin Oncol 23:2544–2555

[107] Herbst RS, Onn A, Sandler A (2005) Angiogenesis and lung cancer: prognostic and therapeutic implications. J Clin Oncol 23:3243–3256

[108] Pérez-Soler R, Chachoua A, Hammond LA (2004) Derterminants of Tumor response and survival with erlotinob in patients with non-small-cell lung cancer. J Clin Oncol 2004 22:3238–3247

[109] Mohamed MK, Ramalingam S, Lin Y, Gooding W, Belani CP (2005) Skin rash and good performance status predict improved survival with gefitinib in patients with advanced non-small cell lung cancer. Ann Onc 16:780–785

[110] Lynch TJ, Bell DW, Sordella R(2004) Activating mutations in the epidermal growth factr receptor underlying responsiveness of non-small-cell lung cancer to gefitinib. N Engl J Med 350(21):2129–2139

[111] Pham D, Kris MG, McDonough T, Riely GJ, Venkatraman ES, Pao W, Wilson RK, Miller VA, Singh B, Rusch VW (2005) Estimation of the likelihood of epidermal growth factor receptor EGFR) mutations based on cigarette smoking history in patients with adenocarcinoma of the lung. Proc ASCO 2005, abs 7069

[112] Lynch TJ, Bell F, Haber D, Johnson F, Giaccone G, Fukuoka M, Kris M, Herbst R, Krebs A, Ochs J (2005) Correlation of molecular markers including mutations with clinical outcomes in advanced non small cell lung cancer (NSCLC) patients (pts) treated with

gefitinib, chemotherapy or chemotherapy and gefitinib in IDEAL and INTACT clinical trials. Proc ASCO 2005, abs 7006
[113] Tsao MS, Sakurada A, Lorimer I, Cutz J, Kamel-Reid S, Squire J, Ding K, Frank R, Seymour L, Shepherd F (2005) Molecular analysis of the epidermal growth factor receptor (EGFR) gene and protein expression in patients treated with erlotinib in National Cancer Institute of Canada Clinical Trials Group (NCIC CTG) trial BR.21. Proc ASCO 2005, abs 7007
[114] Hirsch FR, Gandara DR, McCoy J, Crowley J, West HJ, Gummerlock PH, Bunn PA, Franklin WA, Varella-Garcia M (2005) Increased EGFR gene copy number detected by fish is associated with increased sensitivity to gefitinib in patients with bronchioloalveolar carcinoma (BAC) (S0126). Proc ASCO 2005, abs 7030
[115] Miller VA, Zakowski M, Riely GJ, Pao W, Hussain S, Ladanyi M, Heelan RT, Kris MG (2005) EGFR mutation, immunohistochemistry (IHC) and chromogenic in situ hybridization (CISH) as predictors of sensitivity to erlotinib and gefitinib in patients (pts) with NSCLC. Proc ASCO 2005, abs 7031
[116] Takano T, Ohe Y, Yoshida T, Tsuta K, Matsuno Y, Yamamoto N, Sekine I, Kunitoh H, Hirohashi S, Tamura T (2005) Evaluation of epidermal growth factor receptor (EGFR) mutations and gene copy numbers as predictors of clinical outcomes in Japanese patients with recurrent non-small-cell lung cancer (NSCLC) receiving gefitinib. Proc ASCO 2005
[117] Clark GM, Zborowski D, Santabárbara P, Ding K, Whitehead M, Seymour L, Shepherd F (2005) Smoking history is more predictive of survival benefit from erlotinib for patients with non-small cell lung cancer (NSCLC) than EGFR expression. Proc ASCO 2005, abs 7033
[118] Gumerlock PH, Holland WS, Chen H, Franklin WA, Hirsch FR, Mack PC, Davies AM, McCoy J, West HJ, Gandara DR (2005) Mutational analysis of K-RAS and EGFR implicates K-RAS as a resistance marker in the Southwest Oncology Group (SWOG) trial S0126 of bronchioalveolar carcinoma (BAC) patients (pts) treated with gefitinib. Proc ASCO 2005, abs 7008
[119] Sae-Won H, Kim T-Y, Gyu Hwang P (2005) Predictive and prognostic impact of epidermal growth factor receptor mutation in non-small-cell lung cancer patients treated with gefitinib. J Clin Oncol 23:2493–2501
[120] Marchetti A, Martella C, Felicioni L (2005) EGFR mutations in non-small-cell lung cancer: analysis of a large series of cases and development of a rapid and sensitive method for diagnostic screening with potential implications on pharmacologic treatment. J Clin Oncol 23:857–865
[121] De Pas T, Pelosi G, de Braud F (2004) Modulation of epidermal growth factor receptor status by chemotherapy in patients with locally advanced non-small-cell lung cancer is rare. J Clin Oncol 22:4966–4970
[122] Mitsudomi T, Kosaka T, Endoh H, Horio Y, Hida T, Mori S, Hatooka S, Shinoda M, Takahashi T, Yatabe Y (2005) Mutations of the epidermal growth factor receptor gene predict prolonged survival after gefitinib treatment in patients with non-small-cell lung cancer with postoperative recurrence. J Clin Oncol 23:2513–2520
[123] Pao W, Miller VA (2005) Epidermal growth factor receptor mutations, small-molecule kinase inhibitors, and non-small-cell lung cancer: current knowledge and future directions. J Clin Oncol 23:2556–2568
[124] Janne PA, Engelman JA, Johnson BE (2005) Epidermal growth factor receptor mutations in non-small-cell lung cancer: implications for treatment and tumor biology. J Clin Oncol 23:3227–3234
[125] Giaccone G (2005) Epidermal growth factor receptor inhibitors in the treatment of non-small-cell lung cancer. J Clin Oncol 23:3235–3242
[126] Giaccone G (2005) HER1/EGFR-targeted agents: predicting the future for patients with unpredictable outcomes to therapy. Ann Onc 16:538–548
[127] Ceresoli GL, Cappuzzo F, Gregorc V, Bartolini S, Crinò L, Villa E (2004) Gefitinib in patients with brain metastases from non-small-cell lung cancer: a prospective trial. Ann Onc 15:1042–1047
[128] Uchida A, Matsuo K, Tanimoto M (2005) APL during gefitinib treatment for non-small-cell lung cancer. N Engl J Med 352 u (8):843

[129] Giaccone G, Lechevalier T, Thatcher N, Smit E, Janmaat M, Rodriguez J, Oulid-Aissa D, Soria JC (2005) A phase II study of Erlotinib as first-line treatment of advanced non-small cell lung cancer. Proc ASCO 2005, abs 7073
[130] Bezjak A, Shepherd F, Tu D, Clark G, Santabarbara P, Pater J, Seymour L, Pentheroudakis G, Pavlidis N (2005) Symptom response in non-small cell lung cancer (NSCLC) patients (pts) treated with Erlotinib: Quality of life analysis of the NCIC CTG BR.21 trial. Proc ASCO 2005, abs 7018
[131] Cella D, Herbst RS, Lynch TJ, Prager D, Belani CP, Schiller JH, Heyes A, Ochs JS, Wolf MK, Kay AC, Kris MG, Natale RB (2005) Clinically meaningful improvement in symptoms and quality of life for patients with non-small-cell lung cancer receiving gefitinib in a randomized controlled trial. J Clin Oncol 23:2946–2954
[132] Hanna N, Shepherd FA, Fossella FV, Pereira JR, De Marinis F, von Pawel J, Gatzemeier U, Tsao TC Y, Pless M, Muller T, Lim H-L, Desch C, Szondy K, Gervais R, Shaharyar, Manegold C, Paul S, Paoletti P, Einhorn L, Bunn PA Jr (2004) Randomized phase III trial of pemetrexed versus docetaxel in patients with non-small-cell lung cancer previously treated with chemotherapy. J Clin Oncol 2004 22:1589–1597
[133] Gervais R, Ducolone A, Breton J-L, Braun D, Lebeau B, Vaylet F, Debieuvre D, Pujol J-L, Tredaniel J, Clouet P, Quoix E (2005) Phase II randomised trial comparing docetaxel given every 3 weeks with weekly schedule as second-line therapy in patients with advanced non-small-cell lung cancer (NSCLC). Ann Onc 16:90–96
[134] Ramlau R, Gervais R, Krzakowski M, von Pawel J, Kaukel E, Abratt R, Dharan B, Ross G, Dane G, Shepherd F (2005) Oral topotecan demonstrates clinical activity in relapsed non-small cell lung cancer. Results from an open-label, phase III study (387) comparing oral topotecan to intravenous docetaxel. Proc ASCO 2005, abs 7017
[135] Georgoulias V, Kouroussis C, Agelidou A (2004) Irinotecan plus gemcitabine vs irinotecan for the second-line treatment of patients with advanced non-small-cell lung cancer pretreated with docetaxel and cisplatin: a multicentre, randomised, phase II study. Br J Cancer 91(3):482–488
[136] Pectasides D, Pectasides M, Farmakis D, Kostopoulou V, Nikolaou M, Gaglia A, Koumpou M, Mylonakis N, Xiros N, Economopoulos T, Raptis SA (2005) Comparison of docetaxel and docetaxel–irinotecan combination as second-line chemotherapy in advanced non-small-cell lung cancer: a randomized phase II trial. Ann Onc 16:294–299
[137] Cufer T, Vrdoljak E on behalf of the SIGN study group (2005) Results from a phase II, open-label, randomized study (SIGN) comparing gefitinib with docetaxel as second-line therapy in patients with advanced (stage IIIb or IV) non-small-cell lung cancer. Proc ASCO 2005, abs 7035
[138] Lilienbaum R, Bonomi P, Ansari R, Lynch T, Govindan R, Janne P, Hanna N (2005) A phase II trial of cetuximab as therapy for recurrent non-small cell lung cancer (NSCLC): Final results. Proc ASCO 2005, abs 7036
[139] Langer CJ, Socinski MA, H Ross, O'Byrne KJ (2005) Paclitaxel poliglumex (PPX)/carboplatin vs paclitaxel/carboplatin for the treatment of PS2 patients with chemotherapy? advanced non-small cell lung cancer (NSCLC): A phase III study. Proc ASCO 2005, abs 7011
[140] Takeda K, Kudoh S, Nakagawa K, Takada M, Katakami N, Matsui K, Andoh M, Satoh T, Negoro S, Fukuoka M (2005) Randomized phase III study of docetaxel (D) versus vinorelbine (V) for elderly patients (pts) with advanced non-small cell lung cancer (NSCLC): Results of a West Japan Thoracic Oncology Group trial (WJTOG9904). Proc ASCO 2005, abs 7009
[141] Baka S, Ashcroft L, Anderson H, Lind M, Burt P, Stout R, Dowd I, Smith D, Lorigan P, Thatcher N (2005) Randomized phase II study of two gemcitabine schedules for patients with impaired performance status (karnofsky performance status \\70) and advanced non-small-cell lung cancer. J Clin Oncol 23:2136–2144
[142] Quoix E, Breton JL, Ducolone A, Mennecier B, Depierre A (2005) First line chemotherapy with gemcitabine in advanced non-small cell lung cancer elderly patients: a randomised phase ll study of 3-week versus 4-week schedule. Lung Cancer 47(3):405–412
[143] Gridelli C, Aapro M, Ardizzoni A, Balducci L, De Marinis F, Kelly K, Le Chevalier T, Manegold C, Perrone F, Rosell R, Shepherd F, De Petris L, Di Maio M, Langer C (2005) Tre-

atment of advanced non-small-cell lung cancer in the elderly: results of an international expert panel. J Clin Oncol 23:3125–3137
[144] Singh S, Parulekar W, Murray N, Feld R, Evans WK, Tu D, Shepherd FA (2005) Influence of sex on toxicity and treatment outcome in small-cell lung cancer. J Clin Oncol 23:850–856
[145] Han J-Y, Cho KH, Lee DH, Kim HY, Kim E-A, Lee SY, Lee JS (2005) Phase II study of irinotecan plus cisplatin induction followed by concurrent twice-daily thoracic irradiation with etoposide plus cisplatin chemotherapy for limited-disease small-cell lung cancer. J Clin Oncol 23:3488–3494
[146] Fried DB, Morris DE, Poole C, Rosenman JG, Halle JS, Detterbeck FC, Hensing TA, Socinski MA (2004) Systematic review evaluating the timing of thoracic radiation therapy in combined modality therapy for limited-stage small-cell lung cancer. J Clin Oncol 2004 22:4837–4845
[147] Brock MV, Hooker CM, Syphard JE, Westra W, Xu L, Alberg AJ, Mason D, Baylin SB, James G. Herman JG, Yung RC, Brahmer J, Rudin CM, Ettinger DS, Yang SC (2005) Surgical resection of limited disease small cell lung cancer in the new era of platinum chemotherapy: Its time has come. J Thorac Cardiovasc Surg 129:64–72
[148] Eckardt JR, von Pawel J, Manikhas G, Papai Z, Tomova A, Tzekova V, Crofts T, Brannon S, Wissel P, Ross G (2005) Comparable activity with oral topotecan/cisplatin (TC) and IV etoposide/cisplatin (PE) as treatment for chemotherapy? patients (pts) with extensive disease small cell lung cancer (ED-SCLC): Final results of a randomized phase III trial (389). Proc ASCO, abs 7003
[149] Hanna NH, Einhorn L, Sandler A, Langer C, Hariharan S, Ansari R, Ellis P, Byrne M, Wang B, Bunn P (2005) Randomized, phase III trial comparing irinotecan/cisplatin (IP) with etoposide/cisplatin (EP) in patients (pts) with previously untreated, extensive-stage (ES) small cell lung cancer (SCLC). Proc ASCO, abs 7004
[150] Pandya K, Levy D, Hidalgo R et al (2005) A randomised phase II ECOG trial of two dose levels of tensirolimus in patients with extensive stage small lung cancer in remission after induction chemotherapy. Proc ASCO 2005, abs 7005
[151] Smit EF, Groen HJ, Biesma B, van der Wilt S, Koolen MG, De Jong WK, Tinteren HV, Bochove AV (2005) Phase III study comparing cyclophosphamide, doxorubicin, and etoposide (CDE) to carboplatin and paclitaxel (CP) in patients (pts) with extensive disease small cell lung cancer (ED SCLC). Proc ASCO 2005, abs 7045
[152] Okamoto H, Watanabe K, Kunikane H, Yokoyama A, Kudoh S, Ishizuka N, Fukuda H, Tamura T, Saijo N and the Lung Cancer Study Group of the Japan Clinical Oncology Group (JCOG) Randomized phase III trial of carboplatin(C) plus etoposide (E) vs. split doses of cisplatin (P) plus etoposide (E) in elderly or poor-risk patients with extensive disease small cell lung cancer (ED-SCLC): JCOG 9702
[153] De Marinis F, Nelli F, Lombardo M(2005) A multicenter, randomized, phase II study of cisplatin, etoposide, an gemcitabine or cisplatin plus gemcitabine as first-line treatment in patients with poor-prognosis small cell lung carcinoma. American Cancer Society 2005, 772–779
[154] Rohr UP, Rehfeld N, Pflugfelder L (2004) Expression of the tyrosine kinase c-kit is an independent prognostic factor in patients with small cell lung cancer. Int J Cancer 111(2):259–263
[155] Krug LM, Crapanzano JP, Azzoli CG (2005) Imatinib mesylate lacks activity in small cell lung carcinoma expressing c-kit protein. A phase ll clinical trial. American Cancer Society 2005, pp 2128–2131
[156] Dy GK, Miller AA, Mandrekar S, Aubry M, Langdon RM, Schild SE, Jett JR, Adjei AA and the CALGB, NCCTG (2005) A phase II NCCTG/CALGB trial of imatinib (STI571) in patients (pts) with c-kit-expressing relapsed small cell lung cancer (SCLC). Proc ASCO 2005, abs 7048
[157] Thompson DS, Hainsworth JD, Spigel DR, Toomey MA, Rubin MS, Schreeder MT, Mateer S, Greco FA (2005) Irinotecan (I), carboplatin (C), and imatinib (IM) in the first-line treatment of extensive-stage small cell lung cancer (SCLC): a phase II trial of the Minnie Pearl Cancer Research Network. Proc ASCO 2005, ab. 7049
[158] Hohl J, Chansky K, Lara PN et al (2005) The proteasome inhibitor PS-341 (bortezomib) in platinum (plat)-treated extensive-stage small cell lung-cancer. Proc ASCO 2005, abs 7047

Urologische Tumoren

T. OTTO

1 Prostatakarzinom[1]

1.1 Prävention

Auf der Basis einer placebokontrollierten 4-armigen Studie ist ein Vorteil für die orale Gabe von **Toremifen** (20 mg/d) belegt. Die Entstehung von Prostatakarzinomen ist in der Verum-Gruppe mit 24% vs. 31% signifikant niedriger [18].

1.2 Früherkennung

Bei Männern im Alter von 50–75 Jahren sind rektale Untersuchung und PSA-Bestimmung zur Früherkennung des Prostatakarzinoms sinnvoll. Eine (Sextanten-)Biopsie wird empfohlen, wenn der Tastbefund positiv ist, der PSA-Wert über 4 ng/ml liegt und eine kurative Therapie durchführbar ist.

1.3 Diagnostik

In der neuen TNM-Klassifikation wird das Stadium pT2 in a bis c differenziert. Befall eines Prostatalappens unter 50% entspricht pT2a, über 50% pT2b, Befall beider Lappen pT2c. Eine perineale oder transrektale Sextanten- bzw. Oktantenbiopsie sichert die Diagnose. Zusätzliche histopathologische Befunde wie eine »high grad pin« oder atypische kleine Drüsenproliferationen können auch bei negativer Biopsie auf ein Prostatakarzinom hinweisen und eine Indikation zur Rebiopsie darstellen.

Kritisch zu bewerten ist der **Gleason-Score,** da er nur unzureichend mit dem histologischen Befund des Biopsiematerials übereinstimmt [47*][2]. Um diesem Problem zu entgehen, ist ein Prognoseprogramm ermittelt worden, in das sämtliche klinischen wie histopathologischen Parameter eingehen und vor dem Hintergrund der von Partin und Kattan ermittelten Tafeln eine verlässliche Abschätzung des Stadiums ergeben.

1.4 Therapie des lokal begrenzten Prostatakarzinoms (T1–3, Nx, M0)

Therapie der Wahl beim organbegrenzten Prostatakarzinom ist die **radikale Prostatektomie.** Alternativen sind die perkutane Strahlentherapie und die Brachytherapie, vor allem bei Operationsunwilligkeit und hoher Komorbidität. Kontrovers diskutiert wird die adjuvante **Strahlentherapie** nach vor-

[1] Die Darstellung zum Prostatakarzinom erfolgt mit freundlicher Unterstützung durch die Pierburg Stiftung.

[2] Literaturziffern mit Sternchen beziehen sich auf ältere Literatur.

ausgegangener radikaler Prostatektomie. Die Arbeitsgruppe um Thompson hat die Rate krankheitsfreier Patienten durch adjuvante Strahlentherapie von 48% auf 67% signifikant steigern können [31])].

Bestätigt werden die Ergebnisse durch die EORTC-Studie von Bolla, die bei über 1.000 Patienten im randomisierten Vergleich ein verlängertes krankheitsfreies Überleben zugunsten der strahlentherapierten Patienten ermittelt haben [3].

Ein wesentliches Selektionskriterium für die **Brachytherapie** ist der PSA-Wert. Günstiges Selektionskriterium ist ein Serum-PSA unter 10 ng/ml [27]. Die initial günstigen amerikanischen Resultate einer Brachytherapie werden von den Europäern bestätigt. Im Rahmen einer Registerarbeit findet sich hier eine Rate krankheitsfreier Patienten nach Low-dose-Brachytherapie von 95%. Allerdings beträgt die mittlere Nachsorge nur 31 Monate, was die Aussage einschränkt [24]. Der Vergleich von Brachytherapie mit radikaler Prostatektomie hinsichtlich der Lebensqualität bestätigt eine vergleichbare Rate einer erektilen Dysfunktion von 50% nach Brachytherapie, was die Strahlenbiologie und Effektivität dieser Methode unterstreicht [4]. Auch für den randomisierten Vergleich von perkutaner Radiotherapie und radikaler Prostatektomie findet sich ein vergleichbares Spektrum assoziierter Nebenwirkungen [10].

Basierend auf einer von Catalona initiierten Früherkennungsuntersuchung sind 3.020 Patienten mit einem T1c-Prostatakarzinom detektiert worden. Bezogen auf einen Nachsorgezeitraum von 7 Jahren zeigt sich ein signifikanter Vorteil in Bezug auf das progressionsfreie Überleben für die radikale Prostatektomie (59%) im Vergleich zur Strahlentherapie stratifiziert nach perkutaner Radiotherapie (43%) und Brachytherapie (41%). Deutlich schlechter als die lokalen Therapieverfahren waren eine antiandrogene Behandlung (33%) und die alleinige Kontrolle (0%!) [34*].

Wertung: Im Rahmen des schwedischen Prostataregisters bestätigen sich die amerikanischen Ergebnisse. Auch hier schneiden die operierten Patienten quoad vitam signifikant besser ab [20]. Früherkennung und Behandlung des lokal begrenzten Prostatakarzinoms unterliegen einer mannigfaltigen Schnittstellenproblematik, was zur Bildung integrierter Versorgungskonzepte auch für diese Erkrankung geführt hat.

1.5 Antiandrogene Behandlung

Eine antiandrogene Therapie bei lokal fortgeschrittener Erkrankung als Ergänzung zur lokalen Therapie ist nur bei selektionierten Patienten sinnvoll, und zwar sowohl als adjuvante als auch neoadjuvante Therapie. Aufgrund der bisherigen Studien [37*, 41*] lassen sich jedoch keine generellen Empfehlungen hierfür ableiten.

Die Überlebensrate von Hochrisikopatienten mit tumorbefallenen Lymphknoten wird durch eine frühzeitige Androgendeprivation mit LHRH-Analoga verbessert [21*]. Bestätigt werden die Ergebnisse durch die EORTC-Studie 30891. Hier ist der sofortige Einsatz einer Hormontherapie im Anschluss an die Lokalmaßnahme im Hinblick auf das overall survival günstiger (+11%). Allerdings zeigt sich für das krankheitsspezifische Überleben kein signifikanter Nachteil für die verzögert oder nicht therapierten Patienten [28].

1.6 Therapie des virginellen metastasierten Prostatakarzinoms

Die palliative Hormontherapie wird bei der Therapie des virginellen metastasierten Prostatakarzinoms empfohlen, insbesondere beim symptomatischen Patienten. Auf eine maximale Androgendeprivation kann verzichtet werden, da der Überlebensvorteil bei höheren Nebenwirkungen und Kosten äußerst gering ist.

Die Applikation von Bisphosphonaten führt im randomisierten Vergleich zu einer signifikanten Reduktion der sog. skeletal events; zudem wird das Auftreten solcher Veränderungen um ca. 6 Monate postponiert [35*].

Der frühe Beginn einer Hormontherapie ist im Vergleich zum verzögerten, symptomorientierten Therapiebeginn von Vorteil [28]. Bestätigung finden diese Daten durch die Arbeitsgruppe um Schröder der ein signifikant verbessertes Überleben für die frühzeitig therapierten Patienten ermittelt hat [22].

Die Arbeitsgruppe um Calais hat für Südeuropa die **intermittierende Androgendeprivation** im Rahmen einer randomisierten Untersuchung an 626 Patienten untersucht. Hier zeigt sich ein vergleichbarer Anteil tumorbedingt verstorbener Patienten in der intermittierend wie kontinuierlich behandelten Patientengruppe (113 vs. 111 Patienten [5]). Hingegen sind die Nebenwirkungen im Rahmen der aufrechterhaltenden Androgenblockade höher als im Rahmen der intermittierenden Androgendeprivation. Die Gruppe der intermittierend behandelten Patienten hat eine mittlere Therapiepause von 8,5 Monaten. Auch unter Aspekten der Potenz und Männergesundheit ist dieser Zeitraum für die Patienten von Bedeutung, da der Testosteronspiegel bereits nach 4 Monaten wieder im Normalbereich ist [12].

1.7 Systemische Therapie des hormonrefraktären Prostatakarzinoms

Die Indikation zur systemischen Chemotherapie richtet sich nach dem symptomatischen Progress. Unter Chemotherapie werden objektive Remissionen selten beobachtet; auch findet sich kein Beleg für die Überlegenheit der Chemotherapie gegenüber der Schmerztherapie.

Mit der Frage, ob eine Monotherapie einer Kombinationsbehandlung vorzuziehen ist, beschäftigt sich die randomisierte Studie von Oudard [30*]. Hier besteht für die Kombination aus Docetaxel und Estramustinphosphat im Vergleich zu Mitoxantron und Prednison ein um 7 Monate verlängertes Überleben, was im Rahmen zweier auf 1.700 Patienten angelegten prospektiv randomisierten Studien der SWOG geprüft worden ist.

Die Arbeitsgruppe um Tannock [29] hat im Rahmen einer 3-armigen Studie einen medianen Überlebensvorteil von 2 Monaten für die 3-wöchentliche Applikation von Docetaxel im Vergleich zu Mitoxantron ermittelt. Trotz der großen Fallzahlen beruht der ermittelte statistisch signifikante Überlebensvorteil auf einem Unterschied von weniger als 17 Patienten! Die Tatsache einer doppelt so hohen Nebenwirkungsrate für Docetaxel-behandelte Patienten erfordert eine individuell an den Organreserven und der Lebensqualität ausgerichteten Behandlung.

Vergleichbare Ergebnisse sind in der Kombination mit Docetaxel und Estramustinphosphat erhoben worden. Auch hier beträgt der Unterschied für das mediane Überleben 2 Monate zugunsten der Docetaxel/Estramustin-behandelten Patienten Zudem zeigt sich in der Untersuchung von Petrylak [17], das auch die Docetaxel-ausgerichtete Therapie von ausschließlich palliativem Charakter ist, da vor Ablauf von 4 Jahren alle Patienten tumorbedingt verstorben sind.

Wertung: Nach wie vor steht die Verbesserung der Lebensqualität im Vordergrund. So konnte durch die Therapie mit Vinblastin und Cortison im Vergleich zur alleinigen Kortisontherapie eine signifikant verbesserte Lebensqualität ohne Einfluss auf das Überleben ermittelt werden [1]. Ambulante Konzepte sind von großer Bedeutung; insofern stellt die Therapie bestehend aus Docetaxel und Prednison eine Bereicherung dar. Die Lebensqualität wie die Schmerzreduktion sind im Vergleich zu Mitoxantron signifikant gebessert.

Neue Therapieansätze bestehen in der sog. **Target-orientierten Behandlung.** Ein Beispiel ist die Celecoxib-Therapie beim fortgeschrittenen Prostatakarzinom, die bei 20 von 40 Patienten zu einer PSA-Remission oder stable disease einer zuvor progredienten Erkrankung führt [9]

2 Harnblasenkarzinom

2.1 Ätiologie und Prävention

Harnblasenkarzinome werden chemisch induziert. Die Identifizierung der **Karzinogene** ist aufgrund des langen Zeitraums zwischen Exposition und Manifestation (durchschnittlich 24 Jahre) schwierig. Zu den gesicherten Karzinogenen gehören aromatische Amine, Medikamente, Rauchen, chronische

Harnwegsinfekte, Strahlentherapie, Bilharziose, Balkannephropathie und chronische interstitielle Nephritis.

Wichtig: Eine Prävention von Harnblasenkarzinomen ist nur durch Vermeidung dieser Karzinogene möglich. Darüber hinaus können mithilfe molekulargenetischer Methoden Menschen mit hohem Risiko selektioniert werden [29*].

Die Arbeitsgruppe um Vollmer [32] hat für einen großen ländlichen Bezirk Deutschlands einen Zusammenhang zwischen Nitrat/Nitritkonzentrationen im Trinkwasser und dem Auftreten von Harnblasenkarzinomen nachgewiesen. Für andere urologische Tumorerkrankungen lassen sich hingegen keine Zusammenhänge zu den Trinkwasseruntersuchungen feststellen.

2.2 Therapie oberflächlicher Harnblasenkarzinome (TA/1/TIS)

Therapie der Wahl ist die transurethrale Tumorresektion. Zur Rezidivprophylaxe werden Zytostatika wie Mitomycin C, Doxorubicin und Epirubicin eingesetzt. Eine spanische Arbeitsgruppe (Palou et al. 2004) untersuchte den Wert einer Erhaltungstherapie mit **BCG.** Aufgrund der Ergebnisse sollten Patienten mit oberflächlichem Harnblasenkarzinom nicht generell einer BCG-Erhaltungstherapie unterzogen werden. Eine Verbesserung der topischen Therapie mit BCG zeichnet sich durch die Kombination mit IFN\\, ebenfalls intravesikal verabreicht ab [11].

2.3 Systembehandlung bei metastasierter Grunderkrankung

Die Suche nach neuen Substanzen für die systemische Polychemotherapie hält an. Besondere Bedeutung hat dabei die Kombination aus **Gemcitabine und Cisplatin,** die zwar im Vergleich mit dem bisherigen M-VAC-Standardschema geringere Morbidität, kürzerer Krankenhausverweildauer und besserer Lebensqualität aufweist, allerdings die Überlebens- und Progressionsraten nicht verbessert [45*]. Erfolgversprechend ist die um **Paclitaxel** erweiterte Kombination von Gemcitabine und Cisplatin. Hier besteht bei 15 von 29 Patienten in der First-line-Therapie eine objektive Remission [7]. Im Vergleich dazu ist die Kombination aus Gemcitabine mit Paclitaxel bei fehlender kompletter- und nur 6 partiellen Remissionen bei insgesamt 29 Patienten wenig aussichtsreich (Takahashi et al. 2005).

2.4 Komplementär- und Alternativmedizin

Zum Harnblasenkarzinom sind 4 prospektive Studien zum Einsatz von unkonventionellen Präparaten publiziert. Untersucht wurden Mistellektine und der Faktor AF2 (s. Update 2004). In einer randomisierten Studie ist für die orale Gabe von **Lactobacillus** casei in Kombination mit der intravesikalen Gabe von Epirubicin ein signifikant verbessertes Rezidivverhalten ermittelt worden (23% vs. 39%, [14])

3 Nierenzellkarzinom

3.1 Therapie des lokal begrenzten Nierenzellkarzinoms

Akzeptierte Therapie ist die radikale Tumornephrektomie. Die nierenerhaltende Resektion von kleinen Nierenzellkarzinomen wird aufgrund der verbesserten Operationstechnik inzwischen häufig durchgeführt.

Ein abwartendes Verhalten bei lokal begrenztem Nierenzellkarzinom mit engmaschiger bildgebender Kontrolle ist nicht gerechtfertigt. Das mittlere Wachstum des Tumors beträgt 0,36 cm/Jahr, so dass die fehlende Größenzunahme eines suspekten Befundes keine Rückschlüsse auf die Dignität zulässt [6].

Die organerhaltende Nierentumorresektion ist bei T1a- und T1b-Tumoren ein etabliertes Verfahren (T1a: Tumor ≤4 cm, T1b: Tumor zwischen 4 und 7 cm). Das 10-Jahres-krankheitsfreie Überleben ist mit 82% vergleichbar zu den Ergebnissen der Nephrektomie [21].

3.2 Therapie des metastasierten Nierenzellkarzinoms

Eine rein palliative Immuntherapie mit **IFNα** oder **IL-2** allein oder in Kombination mit 5-FU wird empfohlen. Im Hinblick auf die Lebensqualität bestehen signifikante Vorteile zugunsten einer niedrig dosierten IFNα-Therapie bei vergleichbarem Ansprechen bei höher dosierter Immuntherapie mit IFNα [30].

Die ambulante Therapie mit IL-2 und IFNα ist im Vergleich zur toxischen, hochdosierten IL-2-Therapie enttäuschend. Für die Kombination zeigt sich eine signifikant niedrigere Remission mit 23% vs. 10% zu Ungunsten der IL-2/IFNα-Gruppe [15].

Temsirolimus, ein Rapamycin-Kinase-Inhibitor, hat in einer Studie bei 111 Patienten mit refraktärem, metastasiertem Nierenzellkarzinom eine objektive Remission von 7% erbracht (1 CR und 7 PR) [2]. Eine internationale First-Line-Immuntherapie-Studie an 600 Patienten prüft derzeit Temsirolimus allein, in Kombination mit IFNα sowie gegen IFNα allein.

Ein interessanter Therapieansatz besteht in der Gabe von **Temozolomid.** In der Second-Line-Therapie sind bei 8 von 45 Patienten objektive Remissionen erzielt worden [13].

4 Hodentumoren

Im Rahmen der Behandlung maligner Hodentumor hat die interdisziplinäre Arbeitsgruppe ein Leitlinienpapier erarbeitet (www.hodenkrebs.de).

4.1 Nicht-seminomatöser Germinalzelltumor

Die Residualtumorresektion ist ein etabliertes Verfahren. Wird die retroperitoneale Tumorresektion 6 Wochen nach Beendigung der Chemotherapie im klinischen Stadium IIa/b durchgeführt, so findet sich bei 21/57 Patienten reifes Teratom, was die Indikation zur RLA unterstreicht [25]. Die amerikanische Vorgehensweise in diesem Tumorstadium sieht gar den Verzicht auf die induktive Chemotherapie vor. Die Mehrzahl (79%) der Patienten wird durch alleinige RLA geheilt. Bei 21% progredienter Patienten erfolgt die induktive Chemotherapie erst im Anschluss an die RLA [26]. Obligat ist die RLA bei Patienten mit intermediate oder poor risk. Hier weisen 40% der Patienten Teratom und weitere 13% vitales Karzinom auf [23]. Der therapeutische Effekt der RLA wird besonders bei den Therapieversagern mit fehlendem Markerabfall unter Chemotherapie auf. Unter dieser ungünstigen Konstellation kann bei der Hälfte der Patienten durch den Eingriff eine Heilung erreicht werden (Dotan et al. 2005).

4.2 Seminom

Die Carboplatinmunotherapie ist ein sicheres Verfahren im klinischen Stadium I. Eine Progression ist bei nur 3 von 162 Patienten eingetreten [16]. Eine Surveillance-Strategie in diesem Tumorstadium ist problematisch. Bei 55 von 348 Patienten ist eine Progression aufgetreten [33].

5 Literatur

[1] Abratt RP, Brune D, Dimopoulos MA, Kliment J, Breza J, Selvaggi FP, Beuzeboc P, Demkow T, Oudard S (2004) Randomized phase III study of intravenous vinorelbine plus hormone therapy versus hormone therapy alone in hormone-refractory prostate cancer. Ann Oncol 15 (11):1613-21

[2] Atkins MB, Hidalgo M, Stadler WM, Logan TF, Dutcher JP, Hudes GR, Park Y, Liou SH, Marshall B, Boni JP, Dukart G, Sherman ML (2004) Randomized phase II study of multiple dose levels of CCI-//), a novel mammalian targe of rapamycin kinase inhibitor, in patients with advanced refractory renal cell carcinoma. J Clin Oncol 2004 March; 22 (5): 909-918

[3] Bolla M, van Poppel H, van Cangh P, Vekemans K, Rigatti P, Dereijke T, Verbaeys A, Bosset JF, Collette L and the Radiotherapy and Genito-urinary Tract Cancer Groups of the EORTC (2005) Does post-operative radiotherapy (P-RTX) after radical prostatectomy (Px) improve progression-free survival (PFS) in pT3N0 prostate cancer (PC)? (EORTC 22911). J Clin Oncol, ASCO Annual Meeting

[4] Borchers H, Kirschner-Hermanns R, Brehmer B, Knüchel-Clarke R, Reineke T, Pinkawa M, Eble M, Jakse G (2005) Permanent I-125 seed brachytherapy or radical prostatec-

tomy: a prospective comparison considering quality of life results with a follow-up of 36 months. European Urolo Gy Supplement 4, 249
[5] Calais da Silca F, Bono A, Whelan P, Brausi M, Modena, Italy; Queimadelos M, Portilho J, Kirkali Z for the South European Urooncological Group; Robertson C (2005) Phase III study of intermittent MAB versus continous MAB international cooperative study. J Urol 173
[6] Chawla SN, Crispen P, Hanlon AL, Chen D, Greenberg RE, Uzzo RG (2005) Observation of enhancing renal masses: a metaanalysis of worldwide data. J Urol 173
[7] Clark PE, Smith D, Hall MC, Harmon M, Lovato JF, Mohler R, Kimborough C, Torti FM, Winston-Salem, NC (2005) Phase II trial of gemcitabine, placlitaxel, and cisplatin in advanced transitional cell carcinoma. J Urol 173
[8] De E, Pisters LL, Pettawy CA, Scott S, Westney O, Houson TX (2005) Salvager prostatectomy with bladder neck closure and continent catherterizable bladder augmentation: 31 Month follow-up by patient report and incontinence symptom index. J Urol 173
[9] Derksen JE, Grigson G, Carson CC III, Wallen E, Pruthi RS, Chapel Hill NC (2005) A phase II trial of celecoxib in psa recurrent prostate cancer after definitive radiation therapy or radical prostatectomy. J Urol 173
[10] Di Stasi SM, Giannantoni A, Storti L, Chiarotti F, Attisani F, Sansalone S, Jannini EA (2005) Quality of life after radical prostatectomy or external beam radiotherapy for localized prostate cancer: a controlled prospective study. J Urol 173
[11] Esuvaranathan K, Mahendran R, Chiong E, Kamaraj R, Cheng W SC, Chia SJ, Ng FC and the Bladder Cancer Workgroup (2004) A randomized controlled trial of standard dose BCG versus low dose BCG and interferon alpha in patients with superficial bladder cancer – a five-year series. European Urolo Gy Supplement 4, 221
[12] Gulley JL, Figg WD, Steinberg SM, Carter J, Hussain MH, Dahut WL (2005) A prospective analysis of the time to normalization of serum adrogens following 6 months of androgen deprivation therapy in patients on a randomized phase III clinical trial using limited hormonal therapy. J Urol 173 (5):1567–71
[13] Heidenreich A, Ohlmann C, Haupt G, Engelmann U (2005) Temozolomide in the management of progressive metastatic renal cell cancer (RCC) following immunotherapy. J Urol 173
[14] Koga H, Hasui Y, Fujimoto N, Yamaguchi A, Kuramoto H, Iguchi A, Kinukawa N, Naito S (2005) A randomized controlled trial of prophylactic intravesical instillation chemotherapy in combination with the oral administration of a lactobacillus casei preparation versus instravesical instillation chemotherapy alone for recurrance after a transurethral resection of superficial bladder cancer. J Urol 173
[15] McDermott DF et al (2005) Randomized phase III trial of high-dose interleukin-2 and interferon in patients with metastatic renal cell carcinoma. J Clin Oncol 23:133–41
[16] Müller T, Hobisch A, Rein P, Aufderklamm J, Akkad T, Gozzi C, Bartsch GC, Steiner H (2005) Long term experience with carboplatin monotherapy for clinical stage I seminomas. J Urol 173
[17] Petrylak DP et al (2004) Docetaxel and estramustine compared with mitoxantrone and prednisone for advanced refractory prostate. N Engl J Med 351:1513–1520
[18] Price D, Shreveport LA; Stein B, Providence RI; Goluboff E, Sieber P, Bostwick D, Barnette G, Steiner MS (2005) Toremifine for the prevention of prostate cancer among 514 men with high-grade prostatic intraepithelial neoplasia (PIN): Results of a double-blind, placebo-controlled phase IIB trial. J Urol 173
[19] Rakahashi T, Higashi S, Nishiyama H, Itoh N, Yamamoto S, Kamoto T, Ogawa O (2005) Gemcitabine and paclitaxel regimen for patients with advanced transitional cell carcinoma. J Urol 173
[20] Robinson D, Aus G, Rosell J, Sandblom G, Varenhorst E (2005) Survival in prostate cancer – outcome from a prospective population-based cohort of 8887 men with up to 15 year follow-up. European Urolo Gy Supplement 4, 103
[21] Saad IR, Woo LL, Fergany AF, Nowick AC (2005) Long-term renal function after parital nephrectomy in patients with solitary kidney. J Urol 173
[22] Schröder FH, Kurth KH, Fossa SD, Hoekstra W, Karthaus PP, Debois M, Collette L, and the European Organisation for the Research and Treatment of Cancer Genito-urinary

Group (2004) Early versus delayed endocrine treatment of pN1-3 M0 prostate cancer without local treatment of the primary tumor: results of the European Organisation for the Research and Treatment of Cancer Genito-urinary Group. J. Urol 172 (3):923–7
[23] Shayegan B, Carver BS, Stephenson AJ, Bajorin DF, Motzer RJ, Bosl GJ, Sheinfeld J (2005) Clinical outcome of intermediate- and poor-risk patients with non-seminomatous germ cell testicular cancer (NSGCT) following post-chemotherapy retroperitoneal lymph node dissection (PC-RPLND). J Urol 173
[24] Sooriakumaran P, Khaksar S, Henderson A, Laing R, Langley S (2005) Can Europe reproduce the brachytherapy results of the USA? Urolo Gy Supplement 4, 44
[25] Steiner H, Müller T, Gozzi C, Bartsch GC, Akkad T, Innsbruck, Austira; Hobisch A (2005) 2 cycles cisplatin-based chemotherapy for low volume retroperitoneal stage II nonseminomatous germ cell tumors – nosologic efficacy and long term results. J Urol 173
[26] Stephenson AJ, Bosl GJ, Bajorin G, Motzer RJ, Stasi JP, Carver BS, Sheinfeld J (2005) Primary retroperitoneal lymph node dissection (P-RPLND) versus induction chemotherapy (IC) for the Management of clinical stage (CS) IIA and IIB nonseminomatous germ cell testicular cancer (NSGCT). J Urol 173
[27] Stone NN, Stock RG (2005) I-125 Brachytherapy and localized prostate cancer: outcome results with 5-year minimum follow-up. J Urol 173
[28] Studer UE, Whelan P, Albrecht W, Casselman J, Kurth KH, Hauri D, Loidl W, Isorna S, Sundaram SK, Debois M, Collette L and the EORTC Genitourinary Tract Cancer Group (2005) Immediate versus deferred androgen deprivation in patients with asymptomatic prostate cancer T0-4 N0-2 M0 not suitable for local definitive treatment. J Urol 173
[29] Tannock IF et al (2004) Docetaxel plus prednisone or mitoxantrone plus prednisone for advanced prostate cancer. N Engl J Med 351:1502–1512
[30] Tannir NM, Wang X, Ng CS, Poulter VA, Mathew P, Siefker-Radtke O, Jonasch E, Pagliaro LC, Cohen L, Millikan RE (2004) A randomized phase III trial of low dose versus intermediate dose interferon alfa (IFN) as front-line therapy in advanced progressive reanl cell cancer (RCC). J Clin Oncol 22 (14S):4607, ASCO Annual Meeting Proceedings
[31] Thompson IM, Tangen C, Troyer DA, Paradelo J, Chin JL, Messing EM, Canby-Hagino, Forman J, Crawford ED (2005) Adjuvant radiotherapy for pathologic t3 prostate cancer: results of a randomized, prospective trial with metastasis-free survival endpoint. J Urol 173
[32] Vollmer BG, Ernst B, Simon J, Kuefer R, Bartsch G jr., Bach D, Gschwend JE (2005) Influence of nitrate levels in drinking water on urological malignancies: a community-based cohort study. BJU Int 95 (7):972–6
[33] Warde P, Gospodarowicz M, Panzearella T, Giuliani M, Tew-George E, Milosevic M, Bayley A, Catton C, Sturgeon J, Moore M, Jewett M (2005) Outcome in stage I seminoma managed by radiation therapy and surveillance. J Urol 173
[34] Wiegel T, Bottke D, Willich N, Piechota R, Souchon R, Stöckle M, Ruebe C, Hinke A, Hinkelbein W, Miller K (2005) Phase III results of adjuvant radiotherapy (RT) versus „wait and see» (WS) in patients with pT3 prostate cancer following radical prostatectomy (RP) (ARP 96-02/AUO AP 09/95) J Clin Oncol, ASCO Annual Meeting

6 Ältere Literatur

[1*] ABC (2003) Lancet 361:1921–1927
[2*] Atzpodien J et al (2001) Br J Cancer 85:1130–36
[3*] Bloom JH et al (1999) Eur Urol 36(6):570–75
[4*] Bosland MC (2002) Eur J Cancer Prev 11 (Suppl 2):S18–27
[5*] Brinkmann OA et al (2001) Urol 165(5):183
[6*] Doehn C et al (2004) Eur Urol Suppl 3(2):429
[7*] Edward et al (2002) J Urol (Suppl
[8*] Flanigan RC et al (2001) Engl J Med 345(23):1655–59
[9*] Fossa SD et al (2000) Eur Urol 37(5):541–51
[10*] Goebell PJ et al (2002) J Urol 168–172

[11*] Higgins, Thompson (2003) NEJM 349:213–222
[12*] Holmberg et al (2003) J. Urol. 169(4):179
[13*] Kontaxis et al (2004) Eur Urol Suppl 3(2):676
[14*] Krege S et al (2002) Urol (A):41:164–168
[15*] Krege S et al (2004) J Urol 171(4):922
[16*] Leibovich et al (2003) J Urol 169(4):264
[17*] Lopez Coruna et al (2002) J Urol (Suppl)
[18*] Martin SF et al (2003) J Urol 169(4):173
[19*] Martinez A et al (2003) J Urol 169(3):974–980
[20*] Messing E et al (2003) J Clin Oncol 21:1214–1222
[21*] Messing E et al (2003) J Urol 169(4):396
[22*] Mickisch GH et al (2000) Eur Urol 37(2):218
[23*] Nogueira JL et al (2001) Eur Urol 39(5):32
[24*] Okamura et al (2001) Urol 165(5):187
[25*] Ornish D et al (2003) J Urol 169(4):286
[26*] Otto T et al (2002) BJU 90:823–827
[27*] Otto T et al (2004) Eur Urol Suppl (2):236
[28*] Otto T, Rübben H (2002) Urol (A):41(1):20
[29*] Otto T, Rübben H (2004) Urol (A):43(5)
[30*] Oudard et al (2002) ESMO:325
[31*] Palou J et al (2001) Urol 165(5):1488–91
[32*] Pfeifer BL et al (2000) BJU Int 85:481–485
[33*] Pollack A et al (2002) Int J Radiat Oncol Biol Phys 53(5):1097–1105
[34*] Roehl K A et al (2004) J Urol 171(4):1179
[35*] Saad F et al (2004) Eur Urol Suppl 3 (2):615
[36*] Schmoll HJ et al (2003) J Clin Oncol 22(22):4083–4091
[37*] See WA et al (2004) J Urol 171(4):810
[38*] Shabsigh A et al (2003) J Urol 169(4): 264
[39*] Sherif H et al (2004) Eur Urol Suppl 3 (2):687
[40*] Sirintrapun SJ et al (2003) J Urol 169(4):232
[41*] Soloway MS et al (2002) Urol 167(1):112–16
[42*] Suhr J et al (2003) In: Hämatologie/Onkologie Update S 213
[43*] Sur et al (2002) J Urol (Suppl)
[44*] Sylvester R et al (2004) Eur Urol Suppl 3(2):478
[45*] von der Maase H (2001) Semin Oncol 28:1–3
[46*] von der Maase H et al (2000) Clin Oncol 18(17):3068–77
[47*] Wheeler E et al (2002) J Urol (Suppl)
[48*] Yang L et al (2003) NEJM 349:427–434

Gastrointestinale Tumoren

S. PETRASCH

1 Ösophaguskarzinom

1.1 Epidemiologie und Prävention

Über die verschiedenen Risikofaktoren für die Adenokarzinome des gastro-ösophagealen Übergangs wie Adipositas, Refluxerkrankung und geringer Konsum an Obst und Gemüse ist an dieser Stelle in den letzten Jahren berichtet worden (Update 2004, S. 187). Die bekannte Gruppe um Lagergren et al. hat nun insbesondere die »Lifestyle«-bezogenen Risikofaktoren unter die Lupe genommen (Nilsson et al. [70]). Dabei untersuchten sie die Risikofaktoren für das Entstehen einer Refluxerkrankung. Verglichen wurden 3.153 Personen mit **Refluxbeschwerden** mit 40.210 Personen ohne Symptome. Das Risiko für das Auftreten von Refluxbeschwerden wurde in einer multivariaten Analyse ermittelt. Das relative Risiko (RR) für Refluxbeschwerden bei Personen, die länger als 10 Jahre rauchen, betrug 1,7 verglichen mit Nichtrauchern. Das RR betrug gleichfalls 1,7 für diejenigen Personen, die beim Essen regelmäßig zusätzlich Tafelsalz benutzen, verglichen mit den Personen, die nicht nachsalzen. Kein erhöhtes Risiko für Sodbrennen fanden die Autoren für Kaffee, Tee und Alkohol. Als protektiv erwiesen sich faserreiche Kost und sportliche Aktivität. Tabelle 1 gibt einen Überblick über alle bekannten Risikofaktoren für das Ösophaguskarzinom.

Der **Barrett-Ösophagus** wird als Risikofaktor für das Adenokarzinom des gastro-ösophagealen Karzinoms angesehen. Während die im letzten Jahr vorgestellten Daten eher auf ein geringes Karzinomrisiko für Barrett-Patienten hingewiesen hatten (Update 2004, S. 188), belegt jetzt die Untersuchung einer Arbeitsgruppe aus Nottingham (Soloymani-Dodaran et al. [88]), dass Patienten mit Barrett-Ösophagus ein um den Faktor 10 erhöhtes Risiko haben, an einem Karzinom der Speiseröhre zu erkranken. Bei der Auswertung der Karzinome, ausschließlich im Bereich des gastro-ösophagealen Übergangs, fanden

Tabelle 1. *Risikofaktoren für das Ösophaguskarzinom.*

	Plattenepithelkarzinom	Adenokarzinom
Refluxerkrankung	0	RF*
Alpha-Tocopherol	P	P
ASS, NSAR	0	P
Barrett-Ösophagus	0	RF
Alkohol	RF	0
Nikotin	RF	s. Text
Achalasie	RF	0
Vitamin-A- + -C-Mangel	RF	

RF: Risikofaktor; 0: keinen Einfluss; P: protektiv
* Risikofaktoren für Reflux sind Nikotin, Salz, Adipositas, Kalziumantagonisten, Beta-Blocker, Sedativa, Nitrate

die Autoren sogar ein um den Faktor 30 erhöhtes Risiko für Barrett-Patienten. Anders als die Ergebnisse der meisten Studiengruppen fanden Solaymani-Dodaran et al. aber kein erhöhtes Karzinomrisiko für Patienten mit Refluxbeschwerden.

1.2 Risikofaktoren

Eine Arbeit aus dem JCO aus diesem Jahr belegt eine erhöhte Mortalität für Farbige mit Ösophaguskarzinom, verglichen mit Angehörigen der weißen Rasse. Diskutiert wird dabei die Möglichkeit, dass Farbige wegen ihres meist schlechteren sozialen Status nicht so häufig einer kurativ intendierten Resektion zugeführt werden (Steyerberg et al. [91]).

Gleichfalls in einer diesjährigen Ausgabe des JCO wird berichtet, dass bei Invasion der Lymphgefäße die Prognose von Patienten mit Karzinomen des gastro-ösophagealen Übergangs schlechter ist als bei denjenigen Patienten, bei denen die histologische Aufarbeitung des Operationsresektates keine Lymphgefäßbeteiligung erbringt (Rahden et al. [75]). Dies gilt interessanterweise aber nur für die Kardiakarzinome und die subkardial gelegenen Tumoren, nicht aber für die Adenokarzinome des unteren Ösophagus.

1.3 Diagnostik

Über die Bedeutung der **Fluorodeoxyglucose-Positronenemissionstomographie** (FDG-PET) bei der Beurteilung einer neoadjuvanten Chemotherapie wurde in den beiden letzten Jahren wiederholt berichtet (Update 2003, S. 220; Update 2004, S. 189). Dabei war in diesen Arbeiten die Beurteilung des Ansprechens auf eine neoadjuvante Chemotherapie mittels FDG-PET untersucht worden. Aus dem Anderson Cancer Center in Houston wird jetzt eine Arbeit vorgelegt (Swisher et al. [93]), die die Vorhersage-Zuverlässigkeit der FDG-PET hinsichtlich einer pathologischen Response (pR) und des Überlebens bei Patienten mit Ösophaguskarzinom nach präoperativer Chemo-Radiotherapie (CRT) prospektiv ermittelt. Eine pR wurde durch die FDG-PET zuverlässig detektiert, bei 13 von 83 Patienten (18%) mit pR fand sich bei der mikroskopischen Aufarbeitung allerdings noch Resttumor. Es fand sich auch eine deutliche Korrelation zwischen den präoperativen FDG-PET Werten und dem postoperativen Überleben (p=0,04).

Eine Metaanalyse aus 12 Studien erbrachte für die Detektion von lokoregionalen Metastasen bei Patienten mit Ösophaguskarzinom eine Sensitivität von 0,51 und eine Spezifität von 0,84. Etwas zuverlässiger erwies sich die FDG-PET bei der Auffindung von Fernmetastasen, hier betrugen die Sensitivität 0,67 und die Spezifität 0,97 (Westreenen et al. [101]).

Bei der Festlegung des TNM-Stadiums kann der endoskopische Ultraschall (EUS) wertvolle Informationen beitragen. Dies gilt offensichtlich aber nur für unvorbehandelte Patienten mit Ösophaguskarzinom. Wird die Untersuchung erst im Anschluss an eine CRT durchgeführt, so wird nur bei 29% aller Patienten das richtige T-Stadium ermittelt, und lediglich bei 48% der Patienten wird korrekt zwischen N0 und N1 unterschieden (Kalha et al. [52]).

Wertung: Die wertvolle Hilfe der FDG-PET bei der Beurteilung des Ansprechens auf eine CRT bei Patienten mit Ösophaguskarzinom ist gut belegt, die Arbeit von Swisher et al. bestätigt die bekannten Daten. Dass trotz einer negativen FDG-PET im Anschluss an eine neoadjuvante CRT bei einigen Patienten noch mikroskopisch restliches Tumorgewebe gefunden wird (residual disease) schmälert nicht den wichtigen Stellenwert dieser Untersuchungstechnik. Hier gilt es nämlich zu berücksichtigen: Sollte man sich aufgrund des FDG-PET Ergebnisses gegen eine Operation entscheiden, dann wird die Chemotherapie gewöhnlich fortgesetzt und die Bestrahlung aufgesättigt.
Etwas überraschend ist hingegen das schlechte Ergebnis der Metaanalyse hinsichtlich der Sensitivität der FDG-PEG bei der Detektion von Fernmetastasen (0,67); hierzulande wird die Untersuchung oftmals vor einer kurativ intendierten Ösophagusresektion angeraten.

1.4 Therapie

1.4.1 Präoperative Therapie

Die neoadjuvante CRT bei Patienten mit primär resektablem Plattenepithelkarzinom der Speiseröhre ist derzeit kein Standard und wird von der »Deutschen Krebsgesellschaft« (DKG) auch nicht für die Routine empfohlen. Die Diskussion geht derzeit eher um die Frage ob nach erfolgreicher CRT überhaupt operiert werden muss.

Die Essener Arbeitsgruppe um Stahl hat jetzt die Ergebnisse ihrer Studie zur definitiven Radiochemotherapie im Vergleich zur Radiochemotherapie + Operation bei Patienten mit Plattenepithelkarzinom der Speiseröhre publiziert [90]. Nach CTX/RX + Operation war das 2-Jahres PFS 64%, nach definitiver CTX/RX 40,7% (p=0,003). Das OS unterschied sich in den beiden Therapiearmen aber nicht. Prognostisch günstig ist ein schnelles Ansprechen auf die Behandlung.

Eine Gruppe aus Seoul (Lee et al. [58]) verglich monozentrisch im Rahmen einer Phase-III-Studie die CRT+OP mit der alleinigen Operation. Insgesamt 101 Patienten wurden in die Studie eingebracht. In der CRT+OP-Gruppe wurden Cisplatin, 5-FU und eine hyperfraktionierte Radiatio verabreicht. Ein klinisches Ansprechen auf die neoadjuvante Therapie wurde bei 86% der behandelten Patienten dokumentiert, eine CR bei 21%. Das Überleben (OS) betrug 28,2 Monate in der CRT+OP-Gruppe und 27,3 in der nur OP-Gruppe (p=0,69). Das ereignisfreie Überleben (EFS) nach 2 Jahren betrug 49% vs. 51% (p=0,93). Die Studie wurde vorzeitig abgebrochen, da 31% der Patienten nach der CRT nicht operiert wurden.

Ajani et al. [1] verabreichten im Rahmen einer Phase-II-Studie präoperativ zunächst 2 Zyklen Irinotecan/Cisplatin, gefolgt von einer CRT mit 5-FU/Paclitaxel und 45 Gy. Eine R0-Resektion wurde bei 91% der überwiegend T3 N1-Patienten erreicht, eine pathologisch CR bei 28%.

Eine retrospektive Literatur- und Metaanalyse einer Gruppe aus Palermo (Fiorica et al. [35]) erbrachte hingegen einen Überlebensvorteil für die multimodal behandelten Patienten. Insgesamt 6 Studien, bei denen Patienten mit primär operablem Ösophaguskarzinom in eine neoadjuvante CRT-Gruppe bzw. in eine nur OP-Gruppe randomisiert wurden, kamen in die Auswertung. Durch die zusätzliche CRT wurde die 3-Jahres Mortalität um 0,53 (RR; p=0,03) reduziert. Allerdings war das Risiko der postoperativen Mortalität in der CRT+OP-Gruppe signifikant größer (RR=2,10; p=0,01).

Wertung: Bei Patienten mit primär resektablem Plattenepithelkarzinom des thorakalen Ösophagus wird auch außerhalb von Studien immer häufiger eine neoadjuvante CRT verabreicht. Während die Ergebnisse der koreanischen Arbeitsgruppe dieses Vorgehen nicht rechtfertigen, die Studie hatte mit der hohen »Drop-out« -Rate einen erheblichen Bias, weisen die Daten der zitierten Metaanalyse deutlich auf einen Benefit für das Gesamtüberleben durch die multimodale Therapie hin. Neben einer neoadjuvanten CRT kommt auch zunehmend die definitive CRT zur Anwendung. Dabei ist eine zuverlässige Evaluation des Ansprechens, z.B. mittels FDG-PET (s.o.) unbedingt erforderlich.

1.4.2 Postoperative Therapie

Entsprechend den Richtlinien der deutschen Krebsgesellschaft (DKG) werden nach kurativer Resektion eines Ösophaguskarzinoms adjuvante Therapiemaßnahmen nicht angeraten. Eine multizentrische Phase-II-Studie ist in der Novemberausgabe des JCO 2004 (Armanios et al. [6]) publiziert. Alle Patienten waren bei Adenokarzinom des gastro-ösophagealen Übergangs (T2 N1 oder T3–4 Nx) einer R0-Resektion zugeführt worden. Von den 59 in die Studie aufgenommenen Patienten erhielten 46 (84%) alle 4 Zyklen einer Kombination aus Paclitaxel/Cisplatin. Das 2-Jahres-Überleben betrug 60%. Verglichen mit historischen Kontrollen war das ein hochsignifikanter Überlebensvorteil (p=0,0008).

1.4.3 Palliative Therapie

Die Indikation zu einer palliativen Therapie bei Patienten mit metastasiertem Ösophaguskarzinom ist relativ. Eine Lebensverlängerung wurde bisher hiermit nicht erreicht. In einer randomisierten Phase-II-Studie verglichen Pozzo et al. [72] bei Patienten mit Adenokarzinomen des gastro-ösophagealen Übergangs bzw. mit Magenkarzinom Irinotecan/5-FU/Folinsäure mit Irinotecan/Cisplatin. Die Studie ist m.E. nicht gut balanciert, 16,2% der Patienten im Irinotecan/5-FU/Folinsäure-Arm hatten einen Tumor des gastro-ösophagealen Übergangs, aber fast doppelt soviel (31,9%) im Irinotecan/Cisplatin-Arm. Das Ansprechen betrug 42,4% vs. 32,1%, das mittlere Überleben 10,7 vs. 6,9% (p=0,0018).

Bei Ösophaguskarzinom und Dysphagie wird gewöhnlich ein ummantelter Stent endoskopisch implantiert. Der randomisierte Vergleich mit einer »Single-dose« -Brachytherapie (12 Gy) wurde jetzt hinsichtlich der Besserung der Dysphagie, den Komplikationen und den Kosten veröffentlicht (Homs et al. [49]). Nach der endoskopischen Therapie kam es sofort zur Besserung der Dysphagie, bei den radiotherapeutisch behandelten Patienten bildeten sich die Schluckbeschwerden erst langsam zurück. Nach ca. 140 Tagen hatten dann aber weniger Patienten in der Brachytherapie-Gruppe Dysphagie, verglichen mit den Stent-Patienten. Komplikationen (Blutungen, Fistelbildungen, Perforationen, starke Schmerzen) wurden häufiger nach der endoskopischen Behandlung dokumentiert (33% vs. 21%; p=0,02). Hinsichtlich der Kosten ergab sich kein nennenswerter Unterschied (>8.000 €).

2 Magenkarzinom

2.1 Pathogenese

Der Befall der Magenschleimhaut mit **H. pylori** gilt als RF für die Entstehung von Magenkrebs. Zahlreiche Studien sind derzeit aktiviert, um den Effekt einer Eradikationstherapie auf die Entstehung von Magenkrebs zu ermitteln. Eine dieser Studien ist unlängst in JAMA publiziert worden (Chun-Yu Wong [21]). Insgesamt 1630 gesunde, H.-pylori-positive Personen wurden randomisiert, Plazebo-kontrolliert mit Omeprazol, Amoxicillin und Metronidazol 14 Tage lang behandelt. Präkanzeröse Veränderungen wie eine Magenschleimhautatrophie, eine intestinale Metaplasie o.a. wurden bei der Ausgangsgastroskopie bei 642 der Studienteilnehmer gefunden. Während eines Beobachtungsintervalls von 7,5 Jahren erkrankten 18 Personen an einem Magenkarzinom, 7 davon hatten eine Eradikationstherapie erhalten, 11 weitere nicht (p=0,33). Ein statistisch signifikanter Unterschied ergab sich für diejenigen Personen, die keine präkanzerösen Läsionen vor Beginn der Studie hatten und eradiziert wurden, verglichen mit den Patienten, die Plazebo erhielten (p=0,2).

Wertung: Die Ergebnisse weiterer Studien und längere Beobachtungsintervalle müssen abgewartet werden, bevor der Einfluss einer Eradikationstherapie auf die Prävention des Magenkarzinoms ermittelt werden kann.

2.2 Therapie

2.2.1 Neoadjuvante Therapie

Bei der diesjährigen ASCO-Tagung in Orlando wurden die endgültigen Ergebnisse der MAGIC-Studie vorgestellt (Tabelle 2) (Cunningham et al. [27]). Zwischen 1994 und 2002 erhielten Patienten mit operablem Adenokarzinom des Magens, des ösophago-gastralen Übergangs oder des unteren Ösophagus randomisiert entweder neoadjuvant 3 Zyklen ECF (Epirubicin, Cisplatin, 5-FU), weitere 3 Kurse wurden postoperativ verabreicht (CTX + OP) oder wurden sofort operiert (OP). Eine D2-Resektion wurde bei 2/3 der Patienten durchgeführt, die postoperative Mortalität war in beiden Studienarmen gleich.

Die Arbeitsgruppe von Ajani am Anderson Cancer Center in Houston berichtet über eine Phase-II-Studie zur präoperativen CRT beim primär operablen Magenkarzinom (Ajani et al. [2]). Patienten mit lokal fortgeschrittenem Adenokarzinom des Magens (n=34) erhielten zunächst 2 Zyklen 5-FU/Folinsäure/Cisplatin, gefolgt von einer Radiatio + 5-FU c.i. Bei 70% der Patienten konnte eine R0-Resektion durchgeführt werden; ohne präoperative Therapie wird in den USA ca. bei 50% aller Patienten eine R0-Resektion erreicht. Bei 30% der Studienteilnehmer fand sich eine pathologisch komplette Remission. Das mittlere Überleben betrug 33,7 Monate. Da in den USA die postoperative CRT Standard ist, schlagen die Autoren vor, das hier eingesetzte Protokoll mit der adjuvanten CRT zu vergleichen.

Eine Gruppe aus Pisa erzielte bei dem gleichen Patientenkollektiv mit einer alleinigen präoperativen Chemotherapie beachtliche Ergebnisse (Barone et al. [11]). Patienten mit UICC-II/III-Adenokarzinom des Magens erhielten neoadjuvant 3 Zyklen einer Kombination aus Epidoxorubicin/Etoposid/Cisplatin. Im Anschluss an eine D2-Gastrektomie wurden 3 weitere Zyklen verabreicht. Bei 20 von 24 operierten Patienten war eine R0D2-Resektion möglich. Pathologisch komplette Remissionen wurden nicht beobachtet, aber das mittlere krankheitsfreie Überleben betrug 37 Monate, das mittlere Gesamtüberleben war zum Zeitpunkt der Veröffentlichung nach 40 Monaten noch nicht erreicht. Das 3-Jahres-Überleben betrug 60%.

Eine weitere italienische Arbeitsgruppe (Cascinu et al. [17]) behandelte Patienten mit lokal fortgeschrittenem, inoperablem Magenkarzinom mit

Tabelle 2. *MAGIC-Studie.*

	CTX+OP	OP	p
n	250	53	
OS	24 Monate	20 Monate	0,009
5-Jahres-Überleben	36%	23%	
PFS			0,0001

Cisplatin/5-FU/Epidoxorubicin/Folinsäure unterstützt durch Glutathion und Filgastrim. Von insgesamt 82 Patienten sprachen 40 Patienten mit einer Remission auf die verabreichte Therapie an, 37 davon konnten einer Resektion mit kurativer Zielsetzung zugeführt werden. Nach einem Beobachtungsintervall von 48 Monaten lebten 25 der 37 operierten Patienten (68%), 24 davon krankheitsfrei (65%). Das mittlere Überleben der inoperablen Patienten betrug 12 Monate.

Wertung: Die Daten der MAGIC-Studie sind überzeugend, ECF kann als neuer Standard für Patienten mit operablem (T2 Nx M0) Magenkarzinom angesehen werden. Problem hierzulande dürfte die Dauerinfusion von 5-FU werden. Ob ECF durch andere Chemotherapieprotokolle, z.B. PFL, ersetzt werden kann, ist Gegenstand momentaner Diskussion. Nach Meinung des Verfassers sollten in der adjuvanten Therapie nur Protokolle eingesetzt werden, die sich in randomisierten Studien zur (neo-)adjuvanten Therapie als wirksame erwiesen haben. Beim Kolonkarzinom sind sowohl Oxaliplatin- als auch Irinotecan-haltige Kombinationsprotokolle in der palliativen Situation wirksam. Dennoch hat sich in der adjuvanten Situation nur eine Oxaliplatin-haltige Kombinationstherapie als effektiv erwiesen, nicht die Kombination mit Irinotecan (s. unten).

2.2.2 Operatives Vorgehen

Die derzeit offene Frage betrifft das **Ausmaß der Lymphknotenresektion,** d.h. D1- oder D2-Resektion. Bei einer D1-Resektion werden die Lymphknoten an der kleinen und großen Kurvatur entfernt, bei einer D2-Resektion zusätzlich die Lymphknoten am Ligamentum hepatoduodenale, der A. lienalis und am Truncus coeliacus.

Eine wichtige Studie hierzu wurde von einer holländischen Gruppe im JCO veröffentlicht (Hartgrink et al. [46]), insbesondere weil die Nachbeobachtungszeit mehr als 10 Jahre beträgt. Insgesamt 1.078 Patienten wurden randomisiert einer D1- bzw. D2-Resektion zugeordnet. Davon konnten 711 Patienten mit kurativer Intention operiert werden (380 in der D1-Gruppe, 331 in der D2-Gruppe). Sowohl die postoperative Morbidität (25% vs. 43%; $p<0,001$) als auch die Mortalität (4% vs. 10%; $p=0,004$) war im D2-Arm signifikant höher, verglichen mit den D1-resezierten Patienten (Tabelle 3). Hinsichtlich des Gesamtüberlebens ergab sich nach 11 Jahren kein signifikanter Unterschied (30% vs. 35%; $p=0,53$). Die Subgruppen-Analyse erbrachte, dass lediglich Patienten in N2-Stadien von der D2-Resektion profitieren.

Zwei weitere Studien, die gleichfalls prospektiv eine D1- mit einer D2-Resektion verglichen bestätigten hingegen eine erhöhte postoperative Morbidität und Mortalität nach der ausgedehnten Resektion nicht (Edwards et al. [34], Sano et al. [83]).

Tabelle 3. *Vergleich einer D1-Resektion mit D2-Resektion bei Patienten mit Magenkarzinom.*

	D1	D2
Morbidität		
n	94/380	142/331
%	25	43
RR		1,73
Mortalität		
N	15/380	32/331
%	4	10
RR		2,45

Wertung: Die in der Studie von Hartgrink et al. beobachtete hohe postoperative Mortalität nach D2-Resektion beim Magenkarzinom wird offensichtlich durch ein besseres Langzeitüberleben ausgeglichen, sodass nach 11 Jahren Nachbeobachtung kein Überlebensunterschied zwischen einer D1- und D2-Resektion zustande kommt. Den Autoren erscheint eine D2-Resektion dann von Vorteil, wenn die postoperative Komplikationsrate gesenkt werden könnte. Dies ist offensichtlich möglich, wie die oben zitierten Untersuchungen von Edwards et al. sowie die Studie von Sano et al. gezeigt haben. Die D2-Resektion wurde erst vor ca. 15 Jahren in Europa aus Japan eingeführt, mittlerweile hat man auch hierzulande diese Technik erlernt. Da insbesondere Patienten mit N2-Tumoren von einer D2-Resektion profitieren und das N2-Stadium intraoperativ nicht ermittelt werden kann, führen die meisten deutschen Chirurgen eine D2-Resektion durch.

Entsprechend der AJCC-Klassifikation bedeutet beim Magenkarzinom N1: 1–6 befallene Lymphknoten, N2: 7–15 befallene Lymphknoten und N3: >15 befallene Lymphknoten. Wie eine Studie kanadischer Autoren jetzt gezeigt hat, schwankt die Anzahl der untersuchten Lymphknoten in verschiedenen Regionen eines Landes ganz erheblich und davon abhängig auch das Überleben (Coburn et al. [23]). So überleben Patienten in Regionen, in denen mehr als 15 Lymphknoten untersucht werden, durchschnittlich 26 Monate, in Regionen, in denen lediglich 6 Lymphknoten untersucht werden, nur 15 Monate. In diesem Zusammenhang ist wichtig, dass amerikanische Pathologen ein und dasselbe Honorar erhalten, unabhängig davon, ob sie 3 oder 20 Lymphknoten untersuchen. Der Grund für das bessere Überleben nach der Durchmusterung von 15 Lymphknoten im Vergleich zu 6 Lymphknoten könnte die häufigere Indikationsstellung zu einer adjuvanten Therapie sein.

Eine interessante Arbeit zur Prognose des Magenkarzinoms nach **Splenektomie** und perioperativer Bluttransfusion kommt aus dem Memorial Sloan-Kettering Cancer Center (Weitz et al. [100]). Bei Patienten nach Splenektomie verschlechtert eine Bluttransfusion die Prognose nicht, wohingegen das rezidivfreie Überleben nach Transfusion bei Patienten ohne Splenektomie signifikant abnimmt.

2.2.3 Adjuvante Therapie

In den anglo-amerikanischen Ländern wird eine adjuvante **CRT mit 5-FU und Folinsäure** beim R0-resezierten Magenkarzinom durchgeführt, in Deutschland ist man mit postoperativen Maßnahmen zurückhaltend (Update 2003, S. 228 und Update 2002, S 92). Eine japanische Studie hatte die postoperative Chemotherapie mit der alleinigen Operation verglichen und weder hinsichtlich des krankheitsfreien Überlebens noch hinsichtlich des Gesamtüberlebens einen statistisch signifikanten Unterschied beobachtet (Update 2004, S. 195). Eine jetzt veröffentlichte randomisierte Untersuchung einer französischen Arbeitsgruppe bestätigte diese Daten (Chipponi et al. [19]). Dabei wurde postoperativ die Kombination Cisplatin/5-FU/Folinsäure mit der therapiefreien Nachsorge verglichen. Es fand sich kein Unterschied hinsichtlich des 5-Jahres-Überlebens.

Wertung: Unverändert rechtfertigen die Daten eine zurückhaltende Indikationsstellung für ausschließlich adjuvante Therapiemaßnahmen bei Patienten mit D2-reseziertem Magenkarzinom.

2.2.4 Palliative Chemotherapie

Die Kombination 5-FU 2,6 g/m^2 über 24 h + Folinsäure 500 mg/m^2 über 2 h + Cisplatin (**PFL**) ist in den USA und in Deutschland der Standard in der palliativen Therapie des Magenkarzinoms. Allerdings stehen die Ergebnisse der hierzu laufenden EORTC-Studie noch aus. In den meisten europäischen Ländern wird häufig **ECF** (Epirubicin + Cisplatin + 5-FU c.i.) verabreicht. Tabelle 4 listet einige Phase-II-Studien aus den letzten 12 Monaten auf.

Tabelle 4. *Phase-II-Studien zur palliativen Chemotherapie des Magenkarzinoms.*

Autor	Therapie	n	RR	OS (Monate)
Bouchè et al. [13]	5-FU/FS vs. 5-FU/FS/Cis vs. 5-FU/FS/Irinotecan	136	13% vs. 27% vs. 40%	6,8 vs. 9,5 vs.11,3
Souglakos et al. [89]	Irinotecan/Oxaliplatin	32	50%	8,5
Thuss-Patience et al. [97]	Docetaxel/5-FU c.i. vs. Epirubicin/Cis/5-FU	90	37,8% vs. 35,6%	9,5 vs. 9,7

3 Kolorektales Karzinom

3.1 Prognosefaktoren

Bei der Angiogenese eines Karzinoms wird Fibrin benötigt, folglich könnte die Messung der **D-Dimere** im Serum Hinweise ergeben auf die Wachstumsgeschwindigkeit und damit die Prognose von Tumoren. Blackwell et al. [12] verglichen die Konzentration der D-Dimere im Serum von Patienten mit kolorektalem Karzinom (KRK) mit den CEA-Werten. Erhöhte Konzentrationen für D-Dimere (>20 ng/ml) fanden sich bei 88% der untersuchten Patienten, erhöhte CEA-Werte (>3 ng/ml) bei 84%. Die D-Dimer-Werte korrelierten mit der Größe des Karzinoms und der Anzahl der Metastasen. Es ergab sich auch eine Korrelation zwischen der Höhe der Konzentration für D-Dimere und dem Gesamtüberleben, sowohl in der univariaten als auch in der multivariaten Analyse (p=0,03). Bei Progress des Tumors erhöhten sich die D-Dimer-Werte bei 84% der Patienten, die CEA-Werte aber nur bei 71%. Aufgrund ihrer Ergebnisse halten die Autoren die D-Dimere für einen guten Prognoseparameter.

Auch die Auswertung des **Karyotyps** scheint beim KRK ein zuverlässiger Prognosefaktor zu sein. Bardi et al. [10] korrelierten die zytogenetischen Merkmale zum Zeitpunkt der Operation mit dem Überleben. Ein Rearrangement bzw. strukturelle Aberrationen auf Chromosom 8 und 16 waren mit einem kürzeren Überleben korreliert. Im UICC-Stadium III erwies sich eine strukturelle Aberration auf Chromosom 8 als ein zuverlässigerer Prognosefaktor als das Grading.

Im Rahmen der »Women's Health Initiative« (WHI) erhielten insgesamt 16.608 Frauen entweder Plazebo oder wurden mit Östrogenen + Gestagenen behandelt (Chlebowski et al. [20]). Dabei waren im Plazebo-Arm nach einer Beobachtungszeit von 5,2 Jahren 72 KRK aufgetreten, in der Hormongruppe waren es nur 43 (p=0,003). Andererseits wurden die Karzinome in der Hormongruppe zu einem späteren Zeitpunkt (höhere TNM-Klassifikation) diagnostiziert als im Plazebo-Arm (p=0,004).

Zumindest in den USA hat auch der Versicherungsstatus Einfluss auf die Prognose von Patienten mit KRK (Kelz et al. Cancer 2004). Im Rahmen einer retrospektiven Kohortenstudie wurden 13.415 Patienten ausgewertet, die an einem KRK operiert worden waren. Nicht versicherte Patienten und »Medicaid« -Patienten wurden öfter erst als Notfall aufgenommen und hatten mehr Begleiterkrankungen, verglichen mit »privat« versicherten Patienten. Nicht »privat« versicherte Patienten hatten mehr postoperative Komplikationen und verstarben häufiger noch während des Krankenhausaufenthaltes. Das relative Risiko postoperativ zu versterben betrug bei den nicht »privat« Versicherten 1,57 verglichen mit Wahlleistungspatienten.

Weiterhin erwiesen sich als prognostisch relevant die Expression von Ki67 und ein diploider Kern (Garrity et al. [37]) sowie die Expression von DCC (deleted in colon cancer) in den Metastasen von Patienten mit KRK (Aschele et al. [7]). Beim Rektumkarzinom ist die Prognose innerhalb des UICC III Stadiums unterschiedlich: das 5-Jahres-Überleben betrug in einer Studie von Greene et al. [42] bei Patienten mit T1/2 N1-Tumoren 55,1%, im Stadium T3/4 N1 35,3% und im Stadium Tx N2 24,5% ($p<0,0001$).

3.2 Früherkennung

Der Leistungskatalog der gesetzlichen Krankenkassen sieht seit dem 1. Oktober 2002 vor, alle Versicherten ab dem 56. Lebensjahr einer Screening-Koloskopie zuzuführen. Diese Vorsorgekoloskopie soll nach 10 Jahren wiederholt werden (Update 2004, S. 199). Für Personen, die eine Koloskopie nicht in Anspruch nehmen wollen, kommt als Ersatz die Untersuchung von Stuhl auf okkultes Blut in Betracht (Hämoccult®). Die Detektion **aberranter DNA** im Stuhl könnte eine höhere Sensitivität für Neoplasien im Kolon haben. Verschiedene Tests werden bereits im Handel angeboten. Ein Vergleich beider Untersuchungsmethoden wurde jetzt im NEJM mitgeteilt (Imperial et al. [51]). Hierzu wurden Stuhlproben zunächst gesammelt, homogenisiert, die DNA eluiert und mittels PCR auf insgesamt 21 Mutationen (k-ras, p53, APC, BAT-26 etc.) untersucht. In die Studie wurden 4.404 Personen aufgenommen. Die Stuhlproben wurden sowohl auf okkultes Blut als auch auf aberrante DNA untersucht, anschließend wurden alle Studienteilnehmer koloskopiert. Bei der Koloskopie fanden sich 31 Adenokarzinome, 403 Adenome, 40 davon mit hochgradigen Dysplasien. Tabelle 5 zeigt die Ergebnisse.

Die Autoren stellen in ihrer abschließenden Diskussion fest, dass der überwiegende Anteil der Neoplasien weder durch die Analyse der Stuhlproben auf aberrante DNA gefunden wurde, noch durch die Untersuchung auf okkultes Blut. Die Spezifität beider Methoden ist aber ausgezeichnet.

Hoff et al. [47] berichten, dass ein Screening von Stuhl auf fäkales Calprotectin, ein Protein das in Stuhlproben von Patienten mit KRK gefunden wird, dem üblichen Hämoccult® unterlegen ist.

Tabelle 5. *Früherkennung des kolorektalen Karzinoms mittels Untersuchung auf okkultes Blut und aberrante DNA sowie Koloskopie.*

	Koloskopie	DNA im Stuhl	Okkultes Blut
Adenokarzinome	31	16/31 (51,6%)	4/31 (12,9%)
Adenome	403	61/403 (15,1%)	43/403 (10,7%)
Hochgradige Dysplasien	40	13/40 (32,5%)	6/40 (15,0%)
Regelrechte Koloskopie	1423	79/1423 (5,6%)	68/1423 (4,8%)

Wertung: In einem Editorial des NEJM bemerkt Woolf [103], dass die Kosten der DNA-Analyse pro Stuhlprobe 400–800 $ betragen und somit für ein Screening zu hoch sind. Die hierzulande angebotenen Schnellteste auf verschiedene DNA-Aberrationen sind nicht zu vergleichen mit der aufwendigen Analyse, die im Rahmen der Studie von Imperial et al. durchgeführt wurde. Die Studie zeigt aber auch die hohe Sensitivität der Koloskopie im Vergleich zu anderen Screening-Methoden.

Zentrales Thema bei der Früherkennung ist weiterhin der Vergleich zwischen der **CT- bzw. MR-Kolographie** und der Koloskopie (Update 2004, S. 200). Eine im Januar diesen Jahres im Lancet publizierte Studie (Rockey et al. [79]) vergleicht bei Patienten mit positivem Hämoccult® bzw. Eisenmangelanämie den Kolonkontrast, die CT-Kolographie und die Koloskopie. Insgesamt 614 Patienten wurden untersucht, 63 Befunde (Polypen, Karzinome) >10 mm wurden gefunden. Mit Hilfe des Kolonkontrast ließen sich 48% der Läsionen finden, mittels CT-Kolographie 59% und mittels Koloskopie 98% (p<0,0001, CT-Kolographie vs. Koloskopie). Befunde mit einer Größe von 6–9 mm wurden mit dem Kolonkontrast bei 35% der Patienten detektiert, mit der CT-Kolographie bei 51% und bei der Koloskopie bei 99% (p<0,0001, CT-Kolographie vs. Koloskopie). Die Autoren folgern daraus, dass die Koloskopie sensitiver ist als andere Untersuchungsmethoden.

Auch eine Arbeit in Jama (Cotton et al. [25]) verglich die Koloskopie mit der CT-Kolographie. Dabei konnten mit der radiologischen Untersuchungsmethode lediglich 55,0% der Befunde >10 mm detektiert werden.

Macari et al. [60] verglichen gleichfalls die CT-Kolographie mit der Koloskopie. Verglichen mit der Koloskopie fanden die Untersucher bei der CT-Kolographie 100% aller Polypen >10 mm; weiterhin 52,9% der Polypen zwischen 6–9 mm und 11,5% der Polypen mit 1–5 mm. Ein Polyp >10 mm wurde bei der CT-Kolographie gefunden, aber nicht bei der Koloskopie. Die Autoren schließen aus ihren Daten, dass die CT-Kolographie eine geeignete Methode zur Detektion von Befunden >10 mm ist.

Wertung: Die Diskussion, welche Untersuchungsmethode sensitiver, spezifischer, patientenfreundlicher, volkswirtschaftlicher etc. ist, wird noch lange anhalten. In einem Editorial des Lancet weisen Halligan und Atkin darauf hin, dass die Ergebnisse verschiedener Studien offensichtlich auch davon abhängig sind, ob ein Gastroenterologe oder ein Radiologe die Studie durchführt [44]. Interessant ist in der Tat, dass die Studie im Lancet aus »gastroenterologischer« Feder stammt, die Untersuchung von Macari et al. wurde hingegen in der Zeitschrift Radiology veröffentlicht.

Das Thema der Screening-Koloskopie stimuliert offensichtlich zum Ausdenken wissenschaftlicher Fragestellungen: In »Radiology« (!) wird berichtet, dass sich in einer durchschnittlichen Population nach Aufklärung 28,4% der 1.452

(!) informierten Personen einer Vorsorge-CT-Kolographie unterzogen haben (Edwards [33]). Die Autoren folgern daraus, dass die Untersuchungsmethode die gleiche Akzeptanz hat wie andere Screening-Methoden. In der Zeitschrift »Gastroenterology« stellt eine Arbeitsgruppe fest, dass die Befunde umso zuverlässiger sind, je mehr Koloskopien der Endoskopiker durchgeführt hat (Atkin et al. [8]). Und im »JCO« (!) berichtet eine Originalarbeit sogar über die Feststellung, dass Legastheniker seltener an KRK-Screening-Programmen teilnehmen als Menschen ohne Leseschwäche (Dolan et al. [31]).

3.3 HNPCC

Hampel et al. [45] untersuchten 1.066 unselektionierte Patienten mit neu diagnostiziertem KRK auf **Mikrosatelliten-Instabilität** (MSI) und fanden 208 positive Befunde (19,5%). Davon wiesen bei der weiteren molekularbiologischen Aufarbeitung 23 Patienten tatsächlich eine Mutation auf (2,2%). In einer Studie aus San Diego (Carethers et al. [15]) wird berichtet, dass Patienten mit MSI nach adjuvanter Therapie ein schlechteres Überleben haben als Patienten ohne bzw. mit minimaler MSI.

Eine Arbeitsgruppe aus Leiden (de Vos et al. [99]) findet in einer retrospektiven Auswertung hinsichtlich des Überlebens bei Patienten mit HNPCC-assoziierten KRK keinen Unterschied, unabhängig davon, ob sie eine adjuvante **5-FU-haltige Chemotherapie** erhalten hatten oder nicht.

> **Wertung:** Die Befunde werden im Sinne einer geringeren 5-FU-Sensitivität der Tumorzellen beim HNPCC gewertet.

3.4 Chirurgische Therapie

Ausführlich berichtet wurde in den letzten Jahren an dieser Stelle über den Vergleich zwischen der **offenen Kolektomie** und der **laparoskopischen Operationstechnik** (Update 2003, S. 239; Update 2004, S. 202). Eine prospektive und multizentrische, randomisierte Studie zu dieser Fragestellung wurde jetzt unter Leitung einer Arbeitsgruppe der Mayo-Klinik (Nelson for »The Clinical Outcomes of Surgical Therapy Study Group« [67]) veröffentlicht. Weder die Rezidivrate, die Anzahl der lokalen Rezidive noch das 3-Jahres Überleben unterschied sich in den beiden Gruppen signifikant. Die Aufenthaltsdauer im Krankenhaus und der Analgetikaverbrauch war im Laparoskopie-Arm geringer, die perioperative Komplikationsrate unterschied sich nicht. Eine im Lancet (Leung et al. [59]) abgedruckte Studie kommt zu dem gleichen Ergebnis.

> **Wertung:** Wenn auch anfänglich sehr skeptisch beobachtet, scheint die laparoskopische Kolektomie eine Alternative zur offenen Kolektomie zu werden.

Welchen Einfluss der Faktor Chirurg hat, bleibt weiter offen. In 2 Studien wurden Krankenhäuser mit einer hohen Operationszahl für KRK verglichen mit Krankenhäusern mit einem nur geringen Operationsvolumen. Während Meyerhardt et al. [65] bei Patienten mit Rektumkarzinom keinen signifikanten Überlebensvorteil für »High-volume« -Kliniken fanden, erarbeiteten Rabeneck et al. [74] einen signifikanten Überlebensvorteil für Patienten, die an einem Kolonkarzinom in »High-volume« -Kliniken operiert wurden. Allerdings waren alle Patienten in der Studie von Meyerhardt et al. adjuvant einer RCT zugeführt worden.

3.5 (Neo-)adjuvante Therapie des Rektumkarzinoms

Bisher hat die DKG eine neoadjuvante Therapie beim Rektumkarzinom nur dann angeraten, wenn bei tiefsitzenden Tumoren eine Sphinkter-erhaltende Resektion nicht möglich erschien. Sauer et al. aus Erlangen [84] „High-volume«-Kliniken) haben jetzt bei Patienten mit Rektumkarzinom im Stadium T3/4 oder N+ die prä- mit der postoperativen RCT verglichen. Dabei erhielten die Patienten präoperativ in der 1. und 5. Woche der Bestrahlung eine 120 h 5-FU Dauerinfusion, postoperativ zusätzlich 4 Kurse mit 5\\500 mg/m2 5-FU. In den neoadjuvanten Studienarm wurden 421 Patienten randomisiert, in den adjuvanten Arm 402 (identische Therapie, die Bestrahlung wurde aber erst postoperativ verabreicht). Das 5-Jahres-Überleben lag nach präoperativer CRT bei 76%, nach postoperativer CRT bei 74% (p=0,80). Ein Lokalrezidiv erlitten nach 5 Jahren 6% der neoadjuvant behandelten Patienten und 13% der postoperativ therapierten Patienten (p=0,006). Sowohl die Akut- als auch die Spättoxizität war nach der neoadjuvanten Therapie signifikant geringer, verglichen mit den adjuvant behandelten Patienten. Eine Sphinkter-erhaltende Operation konnte häufiger im neoadjuvanten Studienarm durchgeführt werden.

Eine französische Arbeitsgruppe erreichte eine höhere Rate an Sphinktererhaltenden Resektionen, wenn zusätzlich zur präoperativen Radiotherapie ein intrakavitärer Boost verabreicht wurde (Gerard et al. [38]).

Wertung: Die Leitlinien zur Therapie KRK wurden vor kurzem überarbeitet (Schmiegel et al. [86]). Aufgrund der Ergebnisse der Studie von Sauer et al. sind die Empfehlungen wie folgt geändert worden: Im UICC-Stadium II und III ist die neoadjuvante Radiotherapie oder CRT indiziert. Im Falle von cT3/4cN0–2 ist eine neoadjuvante Radiotherapie oder CRT immer indiziert. Eine Sondersituation besteht bei cT1/2-Karzinomen mit fraglichem Lymphknotenbefall; hier ist auch die primäre Operation (ggf. mit adjuvanter CRT bei pN+) eine sinnvolle Behandlungsoption.

3.6 (Neo-)adjuvante Therapie des Kolonkarzinoms

Ausführlich wurde in den letzten Jahren an dieser Stelle über die Ergebnisse der Mosaik-Studie berichtet. FOLFOX etabliert sich aufgrund dieser Studie in der adjuvanten Therapie des Kolonkarzinoms. Die Daten nach 4 Jahren wurden jetzt auf der ASCO präsentiert und bestätigen bzw. festigen die Daten nach 3 Jahren (Gramont et al. [41]). Auf der diesjährigen ASCO bestätigte auch eine amerikanische Studie die Ergebnisse der Mosaik-Studie (Wolmark et al. [104]). Sie verglichen in adjuvanter Situation das Rosewell-Park-Protokoll ± **Oxaliplatin** und fanden einen signifikanten 3-Jahres-Überlebensvorteil zugunsten der Oxaliplatin-haltigen Kombination.

Hingegen bewirkt die adjuvante Gabe von **Irinotecan** in adjuvanter Indikation keine Überlebensverlängerung. Saltz et al. hatten bereits im letzten Jahr über eine negative Studie berichtet, Ychou et al. [108] fanden jetzt gleichfalls keine Verlängerung des krankheitsfreien Überlebens wenn 5-FU/Folinsäure mit Irinotecan kombiniert wurde. Die Ergebnisse der PETACC-3-Studie zeigen nur dann einen Vorteil für Irinotecan + 5-FU/Folinsäure, wenn Patienten im Stadium II + III zusammen ausgewertet werden, nicht aber, wenn die Patienten nur im Stadium III analysiert werden.

Auch beim Kolonkarzinom wird die **Radiotherapie** geprüft. Martensen et al. [63] verglichen randomisiert die alleinige postoperative Chemotherapie mit der adjuvanten CRT bei 187 Patienten mit T4-Nx- oder T3-N+-Kolonkarzinomen. Das 5-Jahres-Überleben betrug 62% im Nur-Chemotherapie-Arm und 58% im CRT-Arm (p >0,5). Das krankheitsfreie Überleben betrug in beiden Armen 51% nach 5 Jahren, im CRT-Arm wurden mehr Toxizitäten dokumentiert.

Die Auswertung einer Literatur-Recherche (Mendenhall et al. [64]) erbrachte einen Vorteil für die postoperative Radiotherapie bei Patienten mit T4-Kolonkarzinomen.

Bei resektablen Lebermetastasen wird im Allgemeinen ohne weitere Vorbehandlung operiert. Die Arbeitsgruppe von DeGramont (Taieb et al. [94]) therapierte Patienten mit resektablen Lebermetastasen neoadjuvant mit FOLFOX und postoperativ mit FOLFIRI. Das mittlere krankheitsfreie Überleben betrug 21 Monate, das krankheitsfreie Überleben für 2 Jahre lag bei 47%. Die Autoren wollen mit dieser Therapie eine Phase-III-Studie durchführen.

Bei inoperablen Lebermetastasen kann durch eine **»neoadjuvante« Chemotherapie** eine Verkleinerung der Metastasen und dadurch auch oftmals eine sekundäre Resektabilität erreicht werden. Welches Protokoll für diesen Therapieansatz benutzt wird, war zuletzt häufig Gegenstand wissenschaftlicher Diskussionen. Pozzo et al. [73] berichten jetzt über die Wirksamkeit der Kombination Irinotecan/5-FU/Folinsäure in neoadjuvanter Intention bei Patienten mit KRK und Lebermetastasen. In die Studie wurden 40 Patienten aufgenommen, bei 19 Patienten wurde eine Remission erreicht. Einer potentiell kurativen Resektion wurden 13 Patienten (32,5%) zugeführt. Die Autoren folgern aus den Daten, dass die neoadjuvante Therapie mit Irinotecan/5-FU/Folinsäure einen signifikanten Anteil der Patienten mit nicht operablen Lebermetastasen in ein resektables Stadium bringt.

Erneut wurde die **intraarterielle Chemotherapie** (HAI) in adjuvanter Indikation auf den Prüfstand gestellt (Sadahiro et al. [80]). Patienten im UICC-Stadium II oder III erhielten postoperativ eine HAI mit 5-FU bzw. wurden nur nachbeobachtet. Im Stadium III fanden die Autoren eine geringere Rezidivrate, eine verminderte Metastasierung in die Leber und ein besseres Überleben, wenn die lokale, adjuvante Therapie verabreicht worden war.

Wertung: Weiterhin gelten die im letzten Jahr (Update 2004, S. 206) von der DKG/DGVS herausgegebenen Empfehlungen (Schmiegel et al. [86]): Bei Patienten mit einem R0-resezierten Kolonkarzinom im Stadium III ist eine adjuvante Therapie indiziert. Im Einzelfall kann auch im Stadium II bei ausgewählten Risikosituationen (T4, Tumorperforation, Operation unter Notfallbedingungen, <10 Lymphknoten untersucht, Einbruch in die Venen, schlecht differenzierter Tumor) eine adjuvante Chemotherapie erwogen werden. Folgende Therapieschemata stehen zur Verfügung: Mayo-Schema, NSABP-Schema (1±/Woche 500mg/m^2 Folinsäure + 5-FU, insgesamt 4×6 Wochen), FOLFOX-Schema. Darüber hinaus bietet sich insbesondere bei Komorbiditäten und älteren Patienten auch eine adjuvante Therapie mit dem oralen Fluoropyrimidin Capecitabine an (Update 2004, S. 207).
Ob die Studie von Sadahiro et al. mit einem Studienarm »nur Nachbeobachtung« im UICC-Stadium III heute bei uns noch die Genehmigung einer Ethik-Kommission erhalten hätte, wage ich zu bezweifeln. Die Studie zeigt keinesfalls, ob HAI wirksamer oder nebenwirkungsärmer ist als die systemische Behandlung.

Es finden sich immer häufiger Argumente für eine »adjuvante« systemische Therapie nach Metastasektomie. Taieb et al. [94] verabreichten im Anschluss an die Resektion von Filiae bei KRK sequenziell FOLFOX und FOLFIRI. Für ein solches Vorgehen spricht die Erkenntnis, dass es Studien mit hohen, statistisch relevanten Fallzahlen hierzu nie geben wird. Dass die Rezidivrate bei 60–70% liegt, entsprechend dem Stadium Dukes C und dass die palliative CTX das Leben verlängert.

3.7 Palliative Chemotherapie

3.7.1 Erstlinientherapie

Die bereits im Rahmen der ASCO-Jahrestagungen 2003 präsentierte Studie von Hurwitz et al. wurde jetzt als Originalarbeit im NEJM [50] publiziert, an dieser Stelle waren bereits ausführlich die Ergebnisse der Untersuchung besprochen worden (Update 2003, S. 243). In dieser zweiarmigen Studie wurden 813 Patienten randomisiert den Protokollen »Bolus« **5-FU/Folinsäure/Irino-**

tecan (IFL) ± dem VEGF-Antikörper **Bevacizumab** zugeteilt. Bevacizumab ist mittlerweile in Deutschland für die palliative Erstlinientherapie des KRK zugelassen.

In Kombination mit Irinotecan ist die Bolusgabe von 5-FU/Folinsäure zu toxisch. Die INT-Studie N 9741 verglich Irinotecan (Einmalgabe bzw. sequenziell) + Bolus 5-FU/Folinsäure (Arm A + B) mit dem Mayo-Schema, mit Oxaliplatin + Bolus-5-FU/Folinsäure (Arm E), mit Oxaliplatin + »infusional« 5-FU/Folinsäure und mit Irinotecan/Oxaliplatin (Delaunoit et al. [29]). Im Arm B verstarben 5/61 Patienten (8,2%) innerhalb der ersten 60 Tage, im Arm E 4/47 Patienten (8,5%). Alle Todesfälle ereigneten sich spätestens 15 Tage nach der letzten Chemotherapie und Grad-III-Diarrhö war die dominante Nebenwirkung. Die Autoren machen noch einmal die vielfach publizierte Beobachtung, dass Bolus-5-FU/Folinsäure in Kombination mit Irinotecan oder Oxaliplatin zu toxisch ist.

Der Einsatz von **Capecitabine,** einem oralen Fluoropyrimidin, in der adjuvanten Situation wurde bereits oben besprochen. In der palliativen Situation ist Capecitabine nebenwirkungsärmer und vom Trend her wirksamer als das Mayo-Schema (Update 2003, S. 246). Deshalb untersuchen zahlreiche Arbeitsgruppen derzeit die Wirksamkeit von Capecitabine in Kombination mit Oxaliplatin bzw. Irinotecan. Cassidy et al. [16] verabreichten 95 Patienten XELOX (130 mg/m^2 Oxaliplatin T1 + 2000 mg/m^2 Capecitabine täglich). Sie dokumentierten eine partielle Remission bei 55% der Patienten und bei weiteren 30% eine Stabilisierung der Tumorerkrankung. Das mittlere Überleben betrug 19,5 Monate, die Nebenwirkungen waren mild.

Das gleiche Protokoll verabreichten Shields et al. [87] bei 35 unvorbehandelten Patienten und dokumentierten eine Ansprechrate von 37,1%. Allerdings erwies sich die Dosis von Capecitabin mit 2.000 mg/m^2/Tag als zu toxisch und musste im Verlauf der Studie auf 1.500 mg/m^2 reduziert werden.

Irinotecan + Capecitabine wurde von Bajetta et al. [9] in 2 unterschiedlichen Applikationsprotokollen geprüft. Entweder erhielten die Patienten eine hohe Dosis Irinotecan an Tag 1 (300 mg/m^2, später 240 mg/m^2) oder eine niedrigere Dosis (150 mg/m^2) an den Tagen 1 + 8. Kombiniert wurde die Therapie mit Capecitabine 2.000 mg/m^2 bis 2.500 mg/m^2 an den Tagen 2–15. Die Ansprechraten betrugen 47% bzw. 49%, die mittlere Zeit bis zum Tumorprogress (TTP) 8,3 Monate bzw. 7,6 Monate. Die Gabe von 300 mg/m^2 Irinotecan erwies sich in dieser Kombination als zu toxisch.

Vor der Einführung der neuen Zytostatika Oxaliplatin, Irinotecan und Capecitabine in die Therapie der KRK war das beherrschende Thema die Biomodulation von 5-FU, meist durch **Folinsäure,** gewesen. Die Folinsäure verlangsamt den Abbau von 5-FU und steigert deshalb die Wirksamkeit des Fluoropyrimidins. Es war oft diskutiert worden, ob der gleiche Effekt durch eine Dauerinfusion von 5-FU alleine erzielt werden kann. Eine Metaanalyse aller dazu publizierten Arbeiten wurde unlängst im JCO veröffentlicht

(Thirion et al. [95]). Die Analyse erbrachte eine Verdoppelung der Ansprechraten durch die Zugabe der Folinsäure (11% für 5-FU alleine vs. 21% für 5-FU/Folinsäure; p<0,0001) und einen geringen aber statistisch signifikanten Überlebensvorteil (10,5 Monate vs. 11,7 Monate; p=0,004).

Mit viel Spannung erwartet werden die Ergebnisse der deutschen Studie zum Vergleich 5-FU/Folinsäure/Oxaliplatin (FUFOX) mit Capecitabine/Oxaliplatin (CAPOX). Arkenau et al. [5] haben die ersten Daten jetzt vorgestellt. Insgesamt 476 unvorbehandelte Patienten wurden in einen der beiden Studienarme randomisiert (Tabelle 6). Die Toxizitäten waren vergleichbar, nach Capecitabine trat häufig das »Hand-foot«-Syndrom auf. Die beiden Protokolle scheinen also sowohl von der Wirkung als auch von den Nebenwirkungen her vergleichbar zu sein.

Tabelle 6. *Vergleich von FUFOX und CAPOX.*

	CAPOX	FUFOX	p
PFS	7,0 Monate	8,0 Monate	0,11
OS	16,3 Monate	17,2 Monate	0,72
CR	3%	5%	n.s.
PR	39%	40%	n.s.

Wertung: Es ist davon auszugehen, dass in der palliativen Therapie KRK die Kombinationen Capecitabine + Oxaliplatin oder Capecitabine + Irinotecan den Kombinationen »infusional« 5-FU/Folinsäure + Oxaliplatin bzw. »infusional« 5-FU/Folinsäure + Irinotecan gleichwertig sind. Zum jetzigen Zeitpunkt empfiehlt die DKG/DGVS: Wenn in 5-FU-haltigen Kombinationsprotokollen eine intravenöse 5-FU-Gabe nicht möglich ist (z.B. kein Port), kann Capecitabine als Ersatz für 5-FU/Folinsäure eingesetzt werden.

Die von der DKG/DGVS (Z. Gastroenterol. 2004) empfohlenen Protokolle sind:
- 5-FU/Folinsäure (DeGramont-Schema)
- Capecitabine mono
- Irinotecan/5-FU/Folinsäure (FOLFIRI)
- Oxaliplatin/5-FU/Folinsäure (FOLFOX)

Dabei sollte in der Regel aufgrund der höheren Ansprechraten in der First-line-Therapie eine Kombinationstherapie eingesetzt werden.

Zum Zeitpunkt der Erarbeitung der Leitlinien war Bevacizumab noch nicht zugelassen. Die Kombination Bevacizumab/Irinotecan/5-FU/Folinsäure ist sicher gleichfalls eine gute Wahl für die palliative Therapie unvorbehandelter Patienten.

Bei zahlreichen Tumorerkrankungen werden zur Prognoseverbesserung **Debulking-Resektionen** auch aus palliativer Intention durchgeführt. Das war beim KRK bisher nicht der Fall. Eine retrospektive Studie zur zytoreduktiven Operation und intraperitonealen Chemotherapie bei Patienten mit Peritonealkarzinose wurde von einer internationalen Arbeitsgruppe vorgelegt (Glehen et al. [40]). An 28 Kliniken wurden 506 Patienten operiert. Die perioperative Letalität betrug 4%. Das Gesamtüberleben belief sich auf 19,2%. Bei denjenigen Patienten, bei denen makroskopisch alle Tumoranteile entfernt werden konnten betrug das Überleben 32,4 Monate. Die Autoren weisen in der Diskussion darauf hin, dass das mittlere Überleben bei Patienten mit Peritonealkarzinose 6–8 Monate beträgt.

Wertung: Die Indikation zur Debulking-Operation kann auch beim metastasierten KRK bei ausgewählten Patienten in der Routine großzügig gestellt werden. Wenn auch keine Heilung so scheint doch eine Lebensverlängerung damit möglich. Die Daten von Glehen et al. weisen in diese Richtung.

3.7.2 Zweitlinientherapie

Eine etablierte Alternative für die Second-line-Therapie nach Irinotecan/5-FU/Folinsäure ist die Gabe von Irinotecan + **Cetuximab.** Cetuximab ist mittlerweile in Deutschland zugelassen. Über die entsprechende Studie von Cunningham et al. wurde bereits berichtet (Update 2003, S. 247), sie ist jetzt als Originalarbeit publiziert worden [26].

Saltz et al. [81] verabreichten Cetuximab als Monotherapie in der Second-line-Therapie bei Patienten, bei denen in der Immunhistochemie die **Expression des EGF-Rezeptors** nachgewiesen worden war. Von 57 therapierten Patienten erreichten 5 Patienten eine partielle Remission, 21 weitere eine Krankheitsstabilisierung. Als wesentliche Nebenwirkungen wurden ein Akne-ähnlicher Ausschlag sowie allergische Reaktionen beobachtet.

Eine Arbeitsgruppe am Memorial Sloan-Kettering Cancer Center (Young et al., 2005) fand heraus, dass auch EGFR-negative Patienten auf eine Therapie mit Cetuximab ansprechen.

In diesem Zusammenhang ist die Feststellung wichtig, dass die EGF-Rezeptor-Expression im Primärtumor nicht immer der Expression in den Metastasen entspricht. Scartozzi et al. [85] fanden eine EGF-Rezeptor-Expression bei 53 von 99 Primärtumoren (53%). Bei 19 dieser EGF-Rezeptor-positiven Primärtumoren waren die Metastasen EGF-Rezeptor-negativ (36%). Andererseits fanden sich EGF-Rezeptoren in den Metastasen von 7 Patienten, deren Primärtumoren EGF-Rezeptor-negativ waren (15%).

Auch die Kombination **Bevacizumab + FOLFOX** wurde mittlerweile in der Second-line-Therapie geprüft (Giantonio et al. [39]). Im Vergleich mit FOLFOX bzw. Bevacizumab alleine ergab sich für die Kombination Bevacizumab + FOLFOX ein statistisch signifikant längeres PFS bei den vorbehandelten Patienten (4,8 Monate vs. 2,7 Monate vs. 7,2 Monate).

Wertung: Cetuximab + Irinotecan ist für Irinotecan vorbehandelte Patienten eine gute Alternative. Die DRK/DGVS empfiehlt u.a. das Therapieschema für die Second-line-Behandlung. Eine Monotherapie mit Cetuximab – dies hat die Arbeit von Saltz et al. gezeigt – reicht nicht aus. Aber auch die Gabe von Bevacizumab + FOLFOX ist bei mit Irinotecan vorbehandelten Patienten eine Alternative für die Second-line-Therapie.

Wie von Maughan et al. herausgearbeitet (Update 2003, S. 242) erscheint bei CR, PR oder SD unter einer First-line-Therapie eine Therapiepause gerechtfertigt. Grundsätzlich besteht dann die Möglichkeit, bei Progress die initiale Therapie erneut anzuwenden. Die »French Oncology Research Group – GERCOR« [61] behandelte 29 Patienten erneut mit FOLFOX, nachdem sie zuvor mit dieser Behandlung eine partielle Remission oder eine Stabilisierung des Tumorwachstums erreicht hatten. Mit der Reinduktionstherapie wurde bei 21% der Patienten eine erneute Remission erreicht, bei 52% eine Krankheitsstabilisierung und 28% der Patienten hatten einen Progress. Hingegen waren Patienten, die auf eine Therapie mit 5-FU nicht angesprochen hatten, auch gegenüber Capecitabine in der Second-line-Therapie refraktär (Hoff et al. [48]).

Wertung: Die Studienergebnisse unterstützen die Empfehlungen der DKG nur dann auf ein alternatives Therapieprotokoll zu wechseln, wenn der Progress unter oder relativ kurz nach einer Primärtherapie auftritt.

Auch die neue Substanzklasse der **Farnesyltransferase-Inhibitoren** wurde beim KRK geprüft (Rao et al. [76]). Therapierefraktäre Patienten (n=368) erhielten randomisiert, doppelt blind den Farnesyltransferase-Inhibitor R115777 oder Plazebo. Nach R115777 betrug das Überleben 174 Tage, in der Plazebogruppe 185 Tage (p=0,37). In der Behandlungsgruppe wurde eine partielle Remission sowie eine Krankheitsstabilisierung bei 24,3% der Patienten beobachtet, in der Plazebogruppe eine Stabilisierung bei 12,8%.

3.7.3 Sequenztherapie

Auch mit einer Third-line-Therapie können noch Remissionen erreicht werden. Die Gabe von FOLFOX induzierte bei Patienten die 2 5-FU- und Irinotecan-haltige Vortherapien hatten eine objektive Remission bei 13% der behandelten Patienten, die TTP lag bei 4,8 Monaten (Kemeny et al. [53]).

Grothey, ehemals Halle, jetzt Mayo Clinic, fand heraus, dass Patienten die alle 3 zur Verfügung stehenden Zytostatika verabreicht bekommen, länger leben (i.e. 5-FU, Irinotecan, Oxaliplatin; [43]). In dieser retrospektiven Auswertung wurden 7 Phase-III-Studien erfasst. Das mittlere Gesamtüberleben war signifikant besser (p=0,0008), wenn den Patienten alle 3 Chemotherapeutika verabreicht worden waren. Wurde eine Kombinationstherapie bereits in der First-line-Therapie gegeben, so verbesserte sich das mittlere Überleben um 3,5 Monate.

Wertung: Eine Sequenztherapie ist Standard geworden, die DKG/DGVS empfiehlt verschiedene Protokolle für die Second-line-Therapie (s.o.). Eine mögliche Therapiesequenz wäre:

first line:	Bevacizumab + Irinotecan/5-FU/Folinsäure (FOLFIRI)
second line:	Oxaliplatin/5-FU/Folinsäure (FOLFOX)
third line:	Cetuximab + Irinotecan

Wichtig ist, dass in den verschiedenen Sequenzen die Zytostatika gewechselt werden und ein Patient möglichst alle Substanzen erhält.

4 Pankreaskarzinom

4.1 Prognoseparameter

Die chromosomale Instabilität kommt durch den Grad der Ploidie zum Ausdruck. Stoecklein et al. [92] untersuchten das Gewebe von 50 Patienten mit fortgeschrittenem, duktalen Pankreaskarzinom. Verglichen mit einer Disomie hatten Patienten mit Hypertetrasomie ein signifikant schlechteres krankheitsfreies- und Gesamtüberleben. Hingegen hatte die Überexpression von HER2 bzw. von p185HER2 keinen Einfluss auf die Prognose.

4.2 Diagnostik

Die Differenzialdiagnose zwischen benignen und malignen Pankreaszysten ist im klinischen Alltag schwierig. Mit dem endoskopischen Ultraschall (EUS) können zystische Raumforderungen im Pankreas gut gefunden und auch punktiert werden. In Gastroenterology (W. Brugge et al., Gastroenterology 2004) sind jetzt die Ergebnisse einer Studie publiziert, in der die Konzentration verschiedener Tumormarker (CEA, CA 72-4, CA 125, CA 19-9, CA 15-3) in der Zystenflüssigkeit bestimmt und anschließend mit der histopathologischen Diagnose korreliert wurde. Insgesamt wurden 341 Patienten in die Studie aufgenommen, 112 Patienten wurden operiert. Bei einem CEA-Grenzwert von 192 ng/ml konnte zuverlässig zwischen muzinösen (neoplastischen) und benignen (serösen) bzw. Pseudozysten unterschieden werden. Die anderen Tumormarker erwiesen sich als weniger zuverlässig. Die Genauigkeit der CEA Bestimmung gibt Tabelle 7 wieder. Die Autoren folgern aus ihren Daten, dass die Bestimmung des CEA-Wertes in der Flüssigkeit von Pankreaszysten eine zuverlässige Unterscheidung zwischen (prä-)neoplastischen und benignen Raumforderungen ermöglicht.

Tabelle 7. *Differenzialdiagnostik zwischen benignen und malignen Pankreaszysten.*

	EUS-Morphologie	Zytologie	CEA
Sensitivität	32/57 (56,1%)	19/55 (34,5%)	42/56 (75%)
Spezifität	25/55 (45,4%)	45/54 (83,3%)	46/55 (83,6%)
Genauigkeit	57/112 (50,9%)	64/109 (58,7%)	88/111 (79,2%)

4.3 Adjuvante Therapie

Im NEJM wurden die endgültigen Ergebnisse der ESPAC-1-Studie (European Study Group for Pancreatic Cancer) publiziert (Neoptolemos et al. [68]), eine Zwischenauswertung war bereits zuvor veröffentlicht worden (Update 2002, S. 121). Insgesamt 73 Patienten waren darin zur **postoperativen CRT** zugeordnet worden, 75 zur alleinigen Chemotherapie, weitere 72 zu beidem – CRT und Chemotherapie –, und 69 zur ausschließlichen Nachbeobachtung. Das 5-Jahres-Überleben belief sich auf 10% im CRT Arm und 20% bei den Patienten die keine CRT erhalten hatten (p=0,05). Das 5-JahreÜberleben lag bei den Patienten im Chemotherapie-Arm bei 21% verglichen mit 8% für Patienten ohne Chemotherapie (p=0,009). Die Autoren folgern daraus, dass die alleinige adjuvante Chemotherapie beim Pankreaskarzinom einen Überlebensvorteil erbringt, die CRT hingegen die Prognose sogar verschlechtert.

Neuhaus et al. [69] untersuchten im Rahmen einer Phase-III-Studie randomisiert die Wirkung einer alleinigen postoperativen CTX (Gemcitabin Mono, 1000 mg/m^2 1×/Woche) mit der therapiefreien Nachsorge bei Patienten mit operiertem Pankreaskarzinom. Insgesamt 368 Patienten wurden in die Studie aufgenommen (Tabelle 8). Die Autoren finden somit eine Verlängerung des krankheitsfreien Überlebens nach adjuvanter/additiver Gemcitabintherapie bei Patienten mit Pankreaskarzinom.

Patienten nach R1-Resektion eines Adenokarzinoms der Bauchspeicheldrüse wird oft eine **additive CRT** angeboten. Eine Studie aus der Universitätsklinik München (Wilkowski et al. [102]) hat jetzt gezeigt, dass diese Behandlung auch mit Gemcitabine + Cisplatin möglich ist. Es wurden 30 Patienten behandelt, das mittlere Überleben betrug 22,8 Monate, das 3-Jahre Überleben 26%. Allerdings war die hämatologische Toxizität beträchtlich.

Tabelle 8. *Vergleich postoperative Chemotherapie mit therapiefreier Nachsorge bei Patienten mit operiertem Pankreaskarzinom.*

	OP + Gemcitabin	OP	p
DFS (alle)	14,2 Monate	7,46 Monate	<0,001
DFS (nur R0)	14,0 Monate	7,9 Monate	<0,05
DFS (nur R1)	14,5 Monate	5,5 Monate	<0,05

Wertung: Während in den USA eine postoperative CRT bei Patienten mit Pankreaskarzinom häufig verabreicht wird, ist man in Europa mit solchen Therapiemaßnahmen sehr zurückhaltend gewesen. Die Daten der ESPAC-Studie bestätigen diese Zurückhaltung. Überraschend ist die Feststellung, dass die Radiotherapie postoperativ sogar einen nachteiligen Effekt hat. Das in der Studie gewählte 2×2-faktorielle Design schwächt die Aussagekraft der Resultate ab.
Umso wichtiger die Arbeit der CAO/AIO von Neuhaus. Die Daten weisen auf eine Verbesserung der Prognose nach adjuvanter/additiver Gemcitabin-Monotherapie hin. Vor dem Einsatz in der Routine sollten m.E. aber noch die Ergebnisse zum Gesamtüberleben abgewartet werden.
Während die adjuvante Therapie weiter auf den Prüfstand gestellt werden muss, kann in der Routine eine additive CRT (nach R1-Resektion) durchaus erwogen werden (Empfehlung der DKG). Das gleiche gilt natürlich auch für die »neoadjuvante« Therapie primär inoperabler Tumoren. Welches Protokoll hierbei eingesetzt wird sollte man an der Erfahrung des jeweiligen Zentrums ausrichten, bzw. Patienten sollten möglichst in Studien eingebracht werden.

4.4 Palliative Therapie

Einige Phase-II- bzw. -III-Studien zur alleinigen Chemotherapie bei fortgeschrittenem Pankreaskarzinom, alle publiziert im JCO 2004 bzw. 2005, sind in Tabelle 9 zusammengestellt.

Im Rahmen der Plenary-Presentation bei der diesjährigen ASCO wurde der randomisierte Vergleich zwischen der Kombination des EGFR-Inhibitors Erlotinib + Gemcitabin mit Gemcitabin alleine vorgestellt (Moore et al. [66]).

Tabelle 9. *Phase-II- und -III-Studien zur alleinigen Chemotherapie bei fortgeschrittenem Pankreaskarzinom.*

Autoren	n	Protokoll	RR	SD (Monate)	OS
Xiong et al. [106]	61	Cetuximab/ Gemcitabine	12,2%	63,4%	7,1
Alberts et al. [3]	48	ISIS-2503* (Antisense-Nukleotid)/ Gemcitabine	10,4%	–	6,6
Rocha Lima et al. [78]	360	Irinotecan/ Gemcitabine vs. Gemcitabine	16,1% vs. 4,4% (p<0,001)	–	6,3 vs. 6,6 (ns.)
Conroy et al. [24]	47	Irinotecan/ Oxaliplatin/ 5-FU/Folinsäure	26%	–	10,2

* gegen H-ras gerichtet

Tabelle 10. Vergleich zwischen Erlotinib + Gemcitabin mit Gemcitabin-Monotherapie bei fortgeschrittenem Pankreaskarzinom.

	Erlotinib + Gemcitabin	Gemcitabin	p
n	285	284	
Mittleres Überleben	6,37 Monate	5,91 Monate	0,025
1-Jahres-Überleben	24%	17%	
PFS	3,75	3,55	0,003
CR/PR	9%	8%	
CR/PR/SD	57%	49%	

In diese Studie des kanadischen NCI wurden insgesamt 569 unbehandelte Patienten mit fortgeschrittenem Pankreaskarzinom eingebracht (Tabelle 10). Die Dosis für Erlotinib betrug 100 bzw. 150 mg. Die Lebensqualität über allen Parametern zusammen war in beiden Studienarmen identisch, für Diarrhöen alleine war sie nach Erlotinib + Gemcitabin schlechter. Patienten, die nach Erlotinib ein Exanthem entwickelten, sprachen besser auf die Therapie an.

Eines der wesentlichen palliativen Probleme beim Pankreaskarzinom ist die **analgetische Therapie.** Der randomisierte Vergleich zwischen der oft favorisierten Blockade des Plexus coeliacus und einer systemischen Opiatbehandlung erbrachte keinen Unterschied hinsichtlich der Lebensqualität der Patienten. Allerdings wurde die Wirksamkeit der interventionellen Schmerztherapie von den Patienten als effektiver empfunden.

Wertung: Die statistisch signifikante Verlängerung des mittleren Überlebens und des PFS nach der Kombination von Erlotinib + Gemcitabin spricht dafür, die bisherige Gemcitabin-Monotherapie bei Patienten mit Pankreaskarzinom zu überdenken. Bei der Diskussion in Orlando wurde allerdings darauf hingewiesen, dass der geringe Überlebensvorteil von ca. 1 Monat auf Kosten stärkerer Nebenwirkungen (Diarrhöen, Stomatitis, Infektionen) erkauft wird.

5 Hepatozelluläres Karzinom

5.1 Epidemiologie und Risikofaktoren

Risikofaktoren für das hepatozelluläre Karzinom (HCC) sind u.a. Alkoholismus, Diabetes mellitus und Virushepatitis. Eine Studie der UCLA (Yuan et al. [109]) hat jetzt erbracht, dass auch ein Synergismus zwischen diesen 3 Risikofaktoren besteht (Tabelle 11).

Tabelle 11. Synergismus zwischen den Risikofaktoren für das hepatozelluläre Karzinom.

	Relatives Risiko
Alkoholismus + Diabetes	4,2
Alkoholismus + Virushepatitis	5,5
Diabetes + Virushepatitis	4,8

Das Risiko, an HCC zu erkranken, ist bei Patienten mit Hepatitis C auch nach einer erfolgreichen Interferontherapie gegenüber der Normalbevölkerung erhöht (Makiyama et al. [62]). Von 1.197 erfolgreich therapierten Patienten erkrankten insgesamt 27 an einem HCC (2,3%). Das Risiko war erhöht für Männer, für ältere Patienten (>60 Jahre) oder wenn vor Start der Interferontherapie ein fortgeschrittenes histologisches Stadium vorlag.

5.2 Diagnostik

Beim Ultraschall der Leber von Patienten mit Zirrhose fallen oft kleinere, 1–2 cm große Herde auf. Caturelli et al. [18] fanden mittels EUS geführter Feinnadelbiopsie in 87,6% dieser Herde Zellen eines HCC!

In diesem Zusammenhang interessiert auch, dass Patienten mit Leberzirrhose, die regelmäßig einer Ultraschalluntersuchung zugeführt werden, bei Entdeckung eines HCC eine bessere Prognose haben als Patienten, die nicht gescreent werden (Diagnose in einem frühren Stadium) (Sangiovanni et al. [82]).

5.3 Therapie

Patt et al. [71] behandelten Patienten mit verschiedenen Tumoren der Leber mit **Capecitabine.** Sie dokumentierten beim HCC ein Ansprechen bei 11% der Patienten, beim cholangiozellulären Karzinom bei 6% und beim Gallenblasenkarzinom bei 50%. Die wesentliche Nebenwirkung war das Hand-Fuß-Syndrom.

6 Gallengangs- und Gallenblasenkarzinom

Auch für die Diagnose des hilär lokalisierten cholangiozellulären Karzinoms ist die EUS geführte Feinnadelbiopsie eine geeignete Methode. Bei 43 von 44 Patienten mit Raumforderungen im Bereich des Leberhilus konnte mit der Feinnadelbiopsie ausreichend Material gewonnen werden, bei 26 Patienten lag ein cholangiozelluläres Karzinom vor, bei 5 Patienten eine andere maligne

Tumorerkrankung. Bei 12 Patienten erbrachte die histologische Aufarbeitung nicht-maligne Veränderungen: sklerosierende Cholangitis, Entzündungen bzw. eine Sarkoidose (Fritscher-Ravens et al. [36]).

Die Kombination Gemcitabine/Cisplatin induzierte bei Patienten mit Gallengangs- bzw. Gallenblasenkarzinom eine Remission bei 27,5% der Behandelten, eine Stabilisierung der Erkrankung bei zusätzlichen 32,5%. Das mittlere Überleben betrug 36 Wochen (Thongprasert et al. [96]).

Die Kombination Gemcitabine/Oxaliplatin erbrachte ein Ansprechen bei 36% der Patienten mit cholangiozellulärem Karzinom, eine Stabilisierung der Erkrankung bei weiteren 26% und ein mittleres Überleben von 15,4 Monaten (Andre et al. [4]).

Beachtliche Ansprechraten bei dieser schwierigen Tumorentität wurden auch mit der Kombination Gemcitabin/Capecitabine erzielt. Knox et al. [55] erzielten bei ihren 45 Patienten damit eine PR in 31% der Fälle und eine SD bei 42%. Das mittlere Überleben betrug 14 Monate, die Verträglichkeit der Kombination war exzellent.

7 Neuroendokrine Tumoren

Dromain et al. [32] verglichen die Sensitivität der Magnetresonanztomographie (MRT) mit der Computertomographie (CT) und der Somatostatin-Rezeptor-Szintigraphie (SRS) bei der Detektion von Lebermetastasen neuroendokriner Tumoren (NET). Mittels MRT wurden bei insgesamt 64 Patienten 394 Metastasen gefunden, mit der CT 325 und mit der SRS lediglich 204. Die MRT erwies sich als signifikant sensitiver im Vergleich zur CT ($p=0,02$) und zur SRS ($p<0,0004$).

Eine Arbeitsgruppe am Anderson Cancer Center in Housten (Kouvaraki et al. [56]) verabreichte Patienten mit NET die Kombination 5-FU/Doxorubicin/Streptozocin. Jetzt erhoben sie eine retrospektive Analyse der Behandlungsergebnisse ($n=84$). Das relative Risiko betrug 39%, das 2-Jahres-progressionsfreie Überleben 41% und das 2-Jahres-Gesamtüberleben 74%. Prognostisch ungünstig wirkte sich eine vorherige Chemotherapie und ein Leberbefall >75% aus. Hingegen induzierte die Gabe von Gemcitabine bei dem gleichen Patientenkollektiv keine Remissionen (Kulke et al. [57]).

Karzinoide sind gut durchblutete Tumoren. Folgerichtig untersuchten Yao et al. [107] die palliative Wirkung von Bevacizumab bei Patienten mit fortgeschrittenen Karzinoiden. Sie fanden eine Verminderung des Blutflusses in den Tumoren und eine Verlängerung des PFS im Vergleich zu mit Interferon behandelten Patienten.

8 Gastrointestinale Stromatumoren

Eine Dosis von 400 mg Imatinib ist der Standard bei der Behandlung von Patienten mit gastrointestinalen Stromatumoren (GIST), eine Remission wird damit bei 50–70% aller behandelten Patienten erreicht. Bei einem Krankheitsprogress sollte dann zunächst die Dosis gesteigert werden.

Verweij et al. [98] verglichen jetzt randomisiert die Gabe von 400 mg Imatinib 1×/Tag (Arm A) mit der Gabe von 400 mg 2×/Tag (Arm B) bei 946 Patienten. Nach 760 Tagen waren 56% der Patienten im Arm A progredient und 50% im Arm B (p=0,026). Eine komplette Remission wurde bei 5% der Patienten erreicht, eine partielle Remission bei 47% und eine Krankheits-Stabilisierung bei 32%. Die nicht-hämatologischen Nebenwirkungen waren vor allem Ödembildung, Hautausschlag, Müdigkeit sowie Übelkeit.

In einem Kommentar von Kitamura und Hayashi [54] wird die weltweite, gemeinsame Anstrengung beim Zusammentragen der Daten bei Patienten mit GIST gewürdigt. Innerhalb von 13 Monaten waren fast 1.000 Patienten mit einem so seltenen Tumor in diese Studie eingebracht worden.

9 Literatur

[1] Ajani JA, Walsh G, Komaki R, Morris J, Swisher SG, Putnam JB et al (2004) Preoperative induction of CPT-11 and cisplatin chemotherapy followed by chemoradiotherapy in patients with locoregional carcinoma of the esophagus or gastroesophageal junction. Cancer 100:2347–2354

[2] Ajani JA, Mansfield PF, Janjan N, Morris J, Pisters PW, Lynch PM et al (2004) Multi-institutional trial of preoperative chemoradiotherapy in patients with potentially resectable gastric carcinoma. J Clin Oncol 22:2774–2780

[3] Alberts SR, Schroeder M, Erlichman Ch, Steen PD, Foster NR et al (2004) Gemcitabine and ISIS-2503 for patients with locally advanced or metastatic pancreatic adenocarcinoma: a north central cancer treatment group phase II trial. J Clin Oncol 22:4944–4950

[4] Andre T, Tournigan, C, Rosmorduc O, Provent S, Maindrault-Goebel F et al (2004) Gemcitabine combined with oxaliplatin (GEMOX) in advanced biliary tract adenocarcinoma: a GERCOR study. Annals of Oncology 15:1339–1343

[5] Arkenau TT, Schmoll H, Kubicka S, Kretzschmar A, Freier W, et al (2004) Infusional acid plus oxaliplatin (FUFOX) versus capecitabine plus oxaliplatin (CAPOX) as first line treatment of metastatic colorectal cancer (MCRC): Results of the safety and efficacy analysis. Proc ASCO 23:abstr 3507

[6] Armanios M, Xu R, Forastiere AA, Haller DG, Kugler JW, Benson III AB (2004) Adjuvant chemotherpy for resected adenocarcinoma of the esophagus, gastro-esophageal junction, and cardia: Phase II trial (E8296) of the Eastern Cooperative Oncology Group. J Clin Oncol 22:4495–4499

[7] Aschele C, Debernardis D, Lonardi S, Bandelloni R et al (2004) Deleted in colon cancer protein expression in colorectal cancer metastases: a major predictor of survival in patients with unresectable metastatic disease receiving palliative fluorouracil-based chemotherapy. J Clin Oncol 22:3758–3765

[8] Atkin W, Rogers P, Cardwell Ch, Cook C, Cuzick J, Wardle J, Edwards R (2004) Wide variation in adenoma detection rates at screening flexible sigmoidoscopy. Gastroenterology 126:1247–1256

[9] Bajetta E, Di Bartolomeo M, Mariani L, Cassata A, Artale S, Frustaci S et al (2004) Randomized multicenter phase II trial of two different schedules of irinotecan combined with capecitabine as first-line treatment in metastatic colorectal carcinoma. Cancer 100:279–287
[10] Bardi G, Fenger C, Johansson B, Mitelman F, Heim S (2004) Tumor karyotype predicts clinical outcome in colorectal cancer patients. J Clin Oncol 22:2623–2634
[11] Barone C, Cassano A, Pozzo C, D'Ugo D, Schinzari G, Persiani Basso M et al (2004) Long-term follow-up of a pilot phase II study with neoadjuvant epidoxorubicin, etoposide and cisplatin in gastric cancer. Oncology 67:48–53
[12] Blackwell K, Hurwitz H, Lieberman G, Novotny W, Snyder S, Dewhirst M Greenberg C (2004) Circulating D-dimer levels are better predictors of overall survival and disease progression than carcinoembryonic antigen levels in patients with metastatic colorectal carcinoma. Cancer 101:77–82
[13] Bouche O, Raoul JL, Bonnetain F, Giovannini M, Etienne PL, Lledo G et al (2004) Randomized multicenter phase II trial of a biweekly regimen of fluorouracil and leucovorin (LV5FU2), LV5FU2 plus cisplatin, or LV5FU2 plus irinotecan in patients with previously untreated metastatic gastric cancer: A Federation Francophone de Cancerologie Digestive Group Study – FFCD 9803. J Clin Oncol 22:4319–4328
[14] Brugge WR, Lewandrowski K, Lee-Lewandrowski E, Centeno BA, Szydlo T et al (2004) Diagnosis of pancreatic cystic neoplasms: a report of the Cooperative Pancreatic Cyst Study. Gastroenterology 126:1330–1336
[15] Carethers JM, Smith EJ, Behling CA, Nguyen L, Tajima A et al (2004) Use of 5-fluorouracil and survival in patients with microsatellite-unstable colorectal cancer. Gastroenterology 126:394–401
[16] Cassidy J, Tabernero J, Twelves C, Brunet R, Butts C, Conroy T et al (2004) XELOX (capecitabine plus oxaliplatin): active first-line therapy for patients with metastatic colorectal cancer. J Clin Oncol 22:2084–2091
[17] Cascinu S, Scartozzi M, Labianca R, Catalano V, Silva RR, Barni S et al. (2004) High curative resection rate with weekly cisplatin, 5-fluorouracil, epidoxorubicin, 6S-leucovorin, glutathione, and filgastrim in patients with locally advanced, unresectable gastric cancer: a report from the Italian Group for the Study of Digestive Tract Cancer (GISCAD). Br J Cancer 90:1521–1525
[18] Caturelli E, Solmi L, Anti M, Fusilli S, Roselli P, Andriulli A, Fornari F et al (2004) Ultrasound guided fine needle biopsy of early hepatocellular carcinoma complicating liver cirrhosis: a multicentre study. Gut 53:1356–1362
[19] Chipponi J, Huguier M, Pezet D, Basso N, Hay JM, Quandalle P et al (2004) Randomized trial of adjuvant chemotherapy after curative resection for gastric cancer. Am J Surg 187:440–445
[20] Chlebowski RT, Wactawski-Wende J, Ritenbaugh Ch, Hubbell FA et al (2004) Estrogen plus progestin and colorectal cancer in postmenopausal women. N Engl Med 350:991–1004
[21] Chun-Yu Won, B, Lam SK, Wong WM, Chen JS, Zheng TT, Feng RE et al (2004) Helicobacter pylori eradication to prevent gastric cancer in a high-risk region of china. Jama 291:187–194
[22] Chung KY, Shi, J, Kemeny NE, Shah M, Schwartz GK, Tse A et al (2005) Cetuximab shows activity in colorectal cancer patients with tumors that do not express the epidermal growth factor receptor by immunohistochemistry. J Clin Oncol 23:1803–1810
[23] Coburn NG, Swallow C, Quan ML, Law C (2005) Significant regional variation in treatment and survival of gastric cancer. Proc ASCO 23:abstr 4004
[24] Conroy T, Paillot B, Francois E, Bugat R, Jacob JH, Stein U et al (2005) Irinotecan plus oxaliplatin and leucovorin-modulated fluorouracil in advanced pancreatic cancer – a groupe tumeurs digestives of the Federation Nationale des Centres de Lutte Contre le Cancer Study. J Clin Oncol 23:1228–1236
[25] Cotton PB, Durkalski VL, Pineau BC, Palesch YY, Mauldin PD, Hoffmann B et al (2004) Computed tomographic colonography (virtual colonoscopy) a multicenter comparison with standard colonoscopy for detection of colorectal neoplasia. Jama 291:1713–1719

[26] Cunningham D, Humblet Y, Siena S, Khayat D, Bleiberg H, Santoro A et al (2004) Cetuximab monotherapy and cetuximab plus ironitecan in irinotecan-refractory metastatic colorectal cancer. N Engl Med 351:337–345
[27] Cunningha, D, Allum WH, Stenning SP, Weeden S (2005) Perioperative chemotherapy in operable gastric and lower oesophageal cancer: Final results of a randomised, controlled trial (the MAGIC trial, ISRCTN 93793971). Proc ASCO 23:abstr 4001
[28] Cutsem van E, Labianca R, Hossfeld D, Bodoky G, Roth A, Aranda E et al (2005) Randomized phase III trial comparing infused irinotecan/5-fluorouracil (5-FU)/folinic acid (IF) versus 5-FU/FA (F) in stage III colon cancer patients (pts). (PETACC 3). Proc ASCO 23:abstr LBA8
[29] Delaunoit T, Goldberg RM, Sargent DJ, Morton RF, Fuchs CS et al (2004) Mortality associated with daily bolus 5-fluorouracil/leucovorin administered in combination with either irinotecan or oxaliplatin. Cancer 101:2170–2176
[30] Delaunoit T, Alberts SR, Sargent DJ, Green E, Goldberg RM, Krook J et al (2005) Chemotherapy permits resection of metastatic colorectal cancer: experience from Intergroup N9741. Ann Oncol 16:425–429
[31] Dolan NC, Ferreira MR, Davis TC, Fitzgibbon ML, Rademaker A et al (2004) Colorectal cancer screening knowledge, attitudes, and beliefs among veterans: does literacy make a difference? J Clin Oncol 22:2617–2622
[32] Dromain C, de Baere T, Lumbroso J, Caillet H, Laplanche A, Boige V et al (2005) Detection of liver metastases from endocrine tumors: a prospective comparison of somatostatin receptor scintigraphy, computed tomography, and magnetic resonance imaging. J Clin Oncol 23:70–78
[33] Edwards JT, Mendelson RM, Fritschi L, Foster NM, Wood Ch, Murray D, Forbes GM (2004) Colorectal neoplasia screening with ct colonography in average-risk asymptomatic subjects: community-based study. Radiology 230:459–464
[34] Edwards P, Blackshaw GRJC, Lewis WG, Barry JD, Allison MC, Jones DRB (2004) Prospective comparison of D I vs modified D2 gastrectomy for carcinoma. Brit J Cancer 90:1888–1892
[35] Fiorica F, Di Bona D, Schepis F, Licata A, Shahied L, Venturi A, Falchi AM et al (2004) Preoperative chemoradiotherapy for oesophageal cancer: a systematic review and meta-analysis. Gut 53:925–930
[36] Fritscher-Ravens A, Broering DC, Knoefel WT, Rogiers X, Swain P et al (2003) EUS-guided fine-needle aspiration of suspected hilar cholangiocarcinoma in potentially operable patients with negative brush cytology. Am J Gastroenterol 45–51
[37] Garrity MM, Burgart LJ, Mahoney MR, Windschitl HE, Salim M Wiesenfeld M et al (2004) Prognostic value of proliferation, apoptosis, defective DNA mismatch repair, and p53 overexpression in patients with resected dukes' B2 or C colon cancer: A North Central Cancer Treatment Group Study. J Clin Oncol 22:1572–1582
[38] Gerard,JP, Chapet O, Nemoz Ch, Hartweig J, Romestaing P, Coquard R et al (2004) Improved sphincter preservation in low rectal cancer with high-dose preoperative radiotherapy: The Lyon R96-02 Randomized Trial. J Clin Oncol 22:2404–2409
[39] Giantonio BJ, Catalano PJ, Meropol NJ, O'Dwyer PJ, Mitchell EP, Alberts SR et al (2005) High-dose bevacizumab improves survival when combined with FOLFOX4 in previously treated advanced colorectal cancer: Results from the Eastern Cooperative Oncology Group (ECOG) study E3200. Proc ASCO 23:abstr 2
[40] Glehen O, Kwiatkowski F, Sugarbaker PH, Elias D, Levine EA et al (2004) Cytoreductive surgery combined with perioperative intraperitoneal chemotherapy for the management of peritoneal carcinomatosis from colorectal cancer: a multi-institutional study. J Clin Oncol 22:3284–3292
[41] Gramont de A, Boni C, Navarro M, Tabernero J, Hickish T, Topham C, et al (2005) Oxaliplatin/5FU/LV in the adjuvant treatment of stage II and stage III colon cancer: Efficacy results with a median follow-up of 4 years. Proc ASCO 23:abstr 3501
[42] Greene FL, Stewart AK, Norton HJ (2004) New tumor-node-metastasis staging strategy for node-positive (stage III) rectal cancer: an analysis. J Clin Oncol 22:1778–1784
[43] Grothey A, Sargent D, Goldberg RM, Schmoll HJ (2004) Survival of patients with advanced colorectal cancer improves with the availability of fluorouracil-leucovorin, irinotecan, and oxaliplatin in the course of treatment. J Clin Oncol 22:1209–1214

[44] Halligan S, Atkin S (2005) Unbiased studies are needed before virtual colonoscopy can be dismissed. Lancet 365:275–276
[45] Hampel H, Frankel WL, Martin E, Arnold M, Khanduja K, Kuebler P et al (2005) Screening for the lynch syndrome (hereditary nonpolyposis colorectal cancer). N Engl J Med 352:1851–1860
[46] Hartgrink HH, van de Velde CJH, Putter H, Bonenkamp JJ, Klein-Kranenbarg E, Songun I et al (2004) Extended lymph node dissection for gastric cancer: Who may benefit? Final results of the randomized Dutch Gastric Cancer Group Trial. J Clin Oncol 22:2069–2077
[47] Hoff G, Grotmol T, Thiis-Evensen E, Bretthauer M, Gondal G, Vatn MH (2004) Testing for faecal calprotectin (PhiCal) in the Norwegian Colorectal Cancer Prevention trial on flexible sigmoidoscopy screening: comparison with an immunochemical test for occult blood (FlexSure OBT). Gut 53:1329–1333
[48] Hoff PM, Pazdur R, Lasere Y, Carter S, Samid D, Polito D, Abbruzzese JL (2004) Phase II study of capecitabine in patients with fluorouracil-resistant metastatic colorectal carcinoma. J Clin Oncol 22:2078–2083
[49] Homs MYV, Steyerberg EW, Eijkenboom WMH, Tilanus HW, Stalpers LA et al (2004) Single-dose brachytherapy versus metal stent placement for the palliation of dysphagia from esophageal cancer: multicentre randomised trial. Lancet 364:1497–1504
[50] Hurwitz H, Fehrenbacher L, Novotny W, Cartwright T, Hainsworth J et al (2004) Bevacizumab plus irinotecan, fluorouracil, and leucovorin for metastatic colorectal cancer. N Engl J Med 350:2335–2342
[51] Imperiale TF, Ransohoff DF, Itzkowitz SH, Turnbull BA, Ross ME (2004) Fecal DNA versus fecal occult blood for colorectal-cancer screening in an average-risk population. N Engl J Med 351:2704–2714
[52] Kalha I, Kaw M, Fukami N, Patel M, Singh S, Gagneja H, Cohen D, Morris J (2004) The accuracy of endoscopic ultrasound for restaging esophageal carcinoma after chemoradiation therapy. Cancer 101:940–947
[53] Kemeny N, Garay CA, Gurtler J, Hochster H, Kennedy P et al (2004) Randomized multicenter phase II trial of bolus plus infusional fluorouracil/leucovorin compared with fluorouracil/leucovorin plus oxaliplatin as third-line treatment of patients with advanced colorectal cancer. J Clin Oncol 22:4701–4709
[54] Kitamura Y, Hayashi K (2004) Pushing the imatinib envelope. Lancet 364:1101–1102
[55] Knox JJ, Hedley D, Oza A, Feld R, Situ LL, Chen E, Nematollahi M, et al (2005) Combining gemcitabine and capecitabine in patients with advanced biliary cancer: a phase II trial. Journal of Clinical Oncology 23:2332–2338
[56] Kouvaraki MA, Ajani JA, Hoff P, Wolff R, Evans DB, Lozano R, Yao JC (2004) Fluorouracil, doxorubicin, and streptozocin in the treatment of patients with locally advanced and metastatic pancreatic endocrine carcinomas. J Clin Oncol 22:4710–4719
[57] Kulke MH, Kim H, Clark JW, Enzinger PC, Lynch TJ, Morgan JA et al (2004) A phase II trial of gemcitabine for metastatic neuroendocrine Tumors. Cancer 101:934–939
[58] Lee JL, Park SI, Kim SB, Jung HY, Lee GH, Kim JH, Song HY et al (2004) A single institutional phase III trial of preoperative chemotherapy with hyperfractionation radiotherapy plus surgery versus surgery alone for resectable esophageal squamous cell carcinoma. Annals of Oncology 15:947–954
[59] Leung KL, Kwok SPY Lam, SCW, Lee JFY, Yiu RCY et al (2004) Laparoscopic resection of rectosigmoid carcinoma: prospective randomised trial. Lancet 363:1187–1192
[60] Macari M, Bini EJ Jacobs SL, Naik S, Lui YW, Milano A, Rajapaks R et al (2004) Colorectal polyps and cancers in asymptomatic average-risk patients: evaluation with ct colonography. Radiology 230:629–636
[61] Maindrault-Goebel F, Tournigand C, Andre T, Carola E, Mabro M et al (2004) Oxaliplatin reintroduction in patients previously treated with leucovorin, fluorouracil and oxaliplatin for metastatic colorectal cancer. Annals of Oncology 15:1210–1214
[62] Makiyama A, Itoh Y, Kasahara A, Imai Y, Kawata S, Yoshioko K et al (2004) Characteristics of patients with chronic hepatitis c who develop hepatocellular carcinoma after a sustained response to interferon therapy. Cancer 101:1616–1622
[63] Martenson JA, Willett CG, Sargent DJ, Mailliard JA, Donohue JH, Gunderson LL, Thomas Jr, CR, Fisher B, Bowen Benson III A, Myerson R, Goldberg RM (2004) Phase III

study of adjuvant chemotherapy and radiatio therapy compared with chemotherapy alone in the surgical adjuvant treatment of colon cancer: results of Intergroup Protocol 0130. J Clin Oncol 22:3277–3283
[64] Mendenhal, WM, Amos EH, Rout WR, Zlotecki RA, Hochwald SN, Cance WG (2004) Adjuvant postoperative radiotherapy for colon carcinoma. Cancer 101:1338–1344
[65] Meyerhardt JA, Tepper JE, Niedzwiecki D, Hollis DR, Schrag D et al (2004) Impact of hospital procedure volume on surgical operation and long-term outcomes in high-risk curatively resected rectal cancer: findings from the Intergroup 0114 Study. J Clin Oncol 22:166–174
[66] Moore MJ, Goldstein D, Hamm J, Figer A, Hecht J, Gallinger S et al (2005) Erlotinib plus gemcitabine compared to gemcitabine alone in patients with advanced pancreatic cancer. A phase III trial of the National Cancer Institute of Canada Clinical Trials Group (NCIC-CTG). Proc ASCO 22:abstr 1
[67] Nelson H (2004) A comparison of laparoscopically assisted and open colectomy for colon cancer »The clinical outcomes of surgical therapy study group«. N Engl J Med 350:2050–2059
[68] Neoptolemos JP, Stocken DD, Friess H, Bassi C, Dunn JA, Hickey H et al (2004) A randomized trial of chemoradiotherapy and chemotherapy after resection of pancreatic cancer. N Engl J Med 350:1200–1210
[69] Neuhaus P, Oettle H, Post S, Gellert K, Ridwelski K, Schramm H, et al (2005) A randomised, prospective, multicenter, phase III trial of adjuvant chemo-therapy with gemcitabine vs. observation in patients with resected pancreatic. Proc ASCO 23:abstr 4013
[70] Nilsson M, Johnsen R, Ye W, Hveem K, Lagergren J (2004) Lifestyle related risk factors in the aetiology of gastro-oesophageal reflux. Gut 53:1730–1735
[71] Patt YZ, Hassan MM, Aguayo A, Nooka AK, Lozano RD, Curley SA et al (2004) Oral capecitabine for the treatment of hepatocellular carcinoma, cholangiocarcinoma, and gallbladder carcinoma. Cancer 101:578–586
[72] Pozzo C, Barone C, Szanto J, Padi E, Peschel C, Bükki J et al (2004) Irinotecan in combination with 5-fluorouracil and folinic acid or with cisplatin in patients with advanced gastric or esophageal-gastric junction adenocarcinoma: results of a randomized phase II study. Ann Oncol 15:1773–1781
[73] Pozzo C, Basso M, Cassano A, Quirino M, Schinzari G, Trigila N et al (2004) Neoadjuvant treatment of unresectable liver disease with irinotecan and 5-fluorouracil plus folinic acid in colorectal cancer patients. Annals of Oncology 2015:933–939
[74] Rabeneck L, Davila JA, Thompson M, El-Serag HB (2004) Surgical volume and long-term survival following surgery for colorectal cancer in the veterans affairs health-care system. American Journal of Gastroenterology 668–675
[75] Rahden von BHA, Stein HJ, Feith M, Becker K, Siewert JR (2005) Lymphatic vessel invasion as a prognostic factor in patients with primary resected adenocarcinomas of the esophagogastric junction. J Clin Oncol 23:874–879
[76] Rao S, Cunningham D, de Gramont A, Scheithauer W, Smakal M, Humblet Y et al (2004) Phase III double-blind placebo-controlled study of farnesyl transferase inhibitor R115777 in patients with refractory advanced colorectal cancer. J Clin Oncol 22:3950–3957
[77] Rapaport Kelz, R, Gimotty, PA, Polsky, D, Norman, S, Fraker, D, DeMichele, A (2004) Morbidity and mortality of colorectal carcinoma surgery differs by insurance status. Cancer 2004; 101:2187–2194.
[78] Rocha Lima CM, Green MR, Rotche R, Miller WH, Jeffrey GM et al (2004) Irinotecan plus gemcitabine results in no survival advantage compared with gemcitabine monotherapy in patients with locally advanced or metastatic pancreatic cancer despite increased tumor response rate. J Clin Oncol 22:3776–3783
[79] Rockey DC, Paulson E, Niedzwiecki D, Davis W, Bosworth HB, Sanders L, Yee J et al (2005) Analysis of air contrast barium enema, computed tomographic colonography, and colonoscopy: prospective comparison. Lancet 365:305–311
[80] Sadahiro So, Suzuki T, Ishikawa K, Yasuda S, Tajima T, Makuuchi H et al (2004) Prophylactic hepatic arterial infusion chemotherapy for the prevention of liver metastasis in patients with colon carcinoma. Cancer 100:590–597

[81] Saltz LB, Meropol NJ, Loehrer PJ, Needle MN, Kopit J, Mayer RJ (2004) Phase II trial of cetuximab in patients with refractory colorectal cancer that expresses the epidermal growth factor receptor. J Clin Oncol 22:1201–1208

[82] Sangiovanni A, Del Ninno E, Fasani P, De Fazio C, Ronchi G, Romeo R et al (2004) Increased survival of cirrhotic patients with a hepatocellular carcinoma detected during surveillance. Gastroenterology 2004; 126:1005–1014

[83] Sano T, Sasako M, Yamamoto S, Nashimoto A, Kurita A HiratsukaM et al (2004) Gastric cancer surgery: morbidity and mortality results from a prospective randomized controlled trial comparing D2 and Extended para-aortic lymphadenectomy – Japan Clinical Oncology Group Study 9501. J Clin Oncol 22:2767–2773

[84] Sauer R, Becker H, Hohenberger W, Rödel C, Wittekind C, Fietkau R, Martus P et al (2004) Preoperative versus postoperative chemoradiotherapy for rectal cancer. N Engl J Med 351:1731–1740

[85] Scartozzi M, Bearzi I, Berardi R, Mandolesi A, Fabris G, Cascinu S (2004) Epidermal growth factor receptor (EGFR) status in primary colorectal tumors does not correlate with EGFR Expression in related metastatic sites: implications for treatment with EGFR-targeted monoclonal antibodies. J Clin Oncol 22:4720–4726

[86] Schmiegel W, Pox C, Adler,G, Fleig W, Fölsch UR, Frühmorgen P, Graeven U, Hohenberger W, Holstege A, Junginger T et al (2004) S3-Leitlinienkonferenz »Kolorektales Karzinom« 2004. Gastroenterol 42:1129–1177

[87] Shields AF, Zalupski MM, Marshall JL, Meropol NJ (2004) Treatment of advanced colorectal carcinoma with oxaliplatin and capecitabine. Cancer 100:531–537

[88] Solaymani-Dodaran M, Logan RFA, West J, Card T, Coupland C (2004) Risk of esophageal cancer in Barrett's oesophagus and gastro-oesophageal reflux. Gut 53:1070–1074

[89] Souglakos J, Syrigos K, Potamianou A, Polyzos A, Boukovinas I, Androulakis N, Kouroussis C et al (2004) Combination of irinotecan (CPT-11) plus oxaliplatin (L-OHP) as first-line treatment in locally advanced or metastatic gastric cancer: a multicentre phase II trial. Annals of Oncology 15:1204–1209

[90] Stahl M, Stuschke M, Lehmann N, Meyer HJ, Walz MK, Seeber S, et al (2005) Chemoradiation with and without surgery in patients with locally advanced squamous cell carcinoma of the esophagus. J Clin Oncol 23:2310–2317

[91] Steyerberg EW, Earle CC, Neville BA, Weeks JC (2005) Racial differences in surgical evalutation, treatment, and outcome of locoregional esophageal cancer: a population-based analysis of elderly patients. J Clin Oncol 23:510–517

[92] Stoecklein NH, Luebke AM, Erbersdobler A, Knoefel WT, Schraut W et al (2004) Copy number of chromosome 17 but not HER2 amplification predicts clinical outcome of patients with pancreatic ductal adenocarcinoma. J Clin Oncol 22:4685–4693

[93] Swisher SG, Erasmus J, Maish M, Correa A, Macapinlac H, Ajani JA, Cox JD (2004) Komaki, RR et al (2004) 2-Fluoro-2-deoxy-D-glucose positron emission tomography imaging is predictive of pathologic response and survival after preoperative chemoradiation in patients with esophageal carcinoma. Cancer 101:1776–1785

[94] Taieb J, Artru P, Paye F, Louvet C, Perez N, Andre T, Gayet B et al (2005) Intensive systemic chemotherapy combined with surgery for metastatic colorectal cancer: results of a phase II study. J Clin Oncol 23:502–509

[95] Thirion P (2004) Modulation of fluorouracil by leucovorin in patients with advanced colorectal cancer: an updated meta-analysis. J Clin Oncol 22:3766–3775

[96] Thongprasert S, Napapan S, Charoentum C, Moonprakan S (2005) Phase II study of gemcitabine and cisplatin as first-line chemotherapy in inoperable biliary tract carcinoma. Ann Oncol 16:279–281

[97] Thuss-Patience PC, Kretzschmar A, Repp M, Kingreen D, Hennesser D et al (2005) Docetaxel and continuous-infusion fluorouracil versus epirubicin, cisplatin, and fluorouracil for advanced gastric adenocarcinoma: a randomized phase II study. J Clin Oncol 23:494–501.1

[98] Verweij J, Casali PG, Zalcberg J, LeCesne A, Reichardt P, Blay JY et al (2004) Progression-free survival in gastrointestinal stromal tumours with high-dose imatinib: randomised trial. Lancet 364:1127–1134

[99] Vos De H, Meulenbeld HJ, Kleibeuker JH, Nagengast FM, Menko FH et al (2004) Survival after adjuvant 5-FU treatment for stage III colon cancer in hereditary nonpolyposis colorectal cancer. Int J Cancer 109:468–471

[100] Weitz J, D'Angelica M, Gonen M, Klimstra D, Coit DG, Brennan MF, Karpeh MS (2003) Interaction of splenectomy and perioperative blood transfusions on prognosis of patients with proximal gastric and gastroesophageal junction cancer. J Clin Oncol 21:4597–4603
[101] Westreenen van HL, Westerterp M, Bossuyt PMM, Pruim J, Sloof GW et al (2004) Systematic review of the staging performance of 18F-fluorodeoxyglucose positron emission tomography in esophageal cancer. J Clin Oncol 22:3805–381
[102] Wilkowski R, Thoma M, Dühmke E, Rau HG, Heinemann V (2004) Concurrent chemoradiotherapy with gemcitabine and cisplatin after incomplete (r1) resection of locally advanced pancreatic carcinoma. Int J Radiation Oncolgy Biol Phys 58:768–772
[103] Woolf SH (2004) A smarter strategy? – Reflections on fecal DNA screening for colorectal cancer. N Engl J Med 351:2755–2757
[104] Wolmark N, Wieand S, Kuebler JP, Colangelo L, Smith RE et al (2005) A phase III trial comparing FULV to FULV + oxaliplatin in stage II or III carcinoma of the colon: Results of NSABP Protocol C-07. Proc ASCO 23:abstr LBA3500
[105] Wong GY, Schroeder DR, Carns PE, Wilson JL, Martin DP, Kinney MO, Mantilla CB Warner DO (2004) Effect of neurolytic celiac plexus block pain relief, quality of life, and survival patients with unresectable pancreatic cancer. Jama 291:1092–1099
[106] Xiong HQ, Rosenberg A, LoBuglio A, Schmidt W, Wolff RA, Deutsch J et al (2004) Cetuximab, a monoclonal antibody targeting the epidermal growth factor receptor, in combination with gemcitabine for advanced pancreatic cancer: a multicenter phase II trial. J Clin Oncol 22:2610–2616
[107] Yao JC, Ng C, Hoff PM, Phan AT, Hess K, Chen H et al (2005) Improved progression free survival (PFS), and rapid, sustained decrease in tumor perfusion among patients with advanced carcinoid treated with bevacizumab. Proc ASCO 23:abstr. 4007
[108] Ychou M, Raoul J-L, Douillard J-Y, Bugat R, Mineur L, Viret F, et al (2005) A phase III randomized trial of LV5FU2 + CPT-11 vs. LV5FU2 alone in adjuvant high risk colon cancer (FNCLCC Accord02/FFCD9802). Proc ASCO 23:abstr 3502
[109] Yuan JM, Govindarajan S, Arakawa K, Yu MC (2004) Synergism of alcohol, diabetes, and viral hepatitis on the risk of hepatocellular carcinoma in blacks and whites in the U.S. Cancer 101:1009–1017

Mammakarzinom

K. Possinger und A. Riegerer

1 Epidemiologie

Brustkrebs ist in den westlichen Ländern die häufigste maligne Erkrankung der Frau. Die Neuerkrankungsrate liegt in Deutschland bei ca. 50.000, die Mortalitätsrate bei etwa 18.000 pro Jahr. Auch Männer können an Brustkrebs erkranken. Hier liegt die Brustkrebsinzidenz unter 1 pro 100.000. Trotz steigender Inzidenz nimmt erfreulicherweise die Mortalitätsrate in Deutschland und den USA seit Mitte der 90er Jahre in Folge früherer Diagnosestellung und insbesondere konsequenter medikamentöser Therapieführung kontinuierlich ab.

2 Risikofaktoren

Der bei weitem wichtigste **Risikofaktor** ist das weibliche Geschlecht. Von wesentlicher Bedeutung sind weiterhin höheres Alter, westliche Lebensweise, höherer Sozialstatus, ein hoher Body-mass-Index (besonders bei postmenopausalen Frauen), eine Strahlenexposition im oberen Thoraxbereich, eine längere Dauer der natürlichen Östrogenproduktion und eine Hormonersatztherapie.

Genetische Prädispositionen bestehen bei etwa 5–10% aller Frauen mit Brustkrebs. Bei BRCA1-Mutation liegt die Erkrankungswahrscheinlichkeit für Brustkrebs bei 50–85%, für Eierstockkrebs bei 20–40%. Weitere genetische Risikofaktoren umfassen BRCA2, TP53, PTEN und CDH1. Während Mammakarzinome mit BRCA2-Mutationen häufig ER- und PR-positiv sind, fehlen bei BRCA1-Mutationen in der Regel ER-, PR- und HER2/neu-Expression.

3 Brustkrebsvorbeugung (primäre Prävention)

Durch gesundheitsbewusste Lebensweise, kalorienarmes Essen, Sport und Verzicht auf Alkohol, scheint sich das Auftreten von Brustkrebs reduzieren zu lassen. Gleiches gilt für eine spezielle Lebensführung mit früher Gravidität, mehrere Geburten und langfristiges Stillen (>12 Monate). Durch sog. **selektive Östrogenrezeptormodulatoren** (Tamoxifen, Raloxifen) lässt sich die Inzidenz von hormonrezeptorpositivem Brustkrebs vermindern. Dem klinischen Nutzen einer präventiven Tamoxifengabe (Reduktion hormonsensitiver Tumoren, Minderung des Osteoporoserisikos) stehen eine signifikante Erhöhung der Rate an Endometriumkarzinomen und vaskuläre Komplikationen (Thrombosen, Embolien) gegenüber. Raloxifen erhöht die Endometriumkarzinomrate nicht. Auch **Aromatasehemmer** scheinen bei postmenopausalen Frauen die Brustkrebsinzidenz zu vermindern ohne das Endometriumrisiko zu erhöhen.

4 Früherkennung (sekundäre Prävention)

Zur Brustkrebsfrüherkennung sollte folgendermaßen vorgegangen werden:

- ≥ 20. Lebensjahr: Aufklärungsgespräch über Brustkrebs-Risikofaktoren und Ermittlung des individuellen Risikoprofils.
- ≥ 30. Lebensjahr: Anleitung zur Selbstuntersuchung der Brust. Günstigster Zeitpunkt zu Beginn der 2. Zykluswoche. Eine effiziente Früherkennung ist hierdurch nicht möglich, da selbst kleine Tumoren bereits Fernmetastasen abgesiedelt haben können.
- ≥ 40. Lebensjahr: Regelmäßige ärztliche Untersuchung der Brustdrüse und ihrer regionären Lymphabflussgebiete. Bei Risikopatientinnen Mammographie in mindestens zweijährigen Abständen.
- ≥ 50. Lebensjahr. Bei allen Frauen Mammographie in zweijährigen Abständen.
- ≥ 60. Lebensjahr: Regelmäßige ärztliche Untersuchung der Brustdrüse und ihrer regionären Lymphabflussgebiete. Mammographie in dreijährigen Abständen.

Kontrovers eingeschätzt wird die Effizienz regelmäßiger Mammographien bei Frauen <50 Jahren ohne spezielles Risiko. Erst nach 10jähriger Verlaufsbeobachtung zeigt sich hier ein Vorteil zugunsten der untersuchten Gruppe.

5 Klassifikation

5.1 Histologische Klassifikation

Mammakarzinome lassen sich in nicht-invasive und invasive Karzinome unterteilen (Tabelle 1). Nicht-invasive Karzinome (In-situ-Karzinome) werden aufgrund einer verbesserten Früherkennung vermehrt entdeckt.
Besonderheiten sind:

- **Paget-Karzinom:** Spezialform des duktalen Mammakarzinom, das in die Epidermis der Mamille infiltriert. Klinisch imponiert es als Ekzem oder ulzerierende Hautveränderung im Bereich der Mamille.
- **Inflammatorisches Karzinom:** Beschreibt nicht einen bestimmten histologischen Typ, sondern eine spezielle Ausbreitungsart eines invasiven Karzinoms, nämlich innerhalb subepidermaler Lymphgefäße.
- **Mulitzentrisches Karzinom:** Auftreten von Herden in unterschiedlichen Brustquadranten. Multizentrizität kommt häufiger bei großen Primärtumoren und Lokalisation nahe der Mamille vor.
- **Multifokales Karzinom:** Auftreten von mehreren Herden in einem Quadranten.

Tabelle 1. *Histologische Klassifikation der Mammakarzinome.*

Typ	Häufigkeit
Nicht-invasives Karzinom (Carcinoma in situ = CIS) • Duktal (DCIS)* • Lobulär (LCIS)	15–20% ≈95% aller CIS ≈5% aller CIS
Invasives Karzinom • Invasiv-duktal* • Invasiv-lobulär	80–85% >70% 10%
Sonderformen, u.a. tubulär, muzinös, zhirrhös	<5%

* Das duktale Karzinom ist mit >75% der am häufigsten vorkommende histologische Typ Besonderheiten

5.2 Histologische Differenzierung

Die Differenzierungseinstufung (Grading) eines Tumors erfolgt entsprechend den Vorschlägen von Bloom und Richardson nach der Ausprägung der Entwicklung tubulärer Strukturen, der Kernpolymorphie und der Mitoserate. Obwohl das Grading sehr stark von der Erfahrung des beurteilenden Pathologen abhängt, ist es dennoch ein überaus wichtiger Prognosefaktor.

5.3 TNM-Klassifikation

Die TNM-Klassifikation gibt Auskunft über die klinische (c) und pathologische (p) Größe des Tumors (T), den Lymphknotenbefall (N) und eine eventuelle Fernmetastasierung (M). Sie wurde im Januar 2003 neu überarbeitet (Tabelle 2 und 3) [17].

Tabelle 2. *Klinische TNM-Klassifikation (cTNM).*

Stadium	Beschreibung
T	***Primärtumor***
T0	Kein Tumor nachweisbar
Tis	Carcinoma in situ, nicht infiltrierendes Karzinom, Morbus Paget der Mamille ohne nachweisbaren Tumor
T1 T1a T1b	Tumor ≥2 cm in größter Ausdehnung Ohne Fixation an die darunter liegende Pektoralisfaszie und/oder Muskel Mit Fixation an die darunter liegende Pektoralisfaszie und/oder Muskel
T2 T2a	Tumor >2 cm bis ≤5 cm Ohne Fixation an die darunter liegende Pektoralisfaszie und/oder Muskel →

Tabelle 2. *(Fortsetzung)*

Stadium	Beschreibung
T2b	Mit Fixation an die darunter liegende Pektoralisfaszie und/oder Muskel
T3	Tumor >5 cm
T3a	Ohne Fixation an die darunter liegende Pektoralisfaszie und/oder Muskel
T3b	Mit Fixation an die darunter liegende Pektoralisfaszie und/oder Muskel
T4	Tumor jeder Größe mit Infiltration in die Brustwand oder Haut
T4a	Fixierung an der Brustwand
T4b	Mit Infiltration oder Ulzeration der Haut (einschließlich Apfelsinenhaut) oder mit Satellitenknoten in der gleichen Brust
N	***Regionäre Lymphknoten***
NX	Regionäre LK können nicht beurteilt werden (z.B. vor klinischer Klassifikation bioptisch entfernt)
N0	Keine regionären LK-Metastasen
N1	Metastasen in beweglichen ipsilateralen axillären LK
N2	Metastasen in ipsilateralen axillären LK, untereinander oder an andere Strukturen fixiert, oder in klinisch apparenten* LK entlang der A. mammaria interna ohne gleichzeitiges Vorhandensein klinisch nachweisbarer axillärer LK
N2a	Metastasen in ipsilateralen axillären LK, untereinander oder an andere Strukturen fixiert
N2b	Metastasen lediglich in klinisch apparenten LK entlang der A. mam maria interna ohne gleichzeitiges Vorhandensein klinisch nachweisbarer axillärer LK
N3	Metastasen in ipsilateralen infraklavikulären LK, oder in klinisch apparenten LK entlang der A. mammaria interna bei gleichzeitig klinisch nachweisbaren axillären LK oder Metastasen in ipsilateralen supraklavikulären LK mit oder ohne Beteiligung von axillären oder Mammaria-interna-LK
N3a	Metastasen in ipsilateralen infraklavikulären LK und axillären LK
N3b	Metastasen in LK entlang der A. mammaria interna und in axillären LK
N3c	Metastasen in ipsilateralen supraklavikulären LK
M	***Metastasen***
M0	Keine Fernmetastasen nachweisbar
M1	Fernmetastasen vorhanden

* Definition von klinisch apparent: nachweisbar durch klinische Untersuchung oder bildgebende Untersuchungen (Ausnahme Lymphszintigraphie)

Tabelle 3. *Postoperative histopathologische Klassifikation (pTNM).*

Stadium	Beschreibung
T	***Primärtumor***
pTX	Primärtumor kann nicht beurteilt werden
pTis	Carcinoma in situ
pTis (DCIS)	Intraduktales Karzinom
pTis (LCIS)	Lobuläres Carcinoma in situ
pTis (Paget)	M. Paget der Mamille ohne nachweisbaren Tumor; ist der M. Paget kombiniert mit einem nachweisbaren Tumor, wird entsprechend der Größe des Tumors klassifiziert
pT1	Tumor ≤2 cm in größter Ausdehnung
pT1mic	Mikroinvasion ≤0,1 cm in größter Ausdehnung[1]
pT1a	Tumor ≥0,1 cm bis ≤0,5 cm
pT1b	Tumor >0,5 cm bis ≤1 cm
pT1c	Tumor >1 cm bis ≤2 cm
pT2	Tumor >2 cm bis ≤5 cm
pT3	Tumor >5 cm
pT4	Tumor jeder Größe mit direkter Ausdehnung auf Brustwand oder Haut, soweit unter T4a bis T4d beschrieben
pT4a	Mit Ausdehnung auf Brustwand, nicht aber den M. pectoralis
pT4b	Mit Ödem (einschließlich Apfelsinenhaut) oder Ulzeration der Brusthaut oder Satellitenknötchen der Haut der gleichen Brust
pT4c	Kriterien 4a und 4b gemeinsam
pT4d	Entzündliches (inflammatorisches) Karzinom
N	***Regionäre Lymphknoten***
pNX	Regionäre LK können nicht beurteilt werden (zur Untersuchung nicht entnommen oder bereits früher entfernt)
pN0	Keine regionären LK-Metastasen, keine zusätzliche Untersuchung nach isolierten Tumorzellen[2]
pN0(i+)	Histologisch keine regionären LK-Metastasen, IHC[3] positiv
pN0(mol–)	Histologisch keine regionären LK-Metastasen, molekularbiologische Untersuchungen (RT-PCR[4]) negativ
pN0(mol+)	Histologisch keine regionären LK-Metastasen, molekularbiologische Untersuchungen (RT-PCR) positiv
PN1	Metastasen in 1–3 axillären LK und/oder mikroskopischer Befall der durch Sentinel-LK-Biopsie entdeckten klinisch inapparenten LK entlang der A. mammaria interna Mikrometastasen (>0,2 mm, keiner >2,0 mm)

➔

Tabelle 3. *(Fortsetzung)*

Stadium	Beschreibung
pN1mi	Metastasen in 1–3 axillären LK
pN1a	Mikroskopischer Befall der durch Sentinel-LK-Biopsie entdeckten LK entlang der A.
pN1b	mammaria interna, wobei die LK nicht klinisch nachweisbar sind
pN1c	Metastasen in 1–3 axillären LK und mikroskopischer Befall der durch Sentinel Lymphknotenbiopsie entdeckten klinisch inapparenten LK entlang der A. mammaria interna
pN2	Metastasen in 4–9 axillären LK, oder Metastasen in klinisch apparenten LK entlang der A. mammaria interna ohne gleichzeitiges Vorhandensein klinisch nachweisbarer axillärer LK
pN2a	Metastasen in 4–9 axillären LK (mindestens eine größer als 2,0 mm)
pN2b	Metastasen in klinisch nachweisbaren LK entlang der A. mammaria interna ohne gleichzeitiges Vorhandensein klinisch nachweisbarer axillärer LK
pN3	Metastasen in ≥10 axillären LK, oder in infraklavikulären LK, oder in klinisch nachweisbaren ipsilateralen LK entlang der A. mammaria interna bei gleichzeitig ≥1 befallenen axillären LK, oder >3 befallenen axillären LK und klinisch inapparenten LK entlang der A. mammaria interna, oder bei Metastasen in supraklavikulären LK Metastasen in ≥10 axillären LK, oder Metastasen in infraklavikulären LK
pN3a	Metastasen in klinisch apparenten ipsilateralen LK entlang der A. mammaria interna
pN3b	bei gleichzeitig ≥1 befallenen axillären LK, oder bei >3 befallenen axillären LK und mikroskopischem Befall der durch Sentinel-LK-Biopsie entdeckten klinisch inapparenten A. mammaria interna LK
pN3c	Metastasen in ipsilateralen supraklavikulären LK

[1] Mikroinvasion: Eindringen von Karzinomzellen über die Basalmembran hinaus; kein Invasionsherd darf >0,1 cm in größter Ausmessung messen
[2] Isolierte Tumorzellen: Einzelne Tumorzellen oder Zellhaufen, die nicht größer als 0,2 mm sind, unabhängig von der Detektionsmethode
[3]IHC = Immunhistochemie
[4] RT-PCR = Reverse Transkriptase.Polymerase-Kettenreaktion

Besonderheiten der pTNM-Klassifikation:

- Bei multiplen Malignomknoten in einer Brust bestimmt der größte Tumor die pT-Klassifikation; das Vorliegen mehrerer Knoten wird durch das in Klammern gesetzte Suffix „(m)“ gekennzeichnet.

- Die Klassifikation basiert grundsätzlich auf konventioneller axillärer LK-Dissektion mit oder ohne zusätzliche Sentinel-Technik. Wenn lediglich die Sentinel-Technik eingesetzt wird und keine axillärer LK-Dissektion erfolgt, wird die Lymphknotenklassifikation mit dem Zusatz (sn) versehen [4].
- Zur Klassifikation der regionären axillären LK müssen ≥6 LK dem Level I und ≥10 LK den Level I + II entnommen werden.
- Intramammäre LK werden als axilläre LK klassifiziert. Parasternale LK entlang der endothorakalen Faszie werden ebenfalls als regionale LK klassifiziert.
- Eine pM1-Klassifizierung setzt eine histologische Untersuchung voraus. Da entsprechend dem TNM-Supplement 1993 auch isolierte Tumorzellen im Knochenmark als Fernmetastasen eingestuft werden, sollten solche „Fernmetastasen" unbedingt durch das Suffix „i" gekennzeichnet werden, solange die biologische Relevanz solcher isolierter Tumorzellen nicht hinreichend gesichert ist.

5.4 Klinische Stadieneinteilung

Tabelle 4 gibt eine Übersicht über die klinische Stadieneinteilung.

Tabelle 4. Klinische Stadieneinteilung.

Stadium	T	N	M
0	Tis	N0	M0
I	T1	N0	M0
IIA	T0	N1	M0
	T1	N1	M0
	T2	N0	M0
IIB	T2	N1	M0
	T3	N0	M0
IIIA	T0	N2	M0
	T1	N2	M0
	T2	N2	M0
	T3	N1	M0
	T3	N2	M0
IIIB	T4	N0	M0
	T4	N1	M0
	T4	N2	M0
IIIC	Jedes T	N3	M0
IV	Jedes T	Jedes N	M1

6 Prognosefaktoren und prädiktive Faktoren bei Primärdiagnose

Prognosefaktoren geben Hinweise auf den zu erwartenden individuellen Krankheitsverlauf. **Prädiktive Faktoren** signalisieren die Wirksamkeit spezieller Behandlungsmaßnahmen.

6.1 Prognoseparameter für die adjuvante klinische Routinesituation

- Tumorgröße
- Axillärer Lymphknotenstatus
- Grading
- Östrogen- und Progesteronrezeptorstatus
- Alter der Patientin bzw. Menopausenstatus
- Gefäßinvasion
- Erb-B2-Überexpression

Diese Parameter müssen vor Therapieeinleitung bekannt sein. Sie bilden die Grundlage für die individuelle Therapieentscheidung [13].

Tumorgröße (T), axillärer Lymphknotenbefall (N) und Grading (G). Korrelieren umgekehrt proportional mit der Überlebenszeit. Gleiches gilt für die Ausdehnung der Erkrankung in die einzelnen LK-Level.

Hormonrezeptorstatus. Ein positiver Östrogenrezeptorstatus (ER+) ist prädiktiv für den Erfolg einer Antihormonbehandlung, signalisiert aber nur für die ersten postoperativen Jahre eine günstige Prognose. Ein positiver Progesteronrezeptorstatus (**PR+**) geht enger und langfristiger mit einer günstigen Prognose und dem Ansprechen auf eine antihormonelle Therapie einherl.

HER2/neu-Überexpression (DAKO 3+, FISH-positiv). HER2/neu-Onkoprotein ist ein transmembranöser Wachstumsfaktor-Rezeptor vom Tyrosinkinase-Typ. Die Überexpression signalisiert einen ungünstigen Krankheitsverlauf. Mit Trastuzumab, einem spezifischen Antikörper gegen die extrazelluläre Domäne des HER2/neu-Proteins, steht bei Patientinnen mit Überexpression eine spezifische Immuntherapie zur Verfügung.

6.2 Nicht etablierte Prognosefaktoren

Tumorassoziierte Proteolysefaktoren uPA und PAI-1. Niedrige Messwerte charakterisieren bei fehlendem LK-Befall eine Patientinnengruppe, deren Prognose so gut ist, dass künftig eventuell auf eine adjuvante systemische Behandlungsmaßnahme verzichtet werden kann [15].

Tumorzellen im Knochenmark. Hohes Rezidivrisiko bei Nachweis nach adjuvanter Therapie [11].

7 Therapie

7.1 Präoperative (neoadjuvante) Chemotherapie

Die **präoperative Chemotherapie** ist bei der Behandlung des inflammatorischen Mammakarzinoms [19] die Therapie der Wahl. Routinemäßig eingesetzt wird sie auch bei lokal weit fortgeschrittenen Tumoren, um sie operabel zu machen. Bei kleinen Tumoren, die mit einer BET behandelt werden können, muss die neoadjuvante Therapie nach wie vor als experimentelle Vorgehensweise eingestuft werden [10].

Eine **präoperative Hormontherapie** scheint bei postmenopausalen Patientinnen mit hormonsensitiven Tumoren der zytostatischen Behandlung gleichwertig zu sein. Unter alleiniger antihormoneller Therapie finden sich bei Tamoxifen Remissionsraten in Höhe von 36% und 55% bei Letrozol [9].

Ziel der neoadjuvanten Therapie

- Reduktion der lokalen Tumormasse in Brust und Axilla zur Verbesserung der operativen Möglichkeiten (Ermöglichung von BET oder MRM).
- Erreichen einer pathologisch kompletten Tumorremission in Brust und Axilla.
- Einblicke in die Tumorbiologie und ihre Veränderung unter medikamentöser Behandlung.
- Evaluierung optimal wirksamer perioperativer Behandlungsverfahren (In-vivo-Sensibilitätstestung) durch Messung der Größenveränderung am Primärtumor.

7.2 Adjuvante Chemotherapie

Eine adjuvante systemische Therapie (Chemo- und/oder Hormontherapie) senkt die 10-Jahres-Mortalität bei jüngeren Frauen (<50 Jahre) um 6–12% und bei älteren Frauen zwischen 50–69 Jahre um 2–6% (1,2). Die Wirksamkeit der adjuvanten Polychemotherapie ist bei Patientinnen mit und ohne LK-Befall vergleichbar, auch wenn sich die Überlebenszeiten aufgrund der unterschiedlichen Risikokonstellationen deutlich unterscheiden. Mit zunehmendem Alter nimmt der positive Effekt der zytostatischen Therapie ab.

Ziel der adjuvanten Therapie

Vernichtung von nicht nachweisbaren Mikrometastasen, die sich nach der Entfernung des Primärtumors und der axillären Lymphknoten noch im Organismus befinden und Ausgangspunkt für ein lokoregionäres Rezidiv oder eine Fernmetastasierung werden können.

7.2.1 Therapiewahl

Grundlage für die Auswahl der adjuvanten systemischen Therapie ist die Risikoeinstufung. Parameter zur Risikoeinstufung sind (Konsensus-Konferenz St. Gallen 2005):

- Tumorgröße
- Axillärer LK-Status
- Grading
- Hormonrezeptorstatus
- Alter
- Menopausenstatus
- Gefäßinvasion
- HER2-Status

7.2.2 Durchführungsempfehlung

Mit systemischen adjuvanten Therapien sollte innerhalb von 3–6 Wochen begonnen werden. Um den in Studien ermittelten Erfolg zu erzielen, muss die Solldosis der Therapieschemata appliziert und möglichst keine Intervallverlängerung durchgeführt werden

CMF-artige Behandlungsschemata. Das CMF-Schema nach Bonadonna [6] ist das wirksamste CMF-Schema. Seine Wirksamkeit entspricht 4 Zyklen A60C und 8 Zyklen E100C. Voraussetzung für die hohe Effektivität ist die Verabreichung von >85% der geplanten Dosis. Durch die CMF-Therapie wird bei Patientinnen mit axillärem LK-Befall der mediane Zeitraum bis zum Relaps von 40 auf 83 Monate und für die Überlebenszeit von 104 auf 137 Monate verlängert. Wegen seiner geringen Kardiotoxizität ist das CMF-Schema nach Bonadonna die Therapie der Wahl bei Patientinnen mit kardialer Vorschädigung.

Anthrazyklin-haltige Behandlungsschemata. Anthrazyklinkombinationen [8] sind als wirksamer gegenüber CMF-Schemata einzustufen [2]: Der Mortalitätsunterschied liegt nach 10 Jahren allerdings bei nur 2,7±1,4%. Der Vorteil anthrazyklinhaltiger Therapieprotokolle ist insbesondere bei Dreifachkombinationen gegeben, während sich Zweierkombinationen (AC, EC) überwiegend als äquieffektiv im Vergleich zu CMF erweisen. Bei Verwendung von Anthrazyklinkombinationen sollten für Doxorubicin Wochendosen von 20 mg/m^2 und für Epirubicin von mindestens 30 mg/m^2 gewählt werden. Dosissteigerungen von Doxorubicin über 60 mg/m^2 und von Cyclophosphamid über 600 mg/m^2 alle 3 Wochen hinaus erbringen keine therapeutischen Verbesserungen.

Taxan-Kombinationen. Taxane zeigten sich in 3 großen klinischen Studien herkömmlichen adjuvanten Therapien überlegen [14, 16]. Die Überlegenheit findet sich insbesondere bei hormonrezeptornegativen Tumoren.

Dosisdichte Therapie. Unter Verwendung von G-CSF ist es möglich, Behandlungsschemata, die üblicherweise in dreiwöchigen Abständen verabreicht werden, alle 2 Wochen einzusetzen. Dosisdichte Therapieschemata zeigten sich wiederum insbesondere bei hormonrezeptornegativen Tumoren konventionellen Behandlung überlegen. Allerdings bleiben dosisdichte Therapien derzeit noch randomisierten Therapiestudien vorbehalten.

Hochdosischemotherapie (HD-CHT). In keiner Studie konnte bisher ein signifikanter Überlebensvorteil für Patientinnen nachgewiesen werden, die eine HD-CHT erhalten hatten. Lediglich eine einzige Studie zeigte ein signifikant günstigeres krankheitsfreies Überleben für Patientinnen mit HD-CHT. Der Einsatz der HD-CHT muss in Anbetracht der erhöhten Morbidität und Mortalität randomisierten Studien vorbehalten bleiben.

7.3 Adjuvante Hormontherapie

Bei Patientinnen mit Hormonrezeptor-positiven Tumoren stellen antihormonelle Therapien die Basis der adjuvanten Behandlung dar. Ist eine adjuvante Chemotherapie indiziert, wird bei hormonsensitiven Tumoren in der Regel eine antihormonelle Therapie angeschlossen.

7.3.1 Behandlung in der Prämenopause

Die Unterdrückung der Ovarialfunktion führt bei prämenopausalen Patientinnen zu einem signifikant längeren krankheitsfreien Überleben und Gesamtüberleben. Die beidseitige Ovarektomie und eine mehr als zweijährige Behandlung mit GnRH-Analoga ist einer CMF-Polychemotherapie gleichwertig [1]. Die Kombination von dem GnRH-Analogon Goserelin (3 Jahre) und dem Antiöstrogen Tamoxifen (5 Jahre) erwies sich einer CMF-Therapie (6 Monate) überlegen. Die optimale Dauer eines GnRH-Einsatzes ist derzeit unklar. Bei Frauen <35 Jahren ist immer eine Kombination von GnRH-Analoga und Chemotherapie durchzuführen.

Tamoxifen ist sowohl bei prä- als auch bei postmenopausalen Patientinnen mit Hormonrezeptor-positiven Tumoren sehr gut wirksam [3]. Die optimale Therapiedauer scheint bei 5 Jahren zu liegen (signifikante Senkung der Mortalität und des Rückfallrisikos im Vergleich zu 1- und 2-Jahres-Behandlungen). Unter 5-jähriger Tamoxifengabe steigt zwar das Risiko für die Induktion eines Endometriumkarzinoms um ca. 0,1%, gleichzeitig sinkt aber die brustkrebsbezogene Mortalität um 3%.

7.3.2 Behandlung in der Postmenopause

Tamoxifen ist bei Hormonrezeptor-positiven Tumoren derzeit neben Aromatasehemmern Therapie der Wahl. Das Rückfallrisiko sinkt unter Tamoxifen bei postmenopausalen Patientinnen tendenziell stärker als bei prämenopausalen (15% vs. 10%). Aromatasehemmer zeigen in klinischen Studien höhere therapeutische Wirksamkeit als Tamoxifen [5, 9]. Aromatasehemmer (Anastrozol) sind Therapeutika der 1. Wahl, falls Kontraindikationen für Tamoxifen (z.B. Unverträglichkeit, Thromboseneigung) vorliegen. Aromatasehemmer sind ähnlich gut verträglich wie Tamoxifen. Typische Nebenwirkungen sind Gelenkschmerzen und ein gegenüber Tamoxifen gering erhöhtes Osteopenie- und Frakturrisiko.

Nach 2- bis 5-jähriger Tamoxifentherapie führt eine Weiterbehandlung mit Aromatasehemmern zu einer signifikanten Rückfallrisikominderung. Aromatasehemmer sind nur in postmenopausaler Behandlungssituation wirksam. Die Kombination von Tamoxifen mit Aromatasehemmern führt zu keiner Verbesserung der klinischen Wirksamkeit.

7.3.3 Empfehlungen zur adjuvanten Therapieführung

Die Empfehlungen zur adjuvanten Therapieführung werden gegenwärtig alle 2 Jahre auf einer Konsensuskonferenz in St. Gallen überarbeitet [13]. Die Behandlungsführung richtet sich nach dem Risiko für einen Erkrankungsrück-

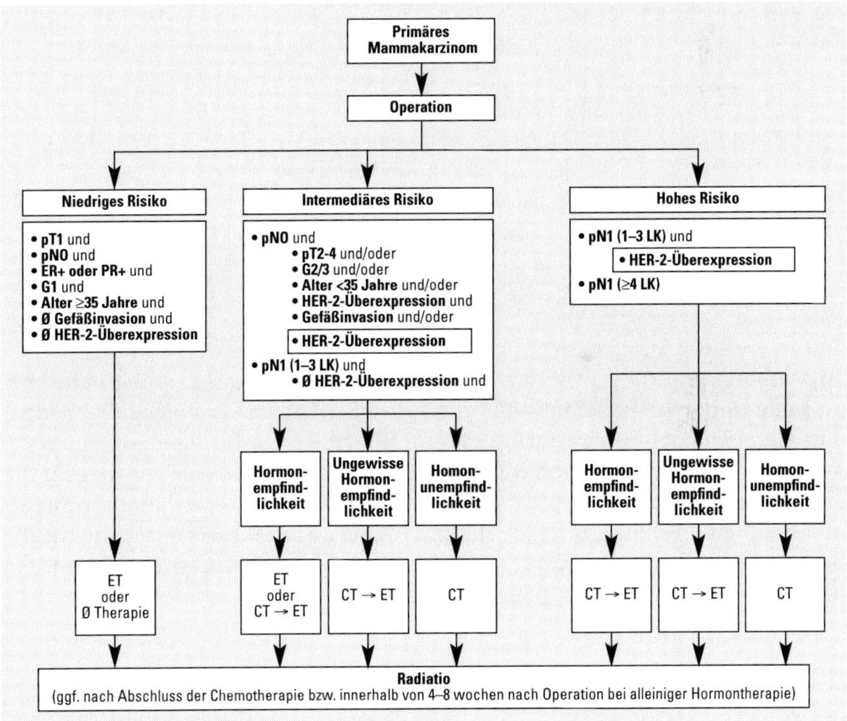

Abb. 1. *Zusammenfassende Darstellung der adjuvanten Behandlungsstrategie des primären Mammakarzinoms.*

Tabelle 5. *Risikoeinteilung zur adjuvanten Therapie des Mammakarzinoms (Konsensusempfehlungen St. Gallen 2005).*

Risikogruppe	Kriterien
Niedriges Risiko	*Nodal-negativ* und alle der folgenden Eigenschaften: • pT ≤2 cm, und • Grad 1, und • Fehlen einer peritumoralen Lymph- und Blutgefäßinvasion, und • Fehlen einer HER2/neu Überexpression oder Gen-Amplifikation, und • Alter ≥35 Jahre *Nodal-negativ* und pT<1 cm unabhängig von anderen Prognosefaktoren
Intermediäres Risiko	*Nodal-negativ* und mindestens eine der folgenden Eigenschaften: • pT >2 cm, oder • Grad 2–3, oder • peritumorale Lymph- und Blutgefäßinvasion, oder • HER2/neu Überexpression oder Gen-Amplifikation, oder • Alter <35 Jahre Nodal-positiv mit 1–3 befallenen Lymphknoten und • Fehlen einer HER2/neu Überexpression oder Gen-Amplifikation
Hohes Risiko	*Nodal-positiv* mit 1–3 befallenen Lymphknoten und • HER2/neu Überexpression oder Gen-Amplifikation *Nodal-positiv* mit 4 oder mehr befallenen Lymphknoten

fall (Tabelle 5 bis 8). Zur Behandlung außerhalb von Studien stehen antihormonelle und zytostatische Behandlungsmaßnahmen zur Verfügung. Abb. 1 gibt eine Übersicht über die adjuvanten Behandlungsstrategien.

Zusätzlich zur Risikoeinteilung ist bei hormonsensitiven Tumoren für die Therapiewahl die Erfolgswahrscheinlichkeit einer antihormonellen Therapieführung von Bedeutung. Sie hängt von der primären Tumorausdehnung, dem Ausmaß der Expression der Östrogen- und Progesteronrezeptoren, der Expression von HER2 neu, p53, uPA, PAI1 und dem Proliferationsindex ab.

Tabelle 6. *Behandlungsgruppen zur adjuvanten Therapie des Mammakarzinoms entsprechend der Hormonempfindlichkeit (Konsensus St. Gallen 2005). ER = Östrogenrezeptoren, PR = Progesteronrezeptoren*

Behandlungsgruppe	Kriterien
Hormonempfindlich	Expression von ER und PR (=10% positive Zellen) *und* hohe Wahrscheinlichkeit eines deutlichen Nutzens einer endokrinen Therapie
Ungewisse Hormonempfindlichkeit	Expression von ER- und/oder PR *aber* ungewisser Nutzens einer endokrinen Therapie, z.B. aufgrund eines oder mehrerer der folgenden Eigenschaften: • Niedrige Expression von ER und PR • Fehlende Expression von PR • HER2/neu-Überexpression oder Gen-Amplifikation • hohes Ausmaß mikrometastatischen Befalls • Expression von uPA und PAI 1 • hohe proliferative Aktivität des Tumors
Hormonunempfindlich	Fehlende Expression von ER und PR

Tabelle 7. Behandlungsgrundsätze zur adjuvanten Therapie des Mammakarzinoms (ET = endokrine Therapie, CT = Chemotherapie)

Risikogruppe	Hormon-empfindlich	Ungewisse Hormon-empfindlichkeit	Hormon-unempfindlich
Niedriges Risiko	ET *oder* nil*	ET *oder* nil*	Nicht anwendbar**
Intermediäres Risiko	Alleinige ET *oder* CT→ET***	CT→ET*** CT	
Hohes Risiko	CT→ET***	CT→ET***	CT

* alternative Behandlungsoption im Falle von medizinischen Kontraindikationen, oder Präferenz des Patienten bzw. Arzt

** Bei fehlender Expression von Östrogen- und Progesteronrezeptoren Klassifikation in Intermediäre Risikogruppe

*** Während für Tamoxifen die sequenzielle Gabe nach Abschluss der Chemotherapie klar zu bevorzugen ist, liegen derzeit für Aromatasehemmer bzw. für GnRH-Analoge keine Daten vor, die einen sequentiellen Einsatz mit einem parallelen kombinierten Einsatz vergleichen.

Tabelle 8. *Konsensusempfehlungen St. Gallen 2005 zur adjuvanten Therapie des Mammakarzinoms.*

Risiko-gruppe	Hormon-empfindlich	Hormon-	Ungewisse unemp- empfindlichkeit		Hormon- findlich
	Prä-meno-pause	Post-meno-pause	Prä-meno-pause	Post-meno-pause	Prä- oder Postmeno-pause
Niedriges Risiko	Tam *oder* nil *oder* GnRH	Tam *oder* nil *oder* AI	Tam *oder* nil *oder* GnRH	Tam *oder* nil *oder* AI	Nicht anwend-bar**
Inter-mediäres Risiko	Tam (±OFS/A) *oder* CT→Tam (→OFS/A) *oder* OFS/A (→Tam)	Tam* *oder* AI *oder* CT→Tam* oder CT→AI	CT→Tam (→OFS/A) *oder* Tam (→OFS/A)	CT→Tam* *oder* CT→AI	CT**
Hohes Risiko	CT→Tam oder CT→Tam +OFS/A	CT→Tam* *oder* CT→AI	CT→Tam *oder* CT→Tam +OFS/A	CT→Tam* *oder* CT→AI	CT***

* Indikation für Umstellung auf AI: Exemestan oder Anastrozol nach 2–3 Jahren Tam oder Letrozol nach 5 Jahren Tam

** AC, CMF, AC oder A→CMF, FAC, FEC (d1 q21); Taxan-basierte Schemata: AC oder A→ Paclitaxel; FEC100→Docetaxel; TAC

*** AC oder A→CMF; CEF oder CAF (d1&8 q 28); FAC, FEC (d1 q 21); Taxan-basierte Schemata: A→ Paclitaxel; FEC100→Docetaxel; TAC (dosisdichte Regimes)

7.3.4 Adjuvante Therapie mit Trastuzumab (Herceptin)

Nach eingehender Analyse der vorgestellten und im Internet publizierten Daten der Studien NSABP-B31, NCCTG-N9831 und des HERA-Trials muss vom wissenschaftlichen Standpunkt her Patientinnen mit Brustkrebs und erb-B2-Überexpression (DAKO 3+, Fish-positiv) eine mindestens einjährige adjuvante Behandlung mit Trastuzumab (Herceptin) angeraten werden.

Im HERA-Trial wurden 5.090 Patientinnen mit Brustkrebs erfasst und in einen Beobachtungsarm sowie 2 Herceptin-Arme (für 1 und 2 Jahre) randomisiert. Die erste geplante Zwischenanalyse wurde jetzt auf dem ASCO-Meeting 2005 in Orlando vorgestellt. In fast allen Parametern (krankheitsfreies Überleben, rückfallfreies Überleben und metastasenfreies Überleben) wurde das Rückfallrisiko durch den Einsatz von Trastuzumab auf die Hälfte verringert (Tabelle 9).

Tabelle 9. *Ergebnisse des HERA-Trials zur adjuvante Therapie mit Herceptin.*

Ansprechen	HR	Ereignisse	2-Jahres-Überleben	p-Wert
DFS	0,54	127 vs. 220	86% vs. 77%	<0,0001
RFS	0,50	113 vs. 209	87% vs. 79%	<0,0001
DDFS	0,51	98 vs. 179	90% vs. 82%	<0,0001
OS	0,76	29 vs. 37	96% vs. 95%	<0,26

DFS = disease-free survival; RFS = recurrence-free survival; DFS = distant disease-free survival; OS = overall survival

Die prinzipiell gleichen Ergebnisse zeigten auch 2 amerikanische Studien, in die 3.351 Patientinnen aufgenommen wurden (Tabelle 10). In diesen Studien erfolgte die Trastuzumab-Therapie nach 4 Gaben AC und 12 Wochen Paclitaxel entweder in Sequenz oder gleichzeitig mit Paclitaxel. Beide Studien erhielten Kontrollarme ohne Trastuzumab. Auch hier zeigten sich signifikante Verbesserungen des krankheitsfreien Lebens und insbesondere auch des Gesamtüberlebens.

Tabelle 10. *Amerikanische Studienergebnisse zur adjuvante Therapie mit Herceptin.*

	AC→T (n=1.679)	AC→T+H (n=1.672)
DFS		
• Ereignisse	261	134
• HR	0,48	
• p-Wert	$3\backslash\backslash10^{-12}$	
Zeit bis zum Auftreten der ersten Metastase		
• Ereignisse	194	96
• HR	0,47	
• p-Wert	8×10-10	
Überleben		
• Ereignisse	92	62
• HR	0,67	
• p-Wert	0,015	

Wertung: Im Vergleich zur HERA-Studie zeigen die US-Studien, dass die Wirksamkeit bei gleichzeitiger Paclitaxel- und Herceptin-Gabe leicht erhöht ist. Das krankheitsfreie Überleben war so um 52%, bei HERA um 46% verbessert. In allen Studien findet sich insbesondere bei vorangegangenem Einsatz von Anthrazyklinen eine erhöhte Kardiotoxizität.

7.4 Palliative systemische Therapie

Ziele der palliativen systemischen Therapie sind neben der langfristigen Stabilisierung des körperlichen und psychischen Befindens die Minderung tumorbedingten Beschwerden und die Überlebenszeitverlängerung [7, 12]. Therapeutische Möglichkeiten bestehen in der Hormontherapie, Chemotherapie, spezifischen Immuntherapie und im Einsatz von Bisphosphonaten.

Wegen der hohen biologischen Varianz der Krankheitsverläufe kann es keinen für alle Patientinnen verbindlichen „allgemeinen Goldstandard" des therapeutischen Vorgehens geben. Das medikamentöse Behandlungskonzept muss der Tumorbiologie, den tumorbedingten Beschwerden und dem allgemeinen Gesundheitszustand der Patientin angepasst werden. Außerdem muss ihre häusliche und berufliche Situation bei der Auswahl berücksichtigt werden. Klinisch hat sich die Bewertung dieser Faktoren im Sinne einer Prognoseeinstufung (3 Gruppen) mit Hilfe eines Scores bewährt. Entsprechend der Prognose ist ein unterschiedliches therapeutisches Vorgehen angezeigt (Tabelle 11).

Tabelle 11. *Therapierelevante Faktoren bei metastasiertem Mammakarzinom.*

Biologische prognostische Faktoren	Patientenbezogene Faktoren	Therapiebezogene Faktoren
• Geschwindigkeit der Krankheitsausbreitung • Zeitraum zwischen Primärdiagnose und Metastasennachweis • Lokalisation der Metastasen (unmittelbar lebenswichtige Organe?) • Ausmaß der manifesten Tumormasse	• Körperliche Leistungsfähigkeit • Tumorbedingte Beschwerden • Psychische Einstellung zur Behandlung • Komorbidität	• Art der Vorbehandlung (Strahlen-, Hormon-, Chemotherapie) • Ausmaß der Vorbehandlung • Art und Ausmaß therapiebezogener Nebenwirkungen

7.4.1 Allgemeine Therapiestrategie

Bei Patientinnen mit Hormonrezeptor-positiven Tumoren mit einer langsamen Krankheitsprogression und geringen tumorbedingten Beschwerden ist eine antihormonelle Therapie die Behandlung der Wahl. Bei rascher Krankheitsprogression, verbunden mit deutlichen Tumor-bedingten Beschwerden sollten zytostatische Therapien eingesetzt werden. Zytostatische Kombinationstherapien gehen mit höheren Remissionsquoten einher. Die Verlängerung von Überlebenszeiten ist umstritten [7]. Stabilisiert sich die Krankheitssituation, kann von einer aggressiveren Therapieform evtl. wieder auf eine weniger aggressive Form (Monochemotherapie, Hormontherapie) übergegangen werden.

Der Behandlungserfolg muss in regelmäßigen Abständen (3 Monate) klinisch oder bildgebend überprüft werden. Messungen der Tumormarker allein genügen nicht. Vor jeder Behandlungsumsetzung muss ein vollständiges Staging (Thorax, Abdomen, Skelettsystem) erfolgen.

7.4.2 Palliative Hormontherapie

Antihormonelle Therapien zielen auf die Ausschaltung der östrogenbedingten Wachstumsstimulation. Dies ist prämenpausal durch die Gabe von GnRH-Analoga (Goserelin, Buserelin, Leuprorelin), Tamoxifen und Gestagene (MPA, MAG), postmenopausal durch den Einsatz von Aromatasehemmern (Anastrozol, Letrozol, Exemestan), SERD-Substanzen (Fulvestrant) und Gestagenen möglich. Antihormonelle Behandlungen sind untereinander nicht kreuzresistent. Sie können deshalb sequenziell eingesetzt werden. Die Wahl der Erstlinientherapie richtet sich nach der adjuvanten Vorbehandlung, dem zeitlichen Auftreten des Rezidivs, den therapiebedingten Nebenwirkungen und der Wirksamkeit.

Wertung: Der Hormonentzug (Unterdrückung oder Ausschaltung der Ovarialfunktion, Aromatasehemmung) scheint gegenwärtig die effektivste therapeutische Möglichkeit. Entsprechend gut wirksam ist bei postmenopausalen Frauen die Verabreichung von Faslodex. Die Verträglichkeit dieses Präparates ist noch besser.

7.4.3 Palliative Chemotherapie

Zytostatische Monotherapien erzielen bei 15–40% der Patientinnen objektive Remissionen. Die wichtigsten Substanzen umfassen Doxorubicin, Epirubicin, Mitoxantron, Paclitaxel, Docetaxel, Vinorelbin, 5-Fluorouracil, Gemcitabin, Mitomycin C, Cyclophosphamid, Trofosfamid und Bendamustin. Zytostatische Monotherapien gehen in der Regel mit geringeren Nebenwirkungen einher.

Zytostatische Kombinationstherapien erzielen höhere Remissionsquoten. Die Lebensqualität kann durch Kombinationstherapien gegenüber Monotherapien verbessert werden.

Wertung: Überlebenszeitverlängerungen erscheinen durch palliative Chemotherpie möglich [12]. Prospektiv randomisierte Untersuchungen zeigen keine klinisch relevanten Vorteile der Kombination von hormonellen und zytostatischen Therapieformen.

7.4.4 Palliative spezifische Immuntherapie (Trastuzumab)

Wirkmechanismus. Etwa 25–30% aller Mammakarzinome weisen eine Überexpression des humanen epidermalen Wachstumsfaktorrezeptors-2 (HER2) auf. Die Überexpression von HER2/neu ist mit einem aggressivem Krankheitsverlauf und einer ungünstigen Prognose assoziiert. Trastuzumab (Herceptin) ist ein humanisierter monoklonaler Antikörper gegen die extrazelluläre Domäne des HER2/neu-Proteins. Durch Bindung des Antikörpers an das HER2/neu-Protein kann unter anderem der Proliferationsstimulus des HER-Systems unterdrückt werden und eine antikörpervermittelte immunologische Reaktion gegen die markierte Tumorzelle induziert werden. Im Gegensatz zu Zytostatika erreichen die Antikörper nicht nur proliferierende Tumorzellen, sondern wahrscheinlich auch ruhende Krebszellen.

Indikation. Entscheidend für die Wirksamkeit einer Trastuzumab-Behandlung ist das Ausmaß der Überexpression von HER2/neu. Lediglich Patientinnen mit einem immunhistochemischen Score von 3+ oder einer Gen-Amplifikation in der Fluoreszenz-in-situ-Hybridisierung (FISH+) profitieren von der Behandlung.

Ansprechrate. Folgende Ansprechraten wurden erzielt:

- Bei Einsatz als Monotherapeutikum in der Erstlinientherapie >20%.
- Bei Patientinnen mit einem Immunhistochemie-Score von 3+: 35%; unter Berücksichtigung einer Krankheitsstabilisierung von ≥6 Monaten: 48%.
- Bei zytostatisch vorbehandelten Patientinnen: bis zu 20%.
- Kombinationen von Trastuzumab mit anthrazyklin- oder taxanhaltigen Chemotherapien bedingen signifikant höhere Ansprechraten als alleinige Chemotherapien [18].

8 Literatur

[1] Early Breast Cancer Trialists' Collaborative Group (1996) Ovarian ablation in early breast cancer: overview of the randomised trials. Lancet 348:1189–1196

[2] Early Breast Cancer Trialists' Collaborative Group (1998) Polychemotherapy for early breast cancer: an overview of the randomised trials. Lancet 352:930–942

[3] Early Breast Cancer Trialists' Collaborative Group (1998) Tamoxifen for early breast cancer: an overview of the randomised trials. Lancet 1998; 351:1451–1467

[4] Allweis TM, Badriyyah M, Bar Ad V, Cohen T, Freund HR (2003) Current controversies in sentinel lymph node biopsy for breast cancer. Breast 12:163–171

[5] Baum M, Budzar AU, Cuzick J et al (2002) Anastrozole alone or in combination with tamoxifen versus tamoxifen alone for adjuvant treatment of postmenopausal women with early breast cancer: first results of the ATAC randomised trial. Lancet 359:2131–2139

[6] Bonadonna G, Valagussa P, Moliterni A, Zambetti M, Brambilla C (1995) Adjuvant cyclophosphamide, methotrexate, and fluorouracil in node-positive breast cancer: the results of 20 years of follow-up. N Engl J Med 332:901–906

[7] Cold S, Jensen NV, Brincker H, Rose C (1993) The influence of chemotherapy on survival after recurrence in breast cancer—a population-based study of patients treated in the 1950s, 1960s and 1970s. Eur J Cancer 29A:1146–1152

[8] Del Mastro L, Venturini M, Lionetto R et al (2001) Accelerated-intensified cyclophosphamide, epirubicin, and fluorouracil (CEF) compared with standard CEF in metastatic breast cancer patients: results of a multicenter, randomized phase III study of the Italian Gruppo Oncologico Nord-Ouest-Mammella Inter Gruppo Group. J Clin Oncol 19:2213–2221

[9] Ellis MJ, Coop A, Singh B et al (2001) Letrozole is more effective neoadjuvant endocrine therapy than tamoxifen for ErbB-1- and/or ErbB-2-positive, estrogen receptor-positive primary breast cancer: evidence from a phase III randomized trial. J Clin Oncol 19:3808–3816

[10] Fisher ER, Land SR, Fisher B et al (2004) Pathologic findings from the National Surgical Adjuvant Breast and Bowel Project: twelve-year observations concerning lobular carcinoma in situ. Cancer 100:238–244

[11] Gebauer G, Fehm T, Merkle E et al (2001 Epithelial cells in bone marrow of breast cancer patients at time of primary surgery: clinical outcome during long-term follow-up. J Clin Oncol 19:3669–3674

[12] Giordano SH, Buzdar AU, Kau SW, Hortobagyi GN (2002) Improvement in breast cancer survival: results from M. D. Anderson cancer center protocols from 1975–2000. Proc Am Soc Clin Oncol 212

[13] Goldhirsch A, Wood WC, Gelber RD et al (2003) Meeting highlights: updated international expert consensus on the primary therapy of early breast cancer. J Clin Oncol 21:3357–3365

[14] Henderson IC, Berry DA, Demetri GD et al (2003) Improved outcomes from adding sequential Paclitaxel but not from escalating Doxorubicin dose in an adjuvant chemotherapy regimen for patients with node-positive primary breast cancer. J Clin Oncol 21:976–983

[15] Janicke F, Prechtl A, Thomssen C et al (2001) Randomized adjuvant chemotherapy trial in high-risk, lymph node-negative breast cancer patients identified by urokinase-type plasminogen activator and plasminogen activator inhibitor type 1. J Natl Cancer Inst 93:913–920

[16] Nabholtz JM. Docetaxel-anthracycline combinations in metastatic breast cancer. Breast Cancer Res Treat 2003; 79 Suppl 1: 3–9

[17] Singletary SE, Allred C, Ashley P et al (2002) Revision of the American Joint Committee on Cancer staging system for breast cancer. J Clin Oncol 20:3628–3636

[18] Slamon DJ, Leyland-Jones B, Shak S et al (2001) Use of chemotherapy plus a monoclonal antibody against HER2 for metastatic breast cancer that overexpresses HER2. N Engl J Med 344:783–792

[19] Ueno NT, Buzdar AU, Singletary SE et al (1997) Combined-modality treatment of inflammatory breast carcinoma: twenty years of experience at M.D. Anderson Cancer Center. Cancer Chemother Pharmacol 40:321–329

Supportivtherapie

U. Schuler

1 Antiemetische Therapie

In der Zeitschrift Supportive Care of Cancer sowie auf der Hompage der Multinational Association for Supportive Care in Cancer (MASCC) http://www.mascc.org/ finden sich die **aktualisierten Konsensus-Guidelines** zu Antiemetika (auf der Homepage auch Powerpoint-Folien für Weiterbildungszwecke) [33]. Im Wesentlichen unterscheidet sich die Neufassung dadurch, dass die Anwendung von Aprepitant für die hochemetogene Chemotherapie empfohlen wird. Diese Empfehlung kann man sich uneingeschränkt anschließen, insofern eintägige Chemotherapien gemeint sind. Für mehrtägige Behandlungen muss darauf hingewiesen werden, dass alle Zulassungsstudien mit Aprepitant mit eintägigen Therapien durchgeführt worden sind. Angesichts des Potenzials der Hemmung von Cytochrom 3A4 durch Aprepitant [15, 40, 42], sind m.E. weitere Untersuchungen erforderlich, wenn Zytostatika in einem Protokoll enthalten sind, deren Metabolismus Cytochrom-3A4-abhängig ist (e.g. Etoposid, Irinotecan, Vinca-Alkaloide). Diese Einschränkung wurde vom Expertengremium der MASCC nicht gesehen.

1.1 Akute Emesis

In einer prospektiven Doppelblindstudie [65] wurden 110 Patienten vor einer mehrtägigen Hochdosistherapie zur Stammzelltransplantation randomisiert zwischen 0,15 mg/kg Ondansetron i.v. 3 × täglich und 10 µg/kg Granisetron i.v. einmal täglich. Zusätzlich erhielten alle Patienten Dexamethason und Lorazepam. Die Prophylaxe wurde bis 24 h nach Beendigung der mehrtägigen Chemotherapie fortgesetzt. Bei 96 evaluierbaren Patienten ergaben sich keine signifikanten Unterschiede in Wirkungen oder Nebenwirkungen. Die Autoren kommen zu dem Schluss, dass letztlich der Preis über die Anwendung entscheiden sollte. Für dieselben Substanzen liegt als Abstract eine dreiarmige Studie vor, die Ondansetron in einer Dosierung von 8 mg mit Granisetron in der festen Dosis von 1 mg oder 3 mg vergleicht (Abenhard et al. 2004, 16th MASCC Symposium, Abstract A-16). Gegenüber dieser Ondansetron- Dosierung war Granisetron in nahezu allen Dimensionen signifikant überlegen. Der 3 mg-Granisetron-Arm war im Trend 1 mg überlegen, was auch bei hoher Fallzahl nicht signifikant war.

Bereits im Vorjahr wurde über die randomisierten Studien zur Palonosetron (PALO) berichtet [17c, 23b], die im Vergleich zu Dolasetron bzw. Ondansetron eine Überlegenheit sowohl im akuten wie auch verzögerten Erbrechen dokumentieren konnten. Die Substanz ist inzwischen auch in Deutschland unter dem Handelsnamen Aloxi® verfügbar. Im vergangenen Jahr wurden weitere Studien zur Kinetik und Stabilität des neuen Setrons veröffentlicht. In einer Studie mit radioaktiv markiertem PALO [58b] konnte an

6 gesunden Probanden ein großes Verteilungsvolumen von ≈8l/kg und eine lange HWZ von 37 Stunden dokumentiert werden. Letztlich wurde ≈80% der Aktivität im Urin wieder gefunden, 40% als unveränderte Muttersubstanz. In einer Cross-over-Studie mit 12 Probanden konnte ein Effekt von Aprepitant auf die Kinetik von PALO weitgehend ausgeschlossen werden [57b], bei Untersuchungen mit 4 verschiedenen Trägerlösungen (Kochsalz, Ringer, Glukose ± Elektrolyte) konnten keine Inkompatibilitäten festgestellt werden [59b]. PALO stellt damit eine interessante Alternative zu den bereits verfügbaren 5-HT3-Antagonisten dar, die allerdings mit einem deutlich höheren Preis verbunden ist.

1.2 Verzögertes Erbrechen

Warr et al. veröffentlichten im JCO eine prospektiv randomisierte Studie [68], in der die Gabe von **Aprepitant** bei Patientinnen mit Mammakarzinom und **moderat emetogener Chemotherapie (MEC)** untersucht wurde. Der Einsatz von Aprepitant erfolgte in gleicher Weise wie in den früheren Studien bei hochemetogener Chemotherapie (HEC), also 125 mg am ersten, 80 mg an Tag 2 und 3, jeweils in Kombination mit Ondansetron und Dexamethason. Im Kontrollarm wurde Ondansetron und Dexamethason am Tag 1, nur Ondansetron (2 × 8 mg) an den nachfolgenden Tagen 2 und 3 gegeben. Nausea und Erbrechen wurde von den Patienten über die nächsten 5 Tage dokumentiert. Bei den 857 auswertbaren Patienten lag die Rate des kompletten Ansprechens im Aprepitant-Arm höher als im Kontrollarm (50,8% vs. 42,5%; p<0,015). Keinerlei Einfluss der Übelkeit auf den Alltag wurde von signifikant mehr Patienten im Aprepitant-Arm gesehen (63,5% vs. 55,6%; p<0,019).

Auf dem ASCO wurde eine weitere Studie zur Prophylaxe mit Aprepitant bei hochemetogener Chemotherapie vorgestellt (Abstract 8007). Aapro et al. randomisierten 489 Patienten mit einer platinhaltigen Chemotherapie zwischen dem o.g. Aprepitant-Regime (+32 mg Ondansetron) und einer Gabe von Ondansetron (32 mg an Tag 1) und Dexamethason, die am 2. bis 4. Tag mit reduzierter Dosis (jeweils 2 × 8 mg) in Kombination fortgesetzt wurde (Tabelle 1). Die zusätzliche Gabe von Ondansetron an den nachfolgenden Tagen 2–4 kann

Tabelle 1. *Randomisierung zwischen Aprepitant-Regime und der Kombination Ondansetron und Dexamethason.*

Rate an komplettem Ansprechen	Aprepitant	OND/DEX	Odds Ratio	p
0–120 h	72,0	60,6	1,8	0,003
0–24 h	87,7	79,3	2,1	0,005
24–120 h	74,1	63,1	1,78	0,004

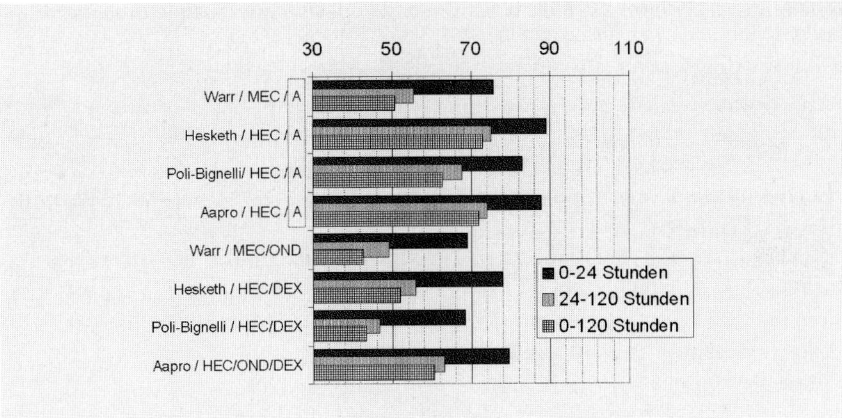

***Abb. 1.** Rate des kompletten Ansprechens (keine Rescue, kein Erbrechen) in den publizierten Aprepitant-Studien.*

demzufolge die Rate von Nausea und Erbrechen nicht in gleicher Weise reduzieren, wie Aprepitant.

Im Grunde war dieses Outcome zu erwarten, wie aus einer im JCO publizierten Metaanalyse zu Serotonin-Antagonisten und deren Auswirkung auf das verzögerte Erbrechen hervorgeht [21]. Hier wurde gefunden, dass die alleinige Gabe von Setronen ohne Dexamethason zwar eine Risikoreduktion um etwa 8% bringt, dass ein solcher Effekt aber bei gleichzeitiger Verabreichung von Dexamethason nicht nachweisbar ist.

In der Gesamtschau (Abb. 1) der genannten und früher publizierten Aprepitant-Studien [24, 48] fällt auf, dass trotz weitgehend parallelem Design, die Rate der kompletten Kontrolle im Aprepitant-Arm in der MEC Studie geringer ist, als in den 3 HEC-Studien. Der Unterschied im akuten Erbrechen und im verzögerten Erbrechen beträgt in der MEC-Studie jeweils rund 5%, der im Gesamtverlauf etwa 8%. Zum Gesamterfolg der Substanz trägt auch sehr stark die Verminderung des akuten Erbrechens bei, da die Patienten in den beiden Phasen sich zum großen Teil unterscheiden. Hinsichtlich des verzögerten Erbrechens wäre interessant zu sehen, ob auch bei MEC ein Effekt nachweisbar wäre, wenn die Kontrollgruppe Dexamethason erhalten hätte.

Meiri et al. (ASCO 2005, Abstract 8018) berichteten von einer Studie, in der **Dronabinol** (Marinol®), ein synthetisches Tetrahydrocannabinol, bei Patienten mit moderater bis hoch emetogener Chemotherapie randomisiert wurden (Tabelle 2). Alle Patienten erhielten 20 mg Dexamethason und 16 mg Ondansetron i.v. vor der Chemotherapie. Es wurden 4 Gruppen gebildet; der weitere Therapieverlauf (über 5 Tage) ist aus dem Abstract nicht klar ersichtlich (Dronabinol, Ondansetron, Kombination D+O, Placebo). Alle 3 aktiven Arme waren besser als Placebo, unterschieden sich aber untereinander nicht.

Tabelle 2. *Vergleich von Dronabinol mit Ondansetron, einer Kombination Dronabinol/ Ondansetron und einer Placebogruppe. VAS: Visuelle Analog-Skala.*

Variable	Dronabinol [10–20 mg/d] (n=17)	Ondansetron [8–16 mg/d] (n=14)	D+O [identische Dosen] (n=17)	Placebo (n=13)
Kein Erbrechen + VAS <5 mm, keine Rescue	54% (7/13)	58%* (7/12)	47% (7/15)	20% (2/10)
Keine Nausea[1], % (n)	71%* (10/14)	64%* (9/14)	53%* (9/17)	15% (2/13)
Mittlere Nausea (VAS) mm (n)	10,1* (14)	24,0* (14)	14,3* (17)	48,4 (13)
Mittlere Anzahl Erbrechen/Würgen	0,2 (13)	1,3 (12)	0,7 (15)	1,3 (10)

[1]Cochran-Mantel-Haenszel [2]ANOVA *p≤0,05 vs. Placebo

Wertung: Die Studie ist interessant, aber zu klein und in der Emetogenität zu heterogen, um eine abschließende Beurteilung zuzulassen. Außerdem ist natürlich die Wahl des Kontrollarmes diskutabel. Zum einen wäre Dexamethason, zum anderen inzwischen Aprepitant sicher angemessener als Placebo gewesen. Der fehlende Unterschied zur Ondansetron-Therapie lässt nicht erwarten, dass die Substanz dem Vergleich mit Aprepitant standhält.

In einer kleinen Fallzahl einer Phase-II-Studie berichten Navari et al. von der Anwendung von **Olanzapin** (Zyprexa®) zur Reduktion des verzögerten Erbrechens [45]. Olanzepin ist ein neueres atypisches Neuroleptikum. Die Patienten erhielten 2 Tage vor der Chemotherapie jeweils 5 mg oral gefolgt von 10 mg am Tag der Chemotherapie (jeweils in Kombination mit Dexamethason und Granisetron) und den 2–4 darauf folgenden Tagen wiederum 10 mg Olanzapin (mit Dexamethason). In der HEC-Gruppe wurden lediglich 10 Patienten behandelt, deren CR-Rate bei 100% in der Akutphase, bei 80% an den Tagen 2–5 lag. In der MEC-Gruppe von 20 Patienten lag die CR-Rate für die Akutphase ebenfalls bei 100%, bei 85% an den Tagen 2–5. Die Ergebnisse sind interessant, bedürfen aber der weiteren Bestätigung. Olanzapin ist in dieser Indikation nicht zugelassen.

2 Wachstumsfaktoren

2.1 Granulopoese stimulierende Faktoren

In einer Postersession konnten Kuderer et al. (ASCO Abstract 8117) ihre Metaanalyse zum Einsatz von prophylaktischem G-CSF vorstellen. In dieser

Metaanalyse über 3091 Patienten ergab sich erstmals auch ein Unterschied in Hinblick auf die infektionsassoziierte Mortalität, die in 10 Studien mit 2483 Patienten angegeben war. In den Kontrollarmen verstarben 55 Patienten (4,4%), in den G-CSF-Armen 30 Patienten (2,4%). Damit erreichte das relative Risiko von RR=0,55 statistische Signifikanz (CI 0,36,–0,84; p=0,005).

In einer randomisierten Doppelblindstudie überprüften Norbert Schmitz et al. die Gabe von **Lenograstim** (150 µg/m^2) nach Hochdosistherapie mit autologer Stamzelltransplantation [56]. Bei 192 auswertbaren Patienten ergab sich eine Reduktion der Infektionsrate (mikrobiologisch, klinisch und FUO) von 86 auf 66% (p=0,001). Die Parameter Antibiotika-Verbrauch, Dauer der Antibiotikatherapie (8 vs. 10 Tage), Regeneration der Neutrophilen (11 vs. 15 Tage) und Dauer des Krankenhausaufenthaltes (15 vs. 17 Tage) waren ebenfalls signifikant günstiger. Ein Unterschied in der (geringen) Mortalität konnte nicht gesehen werden.

In einer großen Multicenterstudie wurde von Charles Vogel et al. die Gabe von **Pegfilgrastim** (Neulasta®) randomisiert gegen Placebo geprüft [64]. Insgesamt 928 Patientinnen mit Mammakarzinom erhielten entweder 6 mg Pegfilgrastim s.c. oder Placebo an Tag 2 eines dreiwöchigen Zyklus (100 mg/m^2 Docetaxel, 4 × wiederholt). Jeweils zwei Drittel der Patientinnen waren im metastasierten Stadium bzw. hatten vorausgegangene Chemotherapien hinter sich. Bezogen auf die Gesamtzahl der Zyklen ergaben sich folgende durchaus beeindruckende Ergebnisse (Tabelle 3).

Im Kontrollarm lag die Inzidenz neutropenischen Fiebers nur im ersten Zyklus über 10%. Durch die hohe Fallzahl der Studie und die hohe Effektivität der Medikation war es trotzdem möglich, eine signifikante Reduktion zu erzielen. Die Number needed to treat liegt bei ≈6,25, die Kosten somit pro verhinderter neutropenischer Fieberepisode (4 Dosen à ≈1500 € × 6,25) bei rund 37.000 €. Empfehlungen zum Einsatz hämatopoetischer Wachstumsfaktoren orientieren sich an der **Inzidenz des neutropenischen Fiebers.** In den aktualisierten ASCO-Guidelines von 2000 wurde immer noch eine Inzidenz von mindesten 40% als Grundlage einer Indikation gefordert. Der Prozentsatz bezieht sich auf das kumulative Risiko während der gesamten mehrzyklischen

Tabelle 3. *Randomisierung von Pegfilgrastim gegenüber einem Placebo.*

	Pegfilgrastim	Placebo	
Inzidenz von neutropenischem Fieber	1%	17%	p=0,001
i.v. Antibiotika	2%	10%	p=0,001
Therapie ohne Zeitverzögerung oder Dosismodifikation	80%	78%	n.s.

Chemotherapie. Die NCCN (National Cancer Center Network)-Guidelines in der Version von 2005 (www.nccn.org) empfehlen dies ab einer Inzidenz von 20% und legen bereits im Inzidenzbereich von 10–20% nahe, den Einsatz zu erwägen (»consider«). Selbst nach diesen, im Vergleich zu ASCO weniger ökonomisch orientierten Guidelines, wäre eine Indikation für den Einsatz von Pegfilgrastim in dieser Indikation somit nur grenzwertig gegeben.

Wenn keine Prophylaxe erfolgt, stellt sich die Frage, ob im Falle von Fieber G-CSF interventionell gegeben werden soll. Eine Arbeitsgruppe aus der Türkei berichtet über eine kleine randomisierte Studie bei der zusätzlich zu Meropenem die Gabe von G-CSF randomisiert wurde [18]. Zwischen den beiden Gruppen ergaben sich keine Unterschiede (was der bisherigen Datenlage entspricht, s.u.), die Power der Studie mit 30 Patienten in jedem Arm lässt jedoch nicht zu, dass kleinere Unterschiede erkannt werden könnten. In einem Kollektiv von Kindern konnte in einer ebenfalls eher kleinen Studie der Arbeitsgruppe Ozkaynak et al. aus USA ein partiell gegenteiliges Ergebnis erzielt werden [47a]. In die Studiengruppe randomisierte Patienten (überwiegend mit ALL, n=32) erhielten binnen 24 h zu den Antibiotika G-CSF (5 µg/kg/Tag), 34 Patienten wurden nur mit Antibiotika behandelt. Die Neutropenie war im Verum-Arm kürzer (4 vs. 13 Tage, p<0,0001), die Zeit bis Entfieberung unterschied sich jedoch nicht signifikant. Die Dauer des Krankenhausaufenthaltes wurde um einen Tag verkürzt, was grenzwertig signifikant war (4 vs. 5 Tage, p=0,04).

Die NCCN-Guidelines sind in dieser Frage wenig zwingend (»consider« CSF: bei Pneumonie, Nichtansprechen). Auch die ASCO-Guidelines raten eher ab, erwägen aber die Gabe in der Subgruppe mit »...tiefer Neutropenie, unkontrollierter Grunderkrankung, Hypotension, MOF, Sepsis und invasiven Pilzinfektionen, Alter >65Jahre und Lymphopenie« (Seite 3567 in [47]).

2.2 Erythropoese stimulierende Faktoren (ESF)

2.2.1 Vergleich ESF vs. Placebo

Eine kanadische Arbeitsgruppe [10] publizierte eine randomisierte Studie, in der 40.000 Einheiten Erythropoietin einmal wöchentlich gegen »standard of care« randomisiert wurde. Es wurde 354 Patientinnen mit Mammakarzinom eingeschlossen. Die erwarteten positiven Veränderungen in Fatigue- und Funktions-Skalen wurden beobachtet und waren signifikant zugunsten des EPO-Armes. Ein Ansprechen des Hb (Anstieg auf >12 g/dl mit 52,0% vs. 5,1% oder mindestens um 2 g/dl mit 65,7% vs. 6,3%,) war im EPO-Arm signifikant häufiger (p=0,0001) und Transfusionen weniger oft notwendig (8,6% vs. 22,9%). Ein Unterschied im Überleben ist auf der Basis der kurzen Beobachtungszeit derzeit nicht beurteilbar (derzeit mehr Verstorbene im Standardarm).

Eine weitere randomisierte Studie aus der Mayo-Klinik [69] berichtet über 344 Patienten, die zwischen 40.000 Einheiten EPO-alpha und Placebo randomisiert wurden. Obwohl die EPO-behandelten Patienten den erwarteten Vorteil aufwiesen (Hb-Anstieg 2,8 g/dl vs. 0,9g/dl, Transfusionsinzidenz 39,6% vs. 25,3%, jeweils hochsignifikant) waren die Veränderungen in den Lebensqualitäts-Parametern in beiden Gruppen gleich, bzw. sah man nicht signifikante Trends zugunsten des EPO-Armes. Eine Signifikanz zeigte sich lediglich, wenn man Responder mit Nicht-Respondern verglich. Ein Unterschied im Überleben ergab sich ebenfalls nicht.

In einer schwedischen Studie [36] wurde über 108 unselektierte Patienten berichtet, die zwischen Indomethacin oder Indomethacin in Kombination mit Erythropoietin randomisiert wurden. Im Hinblick auf den Hb-Verlauf bzw. Ernährungsparameter wurden die Studienergebnisse bereits früher publiziert [14, 36, 39]. Mit Hilfe der definierten Befragungsinstrumenten zu gesundheitsbezogenen Lebensqualität HRQL, der sozialen Funktion (SF)-36 und der EORTC-Lebensqualitäts-Fragebogen QLQ-C30 wurden Veränderungen erfasst und mit physiologischen Veränderungen korreliert. In keinem der Gruppenvergleiche war ein signifikanter Unterschied zu konstatieren, was

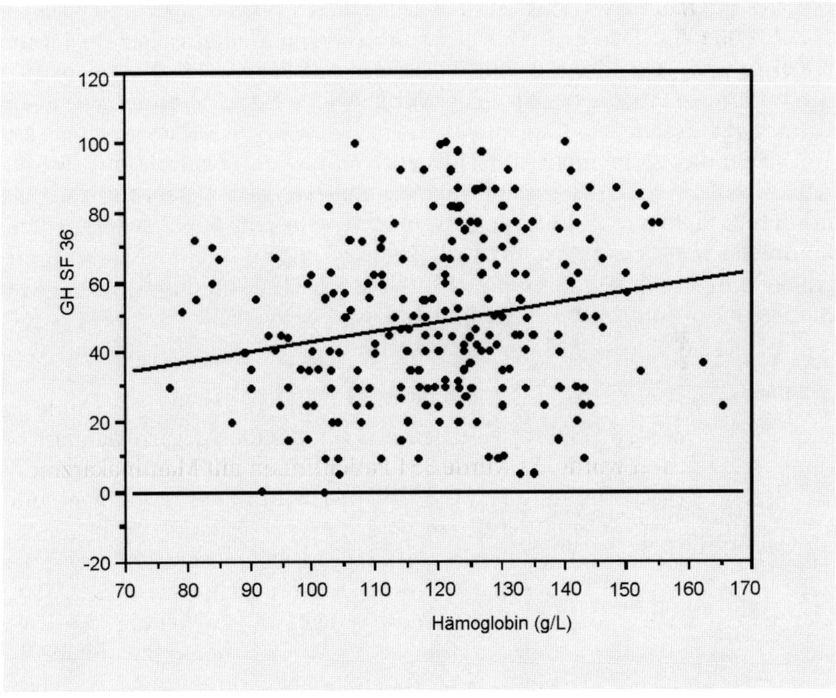

Abb. 2. *»General health« in Abhängigkeit vom Hämoglobinwert (nach [36]).*

freilich an der zu kleinen Studiengröße liegen kann. Trotzdem veranschaulichen einzelne Abbildungen, wie gering die Korrelation zwischen den physiologischen und den subjektiv skalierten Parametern ist. Abb. 2 zeigt ein Beispiel: Short-Form Health-Survey SF-36, hier »general health« in Abhängigkeit vom Hb, (r=0,20, Y=0,28 × –14,6, p<0,002).

Die schwedische Arbeitsgruppe von Osterborg veröffentlichte einen Langzeitverlauf einer randomisierten Studie in der Erythropoietin-beta bei lymphatischen Neoplasien eingesetzt wurde [46]. Erythropoietin-beta (150 IU/kg, 3 × wöchentlich für 16 Wochen) war gegen Placebo randomisiert worden. Mehr als 3 Jahre nach Beginn der Studie sind etwa 80% der Patienten in beiden Armen der Studie verstorben, ein Unterschied im Überleben besteht nicht.

Eine große (n=702), **nicht-randomisierte** Studie deutscher Zentren zu EPO, die allerdings im Wesentlichen Bekanntes (Ansprechraten, Hb-Verlauf etc.) bestätigte, wurde von Reinhardt et al. im Oncologist publiziert [50].

2.2.2 Vergleich zweier Dosierungsschemata/Dosierungsintervalle/ Verabreichungswege bei identischem ESF EPO wöchentlich vs. dreiwöchentlich

In dieser Studie (Steensma et al., ASCO Abstract 8031) wurden 365 Patienten mit Hb <12 g/dl (bzw. <11 g/dl bei Frauen) nach dreiwöchentlichen Dosen von 40.000 U EPO s.c. zwischen einer Fortsetzung in identischer Dosierung (40-K-Arm, n=183) oder 120.000U EPO s.c. alle 3 Wochen (120-K-Arm, n=182) randomisiert (Tabelle 4). Die Gabe wurde für 18 Wochen fortgesetzt. Eisen wurde substituiert.

Die Studie ist in mehrerlei Hinsicht interessant. Zum einen zeigt sie nochmals (s.o.; [36]), dass nicht in jedem Kollektiv eine Besserung der QOL unter EPO fassbar ist. Zum anderen scheint der Gesamt-Effekt der Dosierung im dreiwöchentlichen Abstand doch etwas geringer ausgeprägt zu sein. Angaben zum Hb-Verlauf könnten dadurch verfälscht sein, dass im 40-K-Arm häufigere Hb-Kontrollen erfolgt sind.

Tabelle 4. *Vergleich von wöchentlicher vs. dreiwöchentlicher EPO-Therapie.*

	40-K-Arm	120-K-Arm	
Gesamttransfusionsrate	19%	16%	n.s.
≥2 g/dl Hb Anstieg vom Ausgangswert	70%	60%	p=0,04
EPO pausiert wegen hohem Hb	56%	34%	p=0,0001
End-Hb	11,9	11,4	p=0,002
Hb >13 zu irgend einem Zeitpunkt	58%	38%	p=0,0001
Leukopenie	7%	10%	p=0,03
Baseline QOL (UNISCALE)	67	62	p=0,03
Besserung der QOL	–0,7	+5,4	p=0,02

Tabelle 5. Subkutane Gabe von Darbepoetin vs. intravenöser Gabe.

	i.v.	s.c.
Hb-Anstieg in ersten 6 Wochen	1,1 (0,6–1,5) g/dl	1,3 (0,9–1,7) g/dl
Mittlere Hb-Änderung	1,4 (1–1,9) g/d	1,6 (1,2–2) g/dl
Prozentsatz (95% CI) Patienten, die ihren Hb-Wert halten (Abfall </=0,5 g/dl)	82% (66–92%)	80% (66–90%)
Prozentsatz mit Transfusionen	35 (20–50%)	32% (18–45%)

Canon et al. stellten in einem late breaking abstract auf dem ASCO (LBA 8284) eine Studie vor, in der die wöchentliche mit der dreiwöchentlichen Gabe von Darbepoetin verglichen wurde. Die Studie mit 705 Patienten zeigte keinen wesentlichen Unterschied, wobei die Inzidenzen von Transfusionen mit 19% vs. 28% bei dreiwöchentlicher Dosierung günstiger lag (wohl grenzwertig signifikant).

In dieser Arbeit wurde in der initialen Behandlungsphase (correction phase) die subkutane Gabe mit der intravenösen Verabreichung verglichen [28], wobei wöchentliche Dosen von 4,5 µg/kg für 6 Wochen gegeben wurden (Tabelle 5). In den restlichen 18-Wochen wurde im dreiwöchentlichen Abstand die gleiche Dosis weiter verabreicht. Die Autoren kommen zu dem Schluss, dass Darbepoetin auch i.v. verabreicht werden kann. Dies dürfte aber kaum erforderlich sein, wenn sich daraus kein definierbarer Nutzen ergibt.

2.2.3 Vergleich EPO vs. Darbepoetin

Mehrere Studien verglichen die Gabe von Darbepoetin (200 µg alle 2 Wochen) mit der von Erythropoetin (40.000 U wöchentlich). In der Wertung ist zu be-

Tabelle 6. Vergleich EPO vs. Darbepoetin: Erreichen und Verbleiben im Hb-Zielbereich.

	Darbepoetin alpha (n=157)	Erythropoietin alpha (n=155)
Patienten, die Zielbereich erreichen Hb=11 g/dl, n (%)	124 (82)	128 (86)
Mediane (95% CI) Zeit zum Ziel-Hb[a]	5 (3–6)	4 (3–4)
Mittlere Hb-Kategorie nach Erreichen des Targets, n (%)[b]		
<11,0 g/dl	10 (8)	10 (8)
11,0–13,0 g/dl	100 (81)	96 (75)
>13,0 g/dl	14 (11)	22 (17)

[a]Kaplan-Meier Schätzer. [b]Subset derer, die einen Hb-Wert von 11 g/dl. erreichten

Tabelle 7. *Vergleich 40.000 U wöchentlich EPO vs. 200 µg zweiwöchentlich Darbepoetin.*

	Darbepoetin alpha (n=606)	Erythropoietin alpha (n=603)
Mittlerer Hb (SD) Woche 17	11,8 (1,5) g/dl (n=278)	11,9 (1,3) g/dl (n=245)
Patienten im Hb-Zielbereich (11–13 g/dl) – n (%)	463 (76%)	487 (81%)
Mediane Zeit zum Zielbereich (Q1, Q3)	6 Wochen (3, 13)	5 Wochen (3, 9)
Patienten im Zielbereich verbleibend – n (%)	341 (74%) (n=438)	389 (80%) (n=470)
Mittlere Wochendosis (SD)	114,7 (21,7) mcg (229,4 mcg Q2W)	42,714 (8,645) IU

achten, dass diese Darbepoetin-Dosierung für die Mehrzahl der Fälle unter den empfohlenen 2,25 µg/kg pro Woche liegt und im Vergleich zu der genannten EPO-Dosierung im Falle der Äquivalenz auch einen erheblichen Preisvorteil hätte. Von Schwartzberg et al. wurde im Oncologist [57a] eine Studie mit 312 Patienten veröffentlicht, die an gynäkologischen Tumoren, Mamma- oder Bronchialkarzinomen litten (Tabelle 6). Statistisch waren die Unterschiede hinsichtlich der Hb-Zielwerte nicht signifikant.

Glaspy et al. stellten die Ergebnisse einer randomisierten Phase-III-Studie vor (Abstract 8125, Poster), in der in identischer Dosierung Patienten unter Chemotherapie mit Hb <11g/dl eingebracht werden konnten. Bei insgesamt 1220 randomisierten Patienten war der Transfusionsbedarf ab Tag 29 im D-Arm höher als im E-Arm (D 21%, E 16%), was jedoch nicht statistisch signifikant war. Auch hinsichtlich anderer hämatologischer Parameter waren die Unterschiede nicht signifikant, im Trend geringfügig aber zugunsten Erythropoietin in der genannten Dosierung besser (Tabelle 7).

In einer ähnlich angelegten, kleineren Studie (Waltzmann et al, Abstract 8030) wurden ebenfalls 40.000 U EPO wöchentlich mit 200 µg Darbepoetin alle 14 Tage verglichen (Tabelle 8). Unterschiede im Transfusionsbedarf waren nicht signifikant (11% EPO, 16% DARB, p=.2078). Hinsichtlich anderer Parameter bestanden z.T. signifikante Vorteile zugunsten von EPO (hämatologische Gesamtresponserate 47% vs. 33%, p=0,0078, einseitig).

Wertung: Obwohl sich in diesen Studien nicht durchgängig signifikante Unterschiede ergaben, scheint doch insgesamt eine leichte Überlegenheit des Erythropoietins gegenüber Darbopoetin in den genannten Dosierungen vorzuliegen, die aber in dieser Konstellation mit einem deutlich höheren Preis einhergeht. Ob bei kostenäquivalenter Dosierung eine Überlegenheit von Darbepoetin resultiert, kann hieraus nicht sicher geschlossen werden. Auch hier mögen individuelle Besonderheiten (Patientengewicht) und der Preis letztlich entscheiden, welches Präparat gewählt werden wird.

Tabelle 8. Vergleich 40.000 U wöchentlich EPO vs. 200 µg zweiwöchentlich Darbepoetin.

	Darbepoetin alpha (n=177)	Erythropoietin alpha (n=175)
Hb-Anstieg (g/dl)[a] nach 4, 8, 12, 16 Wochen	0,3/0,5/0,7/0,8	0,7/1,0/1,3/1,2[b]
Median Tage bis 1 g/dl-Anstieg	48	35[c]
n mit Anstieg ≥2 g/dl (% nach 9 Wochen/Ende)	26/41	44[d]/57[e]

[a]4 EPO und 5 DARB wegen fehlender Daten ausgeschlossen
[b]P≤0,007 vs. DARB
[c]p=0,006 vs.DARB
[d]p=0,0006 vs.DARB
[e]p=0,0027 vs. DARB

2.2.4 ESF bei MDS und MPS

In einer italienischen Studie [44b] wurden 37 Patienten mit MDS (niedrig-intermediäres Risiko) mit Darbepoetin alpha (DPO) wöchentlich 150 µg s.c. über ein Minimum von 12 Wochen behandelt. 15 der Patienten (40,5%) erzielten eine Besserung (13 major, 2 minor nach den International Working Group Criteria). Bei 13 der Patienten hielt die Besserung zum Zeitpunkt der Analyse (nach 7–22 Monaten) an. In der multivariaten Analyse waren Parameter, die mit einem Ansprechen assoziiert waren, ein eher niedriges endogenes Erythropoietin (<100 IU/l), möglichst begrenzter Transfusionsbedarf, keine Blastenvermehrung und ein hypoplastisches Knochenmark.

Eine Arbeitsgruppe aus Barcelona [9] setzte rHuEPO zur Therapie der Anämie bei Osteomyelofibrose ein (myelofibrosis with myeloid metaplasia, MMM). Mit einer initialen Dosis von 10.000 U 3 ×/Woche konnten bei 9/20 Patienten positive Effekte erzielt werden. 4 Patienten erreichten eine CR, 5 eine PR (Rückgang des Transfusionsbedarfs um mindesten 50% und Hb >10 g/dl). In der Mehrzahl der Patienten lag der Ausgangs-Hb-Wert bei 8,5–9,0 g/dl. Unter Einschluss von weiteren 31 Patienten aus der Literatur wurden ein Serum-Erythropoietin <125 U/l als wesentlicher, als für das Ansprechen prädiktiver Faktor bestimmt.

2.2.5 EPO-Physiologie und Pathophysiologie

Eine Arbeitsgruppe der Duke University untersuchte die **Expression des Erythropoietin-Rezeptors** (EPOR) bei einer Reihe von Tumoren [3, 4]. In einer Studie wurden 18 Präparate von Prostatakarzinomen, in einer zweiten 74 Biopsien von HNO-Tumoren bei 21 Patienten untersucht. In einer immunhistologisch graduierten Skalierung von 0–3 waren 15/18 der Prostatakarzinom-Proben mit einer Intensität >2 für den EPOR positiv. Die Expression von

EPO war ebenfalls erhöht. Bei den HNO-Tumoren wurde eine EPOR Expression in 97% der Biopsien gefunden. Die Autoren sind in der Interpretation dieses Befundes äußerst zurückhaltend und verweisen darauf, dass Informationen, ob exogenes EPO direkte in vivo Effekte aufweist, noch gewonnen werden müssten.

Kajiguchi et al. aus Nagoja berichten über ansteigenden Erythropoietin-Spiegel bei APL-Patienten unter **Arsentrioxid-(ATO-) Therapie** [29]. Auf der Suche nach einer Erklärung konnten die Autoren zeigen, dass die mRNA-Expression von EPO in einer Hepatom-Zelllinie durch therapeutische ATO-Konzentrationen z.T. bis auf das Siebenfache induziert werden konnte. Obwohl sich Arsen nicht unbedingt als Therapeutikum in anderen Situationen anbietet, zeigt diese Studie doch, dass auch andere exogene Faktoren zu einer Veränderung der Erythropoietin-Spiegel führen könnten.

2.2.6 Nachfolgepräparate?

Zu dem im vergangenen Jahr vorgestellten Präparat **CERA** gab es in diesem Jahr keine Vollpublikation, lediglich ein ASH-Abstract über eine laufende Studie (Abstract 4225). Neu vorgestellt wurde im ASCO-Abstractband (Abstract 8180, Stead et al.) ein weiteres Präparat namens **Hematide.** Hierbei handelt es sich um ein synthetisches Peptid, das ebenfalls an den EPO-Rezeptor bindet. Bei gesunden Probanden finden sich nach einmaliger Gabe dosisabhängige Anstiege von Retikulozyten, die bis zu 35 Tagen anhielten. Phase-II-Studien sind in Planung.

2.3 Rekombinante Keratinozytenwachstumsfaktoren

In einer im New England Journal of Medicine publizierten Studie mit 212 Patienten vor Hochdosistherapie wurde die prophylaktische Verabreichung von **Palifermin** (rekombinanter Keratinozytenwachstumsfaktor, KGF) zur Verhütung der Mukositis randomisiert geprüft [58a]. Die Inzidenz konnte von 98% in der Placebo-Gruppe auf 63% gesenkt werden ($p<0{,}001$). Die Dauer der Mukositis war innerhalb der Gruppe der Betroffenen unter Palifermin kürzer, der Opiatbedarf geringer und die Notwendigkeit einer parenteralen Ernährung seltener (31% vs. 55%). Nebenwirkungen wie Exantheme, Juckreiz waren mild und vorübergehend. Der Faktor ist in den USA für die genannte klinische Situation der Hochdosistherapie zugelassen und wird in Kürze auch in Deutschland verfügbar sein. Eine Ausdehnung der Indikation auf andere Situationen mit hohem Mukositisrisiko (HD-MDX u.a.) ist zu erhoffen.

Eine ähnliche Substanz ist **Repifermin** (keratinocyte growth factor-2), die in einer aktuellen Phase-II-Studie bereits ebenfalls positive Effekte in der Reduktion der Mukositis zeigen konnte [20].

3 Infektiologie

3.1 Sekundäres Wiederauftreten von neutropenischem Fieber

Eine retrospektive Auswertung der EORTC [1] widmete sich der Frage, welche Risikofaktoren bei neutropenischem Fieber nach einem initialen Ansprechen auf ein sekundäres Wiederauftreten einer Infektion hinweisen. Hierfür wurden 1720 Patienten aus zwei älteren (1991–1994) EORTC-Studien erneut ausgewertet, von denen 836 auf die initiale Therapie ansprachen. Zeichen einer zweiten Infektionsepisode fanden sich bei 129 (15%) dieser Patienten, im Median 10 Tage nach Beginn der primären Fieberepisode. Die gefundenen Risikofaktoren überraschen nicht (Tabelle 9). Patienten mit sekundären Infektionsepisoden verstarben häufiger (5,4% vs. 1,4%; p<0,01).

Tabelle 9. *Risikofaktoren, die nach einem initialen Ansprechen auf ein sekundäres Wiederauftreten einer Infektion hinweisen.*

Risikofaktor	Odds ratio	p
Alter >16 Jahre	3,46	0,001
Akute Leukämie in erster Induktion	3,17	0,001
ZVK	1,88	0,04
»Schwere Neutropenie« (<100/mm3) an Tag 4	2,72	0,001
Mikrobiologisch dokumentierte Infektion vs. FUO	2,56	p=0,001

3.2 Antibiotische Therapie

Vidal et al. legten eine Cochrane-Analyse zur **oralen Therapie des neutropenischen Fiebers** vor [62]. 15 Studien konnten in die Analysen eingeschlossen worden. Hinsichtlich der Mortalität ergab sich kein Unterschied (RR 0,91, 95% CI, 0,51–1,62, 7 Studien, 1223 Patienten). Überwiegen wurden Chinolone verwendet. Die Autoren schließen, dass eine orale Therapie vertretbar ist, sofern die Ausschlusskriterien der Studien eingehalten werden. Dies schränkt das Kollektiv jedoch weitgehend ein, da dies z.B. Leukämiepatienten primär ausschließt. Patienten müssen selbstverständlich hämodynamisch stabil sein, dürfen kein Zeichen des Organversagens aufweisen, keine Pneumonie, keine Katheter- oder schwere Weichteilinfektion haben. Die Autoren empfehlen weitere Untersuchungen zur besseren Definition dieser Niedrigrisikogruppe.

Eine schwedische Gruppe legte eine größere randomisiert Studie [11a] vor, in der **Cefepim** mit Imipenem-Cilastatin als Erstlinientherapie bei neutropenischem Fieber verglichen erde sollte. In der Analyse von 207 febrilen Episoden (mikrobiologisch dokumentiert 47%, FUO 43%, klinisch dokumentiert

10%) waren nach Abschluss der antibiotischen Therapie die Erfolgsraten nicht signifikant unterschiedlich, im Trend jedoch für Imipenem besser (40% bzw. 51%, p=0,33). Frühere, z.T. auch größere randomisierte Studien [6, 49] waren im direkten Vergleich etwas günstiger für Cefepim ausgegangen.

Eine japanische Arbeitsgruppe verglich randomisiert eine Cefepim-Monotherapie mit einer Kombination Cefepim/Amikacin [59a]. Der Trend zugunsten der Kombination blieb von grenzwertiger Nicht-Signifikanz (32,6% vs. 45,7% »excellent response« an Tag 3, p=0,065).

In einer kleinen türkischen randomisierten Studie [12] wurden 150 mg/kg/Tag Cefepim mit 150 mg/kg/Tag Ceftazidim +15 mg/kg/Tag Amikacin bei Kindern mit neutropenischem Fieber verglichen. Da nur 50 Episoden ausgewertet wurden, ist die Aussage der Studie sehr begrenzt. Es zeigten sich Trends zugunsten des Cefepim-Arms (z.B. 52 vs. 40% initiales Ansprechen, günstigerer Kosten).

3.3 Antimykotische Therapie und Prophylaxe

3.3.1 Caspofungin in der empirischen Therapie

Im New England Journal of Medicine wurde die große Multicenterstudie von Walsh et al. abschließend publiziert, in der Caspofungin randomisiert mit Ambisome in der empirischen Therapie verglichen wurde [66]. Die wesentlichen Daten wurden bereits auf der Basis der ICACC Präsentation von 2003 im vergangenen Jahr dargestellt. In Kürze wiederholt sei, dass bei 1095 randomisierten Patienten eine Erfolgsrate von 33,9% für Caspofungin und 33,7% für AmBisome erzielt wurde. Die Therapie wurde nach 96 h Fieber begonnen. Bezüglich der erfolgreichen Behandlung einer bei Studieneinschluss bereits bestehenden, aber erst im Laufe des ersten Tages nachgewiesenen Infektion (Baseline-Infektion) war Caspofungin besser wirksam als L-AmB (51,9% vs. 25,9%, p=0,04). Der Anteil Patienten, der mindestens für 7 Tage nach Therapieende überlebte war im Caspofungin-Arm mit grenzwertiger Signifikanz höher (92,6% vs. 89,2%, p=0,05). Das Nebenwirkungsprofil von Caspofungin war insgesamt günstiger.

Die Arbeit enthält neu eine suggestive Überlebenskurve (Abb. 3), die einen fast 10%-igen Überlebensvorteil suggeriert. Im Text finden sich Angaben zur (grenzwertigen, p=0,04) Signifikanz des Überlebensvorteils zum Zeitpunkt 7 Tage nach Therapie-Ende). Dieser Zeitpunkt ist individuell unterschiedlich (Range 1–90 Tage) und auf die Abbildung nicht direkt beziehbar. Die Überlebenskurve ist auch insofern kaum interpretierbar, da sich zwischen Tag 14 und Tag 28 die Anzahl der Patienten um fast 80% reduziert, diese aber offensichtlich nicht alle versterben (also im statistischen Sinne »zensierte Beobachtungen« sind). Bei einem p-Wert an der Grenze der Signifikanz müsste absolut sicher gestellt sein, dass die Gründe für diese Zensierungen in Hinblick auf

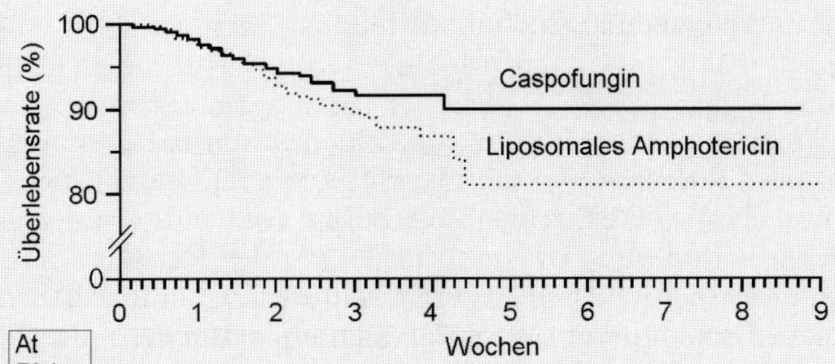

At Risk										
CAS	556	547	412	192	82	37	18	13	8	6
LAMB	539	523	362	185	80	38	20	10	8	6

Abb. 3. *Suggestive Überlebenskurve von Patienten, die mit Caspofungin behandelt wurden im Vergleich zu Patienten, die liposomales Amphotericin B (L-AmB) erhielten (nach [66]).*

prognostische Faktoren absolut homogen verteilt sind. Angaben hierzu finden sich nicht, der graphisch suggerierte Überlebensvorteil von 10% wird im Text nirgends erwähnt. Was erwähnt wird, ist ein ungewöhnlicher Umgang mit Zensierungen: »Nine patients (4 in the caspofungin group and 5 in the liposomal amphotericin B group) were lost to follow-up before seven days after the completion of therapy had elapsed; their treatment was considered to have failed with respect to survival«. Da die p-Werte nicht für multiple Testungen korrigiert sind und außerdem berechtigte Zweifel bestehen, ob die Tests hinsichtlich der Überlebensdaten wirklich, wie im Methodenteil angegeben, als zweiseitige Tests durchgeführt worden sind, darf an dieser Stelle eine kritische Betrachtung eines möglichen Überlebensvorteil getrost abbrechen. Ein solcher ist mit diesen Daten nicht belegbar.

3.3.2 Caspofungin-Kombination – eine Case-Control-Studie

Eine randomisierte Studie zur Sinnhaftigkeit einer antimykotischen Kombinationstherapie wurde auch in diesem Jahr nicht publiziert. Kieren Marr vom Fred Hutchinson Cancer Center in Seattle hat eine vergleichende Fallserie publiziert, in der Patienten nach Versagen einer initialen Therapie mit Amphotericin-B-Formulierungen verglichen wurden, die entweder mit einer Voriconazol-Therapie alleine (n=31) oder mit einer Kombination aus Voriconazol und Caspofungin (n=16) weiterbehandelt wurden. Die Kombination war mit einem besseren Überleben nach 3 Monaten assoziiert (hazard ratio 0,42; CI 0,17–1,1), was in einer multivariaten Analyse grenzwertig signifikant war.

Formalistisch ließe sich natürlich fragen, ob nicht auch eine Überlegenheit der alleinigen Caspofungin-Therapie gegenüber Voriconazol zu zeigen gewesen wäre. Für eine definitive Einschätzung von Kombinationstherapien sind weitere vergleichende Studien notwendig.

3.3.3 Granulozytentransfusion bei Candidämie?

Auch die Frage der Sinnhaftigkeit von Granulozytentransfusionen (GT) ist weiterhin nicht durch eine randomisierte Studie zu beantworten. In einer Case-Control-Studie lieferten allerdings Safdat et al. interessante Daten, die einen Nutzen nahe legen [54]. Retrospektiv wurden Patienten mit Candidämien ausgewertet, von denen 29 aufgrund individueller Risikoabwägungen GT erhielten. Diese wurden mit 462 Patienten verglichen, die ohne diese Option behandelt wurden. Die GT-Gruppe war in einer langen Reihe von Risikofaktoren als deutlich problematischer anzusehen (Inzidenz von Leukämie, Non-albicans-Erreger, Neutropeniedauer, Transplantatempfänger u.a.m.). Trotzdem war die zuschreibbare Mortalität in beiden Gruppen nicht unterschiedlich (48% vs. 45%). Aus dieser Konstellation lässt sich auf eine gewisse Effektivität der GT bei diesen Hochrisikopatienten schließen.

3.3.4 Echinocandin-Prophylaxe

In einer groß angelegten randomisierten Multicenter-Studie aus USA [60] mit 882 Patienten wurde **Micafungin** mit Fluconazol in der Prophylaxe bei Stammzelltransplantation (54% allogen) verglichen. Micafungin wurde in einer Dosis von 50 mg (1 mg/kg bei <50 kg) gegeben, Fluconazol in einer Dosis von 400 mg (8 mg/kg bei <50 kg), beides als einstündige, einmal tägliche Infusion. Micafungin zeigte eine höhere Erfolgsrate (80,0% 73,5%, Differenz 6,5%; CI 0,9–12%), diese war definiert als die Abwesenheit von vermuteter oder bewiesener Pilzinfektion bis 4 Wochen nach Ende der Behandlung. Die Substanz ist seit 2002 in Japan und seit März 2005 in USA zugelassen, die EMEA-Zulassung ist im nächsten Jahr zu erwarten.

3.3.5 Erste klinische Daten zu Posaconazol

Eine nicht randomisierte Multicenterstudie zur Therapie mit Posaconazol (POSA) wurde von Raad et al. (ICAAC 2004 Abstract M669) vorgestellt. Patienten (n=330), deren bisherige Therapie nicht tolerabel bzw. ineffektiv (86%, überwiegend wohl Amphotericin) war, erhielten POSA 800 mg/Tag und wurden in der Auswertung mit ähnlich gelagerten Kontrollpatienten ohne POSA verglichen. In der Gruppe mit Aspergillosen (107 Patienten: 51% refraktär, 36% refraktär/intolerant, 12% intolerant) lag das Ansprechen bei 42% (26% in der Kontrollgruppe). Unter den 11 Patienten mit Zygomykosen zeigten 6 ein Ansprechen. Das Abstract dokumentiert einerseits Wirksamkeit, die allerdings kaum zu bewerten ist, da die Medikation in der Kontrollgruppe nicht weiter aufgeschlüsselt wurde. In einem weiteren Abstract berichten Herbrecht et al. (ICACC-2004 Abstract M1044) über eine kleine Serie von Patienten (n=8) mit Invasiven Mykosen (7 gesichert) und Versagen/Intoleranz einer Voriconazol-

Therapie. in 4/8 Fällen konnte mit 800 mg/Tag POSA ein Ansprechen erzielt werden. Die Zulassung ist der FDA beantragt.

4 Gerinnung

4.1 CLOT, FAMOUS und MALT: Heparin und Tumorprogression?

Mehrere Studien beschäftigen sich mit der Auswirkung einer Antikoagulation auf den Verlauf von Tumorerkrankungen. Im Frühjahr wurde im JCO das Follow-up einer Studie publiziert, bei der Tumorpatienten mit thrombembolischen Erkrankungen randomisiert worden waren zwischen der sechsmonatigen Gabe eines niedermolekularen Heparins (Dalteparin [Fragmin®]) und einem oralen Vitamin-K-Antagonisten [35]. Die primären Ergebnisse in Bezug auf Rezidivthrombosen und -embolien waren bereits im Vorjahr publiziert worden [34] und hatten eine günstigere Rate an Rezidiven (9% vs. 16%, p=0,002; Dosierung initial 200 IU/kg 1 × täglich für einen Monat, gefolgt von a150 IU/kg) gezeigt. Das Auseinanderlaufen der Kurven ist nach 2 Monaten abgeschlossen, so dass dieser Vorteil eventuell in einer kürzeren Therapiedauer erreichbar wäre. Die jetzt vorgelegte Publikation basiert auf einer Post-hoc-Analyse, in die 602 Patienten einbezogen worden waren. Während Patienten, die zum Zeitpunkt der Thrombose bereits metastasiert hatten, im Hinblick auf das Überleben keinen Unterschied zwischen den Behandlungsarmen aufwiesen, war bei Patienten mit nicht metastasierter Erkrankung ein Vorteil für den Dalteparin-Arm zu verzeichnen. Nach 12 Monaten war das Risiko zu versterben im Dalteparin-Arm lediglich 20%, während im Behandlungsarm mit oralen Vitamin-K-Antagonisten 36% verstorben waren (hazard ratio 0,50; CI 0,27–0,95; p<0,03). Über die Ursachen kann man nur spekulieren. Während u.a. eine antiangiogenetische oder antineoplastische Wirkung postuliert wird, erscheint dies m.E. wenig plausibel, da hierfür der Effekt unerwartet früh auftreten würde. Die Kurven separieren bei etwa 40 Tagen Behandlungsdauer und verbleiben danach etwa im gleichen Abstand. Eigentlich müssten die Patienten frei von Metastasen eher eine günstigere Prognose aufweisen, die hohe Todesrate im Kontrollarm nach wenig mehr als einem Monat verblüfft primär. Betrachtet man z.B. die Überlebensdaten in der Studie zu Bevacizumab bei kolorektalen Karzinomen [25] so sieht man, dass dieses etablierte antiangiogenetische Medikament eine Behandlungsdauer von 5–6 Monaten und nicht nur 5–6 Wochen braucht, um einen 20%-igen Überlebensunterschied zu bewirken. Vor diesem Hintergrund bedürfen diese Daten einer Reproduktion (Post-hoc-Analyse!) bzw. einer plausibleren Erklärung.

In der so genannten MALT-Studie (Malignancy and Low Molecular Weight Heparin Therapy) wurden Patienten mit fortgeschrittenen Tumoren für 6 Wochen mit Nadroparin (Fraxiparin®, Fraxodi®) oder Placebo behandelt [31]. Insgesamt wurden 148 Patienten mit Nadroparin und 154 in der Placebogruppe behandelt. Nach einem mittleren Follow-up von 1 Jahr lag die Mortalität im Nadroparin-Arm niedriger (hazard ratio 0,75, CI 0,59–0,96) mit einem Unterschied von 6,6 vs. 8 Monate zugunsten von Nadroparin. Der Unterscheid war am ausgeprägtesten in einer Subgruppe von Patienten, deren initiale Prognose als >6 Monate eingeschätzt worden war. Der Überlebensunterschied machte sich einige Monate nach Therapieende erst bemerkbar. Größere Blutungen wurden in 5 (3%) der Patienten unter Nadroparin (1 im Placebo-Arm) beobachtet.

In einer weiteren Untersuchung, der so genannten FAMOUS-Studie (Fragmin Advanced Malignancy Outcome Study), wurde als Hauptzielkriterium das Überleben nach 1 Jahr von Patienten mit fortgeschrittenen Tumorerkrankungen untersucht (Tabelle 10) [30]. Insgesamt 385 Patienten wurden randomisiert zwischen einer täglichen subkutanen Injektion von Dalteparin (5.000 IU) und Placebo für 1 Jahr. Es zeigte sich ein Trend zum besseren Überleben im Verum-Arm, der jedoch nicht die statistische Signifikanz erreichte (p=0,19 einseitig). In einer nicht vorab geplanten Analyse wurde eine Subgruppe von Patienten betrachtet, die nach 17 Monaten noch am Leben waren (Dalteparin, n=55; Placebo, n=47). In dieser Subgruppe erreichte der Unterschied eine statistische Signifikanz (p=0,03 einseitig). Die Rate symptomatischer thrombembolischer Komplikationen lag bei 2,4% und 3,3%, Raten relevanter Blutungen bei 4,7% und 2,7% für Dalteparin und Placebo.

Die Wahl dieses ungewöhnlichen Zeitpunktes zur Definition der Subgruppe lässt mit hoher Wahrscheinlichkeit erwarten, dass bei 15 oder 18 Monaten (=1½ Jahren) eine entsprechende Signifikanz nicht beschreibbar gewesen wäre.

Eine weitere Studie zu diesen Fragen kommt aus der Türkei von der Arbeitsgruppe Altinbas et al. in Kayseri [2]. Patienten mit kleinzelligem Bronchialkarzinom unter Chemotherapie (Cyclophosphamid, Epirubicin, Vincristin) wurden zwischen Dalteparin (n=42) und alleiniger Chemotherapie randomisiert. Hinsichtlich Ansprechen und Überleben konnten dabei die in Tabelle 11 aufgeführten Ergebnisse erzielt werden.

Tabelle 10. *FAMOUS-Studie.*

Überleben nach	1 Jahr	2 Jahren	3 Jahren	
Gesamtkollektiv (n=385)				
Dalteparin	46%	27%	21%	p=0,19
Placebo	41%	18%	12%	
Subgruppe (lebend nach 17 Monaten, n=102)				
Dalteparin		78%	60%	p=0,03
Placebo		55%	36%	

Tabelle 11. *Vergleich zwischen Dalteparin und alleiniger Chemotherapie bei Patienten mit kleinzelligem Bronchialkarzinom.*

	Dalteparin	Kontrolle	
Gesamt-Ansprechrate	69,2%	42,5%	p=0,07
Progressionsfreies Überleben	10,0 Monate	6,0 Monate	p=0,01
OS	13,0 Monate	8,0 Monate	p=0,01

Für diese und vergleichbare Chemotherapien (Adriamycin statt Epirubicin) sind jedoch z.T. wesentlich höhere Remissionsraten publiziert worden. Zum Beispiel erzielten Drings et al. bereits 1986 Remissionsraten von 64% und ein medianes Überleben von 14 Monaten ohne Heparin [17b].). Insbesondere in der Subgruppe der Patienten mit extensive disease sind mit vergleichbaren Chemotherapien Remissionsraten um 54% erzielbar (bei Altinbas 13 bzw 37% mit Heparin), entsprechende Daten finden sich bei Chute et al [11b]. Meines Erachtens muss die Ansprechrate in der Kontrollgruppe als relativ niedrig für diese Indikation angesehen werden, was die Gesamtaussage der Studie in Frage stellt.

Sideras et al. berichten im ASCO-Abstractband 2005 (Abstract 8186, publication only) ebenfalls über eine randomisierte Studie zum Einsatz von niedermolekularem Heparin bei Patienten mit fortgeschrittenen Tumorerkrankungen. Es wurden 138 Patienten randomisiert (5.000 Einheiten Dalteparin vs. Placebo), im Verlauf der Studie wurde die Gabe von Placebo aufgegeben, die Patienten lediglich beobachtet (Tabelle 12). Ein signifikanter Vorteil konnte also ebenfalls nicht gezeigt werden.

Tabelle 12*. Die Kaplan-Meier Überlebensraten bei Patienten mit Dalteparin vs. Placebo.*

	1 Jahr	2 Jahre	3 Jahre	
	Dalteparin	38%	12%	0%
Kontrolle	40%	13%	7%	

Wertung: So interessant diese Ergebnisse sind, zusammenfassend kann ein positiver Einfluss von niedermolekularem Heparin (LMWH) auf die Prognose von Tumorerkrankungen (sozusagen prophylaktisch, in »antiangiogenetischer Indikation«) noch nicht als gesichert angesehen werden. Es stellt sich die Frage, ob es ein »Klasseneffekt« oder ein Effekt bestimmter LMWH ist. Wenn ein positiver Effekt besteht, scheint er eher auf eine Subgruppe günstigerer Prognose begrenzt zu sein. Bevor die Anwendung allgemein empfohlen werden kann, muss diese Subgruppe genauer definiert und der Effekt nochmals prospektiv nachgewiesen werden. In Hinblick auf das Risiko von Rezidivthrombosen spricht jedoch einiges dafür, dass im Falle einer therapeutischen Anwendung bei Tumorpatienten den niedermolekularen Heparinen zumindest in den ersten beiden Monaten der Vorzug vor oralen Vitamin-K-Antagonisten gegeben wird.

4.2 Ximelagatran als neue Option?

Eine weitere Untersuchung beschäftigt sich mit dem therapeutischen Einsatz einer neuen gerinnungshemmenden Substanz u.a. bei Tumorpatienten [19]. Der orale Thrombininhibitor Ximelagatran (Exanta®) wurde randomisiert mit Enoxaparin/Warfarin verglichen (THRIVE-Studie, Thrombin Inhibitor in Venous Thromboembolism). Ein wesentlicher Vorteil dieser Substanz bestünde darin, dass eine Kontrolle von Gerinnungsparametern hierunter nicht erforderlich ist. Etwa 10% der 2.489 Patienten hatten eine zugrunde liegende Tumorerkrankung. Die Patienten wurden zwischen einer sechsmonatigen Therapie mit oralem Ximelagatran (36 mg 2 × täglich) oder subkutanem Enoxaparin (1 mg/kg 2 × täglich für 5–20 Tage) gefolgt von Warfarin (INR 2-3) randomisiert. Hinsichtlich der Rezidivrate erreichte Ximelagatran das Kriterium der nicht-Unterlegenheit, auch hinsichtlich Blutungen und Mortalität ergaben sich keine Unterschiede. Bei 119 Patienten im Ximelagatran-Arm entwickelte sich ein Anstieg der ALAT auf das dreifache der oberen Norm (9,6% vs. 2% im Enoxaparin/Warfarin-Arm). Auch in Bezug auf koronare Probleme ergab sich ein Trend zuungunsten von Ximelagatran (10/1240 vs. 1/1249. Auf dieser Basis besteht derzeit keine Zulassung für den therapeutischen Einsatz bei der TBVT oder LE. Monitoring der ALAT sowie Abwägung hinsichtlich koronarer Risikofaktoren sind zu beachten.

4.3 Prophylaxe von Katheterthrombosen nicht effektiv

In einer kanadischen Studie wurde überprüft, ob die Gabe von Warfarin in einer festen Dosierung von 1 mg die Rate an katheterassoziierten Thrombosen bei Tumorpatienten zu reduzieren vermag [13]. Insgesamt wurden 255 Tumorpatienten randomisiert, ein Unterschied in der Thromboserate (beide Gruppen ≈4%), der »ZVK-Lebensdauer« oder in Blutungskomplikationen konnte nicht gesichert werden. In ähnlicher Weise untersuchte eine italienische Arbeitsgruppe die Verwendung von Enoxaparin [61]. Insgesamt 385 Patienten wurden randomisiert, eine auswertbare Venographie wurde bei 155 Patienten in jedem Behandlungsarm durchgeführt. Im Trend waren weniger Thrombosen im Enoxaparin-Arm (14,1% vs. 18,0%), der Unterschied war jedoch nicht signifikant.

Wertung: Eine klare Empfehlung zur Prophylaxe von Katheterthrombosen ist auf der Basis dieser Daten weiterhin nicht formulierbar.

5 Bisphosphonate

5.1 Osteonekrosen unter Bisphosphonaten?

Bereits 2003 erschien im JCO ein erster Bericht, der über die **Entwicklung von Osteonekrosen** im Kieferbereich unter Bisphosphonaten bei 5 Patienten berichtete [43]. In der Folge erschienen mehrere Berichte, u.a. eine Beschreibung von 63 Fällen (40 Mandibula, 24 Maxilla) [52], eine weitere von 23 Fällen [41]. Ein hoher Prozentsatz der Patienten wies in der vorausgehenden Zeit eine Zahnextraktion auf, hatte ausgeprägte Komorbiditäten und stand unter einer Therapie mit entweder Zoledronat oder Pamidronat (bisher liegen keine entsprechende Häufung von Beobachtungen für andere Bisphosphonate vor). Das durch die Bisphosphonat-Therapie gestörte Remodelling zusammen mit einer gestörten Vaskularisierung scheint diesen Prozess zu begünstigen. Zoledronat wird eine antiangiogenetische Wirkung zugeschrieben [55, 63], was in dieser Konstellation nachteilig sein könnte. Folgende Maßnahmen wurden empfohlen, um diese Komplikation zu vermeiden (Fachinformation Zometa):

»Vor der Behandlung mit Bisphosphonaten sollte bei Patienten mit gleichzeitig vorhandenen Risikofaktoren (z.B. Tumoren, Chemotherapie, Kortikosteroide, mangelhafte Mundhygiene) eine zahnärztliche Untersuchung einschließlich einer geeigneten Beratung prophylaktischer Maßnahmen erwogen werden. Während der Behandlung sollten bei diesen Patienten invasive dentale Eingriffe möglichst vermieden werden. Bei Patienten, bei denen während der Behandlung mit Bisphosphonaten eine Osteonekrose im Kieferbereich aufgetreten ist, kann ein dentaler Eingriff zur Verschlechterung des Zustandes führen. Für Patienten, bei denen invasive dentale Eingriffe erforderlich sind, gibt es keine Daten, die darauf hinweisen, ob eine Unterbrechung der Bisphosphonat-Behandlung das Risiko einer Osteonekrose im Kieferbereich vermindert. Für den Behandlungsplan eines jeden Patienten sollte die klinische Beurteilung des behandelnden Arztes, basierend auf der individuellen Nutzen-Risiko-Abwägung, ausschlaggebend sein.«

5.2 Bisphosphonate bei Mammakarzinom mit Knochenmetastasen

Body et al. [7] berichteten über die Auswirkungen einer oralen Ibandronat-Therapie auf die Schmerzintensität bei Frauen mit Knochenmetastasen beim Mammakarzinom. Zwei randomisierte Studien (durchgeführt 1996–2000), deren positive Ergebnisse hinsichtlich primärer Endpunkte schon publiziert sind [8] wurden in Hinblick auf den Schmerzverlauf ausgewertet.

Insgesamt waren 564 Patientinnen zwischen 50 mg oralem Ibandronat und Placebo (für 96 Wochen) randomisiert worden. Da der Gesamtverlauf natürlich progredient war, lag nach vorübergehender Besserung aller Parameter

Tabelle 13. *Vergleich orales Ibandronat und Placebo bei Mammakarzinompartientinnen.*

	Orales Ibandronat	Placebo	
Knochenschmerzen zum Endpunkt gegenüber Baseline (5-Punkt-Skala)	–0,1	+0,2	p=0,001
Analgetikaverbrauch (7-Punkt-Skala)	0,60	0,85	p=0,019
Veränderung der Lebensqualität (EORTC QLQ-C30), 100-Punkt-Skala	–8,23	–23,8	p=0,032

insgesamt auch im Ibandronat-Arm z.B. ein zunehmender Schmerzmittelbedarf vor, trotzdem wiesen am Ende der Studie die Ibandronat-Behandelten signifikante Vorteile auf (Tabelle 13).

Ähnlich positive Einflüsse auf die Schmerzsymptomatik berichtet eine randomisierte britische Studie mit Zoledronat [67] bei Mammakarzinompatientinnen. Hier erfolgte allerdings kein Vergleich mit Placebo. Gegenstand der Randomisation war Versorgung zu Hause vs. Therapie im Krankenhaus. Alle Patienten erhielten 4 mg Zoledronat in dreiwöchentlichem Abstand. Im intraindividuellen Vergleich nahmen unter der Therapie alle erfassten Schmerzparameter hochsignifikant ab, wegen der unterschiedlichen Skalierungen und der unterschiedlich langen Nachbeobachtung (mit allmählicher Verschlechterung durch unvermeidlichen Progress) sind die Werte nicht direkt mit der Studie von Body et al. vergleichbar [8]. Interessant ist, dass für eine Reihe funktioneller Parameter aus der Sicht des Patienten die Verabreichung durch eine Schwester im »community setting« von Vorteil war.

5.3 Zoledronat beim Nierenzellkarzinom mit Knochenmetastasen

Ebenfalls als Nachfolgepublikation einer bereits veröffentlichten größeren randomisierten Studie [51] wurden von Lipton et al. die Ergebnisse der Subgruppe mit Nierenzellkarzinom (Zoledronat-Dosierung 4 mg) vorgestellt [37]. Die Auswertung zeigt, dass auch Patienten mit Nierenzellkarzinom und Kno-

Tabelle 14. *Vergleich Zoledronat und Placebo bei Nierenzellkarzinompatienten.*

	Zoledronat	Placebo	
Skelettkomplikationen	37%	74%	p=0,015
Zeit bis zum ersten Ereignis	Median nach 9 Monaten nicht erreicht	72 Tage	p=0,006
Jährliche Inzidenz von Knochenkomplikationen	2,68	3,38	p=0,014

chenmetastasen von einer Bisphosphonat-Therapie mit Zoledronat profitieren (Tabelle 14).

5.4 Clodronat »adjuvant« beim Mammakarzinom?

Die finnische Arbeitsgruppe von Saarto et al. berichtet in den Acta Oncologia über das langfristige Follow-up einer randomisierten Studie [53], in der Clodronat (1600 mg oral pro Tag für 3 Jahre, noch ohne den Nachweis von Knochenmetastasen) Patientinnen mit nodal positivem Mammakarzinom in der adjuvanten Situation gegeben wurde. Die Ergebnisse nach 10jähriger Nachbeobachtung sind in Tabelle 15 zusammengefasst.

Die Studie steht, trotz der nicht identischen Einschlusskriterien, in gewissem Widerspruch zu den im NEJM veröffentlichten Daten von Diel et al. [17a]. In jener ebenfalls randomisierten Studie von etwa gleicher Stärke waren für die adjuvante Clodronat-Gabe bei Patientinnen mit dem Nachweis von Tumorzellen im Knochenmark insgesamt positive Ergebnisse erzielt worden. Etwa die Hälfte der Patientinnen war nodal ebenfalls positiv. Derzeit wird in einer britischen Studie versucht, die Prognose von Knochenmetastasen durch die Einbeziehung von **Resorptionsmarkern** (z.B. N-Telopeptid [NTx], knochenspezifische alkalische Phosphatase) präziser abzuschätzen und die Bisphosphonat-Therapie danach zu orientieren (BISMARK-Studie, BISphosphonate therapy directed by bone resorption MARKers).

Tabelle 15. *Wirksamkeit einer adjuvanten Clodronat-Gabe bei Mammakarzinompatientinnen.*

	Clodronat (n= 149)	Kontrolle (n=150)	
Inzidenz Knochenmetastasen	44 (32%)	42 (29%)	n.s.
Viszerale Metastasen und/oder Lokalrezidive	69 (50%)	51 (36%)	p=0,005
DFS	45%	58%	p=0,01
DFS in ER-negativen Patienten	25%	58%	p=0,004
Gesamtüberleben	54%	62%	p=0,13

6 Gastrointestinale Nebenwirkungen

6.1 Vorgeschlagene Guidelines für Chemotherapie-assoziierte Diarrhö

Ein Expertengremium aktualisierte im JCO die 1998 erstmals publizierten Guidelines zur Prophylaxe und Therapie von Chemotherapie assoziierten Diarrhöen (Tabelle 16) [5].

Tabelle 16. Spezifische Empfehlungen für IFL-Therapien (Irinotecan, 5-FU, Leukovorin).

Klinisches Bild	Therapie
Diarrhö, jeder Schweregrad	Loperamid oral (2 mg alle 2 h): fortsetzen bis ohne Durchfälle für ≈12 h
Anhaltende Diarrhö unter Loperamid für 24 h	Orales Fluorochinolon für 7 Tage
Anhaltende Diarrhö unter Loperamid für 48 h	Stationäre Therapie, Flüssigkeit i.v., Loperamid absetzen
Neutrophile <500 Zellen/µl (auch ohne Fieber und oder Diarrhö)	Orales Fluorochinolon (bis zum Ende der Neutropenie)

Komplizierte Fälle sollten neben der i.v.-Flüssigkeit auch Octreotid ein einer Initialdosis von 100–150 µg s.c. 3 × täglich oder 25–50 µg/h i.v. erhalten. Bei stark dehydrierten Patienten kann eine Dosiseskalation bis auf 500 µg erfolgen, bis die Diarrhö sistiert.

Der Liste von Rezepten zur Reduktion der Irinotecan-Toxizität (Bicarbonat, Neomycin oral, Budesonid, Sucralfat, Nifuroxazide) wurde eine weitere Publikation hinzugefügt: Michael et al. berichten über eine Studie mit 28 Patienten, die zeigt, dass ein prophylaktisch verabreichtes kommerzielles Aktivkohlepräparat ebenfalls die Rate an Diarrhöen reduzieren kann.

Die Zulassungsstudie für den Keratinozytenwachstumsfaktor Palifermin wird im Abschn. 2.3 referiert. Aus Tierversuchen gibt es Hinweise, dass auch diese Substanz die Gastrointestinaltoxizität von Irinotecan reduzieren könnte [22].

6.2 Amifostin

In einer kleinen randomisierten Studie zur Hochdosistherapie vor allogener Transplantation konnte Amifostin eine leichte Reduktion der Mukositis und eine Reduktion der Infektionsrate erzielen [26]. Unter einer Therapie mit Paclitaxel/Carboplatin traten in einer randomisierten Studie [16] etwas weniger Probleme mit Neurotoxizität auf (Grad II 12% vs. 2%, p=0,001), gleichzeitig litten die Amifostin-behandelten Patienten mehr unter Übelkeit und Erbrechen. Weitere Studien mit Radiochemotherapie dokumentieren ebenfalls einen Nutzen [32], der allerdings im Falle der Radiochemotherapie beim NSCLC [44] lediglich in der Selbsteinschätzung des Patienten zu dokumentieren war. Im Kontext des STAMP-Protokolls konnte in einer weiteren Studie [27] keine Reduktion der Lungentoxizität dokumentiert werden

Zur Prävention der Mukositis muss man der Vollständigkeit halber einige weitere negative Studien anführen. In einer randomisierten Doppelblindstudie [38] konnte kein Effekt der Gabe von Pilocarpin auf die Inzidenz und Schwere einer Mukositis gefunden werden. Ebenso erwies sich in einer Phase-

III-Studie die Substanz Iseganan (antibiotisch wirkend) als nicht hilfreich [23a].

7 Literatur

[1] Akova M et al (2005) A European organization for research and treatment of cancer – international antimicrobial therapy group study of secondary infections in febrile, neutropenic patients with cancer. Clin Infect Dis 40:239–245

[2] Altinbas M et al (2004) A randomized clinical trial of combination chemotherapy with and without low-molecular-weight heparin in small cell lung cancer. J Thromb Haemost 2:1266–1271

[3] Arcasoy MO et al (2005a) Erythropoietin and erythropoietin receptor expression in head and neck cancer: relationship to tumor hypoxia. Clin Cancer Res 11:20–27

[4] Arcasoy MO et al (2005b) Erythropoietin and erythropoietin receptor expression in human prostate cancer. Mod Pathol 18:421–430

[5] Benson AB, III et al (2004) Recommended guidelines for the treatment of cancer treatment-induced diarrhea. J Clin Oncol 22:2918–2926

[6] Biron P et al (1998) Cefepime versus imipenem-cilastatin as empirical monotherapy in 400 febrile patients with short duration neutropenia. CEMIC (Study Group of Infectious Diseases in Cancer). J Antimicrob Chemother 42:511–518

[7] Body JJ et al (2004a) Oral ibandronate improves bone pain and preserves quality of life in patients with skeletal metastases due to breast cancer. Pain 111:306–312

[8] Body JJ et al (2004b) Oral ibandronate reduces the risk of skeletal complications in breast cancer patients with metastatic bone disease: results from two randomised, placebo-controlled phase III studies. Br J Cancer 90:1133–1137

[9] Cervantes F et al (2004) Erythropoietin treatment of the anaemia of myelofibrosis with myeloid metaplasia: results in 20 patients and review of the literature. Br J Haematol 127:399–403

[10] Chang J et al (2005) Weekly epoetin alfa maintains hemoglobin, improves quality of life, and reduces transfusion in breast cancer patients receiving chemotherapy. J Clin Oncol 23:2597–2605

[11a] Cherif H et al (2004) A prospective, randomized study comparing cefepime and imipenem-cilastatin in the empirical treatment of febrile neutropenia in patients treated for haematological malignancies. Scand J Infect Dis 36:593–600

[11b] Chute JP et al (1999) Twenty years of phase III trials for patients with extensive-stage small-cell lung cancer: perceptible progress. J Clin Oncol 17:1794–801

[12] Corapcioglu F, Sarper N (2005) Cefepime versus ceftazidime + amikacin as empirical therapy for febrile neutropenia in children with cancer: a prospective randomized trial of the treatment efficacy and cost. Pediatr Hematol Oncol 22:59–70

[13] Couban S et al (2005) Randomized Placebo-Controlled Study of Low-Dose Warfarin for the Prevention of Central Venous Catheter-Associated Thrombosis in Patients With Cancer. J Clin Oncol

[14] Daneryd P et al (1998) Protection of metabolic and exercise capacity in unselected weight-losing cancer patients following treatment with recombinant erythropoietin: a randomized prospective study. Cancer Res 58:5374–5379

[15] de Jonge ME et al (2005) Aprepitant inhibits cyclophosphamide bioactivation and thiotepa metabolism. Cancer Chemother Pharmacol

[16] De Vos FY et al (2005) A randomized phase II study of paclitaxel with carboplatin +/- amifostine as first line treatment in advanced ovarian carcinoma. Gynecol Oncol 97:60–67

[17a] Diel IJ et al (1998) Reduction in new metastases in breast cancer with adjuvant clodronate treatment. N Engl J Med 339:357–363

[17b] Drings P et al (1986) EPICO fur die Behandlung des kleinzelligen Bronchialkarzinoms. 3. Zwischenanalyse. Onkologie9 Suppl 1:14–20

[17c] Eisenberg P et al (2003) Improved prevention of moderately emetogenic chemotherapy-induced nausea and vomiting with palonosetron, a pharmacologically novel 5-HT3 receptor antagonist: results of a phase III, single-dose trial versus dolasetron: Cancer 98:2473–2482
[18] Er O et al (2004) Meropenem +/- granulocyte colony stimulating factor in the treatment of febrile neutropenic patients with cancer: prospective randomized study. J Chemother 16:288–292
[19] Fiessinger, JN et al (2005) Ximelagatran vs low-molecular-weight heparin and warfarin for the treatment of deep vein thrombosis: a randomized trial. JAMA 293:681–689
[20] Freytes CO et al (2004) Phase I/II randomized trial evaluating the safety and clinical effects of repifermin administered to reduce mucositis in patients undergoing autologous hematopoietic stem cell transplantation. Clin Cancer Res 10:8318–8324
[21] Geling O, Eichler HG (2005) Should 5-hydroxytryptamine-3 receptor antagonists be administered beyond 24 hours after chemotherapy to prevent delayed emesis? Systematic re-evaluation of clinical evidence and drug cost implications. J Clin Oncol 23:1289–1294
[22] Gibson RJ, Bowen JM, Keefe DM (2005) Palifermin reduces diarrhea and increases survival following irinotecan treatment in tumor-bearing DA rats. Int J Cancer
[23a] Giles FJ et al (2004) A phase III, randomized, double-blind, placebo-controlled, study of iseganan for the reduction of stomatitis in patients receiving stomatotoxic chemotherapy. Leuk Res 28:559–565
[23b] Gralla R et al (2003) Palonosetron improves prevention of chemotherapy-induced nausea and vomiting following moderately emetogenic chemotherapy: results of a double-blind randomized phase III trial comparing single doses of palonosetron with ondansetron. Ann Oncol 14:1570–1577
[24] Hesketh PJ et al (2003) The oral neurokinin-1 antagonist aprepitant for the prevention of chemotherapy-induced nausea and vomiting: a multinational, randomized, double-blind, placebo-controlled trial in patients receiving high-dose cisplatin – the Aprepitant Protocol 052 Study Group. J Clin Oncol 21:4112–4119
[25] Hurwitz H et al (2004) Bevacizumab plus irinotecan, fluorouracil, and leucovorin for metastatic colorectal cancer. N Engl J Med 350:2335–2342
[26] Hwang WY et al (2004) A randomized trial of amifostine as a cytoprotectant for patients receiving myeloablative therapy for allogeneic hematopoietic stem cell transplantation. Bone Marrow Transplant 34:51–56
[27] Jones RB et al (2004) A randomized trial of amifostine and carmustine-containing chemotherapy to assess lung-protective effects. Biol Blood Marrow Transplant 10:276–282
[28] Justice G et al (2005) A randomized, multicenter study of subcutaneous and intravenous darbepoetin alfa for the treatment of chemotherapy-induced anemia. Ann Oncol
[29] Kajiguchi T et al (2005) Increased erythropoietin level and reticulocyte count during arsenic trioxide therapy. Leukemia 19:674–676
[30] Kakkar AK et al (2004) Low molecular weight heparin, therapy with dalteparin, and survival in advanced cancer: the fragmin advanced malignancy outcome study (FAMOUS). J Clin Oncol 22:1944–1948
[31] Klerk CP et al (2005) The effect of low molecular weight heparin on survival in patients with advanced malignancy. J Clin Oncol 23:2130–2135
[32] Komaki R et al (2004) Effects of amifostine on acute toxicity from concurrent chemotherapy and radiotherapy for inoperable non-small-cell lung cancer: report of a randomized comparative trial. Int J Radiat Oncol Biol Phys 58:1369–1377
[33] Kris MG et al (2005) Consensus proposals for the prevention of acute and delayed vomiting and nausea following high-emetic-risk chemotherapy. Support Care Cancer 13:85–96
[34] Lee AY et al (2003) Low-molecular-weight heparin versus a coumarin for the prevention of recurrent venous thromboembolism in patients with cancer. N Engl J Med 349:146–153
[35] Lee AY et al (2005) Randomized comparison of low molecular weight heparin and coumarin derivatives on the survival of patients with cancer and venous thromboembolism. J Clin Oncol 23:2123–2129

[36] Lindholm E et al (2004) Effects of recombinant erythropoietin in palliative treatment of unselected cancer patients. Clin Cancer Res 10:6855–6864
[37] Lipton A et al (2004) Skeletal complications in patients with bone metastases from renal cell carcinoma and therapeutic benefits of zoledronic acid. Clin Cancer Res 10:6397S–6403S
[38] Lockhart PB et al (2005) Randomized controlled trial of pilocarpine hydrochloride for the moderation of oral mucositis during autologous blood stem cell transplantation. Bone Marrow Transplant 35:713–720
[39] Lundholm K et al (2004) Palliative nutritional intervention in addition to cyclooxygenase and erythropoietin treatment for patients with malignant disease: Effects on survival, metabolism, and function. Cancer 100:1967–1977
[40] Majumdar AK et al (2003) Effects of aprepitant on cytochrome P450 3A4 activity using midazolam as a probe. Clin Pharmacol Ther 74:150–156
[41] Marx RE (2003) Pamidronate (Aredia) and zoledronate (Zometa) induced avascular necrosis of the jaws: a growing epidemic. J Oral Maxillofac Surg 61:1115–1117
[42] McCrea JB et al (2003) Effects of the neurokinin1 receptor antagonist aprepitant on the pharmacokinetics of dexamethasone and methylprednisolone. Clin Pharmacol Ther 74:17–24
[43] Migliorati CA (2003) Bisphosphanates and oral cavity avascular bone necrosis. J Clin Oncol 21:4253–4254
[44] Movsas B et al (2005) Randomized trial of amifostine in locally advanced non-small-cell lung cancer patients receiving chemotherapy and hyperfractionated radiation: radiation therapy oncology group trial 98–01. J Clin Oncol 23:2145–2154
[44b] Musto P et al (2005) Darbepoetin alpha for the treatment of anaemia in low-intermediate risk myelodysplastic syndromes: Br J Haematol 128:204–209
[45] Navari RM et al (2005) A phase II trial of olanzapine for the prevention of chemotherapy-induced nausea and vomiting: A Hoosier Oncology Group study. Support Care Cancer
[46] Osterborg A, Brandberg Y, Hedenus M (2005) Impact of epoetin-beta on survival of patients with lymphoproliferative malignancies: long-term follow up of a large randomized study. Br J Haematol 129:206–209
[47] Ozer H et al (2000) 2000 update of recommendations for the use of hematopoietic colony-stimulating factors: evidence-based, clinical practice guidelines. American Society of Clinical Oncology Growth Factors Expert Panel. J Clin Oncol 18:3558–3585
[47b] Ozkaynak MF et al (2005) Randomized comparison of antibiotics with and without granulocyte colony-stimulating factor in children with chemotherapy-induced febrile neutropenia: A report from the Children's Oncology Group. Pediatr Blood Cancer [Epub ahead of print]
[48] Poli-Bigelli S et al (2003) Addition of the neurokinin 1 receptor antagonist aprepitant to standard antiemetic therapy improves control of chemotherapy-induced nausea and vomiting. Results from a randomized, double-blind, placebo-controlled trial in Latin America. Cancer 97:3090–3098
[49] Raad II et al (2003) Treatment of febrile neutropenic patients with cancer who require hospitalization: a prospective randomized study comparing imipenem and cefepime. Cancer 98:1039–1047
[50] Reinhardt U et al (2005) increased hemoglobin levels and improved quality-of-life assessments during epoetin alfa treatment in anemic cancer patients: results of a prospective, multicenter German trial. Oncologist 10:225–237
[51] Rosen LS et al (2003) Zoledronic acid versus placebo in the treatment of skeletal metastases in patients with lung cancer and other solid tumors: a phase III, double-blind, randomized trial – the Zoledronic Acid Lung Cancer and Other Solid Tumors Study Group. J Clin Oncol 21:3150–3157
[52] Ruggiero SL et al (2004) Osteonecrosis of the jaws associated with the use of bisphosphonates: a review of 63 cases. J Oral Maxillofac Surg 62:527–534
[53] Saarto T et al (2004) Ten-year follow-up of a randomized controlled trial of adjuvant clodronate treatment in node-positive breast cancer patients. Acta Oncol 43:650–656
[54] Safdar A et al (2004) Impact of high-dose granulocyte transfusions in patients with can-

cer with candidemia: retrospective case-control analysis of 491 episodes of Candida species bloodstream infections. Cancer 101:2859–2865
[55] Santini D et al (2003) Zoledronic acid induces significant and long-lasting modifications of circulating angiogenic factors in cancer patients. Clin Cancer Res 9:2893–2897
[56] Schmitz N et al (2004) Lenograstim after autologous peripheral blood progenitor cell transplantation: results of a double-blind, randomized trial. Bone Marrow Transplant 34:955–962
[57a] Schwartzberg LS et al (2004) A randomized comparison of every-2-week darbepoetin alfa and weekly epoetin alfa for the treatment of chemotherapy-induced anemia in patients with breast, lung, or gynecologic cancer. Oncologist 9:696–707
[57b] Shah AK et al (2005) Pharmacokinetics of palonosetron in combination with aprepitant in healthy volunteers: Curr Med Res Opin 21:595–601
[58a] Spielberger R et al (2004) Palifermin for oral mucositis after intensive therapy for hematologic cancers. N Engl J Med 351:2590–2598
[58b] Stoltz R et al (2004) Pharmacokinetics, metabolism and excretion of intravenous [l4C]-palonosetron in healthy human volunteers: Biopharm Drug Dispos 25:329–337
[59a] Tamura K et al (2004) Randomized trial of cefepime monotherapy or cefepime in combination with amikacin as empirical therapy for febrile neutropenia. Clin Infect Dis 39 Suppl 1:S15–S24
[59b] Trissel LA et al (2004) Physical and chemical stability of palonosetron HCl in 4 infusion solutions. Ann Pharmacother 38:1608–1611
[60] van Burik, JA et al (2004) Micafungin versus fluconazole for prophylaxis against invasive fungal infections during neutropenia in patients undergoing hematopoietic stem cell transplantation. Clin Infect Dis 39:1407–1416
[61] Verso M et al (2005) Enoxaparin for the prevention of venous thromboembolism associated with central vein catheter: a double-blind, placebo-controlled, randomized study in cancer patients. J Clin Oncol
[62] Vidal L et al (2004) Oral versus intravenous antibiotic treatment for febrile neutropenia in cancer patients: a systematic review and meta-analysis of randomized trials. J Antimicrob Chemother 54:29–37
[63] Vincenzi B et al (2005) Zoledronic acid-related angiogenesis modifications and survival in advanced breast cancer patients. J Interferon Cytokine Res 25:144–151
[64] Vogel CL et al (2005) First and subsequent cycle use of pegfilgrastim prevents febrile neutropenia in patients with breast cancer: a multicenter, double-blind, placebo-controlled phase III study. J Clin Oncol 23:1178–1184
[65] Walsh TJ et al (2004a) Granisetron vs ondansetron for prevention of nausea and vomiting in hematopoietic stem cell transplant patients: results of a prospective, double-blind, randomized trial. Bone Marrow Transplant 34:963–968
[66] Walsh TJ et al (2004b) Caspofungin versus liposomal amphotericin B for empirical antifungal therapy in patients with persistent fever and neutropenia. N Engl J Med 351:1391–1402
[67] Wardley A et al (2005) Zoledronic acid significantly improves pain scores and quality of life in breast cancer patients with bone metastases: a randomised, crossover study of community vs hospital bisphosphonate administration. Br J Cancer 92:1869–1876
[68] Warr DG et al (2005) Efficacy and tolerability of aprepitant for the prevention of chemotherapy-induced nausea and vomiting in patients with breast cancer after moderately emetogenic chemotherapy. J Clin Oncol 23:2822–2830
[69] Witzig TE et al (2005) Phase III, randomized, double-blind study of epoetin alfa compared with placebo in anemic patients receiving chemotherapy. J Clin Oncol 23:2606–2617

Palliativmedizin und Schmerztherapie

U. Schuler und B. Schubert

1 Einführung

1.1 DGP- und EAPC-Tagung 2005

Die in 2004/2005 wichtigsten Symposien des Fachgebietes, der 5. Kongress der Deutschen Gesellschaft für Palliativmedizin (DGP) und der 9th Congress of the European Association for Palliative Care (EAPC), fanden vom 6. bis 7. und 8. bis 10. April 2005 in Aachen statt. Es zeigte sich einmal mehr, wie unterschiedlich der Entwicklungsstand von Palliativmedizin allein im europäischen Vergleich ist. Eberhard Klaschik, Präsident der DGP, beschreibt die Pionierphase als abgeschlossen. Nun habe die Institutionalisierungsphase mit dem Ziel einer breiten und flächendeckenden Etablierung ambulanter und stationärer Versorgungsstrukturen sowie dem Ausbau palliativmedizinischer Forschung und Lehre begonnen. Ziel sei die Umsetzung von Palliative Care im Gesamtbetreuungskonzept für Patienten mit progredienten, auch nichtonkologischen Leiden von der Diagnosestellung an. Dabei komme es nicht nur auf eine exzellente Symptomlinderung, sondern bereits auf die vorausschauende Prophylaxe der dem infausten Leiden innewohnenden Beschwerden an.

Wie intensiv Palliativmedizin in den jeweiligen Gesundheits- und Sozialsystemen verwurzelt ist, spiegeln nicht zuletzt die wissenschaftlichen Aktivitäten im Fachgebiet in den einzelnen Ländern wieder. Während in Deutschland die schmerztherapeutische Grundlagenforschung einen Schwerpunkt bildet, die Evaluation oft empirisch eingesetzter Verfahren zur Symptomlinderung dagegen wenig Raum findet, dokumentieren Länder mit höherem Entwicklungsstand der Palliativmedizin intensive, wenn auch auf Grund mitunter geringer Fallzahlen kritisch zu hinterfragende Forschungsarbeit.

1.2 Palliative Sedierung

Eine Reihe von Vorträgen der Tagungen sowie einige Publikationen der letzten Jahre kreisen um die Problematik der Abgrenzung einer palliativen Sedierung gegenüber der aktiven Sterbehilfe. In einer Publikation in der DMW referiert H.C. Müller-Busch die medizinische und ethische Problematik und beschreibt die Sedierungsrichtlinien, wie sie auf der Palliativstation am Gemeinschaftskrankenhaus Havelhöhe gehandhabt werden [21].

> Die zugrunde gelegte Definition sieht in palliativer Sedierung eine medizinisch indizierte Therapieoption am Lebensende, die darauf abzielt, das Bewusstsein des unheilbar kranken Patienten so zu dämpfen, dass er keine Schmerzen oder andere belastende Symptome mehr wahrnimmt. Eine Indikation wird gesehen, wenn therapierefraktäre und belastende Symptome im finalen Krankheitsstadium bestehen und der Tod binnen 48 Stunden erwartet werden kann. Die informierte Einwilligung des

Patienten, seiner Angehörigen und des Behandlungsteams wird als Voraussetzung ebenso gefordert wie kontinuierlicher Beistand nach Wirkungseintritt.

Als Modalität wird die bedarfsgesteuerte intermittierende oder kontinuierliche i.v. oder s.c. Gabe von Sedativa (z.B. Midazolam 0,5–10 mg/h) beschrieben. Das Vorgehen muss an Willen und Zustand des Patienten angepasst werden, ein Sedierungsprotokoll mit engmaschiger Dokumentation von Symptomen, Vigilanz, Dosierungen, Atmung und Kommunikation wird ebenso gefordert wie eine Dosisreduktion in der Agonie. Grundlegendes Ziel ist immer die Erleichterung der Sterbesituation, nicht eine Beschleunigung des Todeseintritts. Derartige strukturierte Dokumentationen erscheinen vor dem Hintergrund möglicher juristischer Auseinandersetzungen angeraten, der Artikel bietet diesbezüglich eine gute Orientierung. Ältere, ähnlich lesenswerte Auseinandersetzungen mit dem Thema finden sich kostenfrei im Internet bei Oncology, Huntington [31] und im Sinne einer formalen Ablaufbeschreibung bei der Gesundheitsbehörde von Calgary [5].

1.3 Liverpool Care Pathway

Eine Reihe von Beiträgen der EAPC (Abstracts 56, 57, 88, 218, 221, 315, 553) beschäftigten sich direkt oder indirekt mit dem Liverpool Care Pathway for the dying Patient (LCP). Hierbei handelt es sich um einen strukturierten Plan, der in Zusammenarbeit zwischen dem Royal Liverpool University Trust und dem Marie Curie Centre Liverpool entwickelt wurde. Das Modell wurde vom National Health Service (NHS) im Jahre 2000 als **Modell der guten Versorgung** ausgezeichnet (»NHS Beacon Status«). Hiermit werden herausragende Zentren unterstützt, in der Absicht, qualitativ hochwertige, patientenzentrierte Versorgung im ganzen NHS zu verbreiten. Der LCP ist ein multiprofessionell erarbeitetes Dokument, das evidenzbasiert die medizinischen, psychologischen und sozialen Rahmenbedingungen für die Sterbephase abfragt und dokumentiert. Als Beispiel sei das initiale Assessment aufgeführt, in dem die folgenden Punkte abgearbeitet und die zugehörigen Ziele angestrebt werden sollen.

Symptomatische Maßnahmen

- Ziel 1. Evaluierung der Medikation, Beendigung von nicht essenziellen Arzneimitteln.
- Ziel 2. Nach Bedarf (subkutane) Medikation wie im Protokoll vorgesehen (Schmerzen, Agitation, Atemwegssekretionen, Übelkeit und Erbrechen)
- Ziel 3. Beendigung unangemessener Interventionen (Blutuntersuchungen, Antibiotika, Intravenöse Ernährung/Flüssigkeit, Festlegung des Verzichtes auf Reanimation, Lagerung nach festem Schema, häufige Erfassung der Vitalparameter)

Psychologie/Krankheitsverständnis
- Ziel 4. Evaluierung der Verständigungsbasis (sprachlich, kognitiv etc.)
- Ziel 5. Evaluierung der Einsicht in die Krankheit und des bevorstehenden Todes bei Patient und Angehörigen.

Religiöse/spirituelle Unterstützung
- Ziel 6. Erfragen der religiösen/spirituellen Bedürfnisse

Kommunikation mit der Familie und anderen Bezugspersonen
- Ziel 7. Erfragen und Festlegung, wie die relevanten Bezugspersonen über das bevorstehende Ende informiert werden sollen.
- Ziel 8. Ausstatten der Familie mit der relevanten Information über Station und Krankenhaus (Tel.-Nummern etc.)

Kommunikation mit dem primär versorgenden medizinischen Personal
- Ziel 9. Information des Hausarztes über das bevorstehende Ende

Zusammenfassung
- Ziel 10. Die weitere Vorgehensweise wird erklärt und mit Patient/Familie diskutiert
- Ziel 11. Das Verständnis /die Bedeutung der Vorgehensweise wird erfragt.

Beispiele für Vorgehensweise und Vorlagen für die Dokumentation finden sich im Internet unter http://www.lcp-mariecurie.org.uk/pathways/. Die britischen Empfehlungen werden inzwischen auch in Einrichtungen in den Niederlanden umgesetzt (z.B. EAPC-Abstract 315). Es ist abzusehen, dass dieser »klinische Pfad« auch die deutsche Diskussion beeinflussen wird.

1.4 Hydrierung in der Sterbephase

Die bereits im vergangenen Jahr auf der Basis der ASCO-Präsentation besprochene randomisierte Studie der Arbeitsgruppe von Bruera am M.D. Andersson ist inzwischen publiziert [4]. Bei unzureichender Flüssigkeitszufuhr wurden dabei eine parenterale Gabe von 1000 ml als vorteilhaft gegenüber nur 100 ml gefunden. Eine japanische Arbeitsgruppe um Morita [20] veröf-

Tabelle 1. *Schwere der Symptome in den letzten 3 Lebenswochen mit und ohne zusätzliche Hydrierung [20].*

	Hydrierungsgruppe (n=59)	Gruppe ohne Hydrierung (n=167)	P
Bronchialsekretion [% (n)]	44 (26)	46 (77)	0,79
Schwere Bronchialsekretion [% (n)]	19 (11)	17 (28)	0,74
Kommunikations-Score (MW ± SD)	3,2±3,0	3,7±3,1	0,30
Agitations-Score (mean ± SD)	2,1±2,8	2,3±2,7	0,35
Hyperaktives Delir [% (n)]	12 (7)	13 (22)	0,80

fentlichte eine prospektive Beobachtungsstudie, die 226 terminal kranke Patienten mit abdominellen Tumoren in den letzten 3 Lebenswochen beobachtete (Tabelle 1). Von diesen erhielten 59 mehr als 1 Liter zusätzlich Flüssigkeit. Die mukokutane Hydrierung wurde mit einem Score bestimmt und war natürlich bei den infundierten Patienten besser. Erwarteter Weise waren die Scores für Aszites, Pleuraergüsse und Ödeme bei den nicht infundierten Patienten besser. Ein Unterschied in Hinblick auf Bronchialsekretion konnte ebenso wenig festgestellt werden, wie für Agitation, Delir, Myoklonus oder Dekubitus.

Letztlich helfen auch diese Daten in der Entscheidung kaum weiter. Das Kollektiv von Morita in der Gruppe ohne Hydrierung ist hinsichtlich seiner spontanen Flüssigkeitsaufnahme nur unscharf definiert und kaum mit den Patienten in der Studie von Bruera et al. vergleichbar.

Praktische Bedeutung: Die Flüssigkeitsgabe in der Terminalphase sollte auf einer reflektierten und individuellen Entscheidung basieren.

1.5 Levomepromazin bei therapierefraktärer Emesis

In einer Beobachtungsstudie [8a] wurden 70 Patienten mit fortgeschrittenem Tumorleiden und nicht chemotherapieassoziierter Emesis, die unter einer Erstlinientherapie (überwiegend Metoclopramid, Haloperidol oder Dexamethason) unzureichend symptomkontrolliert waren, mit s.c. Gaben von Levomepromazin (Neurocil® u.a.) (mediane Tagesdosis 6,25 mg; Range: 3,12-25) behandelt. Die anfangs auf einer Zehnerskala mit 8 klassifizierte Nausea konnte binnen 2 Tagen auf einen Median von 1 reduziert werden, 92% der Patienten hörten auf zu erbrechen. Die häufigste Nebenwirkung war eine gewisse Sedierung, die keine eindeutige Dosisabhängigkeit zeigte. Die Ansprechrate ist beeindruckend, insbesondere, wenn man berücksichtigt, wie gering die eingesetzten Dosierungen sind (1 Ampulle in Deutschland =25mg).

1.6 Massage bei fortgeschrittener Tumorerkrankung

Eine Arbeitsgruppe aus Surrey, England [25] berichtet über eine kleine randomisierte Studie, in der die Effekte einer Massage mit oder ohne zusätzliche Komponente einer Aromatherapie mit Lavendelöl objektiviert werden sollte. Hierfür wurden 42 Patienten mit fortgeschrittenen Tumorerkrankungen in 3 Gruppen (Massage mit und ohne Lavendelöl und Kontrolle) randomisiert und über 4 Wochen beobachtet. Effekte im Hinblick auf Schmerzkontrolle, Angst oder Lebensqualität konnten nicht gesichert werden. Eine Besserung des Schlafes war in beiden Massage-Gruppen deutlich, hinsichtlich der Depressivität konnten passager positive Effekte gesichert werden. Die Arbeit veranschaulicht ein Dilemma der Studien in der Grauzone der nicht rein medizinischen Maßnahmen. Viele Patienten in einer palliativen Betreuungssituation genießen offensichtlich die Zuwendung, die sich in einer Aromatherapie-Massage ausdrückt. Man mag es ihnen gönnen, gleichzeitig stellt sich die Frage nach dem Benefit und der Finanzierung dieser personalintensiven Zuwendung. Studiert man diese Fragen, handelt man evidenzbasiert, liefert man damit Datenmaterial. Dies macht eine ökonomische Betrachtung dieser Situation überhaupt erst möglich und bewirkt damit u.U., die intuitiv positive Einstellung zu dieser zuwendungsorientierten Betreuung in Frage zu stellen.

2 Psychoonkologie und Gesprächsführung

Eine Gruppe aus Australien [10] berichtete zum Problem der Prognoseeröffnung über eine Befragung von 126 Patienten (58% von 218 angefragten), in der Präferenzen für Aufklärung aus Patientensicht hinsichtlich der Gesprächsführung erfragt wurden. Im Wesentlichen wurden bereits bekannte Präferenzen bestätigt (eine gute aktuelle Übersicht hierzu auch bei Kappauf [14]). Um Hoffnung zu stabilisieren, ist es nicht zuträglich, wenn der Arzt nervös oder verkrampft wirkt (91% Zustimmung), die Prognose anderen Familienmitgliedern zuerst vermittelt (87%) oder Euphemismen verwendet (82%).

Eine australische Gruppe randomiserte 303 Frauen, die zwischen 1994 und 1997 eine adjuvante Chemotherapie nach Mammakarzinom erhielten, zwischen der Standardversorgung und einer zusätzlichen Gruppentherapie (»kognitiv-existenzielle Gruppentherapie«) von 20 Sitzungen [15]. Die Arbeitshypothese war, dass durch die soziale Unterstützung eine Verbesserung der Coping-Strategien und eventuell durch eine geringere Abweichung von der geplanten Chemotherapie ein Überlebensvorteil entstehen könnte. Leider hat sich diese Hypothese nicht bestätigt, als multivariat relevante Prognosefaktoren haben sich lediglich Grading und Nodalstatus bestätigt. Bei aller offensichtlicher Bedeutung der psychoonkologischen Ansätze zeigt dies doch erneut die Grenzen der Psychoonkologie auf, die die Time-Kolumnistin Molly Ivins in ihrer direkten Art so kommentiert hat [13, 30]: »Another thing you get as a cancer patient is a lot of football-coach patter [Fussballtrainersprüche]. ›You can beat this; you can win; you're strong; you're tough; get psyched.‹
I suspect that cancer doesn't give a rat's ass whether you have a positive mental attitude. It just sits in there multiplying away, whether you are admirably stoic or weeping and wailing. The only reason to have a positive mental attitude is that it makes life better. It doesn't cure cancer.«

Eine epidemiologische Studie aus Norwegen [12] befasst sich mit dem Selbstmordrisiko norwegischer Tumorpatienten zwischen 1960 und 1999. Durch einen Abgleich des Norwegischen Krebsregisters mit der Todesursachenstatistik konnte eine Kohorte von 490245 Patienten analysiert werden, von denen 589 (407 Männer, 182 Frauen) durch Suizid zu Tode kamen. Das relative Risiko war für beide Geschlechter erhöht, insbesondere in den ersten Monaten nach der Diagnose, das relative Risiko lag bei Männern bei 1,55, bei Frauen bei 1,35. In den letzten Jahrzehnten hat das Risiko deutlich abgenommen. Eine besondere Risikogruppe waren Männer mit Atemwegstumoren. Soziale Bindung spielte eine Rolle, das Risiko war bei verheirateten geringer als bei unverheirateten oder geschiedenen Patienten. Die Überrepräsentierung von Männern wurde in unterschiedlichem Umfang auch schon in anderen Studien beobachtet. Das Problem drängt sich im klinischen Alltag wenig (zu wenig) ins Bewusstsein, da die absolute Inzidenz gering ist.

3 Schmerztherapie

3.1 Physiologie und genetische Polymorphismen

Mehrere Vorträge der EAPC-Tagung und Übersichtsarbeiten aus dem laufenden Jahr widmeten sich den Auswirkungen von **genetischen Polymorphismen auf die Schmerztherapie** [18, 26]. Interesse weckte dabei insbesondere die genetisch verankerte verminderte Aktivität des Cytochroms CYP2D6, welche zur Folge hat, dass

- Codein nahezu ineffektiv wird (keine Konversion zu Morphin),
- die Wirksamkeit von Tramadol reduziert wird (geringere Bildung des aktiven Metaboliten M1, O-desmethyl-Tramadol) und
- die Clearance von Methadon verringert ist.

Der (single nucleotide polymorphism, SNP) A118G des µ-Opioidrezeptors wurde mit verminderter Wirkung von Morphin und des M6-Glucuronids [16] sowie Bedarf für höhere Alfentanyl-Dosen in Verbindung gebracht. Dass die genetische Ausstattung auch die Veranlagung zu Arzneimittelinteraktionen beinhalten kann, zeigt das Beispiel des Paroxetins, dass durch eine Inhibition von CYP2D6 die Plasmakonzentrationen von Methadon insbesondere bei »extensive metabolizern« erhöhen kann (s. Update 2002). Die klinischen Konsequenzen dieser Beobachtungen sind allerdings bei Substanzen limitiert, die wie die Opiate im Wesentlichen nach Wirkung dosiert werden. Bereits 2003 publizierten Zubieta et al [33] eine bemerkenswerte Studie in Science, in der Probanden mit funktionellen PET-Untersuchungen unter definierten Schmerzreizen untersucht wurden. Dabei erwies sich der Polymorphismus der Catechol-O-Methyltransferase als prädiktiv für die individuelle Schmerzwahrnehmung. Der Mechanismus beruht auf Unterschieden im Abbau von Neurotransmittern und liegt damit physiologisch sozusagen noch vor dem Ansatzpunkt der Schmerztherapie.

3.2 Klinische Studien

Die evidenzbasierte Fundierung des **WHO-Stufenschemas** wurde verschiedentlich in Frage gestellt. In einer kleinen randomisierten Studie [19] wurde eine zweistufige Eskalation des Schmerztherapieregimes mit einer dreistufigen verglichen. Die Begründung für dieses Vorgehen ist der fehlende Beweis, dass niedrig dosierte starke Opioide (Stufe 3) weniger Nebenwirkungen aufweisen als hochdosierte schwache Opioide (Stufe 2). Insgesamt 54 Patienten mit Schmerzen durch viszerale oder Knochenmetastasen wurden von der italienischen Gruppe randomisiert und die Schmerzsymptomatik über einen Gesamtzeitraum von 2649 Tagen beobachtet. Es zeigte sich in Hinblick auf die Schmerzen ein leichter Vorteil der sofortigen Eskalation insofern, dass sowohl die Proportion der Tage mit VAS >5 (22,8% vs. 28,6%) als auch VAS >7 (8,6 vs. 11,2%) geringer war, wenn sofort auf Stufe 3 eskaliert wurde. Allerdings waren Anorexie und Obstipation in diesem Arm etwas vermehrt aufgetreten.

In den meisten Handbüchern zur Schmerztherapie finden sich Angaben zur **Dosiskonversion** zwischen verschiedenen Opiaten. Selten finden sich explizite Angaben zur Methodik, wie diese gewonnen wurden, ein hoher Anteil der Erfahrungen dürfte initial aus Studien mit Einzeldosen gewonnen sein. Eine Gruppe aus Teneriffa [3] analysierte die Umstellung von 17 Patienten von transdermalem Fentanyl auf Methadon. Gründe für die Umstellung waren unzureichende Wirksamkeit sowie Neurotoxizität. Die Umrechnung erfolgte primär über den Zwischenschritt der Morphin-Äquivalenz (transdermales Fentanyl:orales Morphin im Verhältnis 1:100 und orales Morphin:orales Methadon im Verhälntis 5:1 oder 10:1). Dabei wurde die konservativere Ration bei Patienten mit höheren Fentanyl-Dosen bzw. neurotoxischen Effekten verwendet. Der Zeitpunkt der Erstdosis wurde von der Intensität der bisherigen Therapie abhängig gemacht. Zwischenzeitlich waren Rescue-Dosierungen von 10% der errechneten Methadon-Tagesdosis möglich. Bei 6/17 Patienten war die errechnete Dosis primär erfolgreich, bei 7 war eine Steigerung notwendig, bei 4 Patienten eine Dosisreduktion. Für die Mehrzahl der Patienten war die Umstellung in Bezug auf Schmerzen (80%), Myokloni und Delir (80%) erfolgreich.

Prinzipiell lassen sich in Hinblick auf die Umstellung zwischen 2 Opiaten Strategien des »slow switching« von Strategien des »rapid switching« unterscheiden. Bei letzterem wird das zu verlassende Opiat abrupt abgesetzt und die fehlende Wirkung durch das neue Präparat ersetzt. Strategien des slow switching reduzieren dagegen das abzusetzende Präparat in mehreren Schritten. Da nach abruptem Absetzen in jedem Fall eine gewisse Persistenz durch die Pharmakokinetik der Substanz gegeben ist, kann ein prinzipieller Vorteil der langsamen Umstellung nicht abgeleitet werden. Das mittlere Dosierungsverhältnis zwischen transdermalem Fentanyl und der letztlich nach 7 Tagen gegebenen Methadon Dosis war etwa 1:17, wobei dieses Verhältnis von 1:8 bis 1:33 variierte. Jede Umstellung zwischen 2 Präparaten muss diese Variabilität anerkennen. Die strukturierte Vorgehensweise dieser Untersuchung illustriert die wesentlichen zu beachtenden Punkte, die einzuhalten sind:

- langsame vs. rasche Umstellung
- Beachtung der Umrechnungsformeln (unter Berücksichtigung des Verabreichungsweges, i.v. versus oral!)
- Zeitpunkt der Erstgabe des neuen Präparates (Gefahr Sedierung, wenn zu früh)
- Rescue-Medikation, falls nach Abbrechen Durchbruchschmerzen entstehen
- Dosisanpassung an den Folgetagen nach Evaluierung der Symptomatik

Im Journal of Clinical Oncology wurde eine Arbeit publiziert, die die Wirkung der zusätzlichen Gabe von Paracetamol bei Patienten überprüfte, die bereits eine intensive Opiat-Schmerztherapie erhielten [28]. In einer randomisierten Cross-over-Studie nahmen Patienten für jeweils 48 h Paracetamol (5×1 g) oder Placebo. Von 30 eingeschlossenen Patienten waren 23 auf Morphin und 7 auf Hydromorphon eingestellt (mediane Tagesdosis in Morphin-Äquivalenten 200 mg). In der kurzen Beobachtungsdauer konnte ein geringer Vorteil für die Paracetamol-Tage in Bezug auf die Schmerzen (0,4 auf einer 10-Punkte-Skala) und in Bezug auf das Gesamtwohlbefinden (0,7 VAS; $p<0,05$) ermittelt werden. Etwa ein Drittel der Patienten nahm während der Studie andere, nicht näher aufgeführte NSAIDs ein. Die Relevanz der Daten (kleine Fallezahl, kurze Beobachtungsdauer, hohe Belastung durch 10 Tabletten pro Tag, geringer Effekt, grenzwertige Signifikanz) wurde prompt in einem Leserbrief in Frage gestellt [11].

Prinzipiell ist positiv anzumerken, dass die **Wertigkeit von Nicht-Opiaten auf Stufe 3** des WHO-Schemas nicht durch allzu viele randomisierte Studien hoher Qualität belegt ist, aber der allgemeinen Erfahrung entspricht. Man sollte die Studie als Proof-of-Principle (»Nicht-Opiate sind indiziert«, auch für EBM-Puristen) verstehen und auf andere Präparate (z.B. Metamizol) und ggf. Darreichungswege ausweichen.

Zum Thema der **Durchbruchschmerzen** berichtet eine italienische Arbeitsgruppe [6] über eine Erhebung, die mit Hilfe von 58 Ärzten in 24 Ländern an über 1000 Patienten mit krebsbedingten Schmerzen durchgeführt wurde. Die Inzidenz von Durchbruchschmerzen lag dabei bei 64.8% und war assoziiert mit mehr als einer Schmerzlokalisation, Schmerzen im Bereich der Wirbelsäule, von einem Plexus ausgehenden Schmerzen. Dagegen waren viszerale Schmerzsyndrome eher weniger mit Durchbruchschmerzen assoziiert. Dass auch subjektive Faktoren der Beobachtung und Wahrnehmung in die Erfassung eingingen, lässt sich daran erkennen, dass die Raten in englischsprachigen Ländern höher waren. In einem Editorial versucht James Cleary den Begriff des »**Incidental Pain**« von dem der Durchbruchschmerzen abzugrenzen. Er versteht darunter situative Schmerzen, wie sie etwa beim Umlagern, Waschen, auf der Toilette oder bei der Wundversorgung entstehen können. Für diese Situationen wurde in einer kleinen Studie von Parlow et al. die Verwendung von patientengesteuert und selbst verabreichtem Lachgas in einer verblindeten Cross-over-Studie evaluiert und als Alternative für die Palliativsituation vorgestellt [22]. Wesentliche Nebenwirkungen traten nicht auf. Entsprechende, relativ mobile Geräte mit einem 50:50-Lachgas-Sauerstoff-Gemisch werden in USA vertrieben und setzen gewisse Investitionen voraus. In der gegenwärtigen Praxis des Krankenhauses dürfte in solchen Situationen am ehesten eine kurzfristige Analgosedierung mit Fentanyl/Alfentanil und ggf. Midazolam indiziert sein. In der häuslichen Pflege dürfte die Verwendung von Actiq® (orales Fentanyl) oder das nachfolgend diskutierte Fentanyl-Nasenspray eine Alternative sein.

Praktischer Tip: Fentanyl-Nasenspray
In einem Posterbeitrag des Schmerz- und Palliativzentrums Fulda wurde eine ausgearbeitete Beschreibung einer selbst hergestellten Lösung von Fentanyl als Nasenspray zu Verwendung bei Akut- und Durchbruchschmerzen vorgestellt. Die positiven Erfahrungen hiermit werden im Internet unter http://www.schmerzzentrumfulda.de/ referiert (mit Beispielrezepten und Herstellungsvorschrift für den Apotheker, Doccheck-Passwort erforderlich). Die nasale Anwendung mit Resorption via Schleimhaut unter Umgehung des Pfortaderkreislaufs entspricht den Überlegungen zum Einsatz von Actiq®. Eine genaue Evaluierung der Reproduzierbarkeit der Dosierung liegt nicht vor, der Vorteil dürfte vor allem im sehr günstigen Preis liegen.

3.3 Unterversorgung mit Schmerzmitteln?

Ein Stereotyp der Presse ist die **Unterversorgung von Patienten mit starken Schmerzmitteln.** Zuletzt im Januar 2005 ging eine Emnid-Befragung durch die Boulevardpresse, nach der bei einer Befragung von 407 Tumorpatienten und deren Angehörigen bei einem Drittel aller Tumorpatienten Schmerzen nicht ausreichend gelindert gewesen seien. Sind diese Zahlen schlecht? Bereits im Update 2002 wurde eine Studie besprochen, die Gründe angibt, warum eine absolute Schmerzfreiheit sicher kein realistisches Ziel ist [32]. Auch in diesem Jahr wurden Empfehlungen publiziert, wie man auf der Patientenseite Vorbehalte gegen eine Opiattherapie erkennen und abbauen kann [2]. Eine italienische Arbeitsgruppe [8] evaluierte den Verbrauch einiger repräsentativer Schmerzmittel in Bezug zur Bevölkerungsgröße in 9°europäischen Ländern im Wesentlichen durch Informationen von Großhändlern. Rohdaten wurden in einheitlicher Vorgehensweise nach WHO-Empfehlungen in definierte Tagesdosen (defined daily doses, DDD) umgerechnet, die auf jeweils 1000 Einwohner bezogen wurden. Innerhalb der verglichenen Länder war z.B. der Fentanyl-Verbrauch in Deutschland mit Abstand am höchsten, im Morphin-Verbrauch liegen Norwegen und Großbritannien gering vor der Bundesrepublik. Obwohl die Studie viele Fragen offen lässt (z.B. Validität der DDD-Berechnung, z.T. unterschiedliche Erfassung in den einzelnen Ländern, Nichterfassung relevanter Schmerzmittel wie Buprenorphin), zeigt sich, dass die Versorgung in Deutschland zumindest über dem europäischen Durchschnitt liegen dürfte.

4 Koanalgetika und Begleitmedikation

Die Wirkung von **Gabapentin bei neuropathischen Schmerzen** wurde in einer Studie einer italienischen Arbeitsgruppe [7] evaluiert. Dabei wurden 121 Patienten in einem Placebo kontrollierten Vergleich randomisiert, die eine Infiltration oder Kompression von Nervenstrukturen durch einen Tumor aufwiesen und trotz Opiat-Therapie einen residuellen Schmerz von mindestens 5 auf der VA-Skala aufwiesen. Die Verum-Gruppe erhielt Gabapentin (Lamictal®, Neurontin® u.a.), 300 mg oral alle 12 h; die Dosis konnte bei persistierenden Schmerzen weiter gesteigert werden auf zunächst 1200 mg, dann 1800 mg/Tag. Die vorbestehende Therapie wurde weitergeführt. Den Teilnehmern wurde eine Opiatdosis/Tag für Durchbruchschmerzen angeboten, bei höherem Bedarf erfolgte ein Ausschluss aus der Studie. Hinsichtlich des primären Endpunktes »Global Pain« war ein signifikanter Vorteil zugunsten der Gabapentin-Gruppe zu verzeichnen (VAS 4,60 vs. 5,45, p=0,025).

Wenn die Anzahl der Tage mit einer mindestens 33%-igen Besserung gegenüber dem Ausgangswert zur Grundlage der Betrachtung gemacht wurde, so schnitt die Gabapentin-Gruppe mit 51,6% (der Tage mit guter Schmerzkontrolle) vs. Placebo mit nur 37,8% ebenfalls signifikant besser ab. Interessanterweise besserten sich insbesondere Dysästhesien, weniger lanzettierende und einschießende Schmerzen. Betrachtet man den zeitlichen Ablauf der Besserung, so zeigt sich ein Vorteil gegenüber Placebo v.a. in den ersten Tagen. Andererseits wäre bei weiterer Dosissteigerung u.U. auch ein ausgeprägter Effekt zu erzielen gewesen, da bei Studien mit nicht krebsbedingten neuropathischen Schmerzen teilweise Tagesdosen bis zu 3600 mg eingesetzt worden sind. Bei nicht tumorbedingten Schmerzen (diabetisch, postherpetisch) konnte in einer aktuellen randomisierten Studie ebenfalls eine Besserung durch di Kombination von Opiat und Gabapentin erzielt werden. Im Gegensatz hierzu fanden Wong et al. in einer randomisierten Studie keinen Effekt von Gabapentin auf die Symptome (einschließlich Schmerzen) einer **chemotherapiebedingten Neuropathie** konstatieren (ASCO 2005 Abstract 8001). In diesem Kontext ist interessant, dass im Tierversuch Ethosuximid (Petnidan®; Suxilep®), ein anderes Antikovulsivum, positive Effekte aufzuweisen scheint [9].

Pregabalin (Lyrica®) ist ein Medikament mit antikonvulsiven, analgetischen und anxiolytischen Eigenschaften. Von einer multizentrischen Arbeitsgruppe unter Federführung von Sabatowski wurde der Einsatz bei **postherpetischer Neuralgie** in einer randomisierten Studie mit 238 Patienten vs. Placebo untersucht [23]. Die Dosierung betrug dabei 150 (n=81) oder 300 mg/Tag (n=76) für die Dauer von 8 Wochen. Bereits nach einer Woche war ein Effekt erkennbar. Ein Ansprechen mit einer >50% Schmerzreduktion trat im Verum-Arm in 26–28% auf, im Placebo-Arm in 10%. Außerdem schliefen die Patienten besser und zeigten eine Stabilisierung in den Lebensqualitätsparametern. Häufigste Nebenwirkungen waren Schwindel, Somnolenz, periphere Ödeme, Kopfschmerzen und Mundtrockenheit.

Zwei interessante Substanzen lassen für die Zukunft eine verbesserte Therapie der opiatinduzierten Obstipation erhoffen. In einer multizentrischen, randomisierten Studie wurden an 522 Patienten, die an chronischen Schmerzen und Opioid-induzierter Verstopfung litten, doppelblind und placebokontrolliert mehrere Dosisstufen des neuen Präparates **Alvimopan** (1–2 mg/Tag) mit Placebo verglichen. Unter Therapie mit diesem selektiven Opioidrezeptoren-Blocker, der von den Firmen GlaxoSmithKline und Adolor Corporation entwickelt wird, konnte die wöchentliche Stuhlfrequenz in den Verum-Armen um 3,3–4 gesteigert werden, im Placebo-Arm war lediglich eine Steigerung um 1,65 zu verzeichnen. Die Veränderungen traten bereits in der ersten Therapiewoche auf, blieben über 6 Wochen erhalten und sanken nach Absetzen wieder in die Region der Ausgangswerte ab. Die Substanz, die 2008/09 unter dem Namen Entrareg® auf den Markt kommen soll, durchdringt die Blut-Hirn-Schranke nicht und reduziert damit die Opiatwirkung nur selektiv am Darm.

Ein ähnlicher Ansatz wird mit der Substanz Methylnaltrexon (MNTX, Hersteller Progenics Pharmaceuticals) verfolgt. Im ASCO-Abstract LBA8003 (2005) wird von Thomas et al. über eine randomisierte Doppelblindstudie berichtet, in der 154 terminal kranke Patienten mit einem medianen Überleben von 21 Tagen eingeschlossen werden konnten. Die Patienten erhielten entweder Placebo oder 0,15 mg/kg MNTX oder 0,30 mg/kg subkutan. Bei etwa 2/3 der Patienten führte dies innerhalb eines Tages zu Stuhlgang, oft schon innerhalb weniger Stunden. Abdominelle Krämpfe (30–40%) und Blähungen (15–20%) waren die Hauptnebenwirkungen. Es gab keine Hinwiese auf einen systemischen Opioidentzug.

Wertung: Beide Substanzen erscheinen interessant, Alvimopan dürfte in der Entwicklung schon weiter, der Zulassung näher sein. Nach den bisher vorliegenden Daten dürfte es auch nebenwirkungsärmer und besser für die Prophylaxe geeignet zu sein, MNTX erscheint dagegen wegen des sehr schnellen Wirkungseintrittes als die für Akutintervention interessantere Substanz.

5 Unkonventionelle Methoden

5.1 Akupunktur

Mehrere Reviews und Editorials beschäftigten sich mit der Wirkung von Akupunktur auf Schmerzen [17, 24]. Eine Metaanalyse zu perioperativen Schmerzen war ohne signifikante Hinweise auf einen Effekt der Akupunktur, gleichzeitig wurde eine randomisierte Studie aus Greifswald publiziert [29], die einen Effekt in einer Reduktion des postoperativen Schmerzmittelbedarfes dokumentieren konnte. Eine französische Arbeitsgruppe untersuchte den Effekt von Akupunktur auf tumorbedingte Schmerzen [1]. In einer randomisierten Studie wurden 90 Patienten in 3 Gruppen behandelt, der Verum-Gruppe entsprach die Akupunktur an Stellen, an denen ein so genanntes »ektodermales Signal« abgeleitet werden konnte, die beiden Placebo-Gruppen erhielten Akupunktur an Stellen ohne ein solches Signal, bzw. aurikuläre Seeds, die an signalfreien Stellen angebracht wurden. Einschlusskriterium war ein residueller Schmerz nach mindestens einem Monat Therapie, der auf einer Visuell-Analog-Skala (VAS) als mindestens 30 mm angegeben wurde. Der Ausgangswert auf der VAS lag in allen Gruppen um 58, die Mehrzahl der Patienten wies einen Schmerz vom neuropathischen Typ auf. Als Hauptkriterium wurde der Schmerz nach 2 Monaten evaluiert. Die Schmerzintensität reduzierte sich in der Verum-Gruppe um 36%, während die anderen Gruppen im Mittel keine wesentliche Änderung zeigten ($p<0{,}0001$). Die Frage bleibt also weiterhin offen, ob und in welchen Situationen Akupunktur wirksam ist. Auch fällt auf, dass durchaus unterschiedliche Techniken verwendet werden (feste, lernbare Punktionspunkte versus auf Messungen basierende individualisierte Punkte).

5.2 Physiologische Effekte von Musik

Zur nicht-phamakologischen Beeinflussung von Schmerzen berichtet eine interessante kleine randomisierte Studie aus dem Bereich der Thorax-Chirurgie [30]. In einer Gruppe von 61 Patienten mit postoperativen, opiatabhängigen Schmerzen wurde in einem Vorher-nachher-Vergleich der Einfluss von

- beruhigender Musik in ruhiger Umgebung (auswählbar durch den Patienten) im Vergleich zu
- alleinigem Aufenthalt in einer ruhigen, abgedunkelten Umgebung oder
- dem üblichen Stationsalltag anhand von VAS

untersucht (Tabelle 2). Die beruhigende Musik schnitt dabei sowohl in den Dimensionen Angst, Schmerzintensität als auch der Beeinträchtigung durch den Schmerz (pain distress) am besten ab. Interessant ist nicht nur die Musikwirkung, auch die alleinige Ruhe scheint auf der VAS die Schmerzintensität um etwa 10% zu senken. Man ahnt, wie viel Opiate auf Intensivstationen allein den Alarmsignalen und dem Schlafentzug geschuldet sein mögen!

Tabelle 2. Einfluss von beruhigender Musik auf postoperative Patienten.

Variable	Beruhigende Musik (n=19)	Alleiniger Aufenthalt in ruhiger Umgebung (n=21)	Kontrollgruppe (n=21)
	M (±SD)	M (±SD)	M (±SD)
Angst vorher	63 (±21)	47 (±28)	43 (±24)
Angst nachher	13 (±9)	33 (±26)	48 (±32)
Schmerzempfinden vorher	47 (±25)	49 (±25)	46 (±25)
Schmerzempfinden nachher	19 (±13)	40 (±28)	45 (±27)
Beeinträchtigung durch Schmerz vorher	55 (±29)	49 (±29)	44 (±25)
Beeinträchtigung durch Schmerz nachher	15 (±13)	38 (±31)	49 (±28)

Ansätze zu einer physiologischen Erklärung finden sich in einer zweiten kleinen Studie, in der der Effekt von 20 Minuten klassischer Musik auf gesunde Probanden im Hinblick auf die Opioidrezeptor-Expression von mononukleären Zellen mit der Wirkung von 20 Minuten Stille verglichen wurde (relative RNA-Expression des μ-Opiatrezeptor-Gens). Bei Musikhörern ließ sich im Vergleich zu Kontrollpersonen ein signifikanter Anstieg der μ-Opiatrezeptor-Expression zeigen [27]. Endogene Plasma-Morphin-Spiegel zeigten einen nicht signifikanten Abfall, Morphin-6-Glucuronid-Spiegel wiesen einen Anstieg auf. Beide Studien sind angeführt, nicht wegen der unmittelbaren Umsetzbarkeit, sondern weil sie illustrieren, dass auch aus dem Bereich der Musiktherapie u.U. physiologisch fassbare Veränderung der Befindlichkeit und nicht allein der Lebensqualität entstehen können.

6 Literatur

[1] Alimi D et al (2003) Analgesic effect of auricular acupuncture for cancer pain: a randomized, blinded, controlled trial. J Clin Oncol 21:4120–4126

[2] Arnold R (2004) Why patients do not take their opioids. J Palliat Med 7:716–717

[3] Benitez-Rosario MA et al (2004) Opioid switching from transdermal fentanyl to oral methadone in patients with cancer pain. Cancer 101:2866–2873

[4] Bruera E et al (2005) Effects of parenteral hydration in terminally ill cancer patients: a preliminary study. J Clin Oncol 23:2366–2371

[5] Calgary Regional Health Authority http://www.crha-health.ab.ca/clin/cme/cpg/ palliativesedation1999.pdf

[6] Caraceni A et al (2004a) Breakthrough pain characteristics and syndromes in patients with cancer pain. An international survey. Palliat Med 18:177–183

[7] Caraceni A et al (2004b) Gabapentin for neuropathic cancer pain: a randomized controlled trial from the Gabapentin Cancer Pain Study Group. J Clin Oncol 22:2909–2917

[8] De Conno F, Ripamonti C, Brunelli C (2005) Opioid purchases and expenditure in nine western European countries: 'Are we killing off morphine?'. Palliat Med 19:179–184
[8a] Eisenchlas JH, Garrigue N, Junin M et al (2005) Low-dose levomepromazine in refractory emesis advanced cancer patients: an open-label study. Palliat Med 19:71-75
[9] Flatters SJ, Bennett GJ (2004) Ethosuximide reverses paclitaxel- and vincristine-induced painful peripheral neuropathy. Pain 109:150–161
[10] Hagerty RG et al (2005) Communicating with realism and hope: incurable cancer patients' views on the disclosure of prognosis: J Clin Oncol 23:1278–1288
[11] Hardy J, Reymond E, Charles M (2005) Acetaminophen in cancer pain. J Clin. Oncol 23:1586–1587
[12] Hem E et al (2004) Suicide risk in cancer patients from 1960 to 1999. J Clin.Oncol 22:4209–4216
[13] Ivins M http://www.time.com/time/covers/1101020218/ivins.html
[14] Kappauf HW (2004) Kommunikation in der Onkologie Hautarzt 55:709–714
[15] Kissane DW et al (2004) Effect of cognitive-existential group therapy on survival in early-stage breast cancer: J Clin Oncol 22:4255–4260
[16] Klepstad P et al (2004) The 118 A>G polymorphism in the human micro-opioid receptor gene may increase morphine requirements in patients with pain caused by malignant disease. Acta Anaesthesiol Scand 48:1232–1239
[17] Lee H, Ernst E (2005) Acupuncture analgesia during surgery: a systematic review. Pain 114:511–517
[18] Lotsch J et al (2004) Genetic predictors of the clinical response to opioid analgesics: clinical utility and future perspectives. Clin Pharmacokinet 43:983–1013
[19] Maltoni M et al (2005) A validation study of the WHO analgesic ladder: a two-step vs three-step strategy. Support Care Cancer
[20] Morita T et al (2005) Association between hydration volume and symptoms in terminally ill cancer patients with abdominal malignancies. Ann Oncol 16:640–647
[21] Muller-Busch HC (2004) Sterbende sedieren? Sedierung am Lebensende – ein Problem? Dtsch Med Wochenschr 129:701–704
[22] Parlow JL et al (2005) Self-administered nitrous oxide for the management of incident pain in terminally ill patients: a blinded case series. Palliat Med 19:3–8
[23] Sabatowski R et al (2004) Pregabalin reduces pain and improves sleep and mood disturbances in patients with post-herpetic neuralgia: results of a randomised, placebo-controlled clinical trial. Pain 109:26–35
[24] Sjolund BH (2005) Acupuncture or acupuncture? Pain 114:311–312
[25] Soden K et al (2004) A randomized controlled trial of aromatherapy massage in a hospice setting Palliat. Med 18:87–92
[26] Stamer UM, Bayerer B, Stuber F (2005) Genetics and variability in opioid response. Eur J Pain 9:101–104
[27] Stefano GB et al (2004) Music alters constitutively expressed opiate and cytokine processes in listeners. Med Sci Monit 10:MS18–MS27
[28] Stockler M et al (2004) Acetaminophen (paracetamol) improves pain and well-being in people with advanced cancer already receiving a strong opioid regimen: a randomized, double-blind, placebo-controlled cross-over trial. J Clin Oncol 22:3389–3394
[29] Usichenko TI et al (2005) Auricular acupuncture for pain relief after total hip arthroplasty – a randomized controlled study. Pain 114:320–327
[30] Voss JA et al (2004) Sedative music reduces anxiety and pain during chair rest after open-heart surgery. Pain 112:197–203
[31] Wein S (2000) Sedation in the imminently dying patient. Oncology (Huntingt) 14:585–592
[32] Weiss SC et al (2001) Understanding the experience of pain in terminally ill patients. Lancet 357:1311–1315
[33] Zubieta JK, Heitzeg MM, Smith JR et al (2003) COMT val158met genotype affects – opioid neurotransmitter responses to a pain stressor. Science 298:1240-1243

Autorenverzeichnis

Priv.-Doz. Dr. med. M. Bornhäuser
Universitätsklinikum Carl Gustav Carus
Medizinische Klinik I
Hämatologie/Onkologie
Fetscherstraße 74
01307 Dresden

Prof. Dr. med. U. Dührsen
Universitätsklinik/Gesamtschule Essen
Abteilung für Hämatologie
Zentrum für Innere Medizin
Hufelandstraße 55
45122 Essen

Prof. Dr. med. G. Ehninger
Universitätsklinikum Carl Gustav Carus
Medizinische Klinik I
Hämatologie/Onkologie
Fetscherstraße 74
01307 Dresden

Priv.-Doz. Dr. med. R. Naumann
Universitätsklinikum Carl Gustav Carus
Medizinische Klinik I
Hämatologie/Onkologie
Fetscherstraße 74
01307 Dresden

Prof. Dr. med. Th. Otto
Städtische Kliniken
Lukaskrankenhaus GmbH
Preußenstraße 84
41464 Neuss

Prof. Dr. S. Petrasch
Klinikum Duisburg GmbH
Klinik für Innere Medizin
Zu den Rehwiesen 9
47055 Duisburg

Dr. med. Platzbecker
Universitätsklinikum Carl Gustav Carus
Medizinische Klinik I
Hämatologie/Onkologie
Fetscherstraße 74
01307 Dresden

Prof. Dr. med. K. Possinger
Medizinische Universitätsklinik
und Poliklinik II
Schwerpunkt Onkologie/Hämatologie
Universitätsklinikum Charité
Schumannstraße 20–21
10117 Berlin

Dr. med. A. Regierer
Medizinische Universitätsklinik und
Poliklinik II
Schwerpunkt Onkologie/Hämatologie
Universitätsklinikum Charité
Schumannstraße 20–21
10117 Berlin

Dr. med. M. Schaich
Universitätsklinikum Carl Gustav Carus
Medizinische Klinik I
Hämatologie/Onkologie
Fetscherstraße 74
01307 Dresden

Dr. med. J. Schetelig
Universitätsklinikum Carl Gustav Carus
Medizinische Klinik I
Hämatologie/Onkologie
Fetscherstraße 74
01307 Dresden

Dr. med. B. Schubert
Universitätsklinikum Carl-Gustav-Carus
Medizinische Klinik I
Hämatologie/Onkologie
Fetscherstraße 74
01307 Dresden

Priv.-Doz. Dr. med. U. Schuler
Universitätsklinikum Carl-Gustav-Carus
Medizinische Klinik I
Hämatologie/Onkologie
Fetscherstraße 74
01307 Dresden

Prof. Dr. med. M. Wolf
Klinikum Kassel GmbH
Medizinische Klinik IV
Hämatologie und Onkologie
Mönchbergstraße 41–43
34125 Kassel